Jutta Vesper
Diplom-Dolmetscherin aiic
Haffstraße 12
53225 Bonn

HANDBUCH DER KARDIOTECHNIK

2. Auflage

HANDBUCH DER KARDIOTECHNIK

2., neubearbeitete und erweiterte Auflage

Herausgegeben von H. Plechinger

Mit Beiträgen von
H. Aßmuth · F. Beyersdorf · H. Bock · F. Böttger
V. Döring · N. Doetsch · W. Dramburg · K. Dreessen
S. Grosser · G. Günther · E. Henning · R. Henze
L. Jürgens · P. Kalmar · H. Knobl · H. Keller · S. Kerschl
M. Kopitz · H.-J. Krebber · H. Kuttler · G. Lauterbach
K. H. Leitz · H. B. Lo · K. v. Martius · D. T. Pearson · H. Pokar
J. A. Richter · R. Schmitt · E. Struck

Mit einem Geleitwort von
E. R. de Vivie
und
einem Vorwort von
G. Lauterbach

Gustav Fischer Verlag · Stuttgart · New York · 1991

Projektträger und Förderung	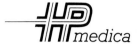\
Gesellschaft mbH für\
medizintechnische Systeme\
Bahnhofstraße 30, 8900 Augsburg 1
Projektunterstützung	\
Deutsche Gesellschaft für\
Kardiotechnik\
Herderstraße 67, 5000 Köln 41
Projektkoordination	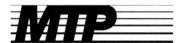\
Gesellschaft für medizinische\
und technische Partnerschaft mbH\
Hoheluftchaussee 153–155, 2000 Hamburg 20

CIP-Titelaufnahme der Deutschen Bibliothek

Handbuch der Kardiotechnik / hrsg. von H. Plechinger.
Mit Beitr. von H. Aßmuth... Mit einem Geleitw. von
E. R. de Vivie und einem Vorw. von G. Lauterbach. –
2., neubearb. und erw Aufl. – Stuttgart ; New York : G. Fischer,
1991
  ISBN 3-437-11361-5
NE: Plechinger, Hans [Hrsg.]; Aßmuth, H.

© Gustav Fischer Verlag · Stuttgart · New York · 1991
Wollgrasweg 49 · D-7000 Stuttgart 70 (Hohenheim)
Das Werk einschließlich aller seiner Teile ist urheberrechtlich geschützt. Jede Verwertung außerhalb der engen Grenzen des Urheberrechtsgesetzes ist ohne Zustimmung des Verlags unzulässig und strafbar. Das gilt insbesondere für Vervielfältigungen, Übersetzungen, Mikroverfilmungen und die Einspeicherung und Verarbeitung in elektronischen Systemen.
Satz: Filmsatz Jovanović, Ruhstorf
Druck und Bindung: Wilhelm Röck, Weinsberg

Geleitwort

Der Fortschritt der Medizintechnik in den letzten 2 Jahrzehnten ist vergleichbar mit der Entwicklung vom Propeller-Flugzeug zum Düsen-Jet. Es bedarf der stetigen Fort- und Weiterbildung, um auf dem weiten Feld der Medizintechnik und speziell der Kardiotechnik Schritt zu halten. Angesichts der strukturellen Probleme für die Ausbildung zum Kardiotechniker kommt die zweite neubearbeitete und erweiterte Auflage des Handbuches der Kardiotechnik diesen genannten Forderungen entgegen.

Angesichts des umfangreichen Krankengutes von Patienten mit Herz- und Kreislauferkrankungen und der damit verbundenen Versorgungspflicht sind in den letzten Jahren zahlreiche neue Herzzentren eingerichtet worden. Die Zahl der auf eine Herzoperation wartenden Patienten hat zugenommen, und die große Versorgungslücke in den neuen Bundesländern nach der Wiedervereinigung stellt uns vor weitere schwer lösbare Probleme. Das bedeutet u. a. auch, daß die Berufsgruppe der Kardiotechniker anwachsen, und die Forderung nach einer gesetzlich geregelten Ausbildung unumgänglich sein wird. Die Einzelheiten hierzu kann man dem Kapitel zur heutigen Situation der Herzchirurgie in der BRD entnehmen.

Die Tatsache, daß in diesem Handbuch Kardiotechniker, Ärzte und Vertreter aus der Medizintechnik als Autoren mitwirken, unterstreicht zugleich die Notwendigkeit der interdisziplinären Kooperation als Voraussetzung für eine erfolgreiche Arbeit am Patienten. Es ist erfreulich festzustellen, daß der Herausgeber neuen Erkenntnissen bei den operativen Verfahren, in der Kardiotechnik und in der Medizintechnik Rechnung getragen und folgerichtig das Buch um wichtige Kapitel und Sachgebiete erweitert hat. Dieses trägt zur Aktualisierung und damit zu einem hohen Wert des Handbuchs bei, welches im deutschen Schrifttum keinen Vergleich findet.

Aus meiner täglichen Zusammenarbeit mit Kardiotechnikern ist mir bewußt, welche Bedeutung der aktuellen Information, aber auch dem Nachlesen von physiologischen und technischen Grundlagenkenntnissen zukommt. Dieses Buch wird denjenigen, die sich täglich im Operationssaal, auf der Intensivstation und im Forschungslabor mit der extrakorporalen Zirkulation und den Kreislaufassistenzsystemen beschäftigen, nützlich sein.

Köln, im November 1990

Prof. Dr. med. E. R. de Vivie
Sekretär der Deutschen Gesellschaft für Thorax-, Herz- und Gefäßchirurgie

Vorwort

Im Jahre 1971 wurde die Deutsche Gesellschaft für Kardiotechnik e.V. gegründet. In den vergangen 20 Jahren hat sich das Tätigkeitsfeld des Kardiotechnikers vor allem durch den Einzug immer neuer Technologien in der Herzchirurgie ständig verändert. Neben der Steuerung und Überwachung der extrakorporalen Zirkulation übernimmt der Kardiotechniker heute eine Reihe von Tätigkeiten der Herzchirurgie wie Hämoseparation, Autotransfusion, Kunstherz, elektrische Herzstimulation etc., um hier nur einige beispielhaft zu nennen. Zur Bewältigung dieser Aufgaben benötigt der Kardiotechniker ein entsprechend umfangreiches Fachwissen. So ist es denn nicht verwunderlich, daß die Forderung nach einem Fachbuch für Kardiotechniker in deutscher Sprache vor allem von den fachlich jüngeren Kardiotechnikern gestellt wurde.

Durch das Erscheinen der ersten Auflage des Handbuchs der Kardiotechnik im Jahre 1988 konnte hier eine empfindliche Lücke geschlossen werden. Es wurde ein Fachbuch geschaffen, welches auch als Orientierungshilfe aller mit der extrakorporalen Zirkulation befaßten Personen geeignet ist. In der Erstauflage nahm die extrakorporale Zirkulation einen breiten Raum ein. Andere Aufgabengebiete des Kardiotechnikers wie z.B. Schrittmachertherapie, Datenerfassung, Kunstherz usw. wurden dort noch nicht behandelt. In der nun vorliegenden überarbeiteten und erweiterten Auflage werden diese Aufgabengebiete berücksichtigt. Die einzelnen Kapitel wurden von verschiedenen Autoren aus unterschiedlichen Kliniken verfaßt, um ein möglichst breites Erfahrungsspektrum einfließen lassen zu können. Da es in der Herzchirurgie wahrscheinlich so viele Methoden wie herzchirurgische Zentren gibt, können die Ausführungen natürlich nicht als allgemein verbindlich betrachtet werden. Sie sollen vielmehr in ihrer Vielfalt als Diskussionsanregung verstanden werden. Die Kapitel, die Produkte wie Blutfilter, Kanülen, mechanische Kreislaufunterstützung, Oxygenatoren usw. behandeln, sind durch Lieferanten- und Produktübersichten mit exemplarischen Produktbeispielen der Hersteller ergänzt. Wünschenswert wäre hierbei eine tabellarische Aufstellung technischer Daten gewesen. Da es in diesem Bereich jedoch noch keine Normung wie in rein technischen Disziplinen gibt, wo wichtige Produktparameter und Meßanordnungen klar fixiert sind (z.B. VDE, DIN), mußte hierauf verzichtet werden. In der vorliegenden Schrift wird aber über Normungsaktivitäten bezüglich Einmalartikel zur Verwendung mit Herz-Lungen-Maschinen berichtet, so daß zum Zeitpunkt einer dritten Auflage mit einer Normung technischer Daten gerechnet werden kann.

In Anbetracht der Komplexität der behandelten Themen erhebt das vorliegende Buch keinen Anspruch auf Vollständigkeit. Das Bemühen, dieses Buch zu erstellen, war vielmehr von der Notwendigkeit nach baldiger Realisierung und Aktualität geprägt.

Mein besonderer Dank gilt allen Autoren sowie allen, die an der Entstehung des Buches mitgewirkt haben. Besonders erwähnen möchte ich die Firma HP-medica, die – wie bereits bei der Erstauflage 1988 – auch für diese überarbeitete und erweiterte Ausgabe als Sponsor fungiert hat. Mein besonderer Dank gilt auch Herrn R. Schmitt und seinen Mitarbeitern (MTP GmbH, Hamburg), der auch dieses Mal wieder die Koordination geleitet hat und dem Gustav Fischer Verlag, dem es trotz mannigfacher Schwierigkeiten gelungen ist, den Erscheinungstermin zur Jahrestagung in Bonn zu halten.

Köln, im November 1990

G. Lauterbach
Präsident der Deutschen Gesellschaft für Kardiotechnik e.V.

Inhalt

Teil I	
Einführung und Grundlagen	**1**
I Einführung	3
II Herz	4
1 Gestalt und Lage des Herzens	4
2 Binnenräume des Herzens und Herzklappen	7
2.1 Rechter Vorhof	7
2.2 Rechter Ventrikel	7
2.3 Linker Vorhof	8
2.4 Linker Ventrikel	8
3 Wandaufbau des Herzens	8
4 Gefäßversorgung des Herzmuskels	9
4.1 Linke Herzkranzarterie	9
4.2 Rechte Herzkranzarterie	11
4.3 Herzvenen	11
4.4 Koronarangiographie	11
5 Erregungsleitungssystem des Herzens	11
6 Erregungsablauf des Herzens	12
6.1 Elektrokardiogramm (EKG)	13
7 Mechanische Herzaktion	16
7.1 Vorhofsystole	16
7.2 Ventrikelsystole	16
7.3 Ventrikeldiastole	18
7.4 Echokardiographie und Ventrikulographie	19
III Blutgefäßsystem	19
1 Körperkreislauf	20
2 Lungenkreislauf	20
3 Aufgaben der Gefäßabschnitte	22
4 Aufbau des arteriellen Gefäßsystems im Körperkreislauf	24
5 Aufbau des venösen Gefäßsystems im Körperkreislauf	26
6 Arterielle und venöse Untersuchungsverfahren	27
IV Blut	28
1 Korpuskuläre Bestandteile des Blutes	29
1.1 Erythrozyten	29
1.2 Leukozyten	29
1.3 Thrombozyten	30
2 Plasma	30
3 Blutungsstillung und Blutgerinnung	31
3.1 Medikamente zur Verzögerung der Blutgerinnung	32
V Lunge	34
1 Lungenfunktionsuntersuchungen	36
2 Maschinelle Beatmung	36

VI	Niere	38
1	Nierenersatzverfahren	40
	1.1 Hämodialyse	40
	1.2 Hämofiltration (Ultrafiltration)	40
	1.3 Peritonealdialyse	42
VII	Säure-Basen-Haushalt	42
VIII	Klinisch relevante Kreislaufgrößen	44
1	Arterieller Blutdruck	44
	1.1 Unblutige Blutdruckmessung	44
	1.2 Blutige Druckmessung	45
2	Zentralvenöser Druck	45
3	Drucke in den Herzhöhlen und Lungengefäßen	46
4	Blutgasanalyse	46
	4.1 Arterielle Blutgasanalyse (art. BGA)	48
	4.2 Venöse Blutgasanalyse	49
5	Herzminutenvolumen	49
	5.1 Herzindex	50
6	Peripherer Gefäßwiderstand	50
7	Anpassungsmöglichkeiten der Kreislauforgane	51
IX	Herzerkrankungen	52
1	Herzinsuffizienz	52
	1.1 Herzklappenfehler	53
	1.2 Angeborene Fehlbildungen des Herzens	54
	1.3 Kardiomyopathie	55
2	Koronare Herzerkrankung	55
3	Herzrhythmusstörungen	56
X	Kreislauf- und herzwirksame Medikamente	60
1	Medikamente zur Anhebung des arteriellen Blutdrucks	60
2	Medikamente zur Senkung des arteriellen Blutdrucks	62
3	Medikamente zur Beeinflussung von Rhythmusstörungen	63
XI	Literatur	65

Teil II
Einzelgebiete, Methoden und Produkte 67

Herzchirurgie in der Bundesrepublik
Entwicklung, heutige Situation, Zukunftsperspektiven 69
    Heutiger Stand 69
    Probleme und zukünftige Entwicklungen 72
    Zusammenfassung 75
    Literatur 75

Die Herzchirurgie – ein bedeutender Wirtschaftsfaktor
für Krankenhaus, Hersteller und Zulieferer 77
   1. Anspruch und Wirklichkeit 77
   2. Herzchirurgisches Umfeld 79
   3. Wirtschaftliches Umfeld 80
      Quellenhinweise 83

Auswahl-Kriterien bei EKZ-Produkten auf Basis technischer Daten
der Hersteller und Prioritäten der Kardiotechniker 85
   1 Einleitung 85
   2 Methodisches zur engeren Aufgabenstellung 86
   3 Die Resultate des Produktvergleiches 87
      3.1 Einzelvergleiche 87
      3.2 Zwischenbilanz aus technischer Sicht 90
   4 Prioritäten der Kardiotechniker 91
   5 Diskussion und Resümee 96
   6 Schlußbemerkung 97
      Quellenverzeichnis 97

Die Führung der Perfusionsphase 99
   Die Herz-Lungenmaschine 99
   Registrierungen 100
   Heparinisierung 100
   Bypassbeginn 101
   Perfusionsdruck 102
   Flußrate 103
   Saugung 103
   Säure-Basen-Ausgleich 104
   Bypassende 104
   Perfusion beim Kind 106
Notfälle 108
   Schlechter venöser Rückstrom 110
   Adäquate Perfusion 110
   Organeffekte 112
   Zusammenfassung und Bildmaterial 115
Industrielle Produkte: Perfusion 125

Sicherheit der extrakorporalen Zirkulation (EKZ) 127
Einführung 127
   1 Sicherheit für Patienten und Anwender 128
   2 Elektrische Sicherheit und Gefahren durch elektrischen Strom ... 129
   3 Elektrische Installationen in medizinisch genutzten Räumen 129
      3.1 Schutzerdung 129
      3.2 Schutzleitersystem bzw. IT-Netzversorgung 130
      3.3 Potentialausgleich und besonderer Potentialausgleich 130
      3.4 Trenntransformatoren 130
      3.5 Fehlerstrom-Schutzschaltung 130
   4 Gefahren durch den Anwender 131
   5 Gerätesicherheit 131
      5.1 Sicherheit für die Anwendung 133

6 Vorschriften für den Hersteller oder den Importeur 136
  7 Vorschriften für den Anwender (Kardiotechniker) 136
  8 Qualitätskontrollen 138
  9 Sicherheit des extrakorporalen Kreislaufes 138
  Literatur 140

Schlauchsystem und Kanülen 143
  1 Die Schlauchverbindung von der HLM zum OP-Tisch 143
  2 Die arterielle Kanülierung 146
    2.1 Aortenkanülen 146
    2.2 Kanülen für die Arteria femoralis 147
  3 Die venöse Kanülierung 148
    3.1 Die Kanülierung der oberen und unteren Hohlvene
        mit zwei Kanülen 148
    3.2 Die Kanülierung des rechten Vorhofes und der
        unteren Hohlvene mit einer Stufenkanüle 149
  4 Die Entlastungskanülierung der linken Herzkammer 151
  5 Die Kardioplegiekanülierung 152
    5.1 Die Kardioplegiekanülierung bei intakter Aortenklappe 152
    5.2 Die Kardioplegiekanülierung bei insuffizienter Aortenklappe . 153
  6 Die Entlüftungskanülierung der Aorta ascendens 153
  7 Die Kanülierung im Säuglings- und Kindesalter 155
  8 Technische und hämodynamische Aspekte 155
    8.1 Die Dimensionierung der Schläuche und Kanülen
        auf der venösen Seite 156
    8.2 Die Dimensionierung der Schläuche und Kanülen
        auf der arteriellen Seite 157
    8.3 Der Pulsatilitätsverlust im Schlauch-Kanülensystem 158

Extracorporale Zirkulation bei herzchirurgischen Eingriffen unter
Berücksichtigung der Besonderheiten bei Säuglingen und Kindern ... 161
  Historischer Rückblick 161
  Inzidenz und Mortalität der kongenitalen Herzfehler 162
  Ätiologie 163
  Einteilung der Herzfehler 163
  Systematische Übersicht über mögliche Verbindungen
    der kardialen Segmente 163
  Venöse Ebene 164
  Veno-atriale Verbindung 164
  Atriale Ebene 164
  Atriale-ventrikuläre Verbindung 164
  Ventrikuläre Ebene 164
  Ventrikulo-arterielle Verbindung 165
  Arterielle Ebene 165
  Extrakorporales System (EKS) 167
  Arterielle Kanülierung 169
  Venöse Kanülierung 170
  Venöse Kanülengröße 174
  Pericard- und Intracardialsauger 175

Kardiotomiereservoir ... 175
Extern verursachte Veränderungen und reaktive physiologische
   Regelmechanismen während CPB ... 175
Schädigungen durch den CPB ... 182
Besondere Verhältnisse bei Säuglingen und Kindern während CPB . 183
Literatur ... 183

Einführung in die Datenverarbeitung ... 185
  1 Theorie der Information ... 185
  2 Elektronische Datenverarbeitungsanlagen (EDVA) ... 186
    2.1   Komponenten der Datenverarbeitungsanlagen ... 186
           Eingabe/Ausgabe-Geräte ... 190
           Externe Speicher ... 191
           Software ... 192
           Betriebssystem-Software ... 193
           Anwender-Software ... 193
           Entwicklung eines einfachen Beispielprogramms in BASIC .. 193
           Perspektiven ... 203

Computergestützte Protokollführung an der Herz-Lungen-Maschine .. 205
Hardware- und Software-Voraussetzungen für die
   computergestützte Dokumentation ... 207
Kommerziell erhältliche Systeme ... 209
Ein off-line Datenerfassungs- und Dokumentationssystem ... 212
Zusammenstellung einiger Begriffserklärungen aus der
   EDV-Terminologie ... 214
Zusammenfassung der möglichen Artikelergänzungen:
   erörtert am 23. 8. 90 ... 216

Überwachungsgeräte für die extrakorporale Zirkulation ... 219
Überwachung am Patienten ... 219
Überwachung am extrakorporalen Kreislauf ... 222
Laborüberwachung ... 224
   Blutgasmessung ... 224
   »On line«-Blutgasmessung ... 225
   Hämoglobin, Hämatokrit ... 226
   Elektrolyte ... 227
Kolloidosmotischer Druck ... 227
   Gerinnung ... 228
Überwachung der Organfunktionen ... 229
   Gehirn ... 229
   Niere ... 230
Industrielle Produkte: Überwachungsgeräte ... 232

Oxygenatoren ... 233
  1. Filmoxygenatoren ... 234
  2. Blasenoxygenatoren ... 235
    2.1 Mikroembolie im Blasenoxygenator ... 236
  3. Membranoxygenatoren ... 237
    3.1 Gasaustausch ... 237

    3.2 Leistung des Gasaustausches bezogen auf
die Membranoberfläche... 238
    3.3 Gasblender (Mischer) ... 240
    3.4 Druckabfall... 240
    3.5 Offenes oder geschlossenes System? ... 241
    3.6 Der Membranoxygenator ... 243
    3.7 Membranoxygenatoren in der Zukunft... 243
  Industrielle Produkte: Oxygenatoren ... 246

*Klinische Bewertung der Leistungsparameter von
8 handelsüblichen Membranoxygenatoren* ... 251
  1 Zusammenfassung... 251
  2 Einleitung... 252
  3 Patienten, Oxygenatoren, Materialien und Methoden ... 253
    3.1 Oxygenatoren... 253
    3.2 Patienten ... 253
    3.3 Herz-Lungen-Bypass... 253
    3.4 Perfusionstechnik ... 254
    3.5 Hämatologische Untersuchungen... 254
    3.6 Postoperativer Blutverlust ... 255
    3.7 Mikrobläschen ... 255
    3.8 Datenerfassung und -verarbeitung... 255
  4 Ergebnisse... 256
    4.1 Blutgaswerte... 258
    4.2 Hämatologie ... 260
    4.3 Postoperativer Blutverlust ... 266
    4.4 Mikrobläschen ... 266
  5 Vergleich zwischen Bläschen- und Membranoxygenatoren ... 267
  6 Diskussion... 269
  7 Gesamtvergleich der Oxygenatoren ... 272
    7.1 Gasaustausch... 273
    7.2 Hämokompatibilität... 274
    7.3 Benutzerfreundlichkeit... 275
  8 Literatur... 277

Kardiotomiereservoir ... 279
Industrielle Produkte: Reservoire ... 280

Blutfiltration während der Extrakorporalen Zirkulation... 283
  Die Entwicklung des Bypass-Filters... 283
  Tiefenfilter ... 284
  Der Netz-Filter (Screen-Filter) ... 284
  Industrielle Produkte: Filter ... 284

Kardioplegie und Myokardprotektion... 289
  Technische Durchführung ... 292
  Retrograde Kardioplegie ... 296
  Kardioplegie zur Herzkonservierung vor der Herztransplantation ... 298
  Ablauf der Herzentnahme... 299
  Ergebnisse einer Umfrage zur Handhabung der Kardioplegie
an den Herzchirurgischen Kliniken der BRD ... 301

    Zusammensetzung einiger gebräuchlicher kardioplegischer
      Lösungen.. 302
  Industrielle Produkte: Kardioplegie............................... 304
Technische Aspekte bei der Anwendung der Blutkardioplegie 305
  Zusammensetzung der Lösung................................... 305
  Aufbau des Kardioplegiesystems an der Herzlungenmaschine....... 306
  Applikation der Kardioplegielösung 306
  Labor 307
  Zusammenfassung.. 307
  Literatur... 309
Wiedererwärmung von Unterkühlten mit der Herz-Lungen-Maschine. 311
  Einleitung... 311
  Klinik der Hypothermie 313
  Therapie 315
  Methodik der Aufwärmung 317
  Eigene Ergebnisse 319
  Ergebnisse aus der Literatur 323
  Literatur... 325
Blutsparende Maßnahmen in der Herzchirurgie:
Hämodilution, Hämoseparation, Autotransfusion 327
  Gefahren homologer Blutübertragung........................... 327
  Geschichtliche Entwicklung der Autotransfusion.................. 328
  Die maschinelle Autotransfusion................................ 328
  Beschreibung und Arbeitsweise eines Zellseparators »Cell Saver« .. 329
  Postoperative Retransfusion von Mediastinaldrainagenblut 330
  Klinische Relevanz der Blutsparmaßnahmen in der Herzchirurgie ... 330
  Weiterführende Literatur....................................... 331
Anwendung von Aprotinin und Desmopressinacetat
in der Herzchirurgie.. 333
  Literatur... 335
  Industrielle Produkte: Autotransfusion........................... 337
Blutpumpen 341
  Verzeichnis der medizinischen Abkürzungen 341
  1 Einleitung 342
  2 Indikation 344
  3 Kreislauf-Anschlußtechniken 347
  4 Vorgaben für die technische Entwicklung 362
  5 Rückblick zur Entwicklung von Blutpumpen 364
  6 Funktionsprinzip und Aufbau von Blutpumpen................. 373
  7 Anwendung von Blutpumpen 395
    7.1 Ablagerungen an blutbenetzten Oberflächen................ 395
    7.2 Blutschädigung 398
    7.3 Einige tierexperimentelle Ergebnisse
        zur mechanischen Herzunterstützung 400
    7.4 Klinische Statistiken..................................... 402
  8 Erörterung 408

9	Literatur	413
	9.1 Buchbeiträge	413
	9.2 Dissertationen	416
	9.3 Zeitschriftenbeiträge	416
	9.4 Firmenprospekte	419

Mechanische Kreislaufunterstützung 423
   Indikationen und Kontraindikationen 424
   Auswahl der Geräte 525
   Anschlußverfahren 427
   Antikoagulation 429
   Komplikationen 429
   Zusammenfassung 430
   Industrielle Produkte: Herzunterstützungssysteme 431

Das »künstliche Herz« – Erfahrungen im Deutschen Herzzentrum Berlin 433
  1 Was ist ein »künstliches Herz«? 433
  2 Stand der Entwicklung 434
  3 Forschungskonzepte und Indikationen 435
  4 Einsatz von Herzunterstützungssystemen
    am Deutschen Herzzentrum Berlin 439
    4.1 Blutpumpen 439
    4.2 Antrieb 443
    4.3 Ansahlußelemente 446
    4.4 Aufgaben der Kardiotechnik 448
  5 Pryoperative Vorbereitungen 448
  6 Intraoperative Aufgaben des Kardiotechnikers 449
  7 Postoperative Aufgaben des Kardiotechniers 450
  8 Klinische Erfahrungen mit dem »Berlin-Heart-System«
    im Deutschen Herzzentrum Berlin 453
  9 Zusammenfassung 456
    Literatur 457

CPS System zur PTCA-Notfallversorgung 459

Temporäre und permanente Herzstimulation 463
   Historischer Überblick zur Entwicklung der Schrittmacher-Therapie 465
   Technische Grundlagen – Wie funktioniert ein Herzschrittmacher ... 464
   Der elektronische Schaltkreis 465
   SM-Parameter und ihre Programmierbarkeit 465
    Frequenz 466
    Impulsamplitude und Impulsdauer 467
    Empfindlichkeit 469
    Hysterese 470
    Refraktärzeit 470
    Stimulationsmodus 470
    AV-Intervall 472
    Holterfunktionen 472
    Schlußfolgerung 472
   Physiologische Systeme 473
   Störbeeinflussung von Herzschrittmachern 474

Elektroden.	476
Elektrodenleiter und Elektrodenisolation	478
Elektrodenstecker	478
Elektrodenkopf.	479
Aufgaben des Kardiotechnikers bei Schrittmacherimplantationen	482
Nachsorge der Schrittmacherpatienten.	483
Routinekontrollen.	483
Ablauf einer Schrittmacherkontrolle	484
Erläuterung der wichtigsten Begriffe der Kardiotechnik.	485
Industrielle Produkte: Implantierbare Herzschrittmacher	494

Interventionelle Kardiologie »Klammer zwischen Herzdiagnostik und Chirurgie« 495
    Literatur 501

Normungsaktivitäten bei DIN bezüglich Einmalartikel zur Verwendung mit Herz-Lungen-Maschinen 505

Anschriftenliste der Vertriebsfirmen für Produkte in Kardiochirurgie/Kardiotechnik 507

Teil I

Einführung und Grundlagen

Sebastian Grosser

Medizinische Kernklinik und Poliklinik
Universitätskrankenhaus Hamburg Eppendorf
Martinistraße 52
2000 Hamburg 20

I Einführung

Operationen am offenen Herzen sind heute zu Routineeingriffen geworden, die eine geringe Komplikationsrate haben und in einem sehr hohen Prozentsatz zu einer wesentlichen Verbesserung der Lebensqualität der herzkranken Patienten führen.
Dieser Fortschritt konnte nur durch die Verbesserung der chirurgischen Operationstechnik, die Entwicklung von sicheren und zuverlässigen Herzlungenmaschinen zur Durchführung der extrakorporalen Zirkulation, aber nicht zuletzt auch durch die verbesserte Ausbildung des Operationspersonals erreicht werden.
Der Operationserfolg hängt von der optimalen Zusammenarbeit des Operationsteams ab, das aus Herzchirurgen, Anaesthesisten, Operationsschwestern und -pflegern, sowie den Kardiotechnikern besteht.
Der Kardiotechniker ist für die praeoperative Vorbereitung, die intraoperative Überwachung und Organisation der Herzlungenmaschinen verantwortlich, durch die eine Herzoperation erst ermöglicht wird.
Die Herzlungenmaschinen sind in der Lage, die Funktionen des Herzkreislaufsystems bei stillstehendem Herzen aufrechtzuerhalten, um dem Kardiochirurgen ausreichend Zeit für die aufwendigen Operationen zu gewähren.
Sie ersetzen während der Operationsphase, in der das Herz still steht, sowohl die Pumpfunktion des Herzens, die Lungenfunktion, die in der Aufnahme von Sauerstoff und Abgabe von Kohlendioxyd besteht, als auch Teile der Nierenfunktion.
Die Herzlungenmaschinen nehmen damit eine wichtige Rolle im System der menschlichen Kreislauforgane ein. Um die Herzlungenmaschinen bei der extrakorporalen Zirkulation bestmöglich einzusetzen, sind Kenntnisse über den natürlichen Aufbau und die Funktion der Kreislauforgane notwendig.
Das Kreislaufsystem des menschlichen Körpers hat die Aufgabe, alle Zellen des menschlichen Organismus mit Nährstoffen zu versorgen und die beim Stoffwechsel anfallenden Abfallprodukte abzutransportieren und auszuscheiden.
Das zentrale Kreislauforgan ist das Herz, das als Pumpe in das Kreislaufsystem eingeschaltet ist. Es sorgt dafür, daß das Transportmedium, das Blut, über das geflechtartig aufgebaute Kanalsystem der Blutgefäße alle Organe erreicht, und von dort wieder wegfließt.
Neben dem Herzen, dem Blut, und den Blutgefäßen, zählen zum System der Kreislauforgane die Lungen, in denen der Austausch der Atemgase erfolgt, und die Nieren, die für die Ausscheidung des größten Teils der Stoffwechselendprodukte sorgen.
Das Kreislaufsystem steht unter der Kontrolle des zentralen Nervensystems, das sich aus Gehirn, Rückenmark und Nervenfasern zusammensetzt.
Die geschilderten Organe verfügen über feine Anpassungsmechanismen, die die Leistung der Kreislauforgane an die jeweiligen Bedürfnisse des Organismus anpassen. Da die Kreislauforgane zahnradartig ineinander greifen, bewirken Störungen in einem Organ jeweils Störungen des gesamten Kreislaufsystems.

Im folgenden werden die Grundlagen zum Verständnis der Kreislaufsystems vorgestellt und das komplizierte Zusammenspiel der beteiligten Organe erläutert.

II Herz

Das Herz ist ein muskuläres Hohlorgan, das für den Bluttransport als in das Kreislaufsystem eingeschaltete Pumpe verantwortlich ist.
Die Strömungsrichtung wird durch Ventile (Herzklappen) bestimmt. Eine Scheidewand (Septum) trennt die linke von der rechten Herzhälfte.
Die linke Herzhälfte ist dem Körperkreislauf, die rechte dem Lungenkreislauf zugeordnet.
Beide Hälften sind in Atrium (Vorhof) und Ventrikel (Kammer) unterteilt. Das Volumen des Herzens entspricht ungefähr der geschlossenen Faust des Menschen, das Gewicht beträgt 250–300 Gramm.
Es schlägt bei einer Pulsfrequenz von 70 Schlägen in der Minute am Tag ungefähr 100 000 mal und transportiert annähernd 7500 Liter Blut durch den Körper.
Die Aufgaben des Herzens können bei Störungen nicht von anderen Organen übernommen werden, so daß der Körper ohne ein funktionsfähiges Herz nicht lebensfähig ist.
Die anatomische Form und Gestalt ist auf die Funktion abgestimmt, das eigene Reizleitungssystem bringt größtmögliche Unabhängigkeit und Sicherheit für den Körper und gestattet eine Anpassung der jeweiligen Pumpleistung an die aktuellen Bedürfnisse des lebenden Organismus.

1 Gestalt und Lage des Herzens

Die Gestalt des Herzens wird mit einem aufgebauten Kegel verglichen, dessen Grundfläche (Herzbasis) nach rechts hinten oben und dessen Spitze (Apex) nach links unten gerichtet ist. Die Herzachse verläuft also schräg.
Das Herz liegt im Brustkorb in der Region zwischen dem rechten und linken Lungenflügel (Mediastinum).
Hinter dem Sternum (Brustbein) liegend findet man zwei Drittel der Masse des Herzens in der linken Brustkorbhälfte. Die Herzbasis liegt genau hinter der zweiten Rippe, die Herzspitze liegt auf dem linken Zwerchfellanteil. Der rechte Vorhof und die rechte Herzkammer liegen vorne an der Begrenzung des Herzens. Nach Eröffnung des Sternum in der Längsachse (mediane Sternotomie) werden sie sichtbar. Der linke Ventrikel liegt auf der linken Seite und wird vom redchten Ventrikel durch eine Furche (Sulcus interventrikularis anterior) getrennt, in der eine sehr wichtige Herzkranzarterie verläuft.
Von vorn gesehen ist nur ein kleiner Teil des linken Ventrikels sichtbar, da der größere Teil direkt hinter dem rechten Ventrikel liegt. Der linke Vorhof ist von

vorn nicht sichtbar, sondern liegt ebenfalls hinter dem rechten Vorhof und Ventrikel.
Die vier Herzkammern werden durch große Blutgefäße mit dem Kreislaufsystem verbunden. In den rechten Vorhof münden die obere und die untere

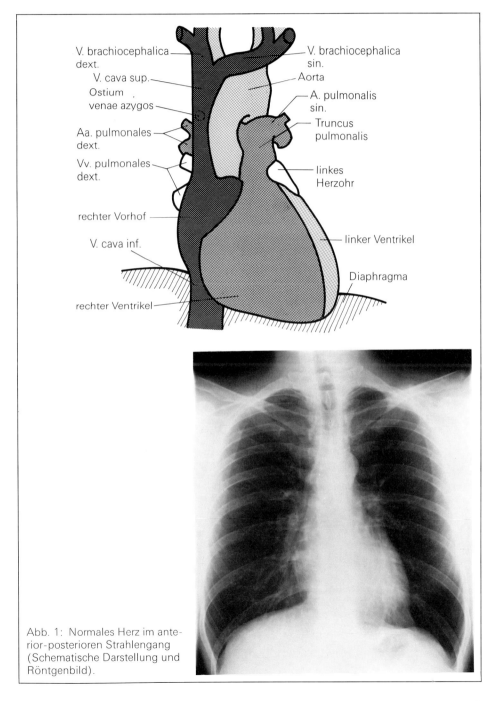

Abb. 1: Normales Herz im anterior-posterioren Strahlengang (Schematische Darstellung und Röntgenbild).

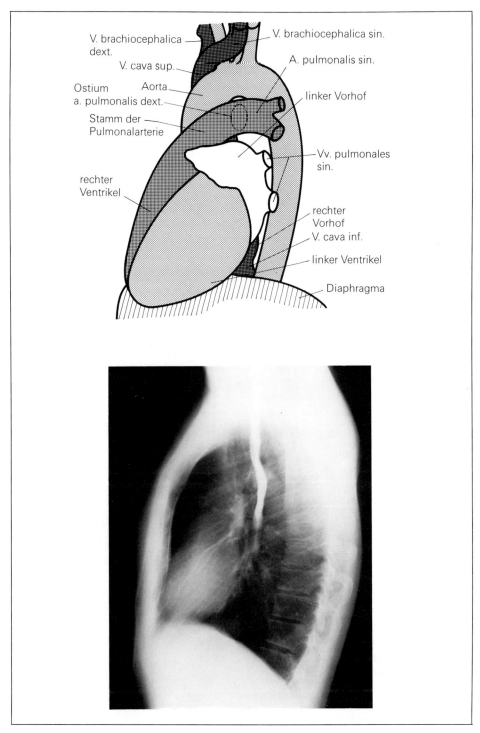

Abb. 2: Normales Herz im linken seitlichen Strahlengang (Schematische Darstellung und Röntgenbild).

große Hohlvene (Vena cava superior und inferior). Aus dem rechten Ventrikel geht der Stamm der Lungenarterie (Truncus pulmonalis) hervor.

In den linken Vorhof münden vier Lungenvenen (Vena pulmonalis) und aus dem linken Ventrikel geht bogenförmig die große Hauptschlagader (Aorta) hervor. Die Abgrenzung des Herzens gegenüber anderen Organen ist im Röntgenbild als Herzschatten zu erkennen. Wie auf den Abbildungen dargestellt, sind den einzelnen Teilen des Herzschattens die vier Herzhöhlen zuzuordnen.

2 Binnenräume des Herzens und Herzklappen

2.1 Rechter Vorhof

Der rechte Vorhof nimmt die obere und untere große Hohlvene sowie die Venen aus dem Gefäßsystem des Herzmuskels, die Koronarvenen, auf.

Er ist durch die Vorhofscheidewand, Septum interatriale, vom linken Vorhof getrennt. Vom rechten Ventrikel ist das rechte Atrium durch eine Furche, den Sulcus atrioventricularis, getrennt.

Der Übergang zum rechten Ventrikel wird gebildet durch eine Ventilvorrichtung, die Trikuspidalklappe. Diese Klappe ist eine Segelklappe bestehend aus drei Segeln, dem vorderen, dem hinteren und dem septalen.

Jedes dieser Segel wird von Sehnenfäden (Chordae tendineae) gehalten, die ihrerseits an jeweils einem Papillarmuskel enden. Diese Papillarmuskeln dienen als Befestigungsapparat für die Segel, sie liegen im Ventrikel und verhindern das Zurückschlagen der einzelnen Segel in den Vorhof bei der Herzaktion.

Durch die Klappe gelangt das Blut in den rechten Ventrikel.

Eine Aussackung des rechten Vorhofes, das Herzrohr (Aurikel) bietet bei Herzoperationen eine günstige Möglichkeit zum Eindringen in den Vorhof und Einlegen von Kanülen.

2.2 Rechter Ventrikel

Die Wand des rechten Ventrikels ist erheblich dünner als die des linken. Innenseitig liegen, wie bereits erwähnt, die drei Papillarmuskeln.

Die Scheidewand zwischen der rechten und linken Kammer, das Septum interventrikulare, buchtet sich in den Hohlraum des rechten Ventrikels vor.

Die Fortsetzung der Trikuspidalklappe bezeichnet man als Einströmungsbahn der rechten Kammer. Sie biegt an der Herzspitze spitzwinklig um in die Ausströmungsbahn.

Am Übergang vom rechten Ventrikel zum Truncus pulmonalis findet sich eine weitere Ventilvorrichtung, die Pulmonalklappe. Sie besteht aus drei halbmondförmigen Taschen und wird deshalb ihrem Bau nach als Taschenklappe bezeichnet. Die Taschenklappen haben keinen besonderen Befestigungsapparat.

2.3 Linker Vorhof

In den linken Vorhof münden beiderseits zwei Lungenvenen. Auch hier gibt es eine Aussackung, das linke Herzohr (Aurikel).
Den Übergang zum linken Ventrikel bildet eine Segelklappe, die Mitralklappe, die aus zwei Segeln besteht. Beide Segel sind durch Sehnenfäden befestigt, die ihrerseits durch zwei Papillarmuskeln im linken Ventrikel befestigt sind.

2.4 Linker Ventrikel

Der linke Ventrikel ist außerordentlich muskelstark. Im Inneren liegen die beiden die Mitralklappe befestigenden Papillarmuskeln.
Die Einströmungsbahn biegt an der Herzspitze um und leitet das Blut Richtung Aortenklappe, einer aus drei kräftigen Taschen bestehenden Herzklappe.
Hinter der Aortenklappe geht aus dem linken Ventrikel bogenförmig die Aorta hervor.
Unmittelbar hinter der Aortenklappe entspringen aus der Aorta die Herzkranzarterien (Koronararterien), die den Herzmuskel mit sauerstoffreichem Blut versorgen.
Die Stellung der Herzklappen bestimmt die Strömungsrichtung des Blutes bei der Herzaktion, der Pumpbewegung des Herzens: Es handelt sich also um echte Ventile. Alle Klappen liegen ungefähr in einer Ebene, der Ventilebene.

3 Wandaufbau des Herzens

Die Herzwände bestehen aus drei verschiedenen Gewebsschichten, der inneren Schicht (Endokard), der mittleren Schicht (Myokard), und der äußeren Schicht (Epikard).
Das Endokard kleidet die Hohlräume des Herzens vollständig aus, überzieht also auch die Sehnenfäden und Papillarmuskeln des Klappenapparates.

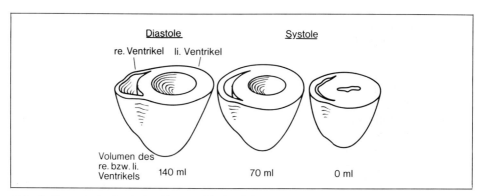

Abb. 3: Querschnitt durch das Herz zur Verdeutlichung der unterschiedlichen Form und Wandstärke beider Ventrikel.

Die Herzklappen sind speziell differenzierte Teile des Endokards, die durch Vermehrung von kollagenen Fasern besonders widerstandsfähig sind, was für die große mechanische Beanspruchung notwendig ist.
Das Myokard ist aus dem typischen Hermuskelgewebe aufgebaut. Es bildet die Arbeitsmuskulatur des Herzens und leistet die eigentliche Pumparbeit.
Das Epikard bildet als einfache Schicht von Bindegewebszellen den Abschluß des Herzens nach außen.
Wie bereits erwähnt, liegen die vier Herzklappen in einer Ebene, der Ventilebene.
Das Gewebe dieser Ventilebene wird als Herzskelett bezeichnet und besteht aus ausgeprägt straffem und widerstandsfähigem Bindegewebe und Faserknorpel.
Dieser besondere Gewebsaufbau des Herzskeletts sorgt für eine sichere Befestigung der mechanisch stark beanspruchten Herzklappen in der Ventilebene. Das Herz liegt im Herzbeutel (Perikard). Das Perikard besteht aus zwei Schichten, von denen die innere Schicht das Herz direkt überzieht, während die äußere an den großen Gefäßen des Brustkorbes, der Luftröhre und dem Zwerchfell befestigt ist. Die spiegelglatte Oberfläche des Perikards ermöglicht ein reibungsloses Gleiten des Herzens bei der Pumpfunktion.

4 Gefäßversorgung des Herzmuskels

Für die regelrechte Funktion des Herzmuskels als Pumpe im Kreislaufsystem ist eine optimale Versorgung der Arbeitsmuskulatur mit Sauerstoff unabdingbare Voraussetzung.
Die Versorgung wird übernommen von den Herzkranzarterien, den Koronararterien. Sie verlaufen in den Furchen zwischen den Herzteilen eingebettet in Fettgewebe und überzogen vom Epikard.

4.1 Linke Herzkranzarterie

Sie entspringt unmittelbar hinter der Aortenklappe aus der Aorta, zieht nach vorn und teilt sich in zwei Hauptäste. Die linke Herzkranzarterie wird vor ihrer Aufspaltung als Hauptstamm bezeichnet (englisch: main left coronary artery).
Sie teilt sich in den Ramus interventrikularis anrterior (left anterior descendens oder LAD) und in den Ramus circumflexus (RCX).
Der Ramus interventrikularis anterior verläuft in der Furche vorn zwischen dem rechten und dem linken Ventrikel zur Herzspitze und verzweigt sich dort in kleinere Arterien.
Der Ramus circumflexus zieht in der Furche zwischen Vorhöfen und Kammern nach links seitlich und spaltet sich am linken Rand des Herzens im Bereich der hinteren Furche zwischen den beiden Ventrikeln ebenfalls in kleinere Äste.

Die Äste der linken Herzkranzarterie versorgen den linken Vorhof, die Wand des linken Ventrikels einschließlich eines Großteils des Kammerseptums und eines kleineren Anteils der Vorderwand des rechten Ventrikels mit Sauerstoff.

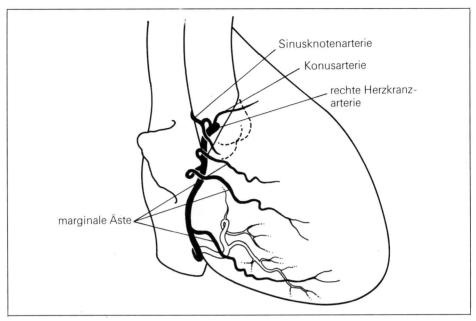

Abb. 4a: Rechte Herzkranzarterie in rechter vorderer Schräglage (durchgezogener Gefäßverlauf vorne gelegen)

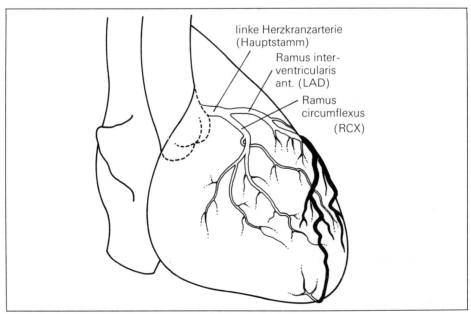

Abb. 4b: Linke Herzkranzarterie in rechter vorderer Schräglage (durchgezogener Gefäßverlauf vorne gelegen)

4.2 Rechte Herzkranzarterie

Sie entspringt ebenfalls direkt hinter der Aortenklappe aus der Hauptschlagader, verläuft nach rechts in der Furche zwischen Vorhöfen und Kammern und zieht in der hinteren Furche zwischen beiden Ventrikeln zur Herzspitze, wo sie sich in kleinere Äste aufspaltet.
Die rechte Herzkranzarterie (right coronary artery oder RCA) versorgt den rechten Vorhof, die rechte Kammer und den hinteren Anteil des Kammerseptum mit Sauerstoff.
Zwei wichtige Zentren des Erregungsleitungssystems des Herzens, der Sinusknoten und der AV-Knoten, werden ebenfalls von der rechten Koronararterie versorgt, so daß Durchblutungsstörungen dieses Gefäßes häufig zu lebensbedrohlichen Herzrhythmusstörungen führen.

4.3 Herzvenen

In der Herzmuskulatur sammelt sich das Blut nach Abgabe von Sauerstoff (O_2) und Aufnahme von Kohlendioxyd (CO_2) in den Herzvenen, die parallel zu den Herzkranzarterien mit umgekehrter Strömungsrichtung des Blutes verlaufen.
Sie vereinigen sich zu größeren Venen, die dann gesammelt in den rechten Vorhof münden.

4.4 Koronarangiographie

Die Herzkranzarterien können durch eine röntgenologische Untersuchung mit Kontrastmittel dargestellt werden, was als Koronarangiographie bezeichnet wird. Im Rahmen dieser vor sehr vielen Herzoperationen durchgeführten Untersuchung wird durch Kanülierung der Oberarm- oder Leistenschlagader unter röntgenologischer Kontrolle ein schmaler Katheter bis in den Aortenbogen vorgeschoben und Kontrastmittel in den Abgang der Koronararterien injiziert.
Der Abstrom des Kontrastmittels über das Herzkranzgefäßsystem wird dokumentiert, wodurch Veränderungen wie Einengungen (Stenosen) oder Verschlüsse in den Koronararterien nachgewiesen werden können.

5 Erregungsleitungssystem des Herzens

Das Herz verfügt als absolut lebensnotweniges Kreislauforgan über ein eigenes Erregungsleitungssystem, das dafür sorgt, daß das Herz auch ohne übergeordnete Steuerung regelrecht funktionieren kann.
Das vegetative, willentlich nicht beeinflußbare Nervensystem ist zwar in der Lage, Stellgrößen wie Herzfrequenz oder auch Herzkraft zu verändern, aber jeweils nur in weitgehend festgeschriebenen Grenzen.

Störungen im vegetativen Nervensystem können nicht zu einem Ausfall des Herzens führen. Das Erregungsleitungssystem des Herzens ist zusammengesetzt aus verschiedenen Teilen, die unterschiedliche Aufgaben erfüllen.
Man spricht von einer hierarchischen Struktur dieses Systems, da höhergeordnete Zentren untergeordnete Zentren kontrollieren und diesen Befehl übermitteln. Bei Ausfall höherer Zentren sind jedoch auch die untergeordneten Teile in der Lage, dieses auszugleichen und können ihrerseits Führungspositionen einnehmen. Die Aufgabe des Erregungsleitungssystems ist die Koordination aller Herzmuskelzellen, da das Herz nur dann regelrecht pumpt, wenn alle Zellen zeitgerecht zusammenarbeiten. Alle Teile des Erregungsleitungssystems liegen direkt unter dem Endokard, der Gewebsschicht, die die Herzbinnenräume auskleidet.
Es besteht aus folgenden Anteilen:
Sinusknoten – er liegt in der Wand des rechten Vorhofes zwischen der Einmündung der oberen Hohlvene und dem rechten Herzohr.
AV-Knoten (Atrioventrikularknoten) – er liegt am Boden des rechten Vorhofes neben der Vorhofscheidewand, dicht neben der Einmündung der Koronarvenen.
Das Gewebe, das den AV-Knoten bildet, setzt sich fort in das Atrioventrikularsystem. Der erste Abschnitt des Atrioventrikularsystems wird als His'sches Bündel bezeichnet. Es liegt auf der Kammerscheidewand.
Es spaltet sich auf in den rechten und linken Tawaraschenkel.
Der linke spaltet sich unmittelbar danach in einen vorn absteigenden und einen hinten absteigenden Schenkel. Diese drei Leitungsbahnen ziehen auf beiden Seiten des Kammerseptum in Richtung Herzspitze, biegen dort rechtwinklig um, und verzweigen sich in das Netz der Purkinje Fasern.
Die Purkinje Fasern enden an den Herzmuskelzellen.

6 Erregungsablauf des Herzens

Die rhythmischen Schläge des Herzens, die Pulsationen, werden durch Erregungen ausgelöst, die im Herzen selbst entstehen.
Der Erregungsimpuls kann verglichen werden mit einem Befehl, der im folgenden über Bahnen weitergeleitet wird, bis er an den Befehlsempfänger, die Herzmuskelzellen, gelangt. Die Herzmuskelzellen reagieren auf diesen Befehl mit einer Kontraktion, das heißt, sie verkürzen sich in ihrer Längsachse.
Ein aus dem Körper entnommenes Herz schlägt unter geeigneten Bedingungen mit konstanter Frequenz weiter, ein Beweis für die Unabhängigkeit des Herzens. Diese Fähigkeit wird als Autonomie bezeichnet.
Alle Bestandteile des Erregungsleitungssystems sind in der Lage, Erregungsimpulse auszusenden. Während die Entladungsfrequenz im Sinusknoten ca. 70 in der Minute beträgt, nimmt sie bis zu den Purkinjefasern stufenweise ab. Der Sinusknoten ist somit der führende Schrittmacher (primärer Schrittmacher), der die Entladungen untergeordneter Zentren jeweils auslöscht. Bei Ausfall des Sinusknoten übernimmt meist der AV-Knoten oder die daran anschließenden Erregungsbahnen die Schrittmacherfunktion.

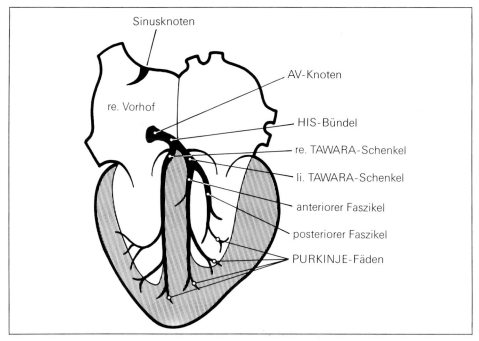

Abb. 5: Erregungsleitungssystem des Herzens: schematische Darstellung bei Frontalschnitt durch das Herz.

Wie dargestellt, geht normalerweise der Impuls vom Sinusknoten aus und breitet sich anschließend über die Arbeitsmuskulatur der Vorhöfe aus.
Da eine gute Isolation zwischen den Vorhöfen und den Kammern besteht, kann die Erregung nicht unmittelbar auf die Kammern übergeleitet werden, sondern erreicht zuvor den AV-Knoten. Bei der Passage dieses Weges erfolgt im AV-Knoten eine Verzögerung, die wichtig für die zeitlich exakt aufeinander abgestimmte, getrennte Aktion der Vorhöfe und Kammern ist.
Das anschließende His'sche Bündel, die Tawaraschenkel und die Purkinjefasern leiten den Erregungsimpuls schnell an die Herzmuskelzellen weiter.
Die Herzmuskelzellen, an denen keine Purkinjefasern enden, werden von benachbarten Herzmuskelzellen erregt.
Die besondere Struktur und der Aufbau des Herzens gewährleisten, daß das Herz entweder mit der Erregung aller Herzmuskelzellen in Form eines Herzschlages oder überhaupt nicht reagiert, wenn der Erregungsimpuls in seiner Stärke nicht ausreicht oder eine Weiterleitung des Impulses über das Erregungsleitungssystem nicht erfolgt.
Es gilt für das Herz also das »Alles oder Nichts«-Gesetz.

6.1 Elektrokardiogramm (EKG)

Als Folge der beschriebenen Impulsausbreitung über das Erregungsleitungssystem des Herzens treten elektrische Spannungen auf, die durch Ableitung eines EKG registriert und verstärkt werden können.

Aus der EKG-Kurve kann die Herzfrequenz, der Ursprung des Erregunsimpulses, die Ausbreitung der Erregung und die Erregungsrückbildung beurteilt werden.
Die Ableitung eines EKG ist eine Standarduntersuchung, die nahezu routinemäßig vor jeder Operation durchgeführt wird. Man unterscheidet das in Ruhe abgeleitete EKG von einem Belastungs-EKG; bei bestimmten klinischen Fragestellungen kann ein 24-Stunden EKG, ein Holter-EKG, abgeleitet werden, jeweils Untersuchungen, auf die bei der Versorgung herzkranker Patienten nicht verzichtet werden kann.
Als kontinuierliche EKG-Ableitung über Monitore während Operationen kann die Herzfunktion überwacht werden, und eine moderne Intensivtherapie ist ohne kontinuierliche EKG-Registrierung nicht mehr vorstellbar.
Bei der Registrierung eines EKG unterscheidet man verschiedene Ableitungen, bei denen die Stellung der Körperoberfläche, an denen die Spannungen abgegriffen werden, variiert werden.
Hierdurch erhält man die größtmögliche Information über die verschiedenen Teile des Herzens und kann auftretende Störungen weitgehend lokalisieren.
Die klinisch gebräuchlichen Ableitungen sind die Standardableitungen nach Einthoven I, II, III, die Ableitungen nach Goldberger AvR, AvL und AvF, die durch Aufkleben von vier Elektroden auf die Arme und Beine abgeleitet werden.
Die sogenannten Brustwandableitungen nach Wilson werden mit V_1 bis V_6 bezeichnet und erfordern das Aufkleben von sechs Elektroden an genau definierten Stellen des Brustkorbes.
Der Kurvenverlauf des EKG kann mit der Standardableitung II nach Einthoven in den meisten Fällen gut demonstriert werden.
Es finden sich Ausschläge in positiver und negativer Richtung (Zacken und Wellen), die mit den Buchstaben P bis T bezeichnet werden.
Der Abstand zwischen zwei Zacken wird als Strecke bezeichnet, die Länge der Strecke entspricht, da das EKG den zeitlichen Verlauf der Spannungsänderung registriert, einer Zeitspanne ausgedrückt in Millisekunden.
Man unterscheidet einen Vorhof- und einen Kammerteil. Der Vorhofteil beginnt mit der P-Welle, die die Erregungsausbreitung in den Vorhöfen darstellt.
Die anschließende Strecke bis zur nächsten Zacke, der Q-Zacke, ist klinisch relevant, da sie die Zeit beschreibt, die der Erregungsimpuls benötigt, um von den Vorhöfen auf die Kammern übergeleitet zu werden.
Die drei folgenden Zacken, der QRS-Komplex, charakterisieren die Erregungsausbreitung in den Kammern.
Die anschließende Strecke bis zur folgenden T-Welle ist die Phase der vollständigen Erregung der Kammermuskulatur, während die T-Welle die Erregungsrückbildung darstellt.
Bei der Auswertung eines EKG wird die Höhe bzw. Tiefe der Wellen und Zacken ausgemessen; aus diesem Grunde wird bei der Registrierung eines EKG eine Eichzacke ausgedruckt, deren Ausschlag 1 mV entspricht.
Die Abstände zwischen den Wellen und Zacken werden in Zentimetern ausgemessen, daraus die Zeiten ermittelt und die erhobenen Befunde mit Normwerten verglichen. Bei bestimmten Herzrhythmusstörungen kann der

Vorhofteil fehlen, also keine P-Welle zu identifizieren sein. Der QRS-Komplex, Kammerkomplex, hingegen zeigt einen Herzschlag an und muß somit in jedem Fall nachweisbar sein.

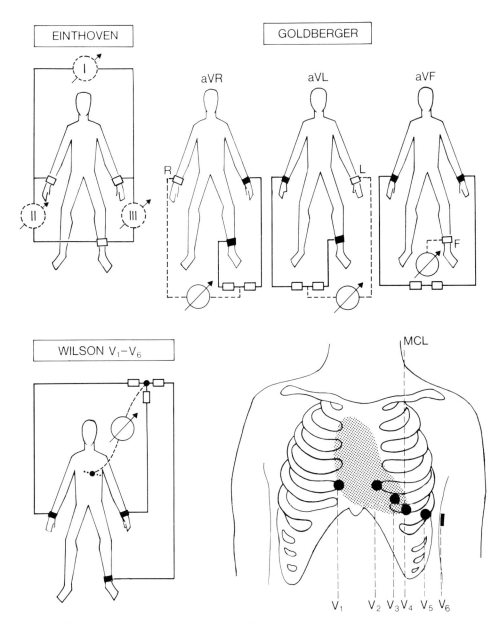

Abb. 6: Gebräuchliche Ableitungsformen des EKG: bipolare Ableitungen nach Einthoven, unipolare Ableitungen nach Goldberger und Wilson.
Die korrekte Position der Elektroden bei den Wilson-Ableitungen wird durch Abzählen der Rippen und durch Orientierung an der gedachten Medioclavicular-Linie (MCL) bestimmt.

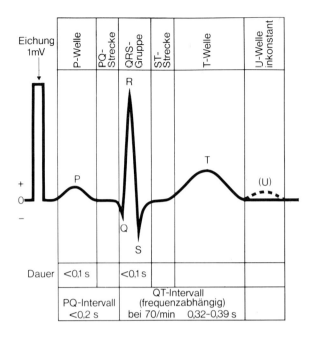

Abb. 7: Normaler Kurvenverlauf des EKG bei bipolarer Ableitung von der Körperoberfläche in Richtung der Herzlängsachse (Ableitung II nach Einthoven). Die Eichzacke ist erforderlich zur genauen Messung der Höhe der Wellen oder Zacken. Für die Dauer der einzelnen Abschnitte sind Grenzzeiten angegeben.

7 Mechanische Herzaktion

Die beschriebenen Erregungsvorgänge sind Voraussetzungen für die mechanische Pumpfunktion des Herzens. Der Pumpmechanismus beruht auf dem koordiniert ablaufenden Zusammenziehen (Kontraktion) aller Herzmuskelfasern, wodurch der mit Blut gefüllte Hohlraum der Herzkammern sich verkleinert, und ein Teil des Blutes durch die Herzklappen aus dem Herzen ausgeworfen wird.
Die Kontraktionsphase der Herzaktion wird Systole genannt, die abgelöst wird von der Erschlaffungsphase der Muskulatur, der Diastole.

7.1 Vorhofsystole

Die Erregungsbildung im Sinusknoten führt innerhalb von 0,1 Sekunde zur Kontraktion der Vorhofmuskulatur, der Vorhofsystole.
Durch die resultierende Druckerhöhung im Vorhof kommt es zu einem Blutstrom aus den Vorhöfen in die Ventrikel bei geöffneter Trikuspidalklappe und Mitralklappe. Es kommt zur Füllung der Ventrikel mit Blut.

7.2 Ventrikelsystole

Die vorn erwähnte Verzögerung des Erregungsimpulses im AV-Knoten hat den Sinn, die Vorhofkontraktion von der Kammerkontraktion zu trennen, da erst die Kontraktion der Vorhöfe zur vollständigen Füllung der Ventrikel führt.

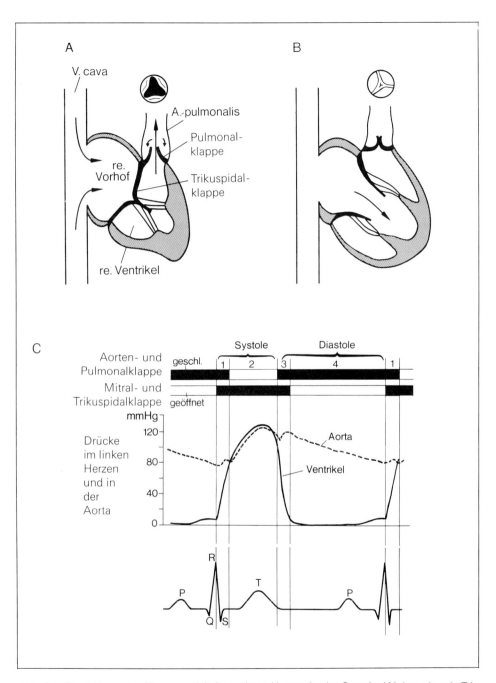

Abb. 8a: Darstellung des Klappenspiels im rechten Herzen in der Systole (Aktionsphase): Trikuspidalklappe geschlossen, Pulmonalklappe geöffnet.
Abb. 8b: Darstellung des Klappenspiels im rechten Herzen in der Diastole (Erschlaffungsphase): Trikuspidalklappe geöffnet, Pulmonalklappe geschlossen.
Abb. 8c: Zeitliche Zuordnung der Herzaktionsphasen zu der Klappenstellung, den Drücken im linken Ventrikel und in der Aorta und zur EKG-Kurve.
(1. Anspannungsphase, 2. Austreibungsphase, 3. Entspannungsphase, 4. Füllungsphase)

Die Ventrikelsystole wird unterteilt in die zuerst ablaufende Anspannungsphase, die abgelöst wird von der Austreibungsphase.
Während der Anspannungsphase kommt es zu einer Druckerhöhung im Ventrikel und zum Verschluß von Trikuspidal- und Mitralklappe, so daß das Blut nicht in die Vorhöfe zurückfließen kann.
Da die Aorten- und Pulmonalklappe zuerst noch geschlossen sind, kommt es, ausgelöst durch die Kontraktion der Kammermuskulatur, zu einem steilen Druckanstieg in den Ventrikeln, bis der Druck den Druck im Stamm der Pulmonalarterie beziehungsweise der Aorta übersteigt.
Ist dies erreicht, öffnen sich Aorten- und Pulmonalklappe und die Austreibungsphase beginnt.
Unter Ruhebedingungen werfen die Ventrikel nur die Hälfte ihres Volumens als Schlagvolumen aus und zwar der rechte Ventrikel in die Pulmonalarterien und der linke in die Aorta.
Das durchschnittliche Ventrikelvolumen beträgt ca. 150 ml, das Schlagvolumen dementsprechend 75 ml.
Das Ende der Systole wird durch den Schluß der Aorten- und der Pulmonalklappe angezeigt, die ein Zurückfließen von Blut aus Pulmonalarterie und Aorta in die Ventrikel verhindern.
Da die Herzspitze am Zwerchfell befestigt ist (durch das Perikard), kommt es bei der Systole zum Tiefertreten der Ventilebene, wodurch sich das Volumen der Vorhöfe vergrößert.
Durch diesen Mechanismus wird Blut aus den Hohlvenen oder den Lungenvenen angesaugt und damit Blut für die Wiederauffüllung der Ventrikel nachgeliefert.

7.3 Ventrikeldiastole

Ähnlich wie die Systole beginnt die Diastole, die Erschlaffungsphase des Herzens, mit einer kurzen Phase, in der alle Herzklappen geschlossen sind, der Entspannungsphase. Der Druck in beiden Kammern sinkt hierbei nahezu auf 0 mm Hg ab.
Bei Unterschreiten der Vorhofdrucke öffnen sich die Trikuspidal- und die Mitralklappe. Es folgt die Füllungsphase, in der zunächst passiv das Blut dem Druckgefälle folgend aus den Vorhöfen in die Ventrikel fließt.
Am Ende der Diastole wird durch die Kontraktion der Vorhöfe Blut aktiv in die Kammern gepumpt.
Unter Ruhebedingungen ist die passive Füllung für 90% der Ventrikelfüllung verantwortlich, die Vorhofsystole also nur für 10%.
Bei Belastungssituationen mit höherer Herzfrequenz gewinnt die Vorhofsystole aber zunehmend an Bedeutung für die Ventrikelfüllung, da die Diastolendauer zeitlich verkürzt werden muß.
Die zeitliche Beziehung zwischen der mechanischen Herzaktion und dem EKG ist der folgenden Abbildung zu entnehmen.

7.4 Echokardiographie und Ventrikulographie

Um die Leistungsfähigkeit des Herzmuskels bei Patienten abschätzen zu können, werden neben der allgemeinen körperlichen Untersuchung, wobei besonders die Auskultation des Herzens mit dem Stethoskop hervorzuheben ist, andere technische Untersuchungsverfahren eingesetzt.
Als Echokardiographie wird die Untersuchung des Herzens durch Ultraschalltechnik bezeichnet.
Nachdem die eindimensionale m-mode-Sonographie des Herzens durch Entwicklung der zweidimensionalen Echokardiographie weiter verbessert wurde, ist heute durch die Möglichkeit der kombinierten farbcodierten Echo-Doppler-Kardiographie eine nahezu vollständige Beurteilung der mechanischen Herzaktion durch eine ungefährliche Untersuchungstechnik möglich.
Bei Durchführung einer Echokardiographie kann sowohl die Kontraktionsfähigkeit der verschiedenen Herzmuskelbezirke als auch die Funktion des Klappenapparates sowie der angrenzenden Blutgefäße beurteilt werden.
Diese Untersuchungstechnik ist zu einer Standarduntersuchung in der Kardiologie geworden.
Als Ventrikulographie wird eine röntgenologische Untersuchungstechnik bezeichnet. Sie erfordert das Einbringen von einem Katheter in die Herzhöhlen, durch den Röntgenkontrastmittel injiziert werden kann.
Durch die Füllung der Herzhöhlen mit Kontrastmittel ist durch Röntgentechnik eine exakte Darstellung des Herzens, sowie eine Beurteilung der Funktion des Herzmuskels und der Klappen bei Systole und Diastole möglich.
Die Ventrikulographie wird meist kombiniert mit einer Koronarangiographie im Rahmen einer Linksherzkatheteruntersuchung durchgeführt.
Als weitere Untersuchungsverfahren zur Beurteilung der Funktion des Herzmuskels kommen nuklearmedizinische Verfahren wie z. B. die Thalliumszintigraphie sowie die Kernspintomographie zur Anwendung.

III Blutgefäßsystem

Das Blutgefäßsystem weist zwei in Serie geschaltete Abschnitte auf, das Körpergefäßsystem mit dem großen Körperkreislauf und dem linken Teil des Herzens als Pumpe und das Lungengefäßsystem mit dem kleinen bzw. Lungenkreislauf und dem rechten Teil des Herzens als Pumpe.
Aufgrund der Serienschaltung der beiden Gefäßsysteme muß die Auswurfleistung des rechten und linken Herzteils genau aufeinander abgestimmt und weitestgehend identisch sein.

1 Körperkreislauf

Der linke Ventrikel pumpt mit jedem Herzschlag Blut in die Aorta, die Hauptschlagader. Aus der Aorta zweigen zu allen Organen Arterien ab, die sich im weiteren Verlauf durch fortgesetzte Aufzweigungen wie das Astwerk eines Baumes in kleinere Gefäße aufteilen. Als Arterien werden alle Blutgefäße bezeichnet, die das Blut vom Herzen wegführen. Die kleinen Arterien gehen schließlich in sogenannte Arteriolen über, in denen der Druck und der Fluß zu den einzelnen Organen durch Änderung des Gefäßquerschnitts geregelt werden kann.

Aus den Arteriolen geht das Kapillarsystem hervor, ein Netzwerk kleinster Gefäße, in denen der Stoffaustausch zwischen Blut und umliegenden Gewebszellen erfolgt.

Das vom linken Ventrikel in die Hauptschlagader ausgeworfene Blut hat zuvor das Lungengefäßsystem passiert, wobei das Blut Sauerstoff aufgenommen und Kohlendioxyd abgegeben hat.

Somit fließt in den Arterien des Körperkreislaufs sauerstoffreiches und kohlendioxydarmes Blut, das entsprechend auch das Körperkapillargefäßsystem erreicht. Das Blut in den Körperkapillaren gibt an die umliegenden Gewebszellen Sauerstoff und andere Nährstoffe ab, und nimmt bei Zellvorgängen entstandenes Kohlendioxyd sowie andere Abfallprodukte auf.

Die Kapillaren gehen in sogenannte Venolen über, die zu größeren Venen zusammenfließen.

Schließlich vereinigen sich die Venen der unteren Körperhälfte und der Bauchorgane zur unteren (Vena cava inferior) und die Venen der oberen Körperhälfte zur oberen Hohlvene (Vena cava superior), die beide im rechten Vorhof enden. Als Venen werden alle Gefäße bezeichnet, die das Blut zum Herzen zurückführen. Im Körperkreislauf ist das Blut der Venen sauerstoffarm.

2 Lungenkreislauf

Das Blut gelangt aus dem rechten Teil des Herzens in den Hauptstamm der Pulmonalarterie, der sich in die rechte und linke Pulmonalarterie teilt.

Im Lungenkreislauf führen die Pulmonalarterien, die wie die Arterien des Körperkreislaufes das Blut vom Herzen wegführen, sauerstoffarmes und kohlendioxydreiches Blut.

Rechte und linke Pulmonalarterie teilen sich ebenfalls fortgesetzt in kleine Arterien, die schließlich über Arteriolen in das Kapillargefäßsystem des Lungenkreislaufes übergehen.

Die Lungenkapillaren umgeben netzwerkartig die Lungenbläschen, Alveolen. Hier findet der Gasaustausch statt, indem Sauerstoff aus der Atemluft in den Alveolen in das Blut aufgenommen wird und Kohlendioxyd aus dem Lungenkapillarblut an die Alveolarluft abgegeben wird.

Die Kapillaren vereinigen sich zu Venolen, die weiter zu größeren Lungenvenen. Die Venen des Lungengefäßsystems führen sauerstoffreiches Blut, das den linken Vorhof erreicht, womit der Lungenkreislauf geschlossen ist (Abbildung).

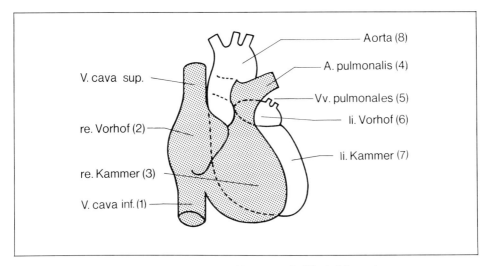

Abb. 9a: Kontur des Herzens und der angeschlossenen Gefäße bei Betrachtung von vorn. (Die Zahlen beziehen sich auf die Position der Teile in der Abb. 9b.)

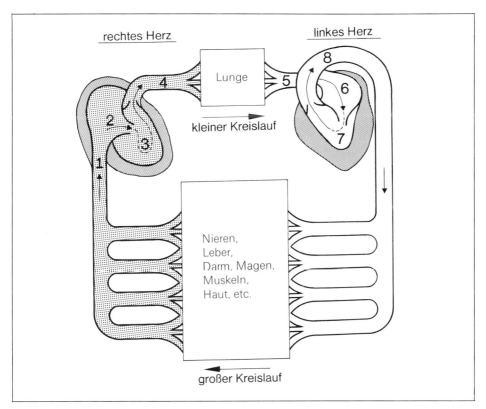

Abb. 9b: Schematische Darstellung des großen (Körper-) und des kleinen (Lungen-) Kreislaufes.

3 Aufgaben der Gefäßabschnitte

Im Hinblick auf die Funktion können die Gefäßabschnitte unterteilt werden in fünf Untereinheiten:
1. elastische Windkesselgefäße
2. Widerstandsgefäße
3. Sphinktergefäße
4. Nebenschluß-(Shunt)Gefäße
5. Kapazitätsgefäße

Zu den Arterien des elastischen Typs gehören wegen ihres relativ großen Anteils an elastischen Fasern die Aorta, die großen Lungenarterien sowie die direkt angrenzenden größeren Arterien des Körperkreislaufes.

Die Elastizität der Aorta ist für die Windkesselfunktion verantwortlich, das heißt für die Umwandlung des nur in der Systole des Herzens erfolgenden Einstromes von Blut in die Aorta in eine ausgeglichenere Strömung in den nachfolgenden Arterien, Arteriolen und Kapillaren.

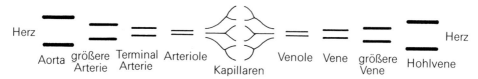

Abb. 10: Schematische Darstellung der fortgesetzten Aufzweigungen von der Aorta bis zu den Kapillaren und der Vereinigung zu zunehmend größeren Venen von den Kapillaren zu den Hohlvenen.

Das Ergebnis dieser Windkesselfunktion ist, daß in den Arterien auch in der Erschlaffungsphase des Herzens, in der kein Blut in die Aorta ausgeworfen wird, das Blut fließt.

Man unterscheidet den systolischen vom diastolischen Blutfluß; erster ist verständlicherweise größer, letzter kommt durch die Windkesselfunktion der Aorta zustande.

Die elastischen Arterien gehen fließend über in kleinere Arterien vom muskulären Typ, in deren Wand der Anteil an Muskulatur deutlich größer ist.

Die kleinsten Arterien, Terminalarterien, die anschließenden Arteriolen und Venolen stellen die Widerstandsgefäße dar.

Der größte Winderstand liegt dabei in den Terminalarterien und Arteriolen, die durch ihren hohen Muskelanteil in der Lage sind, den Gesamtwiderstand und damit den arteriellen Blutdruck zu variieren. Hierdurch wird die Durchblutung von bestimmten Gefäßgebieten und Organen reguliert.

Die Aufgabe der Widerstandsgefäße ist außerdem, die nachfolgenden Kapillaren und Venolen vor einem zu hohen Druck zu schützen.

Der letzte Teil der Arteriolen, der präkapilläre Anteil, wird als Sphinktergefäß bezeichnet, da es die Zahl der durchbluteten Kapillaren bestimmt. In den Kapillaren, den Austauschgefäßen, wird Sauerstoff aus dem Blut ans Gewebe abgegeben und Kohlendioxyd aus dem Gewebe ins Blut aufgenommen.

Als Nebenschluß- oder Shunt-Gefäße werden Gefäßbrücken bezeichnet, die aktiv geöffnet oder geschlossen werden können. Bei Öffnung dieser Shunt-Gefäße fließt das sauerstoffreiche Blut aus den Arteriolen unter Umgehung des Kapillargebietes direkt in die Venolen (arterio-venöser Shunt). Die Kapillaren sind somit vom Blutstrom ausgeschlossen, wodurch das Gewebe in diesem Gefäßgebiet nicht ausreichend mit Sauerstoff versorgt wird, obwohl im Körper ausreichend Sauerstoff vorhanden ist.
Starker Sauerstoffmangel oder sogar Zelltod kann die verhängsnisvolle Folge sein, wenn in vielen Gefäßarealen diese Gefäßbrücken geöffnet sind.

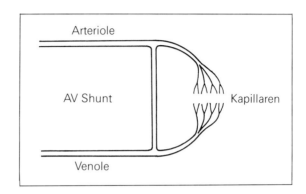

Abb. 11: Darstellung des Kapillargebietes mit der Gefäßbrücke zwischen Arteriole und Venole, dem AV-Shuntgefäß. Bei bestimmten Kreislaufstörungen kann Blut unter Umgehung des Kapillargebietes direkt von den Arteriolen in die Venolen fließen.

Als Kapazitätsgefäße sind im wesentlichen die Venen anzusehen, da sie die Funktion von Blutdepots haben. Kleine Änderungen ihres Durchmessers bewirken Verschiebungen großer Blutmengen.
In dem arteriellen Gefäßsystem befindet sich nur 18% des zirkulierenden Blutvolumens, wohingegen der überwiegende Teil, 63%, in den Venen ist. Deshalb werden die Venen als Kapazitätsgefäße bezeichnet.
Errechnet man den Gesamtwiderstand des Blutgefäßsystems, so entfallen auf die Arterien 19%, auf die Terminalarterien und Arteriolen 47%, auf die Kapillaren 27% während auf die Venolen und Venen nur 7% entfallen.
In der Aorta ist die Strömungsgeschwindigkeit mit 20 cm/sec am höchsten, in den kleineren Arterien beträgt sie 10 cm/sec und in den Arteriolen nur noch 0,2 cm/sec, was durch den hohen Widerstand in den Terminalarterien und Arteriolen zustande kommt. In den Kapillaren ist die Strömungsgeschwindigkeit des Blutes mit 0,05 cm/sec am geringsten, was dem Gas- und Stoffaustausch zwischen Kapillarblut und umliegendem Gewebe entgegenkommt.
Zurück zum Herzen nimmt die Strömungsgeschwindigkeit wieder stufenweise zu, liegt in den kleinen Venen bei 1 cm/sec und in den großen Hohlvenen zwischen 10 und 16 cm/sec.
Das Maximum der Druckpulskurve in den Arterien wird als der systolische arterielle Blutdruck bezeichnet, während das Minimum der Druckpulskurve in der Erschlaffungsphase des Herzens dem diastolischen Blutdruckwert entspricht.
Als Blutdruckamplitude wird der Differenzbetrag von systolischem und diastolischem Blutdruckwert bezeichnet.

Der arterielle Bludruck ist eine wichtige Kreislaufgröße, die relativ leicht zu bestimmen ist. Liegt der arterielle Blutdruck im Normbereich, kann man in der Regel von einer ausreichenden Durchblutung aller Organe ausgehen.
In den Venen liegt gewöhnlich eine kontinuierliche Blutströmung vor, da sich die Kontraktionen des Herzens und das resultierende pulsierende Auswerfen des Blutes aus dem Herzen in die Arterien nicht über das Kapillargebiet auf das venöse Kreislaufsystem fortsetzen.
Die Venen besitzen Ventilvorrichtungen, die Venenklappen, die die Strömung des Blutes nur in Herzrichtung zulassen.
Die Strömung des Blutes von den Venen zum rechten Teil des Herzens kommt im wesentlichen dadurch zustande, daß der Druck in den Venolen mit 15 bis 20 cm Wassersäule deutlich über dem Druck in den Hohlvenen mit ca. 6 cm und dem Druck im rechten Vorhof mit 2–4 cm Wassersäule liegt.
Der Druck im rechten Vorhof stellt ebenfalls eine wichtige Kreislaufgröße dar, wird als der zentrale Venendruck bezeichnet und liefert klinische Anhaltspunkte über den Flüssigkeitszustand eines Patienten.
Neben der Druckdifferenz wird die Blutströmung in den Venen auch durch die Muskelpumpe getragen. Die Venen liegen im Bereich von Armen und Beinen umgeben von Muskulatur, und bei Bewegungen werden die Venen zusammengedrückt, wodurch das Blut durch die Venenklappen in Herzrichtung geleitet wird. Dieser Vorgang wird als Venenpumpe bezeichnet.
Auch die atemabhängigen Schwankungen des Drucks im Brustkorb zwischen minus 7 cm Wassersäule bei der Ein- und minus 4 cm Wassersäule bei der Ausatmung verbessern den venösen Rückstrom des Blutes zum Herzen durch eine Erniedrigung des Strömungswiderstandes bei der Einatmung.
Das vorn beschriebene Tiefertreten der Ventilebene des Herzens bei der Kontraktionsphase der Ventrikel verbessert durch Dehnung der Vorhöfe den venösen Rückfluß.

4 Aufbau des arteriellen Gefäßsystems im Körperkreislauf

Die Aorta verläuft nach Abgabe der Herzkranzarterien zuerst aufsteigend und dann bogenförmig hinter dem Herzen absteigend.
Aus dem Aortenbogen geht zunächst auf der rechten Seite der Truncus brachiocephalicus hervor, aus dem die rechte Arteria subclavia und die rechte Arteria carotis communis (Halshauptschlagader) abgeht. Die Arteria carotis communis spaltet sich in einen äußeren (externa) und einen inneren (interna) Ast auf. Der innere Ast versorgt die rechte Hirnhälfte mit Sauerstoff während der äußere die rechte Gesichtshälfte und Halsorgane versorgt.
Die Arteria subclavia gibt die Arteria vertebralis, einen weiteren Ast zur rechten Hirnhälfte, ab und wird im weiteren als Arteria axillaris bezeichnet. Diese setzt sich fort in die Arteria brachialis, die sich ihrerseits im Unterarmbereich in die Arteria radialis und die Arteria ulnaris teilt. Die Arteria brachialis wird im Ellenbogenbereich zur unblutigen Blutdruckmessung mit Druckmanschette und Stethoskop herangezogen, während im Handgelenksbereich die Arteria radialis zur Pulsfrequenzmessung getastet wird. Im linken Bereich des Aorten-

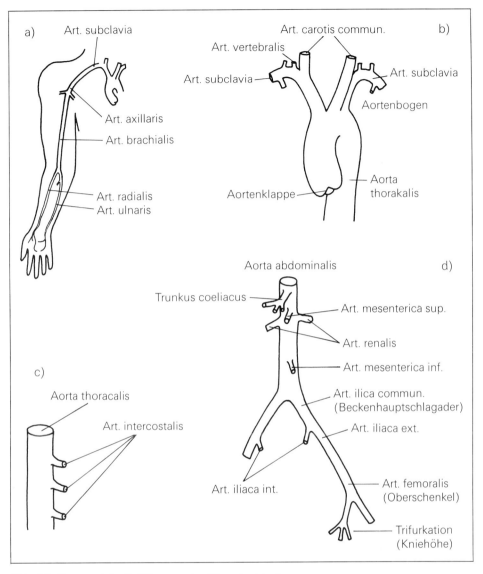

Abb. 12: Das arterielle Gefäßsystem des Körperkreislaufes.
a: Schematische Darstellung der Arterien des Armes.
b: Schematische Darstellung des Aortenbogens und seiner großen Äste.
c: Schematische Darstellung der Aorta thorakalis und ihrer Äste.
d: Schematische Darstellung der Aorta abdominalis, der Beckenschlagader sowie der Oberschenkelschlagader.

bogens geht die Arteria carotis direkt aus dem Aortenbogen ab, und teilt sich wie auf der rechten Seite weiter in zwei Äste auf. Auch die linke Arteria subclavia beginnt direkt am Aortenbogen und spaltet sich im weiteren Verlauf wie rechtsseitig. Der absteigende Teil der Aorta heißt bis zur Zwerchfellhöhe Aorta thorakalis, also zum Brustkrob gehörend, und unter dem Zwerchfell Aorta abdominalis, zum Bauchraum gehörend. Die Aorta thorakalis gibt in ihrem

Verlauf Äste an Rippen, Muskulatur und sehr wichtige Arterien zur Versorgung des Rückenmarkes, die Spinalarterien, ab. Bei Operationen in diesem Bereich mit Verletzungen der Spinalarterien droht eine Querschnittslähmung als verhängnisvolle Komplikation.
Die Aorta abdominalis gibt die arteriellen Gefäße zur Versorgung der Bauchorgane ab. Der Truncus cöliacus versorgt Magen, Milz, Leber und Bauchspeicheldrüse mit sauerstoffreichem Blut, die Arteria mesenterica superior und Arteria mesenterica inferior versorgen Dünn- und Dickdarm.
Außerdem gehen aus der Aorta abdominalis die beiden Nierenarterien ab.
Im Beckenbereich spaltet sich die Aorta ypsilonförmig in eine rechte und eine linke Beckenschlagader, die sich ihrerseits weiter in eine innere und eine äußere Beckenschlagader teilen.
Im Leistenbereich geht die äußere Beckenschlagader in die Arteria femoralis, Oberschenkelschlagader, über. Dieses Gefäß kann weitgehend gefahrlos punktiert werden. Über dieses Gefäß kann zur Linksherzkatheterdiagnostik ein Katheter zum linken Teil der Herzens vorgeschoben werden.
Die Arteria femoralis spaltet sich in einen tiefgelegenen Ast zur Versorgung der Oberschenkelmuskulatur und einen oberflächlich gelegenen Ast zur Versorgung des Unterschenkels und des Fußes.
Unterhalb des Kniegelenkes teilt sich die Kniegelenksschlagader, Arteria poplitea, so daß im Bereich des Fußes zwei Arterien, die Arteria tibialis posterior und die Arteria dorsalis pedis tastbar sind (Abbildung).

5 Aufbau des venösen Gefäßsystems im Körperkreislauf

Am Hals rechts- und linksseitig wird das Blut aus dem Hirn über die Vena jugularis interna herzwärts zurückgeführt.
Beide münden in die rechte bzw. linke Vena subclavia, die das Blut aus Schultergürtel und Armen zurückführen.
Sie besitzen klinisch große Bedeutung, da durch Punktion und Einbringen von Kathetern ein Zugang über das Venensystem zum rechten Teil des Herzens möglich ist, um beispielsweise den zentralen Venendruck oder die Drucke im rechten Herzen aus diagnostischen Gründen zu bestimmen.
Die Venensysteme der rechten und linken Vena subclavia vereinigen sich zur oberen Hohlvene, die in den rechten Vorhof mündet.
Die untere Hohlvene entsteht durch Zusammenfließen beider Beckenvenen, die das Blut aus den Beinen und den Beckenorganen zurückführen.
In den Beinen wird der Hauptanteil des Blutes über die tiefen, von Muskulatur umgebenen Venen geleitet, während die oberflächlichen funktionell unbedeutender sind. Diese oberflächlichen Venen können im Rahmen von Herzoperationen entnommen werden und als sogenannte Bypass-Gefäße, Umgehungsgefäße, für verengte oder verschlossene Herzkranzarterien eingesetzt werden.
Im Leistenbereich kann die Vena femoralis kanüliert werden und auch von hier ist ein transvenöser Zugang zum rechten Herzen möglich.

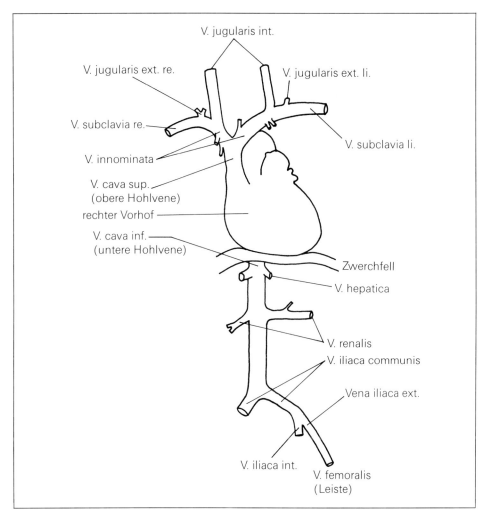

Abb. 13: Schematische Darstellung des venösen Systems im Körperkreislauf.

Im Verlauf der unteren Hohlvene im Bauchraum münden zahlreiche Venen, wie beispielsweise die Nierenvenen und auch die sehr wichtige Lebervene, die nahezu den gesamten Anteil des venösen Blutes aus den Bauchorganen führt, ein.
Oberhalb des Zwerchfells endet die untere Hohlvene im rechten Vorhof.

6 Arterielle und venöse Untersuchungsverfahren

Neben der allgemeinen klinischen Untersuchung werden nichtinvasive und invasive Untersuchungsverfahren zur Beurteilung des arteriellen und venösen Gefäßsystems eingesetzt.

Durch klinischen Einsatz von sonographischen Techniken, wobei besonders der Doppler- und Duplexsonographie große Bedeutung zukommt, können Anhaltspunkte für Einengungen, Verschlüsse oder auch Erweiterungen in Arterien und Venen gewonnen werden. Liefert diese Technik im Bereich des Halses, der Arme und der Beine sehr zuverlässige Untersuchungsergebnisse, so wird diese Methode im Becken- und Bauchraum durch die Luft im Bereich des Darmes behindert. Im Brustkorb ist eine Beurteilung der Gefäße allein durch sonographische Untersuchungstechniken nicht möglich.

Die Untersuchung der Arterien durch Einbringen von Röntgenkontrastmittel wird als Arteriographie, die gleichartige Untersuchung des venösen Gefäßsystems als Venographie oder Phlebographie bezeichnet.

Das Kontrastmittel kann gezielt in bestimmte Gefäßabschnitte injiziert werden, wodurch eine sehr genaue Darstellung der Gefäße mit Röntgentechnik erfolgen kann. Diese Untersuchungsverfahren sind seit Entwicklung gut verträglicher Röntgenkontrastmittel sowie Weiterentwicklung der Röntgentechnik (DSA = digitale Subtraktionsangiographie) gefahrloser und aussagekräftiger geworden, beinhalten jedoch gewisse Restrisiken.

Auch die seit kurzem zur Verfügung stehende Kernspintomographie führt bei verschiedenen klinischen Fragestellungen zu einer sehr exakten Darstellung des arteriellen und venösen Gefäßsystems.

Im allgemeinen erfolgt vor jeder Gefäßoperation eine invasive Diagnostik mit Durchführung einer Angiographie.

IV Blut

Das Blut besteht aus dem schwach gelblichen flüssigen Plasma und den darin gelösten korpuskulären Bestandteilen, den Blutkörperchen.

Der Anteil des Blutes am Körpergewicht beträgt 6–8%, so daß bei Erwachsenen durchschnittlich 4–6 Liter Blut vorliegt. Der Anteil der Blutkörperchen am Blutvolumen wird Hämatokrit genannt. Er liegt normalerweise zwischen 42 und 46 Volumenprozent.

Das Blut hat in erster Linie eine Transportfunktion.

Der in der Lunge aufgenommene Sauerstoff ist zum größten Teil an den Blutfarbstoff der Erythrozyten, der roten Blutkörperchen, dem sogenannten Hämoglobin, gebunden. Das ebenfalls transportierte Kohlendioxyd hingegen wird sowohl in gebundener als auch physikalisch gelöster Form transportiert.

Über den Transport der Atemgase hinaus werden im Blut Nährstoffe transportiert, wobei Kohlenhydrate, Eiweiße und Fette als Energiestoffe von allen Zellen benötigt werden.

In das Blut werden von verschiedenen Organsystemen Hormone, Eiweißbefehlsstoffe abgegeben, die über das Kreislaufsystem an die Gewebe gelangen, wo sie Stoffwechselvorgänge kontrollieren können.

Als Milieufunktion des Blutes wird die Eigenschaft bezeichnet, die Konzentration von im Blut gelösten Stoffen, wie Salzen, Säuren und Eiweißen konstant

zu halten, da dies eine Grundvoraussetzung für das Funktionieren aller Körperzellen ist.
Der Schutz vor Blutverlusten wird vom Gerinnungssystem, einem komplizierten System aus Thrombozyten, Blutplättchen, und speziellen nur zu diesem Zweck gebildeten Gerinnungsfaktoren, übernommen.
Bei Verletzungen der Blutgefäße sorgt dieses System dafür, daß die Defekte durch kleine Blutgerinsel verschlossen werden.
Die Abwehrfunktion des Blutes wird vorwiegend von den Leukozyten, den weißen Blutkörperchen, geleistet, die eingedrungene Fremdkörper oder Krankheitserreger erkennen und unschädlich machen können.

1 Korpuskuläre Bestandteile des Blutes

Bei den korpuskulären Bestandteilen des Blutes, den Blutkörperchen, unterscheidet man die Erythrozyten, die Leukozyten und die Thrombozyten.

1.1 Erythrozyten

Die roten Blutkörperchen stellen weitaus den größten Anteil der festen Bestandteile des Blutes.
Beim Mann finden sich ca. 5, bei der Frau ca. 4,6 Millionen Erythrozyten je Mikroliter Blut. Sie sind flache runde, in der Mitte eingedellte gut verformbare Scheiben, die im wesentlichen aus Wasser und dem roten Blutfarbstoff Hämoglobin bestehen.
Das Hämoglobin ist ein Eiweißstoff, der im Zentrum Eisen enthält, und bei Passage des Lungenkreislaufes in den Lungenkapillaren Sauerstoff aufnehmen kann, und diesen bei Passage des Kapillargebietes im Körperkreislauf diesen wieder abgeben kann.
Insgesamt kann 1 Gramm Hämoglobin im menschlichen Körper 1,34 Milliliter Sauerstoff (O_2) binden und transportieren, eine Zahl, die benötigt wird zur Bestimmung verschiedener Kreislaufgrößen (Hüfner'sche Zahl).
Die Erythrozyten werden im Knochenmark gebildet, kreisen im Blutgefäßsystem und können die Gefäße bei einer durchschnittlichen Lebensdauer von 120 Tagen nicht verlassen.
Ein Mangel an roten Blutkörperchen wird als Anämie bezeichnet.

1.2 Leukozyten

Die weißen Blutkörperchen sind Zellen ohne Hämoglobin, die sich in einer Zahl von 4000–10000 je Mikroliter Blut des gesunden Menschen befinden.
Sie sind deutlich größer als die Erythrozyten und können aus eigenem Antrieb das Gefäßsystem verlassen. Weniger als 50% der Leukozyten halten sich im Blutraum auf und der größte Teil befindet sich im Zwischenzellgewebe oder in bestimmten Organsystemen.

Man unterscheidet verschiedene Arten von Leukozyten, wie Lymphozyten, Granulozyten und Makrophagen, die aber fast alle Aufgaben im Bereich der Abwehrfunktion des Körpers haben. Eine Vermehrung des Anteils der Leukozyten im Blut, eine Leukozytose, tritt z. B. bei Infektionen auf, das heißt, der Anteil von Leukozyten, die gegen eine Infektion im Körper angehen, vergrößert sich. Nicht nur die Erfassung der Gesamtzahl der Leukozyten im Blut, sondern auch eine genaue detaillierte Analyse der nachweisbaren Subtypen von Leukozyten ist klinisch von großer Bedeutung.

1.3 Thrombozyten

Thrombozyten, oder auch Blutplättchen, sind flache unregelmäßig runde Scheiben mit einem Durchmesser von 1–4 Mikrometer. Sie kommen in einer Menge von 150000–300000 je Mikroliter Blut vor, werden ebenfalls im Knochenmark gebildet und haben eine Lebensdauer von durchschnittlich 5–11 Tagen. Sie nehmen eine zentrale Rolle bei der Blutgerinnung zusammen mit dem plasmatischen System der Gerinnungsfaktoren ein.

2 Plasma

Die flüssigen Bestandteile des Blutes werden als Plasma bezeichnet. Zu 90% besteht es aus Wasser, 6–8% sind Eiweißstoffe, 2% werden von kleineren Molekülen, den Elektrolyten (positiv oder negativ geladene Teilchen) und Nichtelektrolyten (z. B. Glukose) gebildet.
Während die Eiweißkörper das Blutgefäßsystem nicht verlassen können, werden die Elektrolyte und Nichtelektrolyte frei mit dem Flüssigkeitsraum des Zwischenzellgewebes, dem interstitiellen Raum, ausgetauscht.
Dieser interstitielle Raum beträgt ungefähr das Dreifache des Plasmavolumens, also ca. 10 Liter, und ist in seiner Elektrolytzusammensetzung dem Plasma angeglichen.
Für die regelrechte Stoffwechselfunktion ist eine konstante Zusammensetzung der Elektrolyte erforderlich, wobei besonders die Konzentrationen von Kalium, Natrium, Calcium, Magnesium, Chlorid, Phosphat eine große Bedeutung haben. So können Verschiebungen der Kalium- oder Calciumkonzentrationen im Plasma zu schweren lebensbedrohlichen Herzrhythmusstörungen führen.
Durch chemische Analysen des Plasma können Mangel oder Überschüsse an Elektrolyten nachgewiesen werden, wobei zu berücksichtigen ist, daß ein nachgewiesener Mangel in gleicher Weise für den interstitiellen Raum zutrifft. Dieses muß beim Ausgleich von Elektrolytverlusten unter klinischen Bedingungen berücksichtigt werden.
Die Zellen des menschlichen Körpers bestehen ebenfalls zum größten Teil aus Wasser; der Zellraum wird als der intrazelluläre Flüssigkeitsraum bezeichnet. Die Elektrolytzusammensetzung des Intrazellulärraumes unterscheidet sich von der des Plasma und des interstitiellen Raumes, und ein freier Austausch

von Elektrolyten findet nicht statt, sondern unterliegt komplizierten Steuerungsmechanismen. Der intrazelluläre Flüssigkeitsraum beträgt bei einem 70 kg schweren Menschen ca. 30 Liter.
Die Plasmaeiweißkörper bestehen aus verschiedenen Eiweißen mit unterschiedlichen Aufgaben.
Sie können nach Größe und ihren physikalischen Eigenschaften unterschieden werden. Sie haben Transportaufgaben, das heißt, an sie gekoppelt, können andere Stoffe transportiert werden, die sonst nicht löslich im Plasma wären.
Dadurch, daß die Eiweißkörper nur im Plasma- und nicht im interstitiellen Raum anzutreffen sind, existiert ein deutliches Konzentrationsgefälle, welches bewirkt, daß Wasser im Plasma zurückgehalten wird. Die wirkende physikalische Kraft wird als der kolloidosmotische Druck des Plasma bezeichnet. Diese Größe ist extrem wichtig dafür, daß ausreichend Wasser in den Blutgefäßen verbleibt, das Blut nicht eindickt und seine günstigen Eigenschaften behält. Bei Eiweißverlusten kann es zu lebensbedrohlichen Komplikationen kommen, so daß auch die Konzentration der Plasmaeiweißstoffe regelmäßig durch Plasmaanalysen unter klinischen Bedingungen kontrolliert werden muß. Die Eiweiße erfüllen auch Aufgaben im Säure-Basen-Haushalt des Körpers und sind in der Lage, im Stoffwechsel anfallende Säuren oder Basen abzubinden. Diese Eigenschaft wird als Pufferfunktion bezeichnet. Sie sind also in der Lage größere, Verschiebungen des pH-Wertes des Blutes zu verhindern.
Ein Teil der Eiweißkörper besteht aus sogenannten Immunglobulinen, das sind Eiweiße, die Aufgaben in der Infektabwehr erfüllen.
Auch die Gerinnungsfaktoren sind den Eiweißkörpern zuzurechnen, die den Körper vor Blutverlusten schützen.

3 Blutungsstillung und Blutgerinnung

Nach Verletzungen, bei denen es zu Eröffnungen von kleinen Blutgefäßen gekommen ist, stoppt das Austreten von Blut, die sogenannte Blutung, nach 1–3 Minuten.
Zuerst kommt es zum Verkleben von den im Blut vorhandenen Thrombozyten, die als Pfropf die Defekte notdürftig verschließen können.
Parallel dazu kommt es zur Aktivierung des Systems der Gerinnungseiweißkörper, das heißt, die in ihrer inaktiven Form ständig vorhandenen Eiweiße werden durch die Verletzung der Blutgefäßwände in eine aktive Form überführt. Es sind bisher mehr als 13 Gerinnungsfaktoren bekannt, die im Gerinnungssystem zahnradartig miteinander verknüpft sind. Die vorn beschriebene Aktivierung einzelner dieser Faktoren führt zu einer Kettenreaktion, bei der als letztes der Gerinnungsfaktor Nummer 1, das Fibrinogen, in das Fibrin umgewandelt wird. Das Fibrin bildet zähe Fäden, die mit den als Pfropf verklebten Blutplättchen jede Gefäßverletzung sicher abdichten können. Der beschriebene Vorgang wird als Blutgerinnung bezeichnet. Das mit diesem Blutgerinsel abgedichtete Gefäß setzt Reparationsvorgänge in Gang und die Gefäßwände werden in dem verletzten Bereich langsam wiederhergestellt.

Zuletzt wird das Blutgerinsel wieder aufgelöst.

Ein Mangel an Gerinnungsfaktoren oder Thrombozyten kann zu einer Blutungsneigung führen, so daß Bagatellverletzungen zu lebensbedrohlichen Blutungen führen können. Es gibt angeborene Erkrankungen mit Mangel an Gerinnungsfaktoren; die bekannteste ist die Bluterkrankheit, die Hämophilie A, bei der der Gerinnungsfaktor 8 nicht in ausreichender Menge vorhanden ist. Da ein Großteil der Gerinnungsfaktoren in der Leber produziert wird, sind Patienten mit Lebererkrankungen häufig blutungsgefährdet.

Für jede Operation ist unabdingbare Voraussetzung, daß der zur Operation anstehende Patient ausreichend Gerinnungsfaktoren und Thrombozyten hat, da ansonsten mit schweren Blutungskomplikationen zu rechnen wäre.

Auf der anderen Seite gibt es auch Patienten, die eine verstärkte Gerinnungsneigung haben und bei denen es auch ohne Verletzungen zu Gerinnungsvorgängen mit Blutgerinselbildung in den Blutgefäßen kommen kann.

Diese Gerinsel können spontan kleine Gefäße verschließen; je nach Lokalisation des Gefäßverschlusses wird dieser Vorgang als arterielle oder venöse Thrombose bezeichnet. Auch bei Ausleitung von Blut aus dem Blutgefäßsystem, wie zum Beispiel im Rahmen einer Herzoperation mit Einsatz einer Herz-Lungen-Maschine, würde es sofort zu Gerinnungsvorgängen und damit zum Verschluß des Schlauchsystems durch Blutgerinsel kommen.

Aus diesem Gründen ist eine therapeutische Hemmung des Gerinnungssystems erforderlich. Für Patienten nach Herzopertionen oder bei Patienten, bei denen es spontan zu Thrombosen gekommen ist, wird ebenfalls häufig eine Hemmung der eigenen Gerinnungsbereitschaft durch die Zufuhr von verschiedenen Medikamenten angestrebt.

Alle Patienten, die unter der Wirkung gerinnungshemmender Medikamente stehen, sind zu künstlichen Blutern geworden und bedürfen regelmäßiger Überwachung des Gerinnungssystems, um Überdosierungen mit schweren Komplikationen zu vermeiden.

3.1 Medikamente zur Verzögerung der Blutgerinnung

Medikamente, die zur Verzögerung der Blutgerinnung therapeutisch eingesetzt werden, werden als Antikoagulatien bezeichnet.

Durch die Zufuhr des Medikamentes Heparin kann die Blutgerinnung vollständig gehemmt werden. Es wird eingesetzt zur Durchführung von Hämodialysebehandlungen, zur extrakorporalen Zirkulation bei Herz-Lungen-Operationen, zur Behandlung von Patienten mit spontanen Thrombosen und zur Verhinderung von Thrombosen bei bettlägerigen Patienten. Auch um entnommenes Blut zu analysieren, wird Heparin eingesetzt. Heparin kann nur parenteral, entweder intravenös oder subcutan zugeführt werden.

Es verhindert die Blutgerinnung durch Hemmung von Thrombin, sowie der aktivierten Gerinnungsfaktoren 9 und 11. Bereits gebildete Blutgerinsel können nicht wieder aufgelöst werden, es wird jedoch die weitere Anlagerung von Blutgerinseln verhindert.

Man unterscheidet eine vollständige Hemmung des Gerinnungssystems durch Heparin (high-dose), die bei Herzoperationen erforderlich ist, von einer inkompletten Hemmung des Gerinnungssystems (low-dose), die beispielsweise zur Verhinderung von Spontanthrombosen bei Bettlägerigkeit eingesetzt wird. Die Wirkung des Medikamentes Heparin kann unmittelbar durch Zufuhr von Protamin aufgehoben werden, wodurch die Antikoagulation durch Heparin unter klinischen Bedingungen zu einer sicheren Therapie geworden ist.

Als Medikament zur Verhinderung der Blutgerinnung kann auch das Marcumar, ein Stoff, der die Wirkung von Vitamin K im Körper aufhebt, eingesetzt werden. Unter der Wirkung von Marcumar produziert die Leber weniger Gerinnungsfaktoren, wodurch ebenfalls das Risiko von spontan entstehenden Thrombosen erheblich reduziert werden kann.

Um Überdosierungen zu vermeiden, muß die Wirkung regelmäßig durch Bestimmung eines Gerinnungstestes, dem Quickwert, kontrolliert werden.

Die Wirkung des Marcumar kann durch Zufuhr von Vitamin K aufgehoben werden, allerdings klingt die Wirkung erst innerhalb der folgenden 48 Stunden ab. Eine unter Marcumar aufgetretene Blutung kann hierdurch nicht gestoppt werden. Somit stellt die Marcumartherapie wegen einer schlechten Steuerbarkeit eine Therapieform mit Risiken dar.

Um in Blutbanken gespendete Blut- und Blutbestandteile ungerinnbar zu machen, wird meist eine Mischung von Natriumcitrat, Phosphat, Dextrose und Adenin eingesetzt, wodurch eine Haltbarkeit von bis zu 30 Tagen erzielt wird.

Als Medikamente zur Verhinderung von spontanen Thrombosen, z. B. nach Bypassoperationen zur Verhinderung des spontanen Bypassverschlusses, werden die sogenannten Thrombozytenaggregationshemmer mit großem Erfolg eingesetzt. Unter den Medikamenten, die die Wirkung der Thrombozyten im Körper hemmen, sind viele Medikamente, die seit Jahrzehnten als Schmerzmittel eingesetzt werden. Am häufigsten wird die Acetylsalicylsäure, das Aspirin®, eingesetzt. Es kommen jedoch klinisch auch das Dipyridamol und das Sulfinpyrazon zum Einsatz. In bestimmten klinischen Notfallsituationen, die durch spontane Thrombosen in verschiedenen Gefäßgebieten entstehen können, und die beispielsweise zu lebensbedrohlichen Verschleppungen dieser Blutgerinsel in die Lungengefäßstrombahn, zur Lungenembolie, führen können, werden Medikamente eingesetzt, die in der Lage sind, gebildete Thromben wieder aufzulösen. Diese Medikamente werden als Fibrinolytika bezeichnet. Zum Einsatz kommen die Streptokinase, die Urokinase und seit kürzerem auch das t-PA. Diese Medikamente haben ein ähnliches Wirkprinzip, sind sehr leistungsfähig beim Auflösen gebildeter Blutgerinsel; ihr Einsatz beinhaltet jedoch beträchtliche Blutungsrisiken, so daß sie nur auf Intensivstationen unter maximaler Überwachung eingesetzt werden sollten.

V Lunge

Die Lunge ist das Organ, in dem der Austausch der Atemgase Sauerstoff (O_2) und Kohlendioxyd (CO_2) zwischen Atemluft und Blut der Lungenkapillaren erfolgt.
Die Lunge ist als paariges Organ in einen rechten und einen linken Lungenflügel unterteilt. Die linke Lunge besteht aus zwei, die rechte Lunge aus drei Lungenlappen. Bezüglich der Funktion unterscheidet man das luftführende vom blutführenden System. Der blutführende Anteil besteht aus den Gefäßen des Lungenkreislaufes. Das sauerstoffarme Blut kommt im rechten Vorhof an, gelangt über den rechten Ventrikel in den Truncus pulmonalis, der sich in eine zum rechten und eine zum linken Lungenflügel ziehende Arteria pulmonalis teilt.
Die Arterien verzweigen sich zu Lappenarterien, weiter zu Läppchenarterien und gehen dann in Arteriolen über. Die Arteriolen enden wie im Körperkreislauf in den Kapillaren, die netzwerkartig die Lungenbläschen, die Alveolen überziehen.
Aus den Kapillaren sammelt sich das Blut in den Venolen, die in kleinere Venen und dann größere Lungenvenen übergehen, und schließlich in den linken Vorhof münden. Die Venen des Lungenkreislaufes führen somit sauerstoffreiches Blut.
Das luftführende System der Lunge bekommt die Atemluft über die Nasen- und Mundöffnung, den Nasen-Rachenraum, die Luftröhre (Trachea), die vom Hals bis in den oberen Brustkorbraum zieht, und sich dort in einen linken und einen rechten Hauptbronchus teilt. Jeder Lungenlappen wird von einem Lappenbronchus erreicht, der sich weiterteilt in Läppchenbronchien. Entsprechend der Aufzweigungen der Blutgefäße teilt sich auch das Bronchialsystem astwerkartig letztendlich in Bronchiolen, die übergehen in die kleinsten Bausteine der Lunge, die Lungenbläschen, Alveolen. Beide Lungen besitzen zusammen nahezu 300 Millionen Lungenbläschen, die wie beschrieben, von den Lungenkapillaren umgeben sind.
Durch den besonderen Aufbau der Lunge wird die größtmögliche Gasaustauschfläche zwischen luftleitenden und blutführenden Strukturen zur Verfügung gestellt, wodurch dieser Vorgang sehr effizient wird. Die Oberfläche der Alveolen beträgt bei normaler Einatmung 60 Quadratmeter. Der Weg, der von den Atemgasen zurückzulegen ist, vom Innenraum der Alveolen zum Innenraum der Kapillaren, beträgt nur 0,5 Mikrometer, so daß der Austausch ausreichend schnell erfolgen kann. Die Lunge ist von zwei Schichten überzogen, den Pleurablättern. Die direkt die Lungen überziehende Schicht, das Lungenfell, ist von der äußeren, dem Rippenfell, durch den Pleuraraum getrennt.
In diesem Pleuraraum herrscht ständig ein Unterdruck vor, der dem natürlichen Bestreben der Lungen, zu kollabieren, entgegenwirkt.
Bei der Einatmung, Inspiration, ziehen sich die Muskelfasern des Zwerchfells, dem eigentlichen Atemmuskel, zusammen, wodurch die äußere Pleuraschicht nach unten gezogen wird. Hierdurch verstärkt sich der Unterdruck im Pleura-

raum, die Lunge dehnt sich aus und es strömt passiv Atemluft in die Lungen ein.

Die Einatmung wird unterstützt durch die zwischen den Rippen liegende Interkostalmuskulatur, die bei Kontraktion ebenfalls den Brustkorb erweitert und das Volumen der Lunge vergrößert. Bei der Exspiration, der Ausatmung,

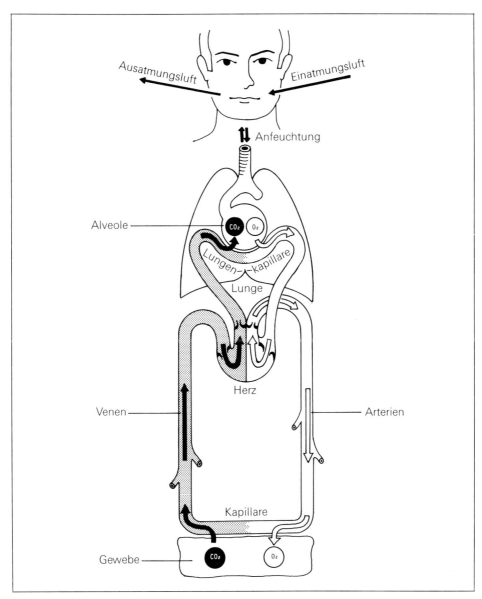

Abb. 14: Schematische Darstellung des äußeren und des inneren Gasaustausches im menschlichen Körper. Der Austausch der Atemgase Sauerstoff und Kohlendioxid in der Lunge zwischen Atemluft und Blut in den Lungenkapillaren wird als äußere Atmung bezeichnet. Der Austausch des Sauerstoffes und des Kohlendioxides zwischen Körperkapillaren und Zellen wird als innere Atmung bezeichnet.

erschlaffen die Muskelfasern, der Unterdruck im Pleuraraum nimmt ab, die Lunge verkleinert sich und die Atemluft entweicht aus der Lunge. Wird die Inspiration durch aktive Muskelarbeit geleistet, so läuft der Exspirationsvorgang durch die Elastizität der Lunge, somit ausschließlich passiven Kräften folgend, ab.

Tritt bei Verletzungen der Lunge durch Unfälle oder auch bei Operationen Luft in den Pleuraraum ein, entweicht der Unterdruck und die Lunge kollabiert. Diese lebensbedrohliche Komplikation wird als Pneumothorax bezeichnet, die eine regelrechte Atmungstätigkeit verhindert. Durch das Einführen eines Plastikschlauches in den Pleuraraum und Verbinden dieses Schlauches mit einer Unterdruckpumpe, kann der Unterdruck im Pleuraraum wieder aufgebaut werden, wodurch sich die Lunge wieder entfaltet.

Diese Prozedur wird als Pleuradrainage oder Bülaudrainage bezeichnet, und stellt die relativ gefahrlose Therapie des Pneumothroax dar.

Im Rahmen von Herzoperationen ist sehr häufig der Pleuraraum nicht zu schonen, so daß häufig diese Pleuradrainagen schon intraoperativ angelegt werden.

Die Ruheatemfrequenz eines Erwachsenen liegt bei 12–15 in der Minute mit einem durchschnittlichen Atemzugvolumen von 0,5 Liter. Das Atemminutenvolumen liegt also bei ca. 7 Litern, kann aber bei maximaler körperlicher Belastung kurzfristig auf 120 Liter in der Minute gesteigert werden.

1 Lungenfunktionsuntersuchungen

Um Aufschluß über die Leistungsfähigkeit der Lungen eines Patienten zu bekommen, werden verschiedene Untersuchungen durchgeführt.

Man unterscheidet zur Beurteilung der Lungen zwei wichtige Parameter, die Compliance und die Resistance der Lungen. Die Compliance ist ein Maß für die Dehnungsfähigkeit der Lunge, die durch einfache Geräte bestimmt werden kann. Bei Erkrankungen der Lunge, die die Ausdehnungsfähigkeit beeinträchtigen wie Vernarbungen der Pleura oder Lungenfibrosen, ist die Compliance erniedrigt.

Die Resistance ist eine Größe, die den Atemwegswiderstand beschreibt. Einengungen der zuleitenden Bronchien wie z. B. beim Asthma bronchiale, erhöhen den Atemwegswiderstand. Grundsätzlich führen alle chronischen Lungenerkrankungen im Rahmen von Operationen zu erhöhten Risiken, so daß vor derartigen Eingriffen durch Basisuntersuchungen Aufschluß über die Lungenfunktion gewonnen werden sollte.

2 Maschinelle Beatmung

Bei einer Operation in Vollnarkose werden Narkosemittel verabreicht, die das Schmerzempfinden und die Angst ausschalten, aber auch die Atmung unterdrücken und wichtige Schutzreflexe wie das Schlucken verhindern.

Aus diesen Gründen muß während Operationen die Atemtätigkeit von einer Maschine übernommen werden, die durch rhythmische Zufuhr von Atemluft die Lungen in der Inspirationsphase dehnt und in der Exspirationsphase erschlaffen läßt. Eine maschinelle Beatmung kommt auch bei schweren Erkrankungen auf Intensivstationen zum Einsatz, wenn der Patient durch eine Erkrankung derartig geschwächt ist, daß eine reguläre Atemtätigkeit nicht mehr erfolgen kann. Man unterscheidet verschiedene Beatmungsverfahren, bei denen die Tätigkeit des Respirator, der Beatmungsmaschine, gezielt auf die aktuellen Bedürfnisse des Erkrankten abgestimmt werden kann.
Von einer kontrollierten maschinellen Beatmung, bei der die komplette Atemtätigkeit von dem Respirator übernommen wird, bis zu einer vorwiegend vom Patienten selbst getragenen Eigenatmung, die nur bei Bedarf vom Respirator unterstützt wird, sind diverse Beatmungsverfahren möglich.
Die Voraussetzung für eine maschinelle Beatmung ist, daß ein Plastikschlauch, ein Trachealtubus, über den Mund- oder den Nasenraum in die Luftröhre vorgeschoben wird. Der Raum zwichen Tubus und Luftröhre wird dann abgedichtet durch einen von außen aufblasbaren Ballon, der einerseits das Einbringen von Atemgasen in die Lunge ermöglicht und das nichtgewollte Eindringen von Magensäure oder Speichel in die Lunge verhindert. Dieser Vorgang wird als Intubation bezeichnet. Bei Patienten, die über eine längere Zeitdauer beatmet weden müssen, wird häufiger eine Tracheotomie vorgenommen, worunter man die operative Eröffnung der Luftröhre im Halsbereich unterhalb des Schildknorpels versteht. Die somit eröffnete Luftröhre kann sehr leicht durch eine Trachealkanüle mit einem Beatmungsgerät verbunden werden.
Bei der maschinellen Beatmung kann der Anteil des Sauerstoffs, der in der Luft ca. 21% beträgt, bis zu einer reinen Sauerstoffatmung variiert werden.
Auch die Beatmungsparamter Atemzugvolumen, Atemfrequenz, endexspiratorischer Druck und vieles andere mehr, müssen bei der Durchführung einer regulären Beatmung berücksichtigt werden.
Als Kontrollparamter für die richtige Einstellung des Respirator gilt die Durchführung einer arteriellen Blutgasanalyse. Anhand der Sauerstoff- und der Kohlendioxydkonzentration im Blut kann die Güte der Beatmung beurteilt werden.
Während Herz-Lungenoperationen wird die Sauerstoffaufnahme und die Kohlendioxydabgabe in bzw. aus dem Blut, also die eigentliche Aufgabe der Lunge, von der Herz-Lungen-Maschine übernommen, indem das Blut über unterschiedliche Oxygenatoren geleitet wird.
Ein ähnliches Therapieverfahren ist in jüngster Zeit zur Behandlung von Patienten mit schwersten Lungenerkrankungen entwickelt worden, bei der durch extrakorporale Zirkulation des Blutes eine Kohlendioxydelimination und Oxygenation erfolgt, wodurch die Prognose der Patienten entscheidend verbessert werden konnte.
Diese Therapieform wird bisher jedoch nur in wenigen Zentren durchgeführt.

VI Niere

Die Nieren gehören als Hauptausscheidungsorgane zum System der Kreislauforgane. Beide Nieren sind über die aus der Aorta abdominalis entspringenden Nierenarterien mit dem arteriellen Gefäßsystem verbunden. Die Nieren sind bohnenförmige Organe, die unter dem Zwerchfell hinter dem Bauchraum, dem sogenannten Retroperitonealraum, in den Flanken liegen. Sie wiegen jeweils ca. 250 Gramm, sind 10 cm lang und 4 cm dick. Man unterscheidet Nierenrinde, Nierenmark und Nierenbecken, in dem sich der gebildete Urin aus den in der Niere verlaufenden Harnkanälchen sammelt. Das Nierenbecken geht über in den Harnleiter, Ureter, der beidseits den Harn zur Blase leitet. Von hier aus erfolgt die Ausscheidung über die Harnröhre. Durchschnittlich werden täglich ca. 1,5 Liter Urin ausgeschieden. Die Nieren sind die am besten durchbluteten Organe des menschlichen Körpers; der Anteil der Nierendurchblutung am Herzminutenvolumen beträgt ca. 25%. Nur eine gut durchblutete Niere ist in der Lage, die Ausscheidungsfunktion zu erfüllen. Die Nieren haben die Aufgabe, für eine konstante Zusammensetzung des Plasmas und der Flüssigkeit des interstitiellen Raumes zu sorgen. Als Endprodukt des Zellstoffwechsels werden über die Nieren Harnstoff, Harnsäure und Kreatinin ausgeschieden, die

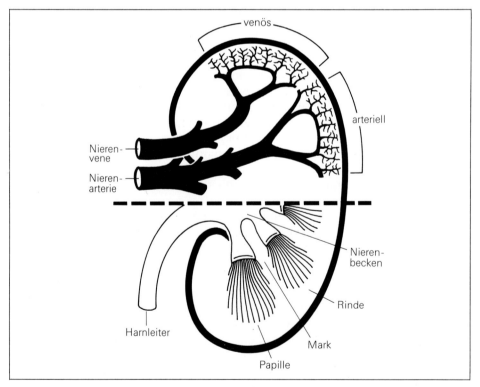

Abb. 15: Schematische Darstellung der Niere. Das Blut gelangt über die Nierenarterie in die Niere und wird nach Durchströmen der Nierenteile über die Nierenvene wieder herausgeleitet. Der von der Niere produzierte Urin gelangt über den Harnleiter in die Harnblase.

deshalb auch als harnpflichtige Substanzen bezeichnet werden. Bei gestörter Nierenfunktion steigt die Konzentration dieser Substanzen im Plasma an, was zu einer Vergiftungssymptomatik, der sogenannten Urämie, führen kann. Über die Nieren erfolgt auch die Ausscheidung von Wasser und Elektrolyten, so daß ein Nierenversagen eine schwerwiegende Überwässerung und Elektrolytverschiebung zur Folge haben kann, wobei besonders die mögliche Hyperkaliämie das Leben der Patienten bedroht. Die Nieren haben eine wichtige Funktion im Säure-Basen-Haushalt des lebenden Organismus und sorgen dafür, daß bei vermehrtem Anfall von Säuren oder Basen im Körper entsprechend den Bedürfnissen des Körpers regulierend eingegriffen wird. Eine regelrechte Nierenfunktion ist lebensnotwendig. Bei einem kompletten Ausfall beider Nieren, dem Nierenversagen, kommt es zum Tod des Organismus innerhalb von ca. 10 Tagen durch die entstehende Urämie. Es steigt die Konzentration der harnpflichtigen Substanzen Kreatinin und Harnstoff im Plasma an, und besonders verhängnisvoll ist auch die Konzentrationserhöhung an Kalium. Eine Hyperkaliämie bedroht das Leben direkt durch Auslösung gefährlicher Herzrhythmusstörungen bis zum Herzstillstand. Auch die Symptome der Überwässerung gehören meist zum Nierenversagen. Neben der Ausscheidungsfunktion hat die Niere wichtige Aufgaben als hormonproduzierende Drüse im Körper. Hormone sind Eiweißbefehlsstoffe, die in den Blutkreislauf abgegeben werden und in verschiedenen Regionen des Körpers ihre Wirkung entfalten. So wird über die Nieren der Blutdruck im arteriellen Gefäßsystem beeinflußt. Aus diesem Grunde besteht bei sehr vielen Patienten mit einer gestörten Nierenfunktion eine schwere Hypertonie mit chronisch wesentlich erhöhten Blutdruckwerten.

Die Nieren produzieren Stoffe, die die Bildung der Erythrozyten im Knochenmark beeinflussen. Bei einer chronischen Nierenerkrankung mit eingeschränkter Funktion, einer Niereninsuffizienz, wird das für die Blutbildung erforderliche Hormon vermindert produziert. Die Folge ist eine Anämie, die ebenfalls bei nahezu allen Patienten mit Nierenerkrankungen besteht. Auch der Knochenstoffwechsel ist auf funktionsfähige Nieren angewiesen, so daß bei Nierenkranken fast regelhaft eine chronische Knochenerkrankung hervorgerufen ist.

Eine gestörte Nierenfunktion kann durch eine akute oder chronische Erkrankung hervorgerufen werden. Nicht nur direkte Erkrankungsprozesse an den Nieren, sondern beispielsweise auch Erkankungen des Herzens oder der Leber können zu einer eingeschränkten Nierenfunktion führen.

Bei allen schwer Erkrankten sind Maßnahmen zu ergreifen, die das zusätzliche Auftreten eines Nierenversagens verhindern. Jede Operation oder intensivmedizinische Betreuung eines Patienten erfordert eine engmaschige Überwachung der Nierenfunktion durch Kontrolle der Urinausscheidung und regelmäßige Bestimmung der Konzentration der harnpflichtigen Substanzen im Plasma. Entwickelt sich eine Niereninsuffizienz, müssen nicht in jedem Falle alle Teilfunktionen der Nieren in gleicher Weise gestört sein, sondern es kann beispielsweise bei erhaltener ausreichender Urinausscheidung die Entgiftungsfunktion höchstgradig gestört sein. Durch rechtzeitigen Einsatz von Medikamenten, technischer Nierenersatzverfahren wie Hämodialyse, Hämofiltration und Peritonealdialyse, aber auch Nierentransplantation können bei

Patienten mit Nierenversagen die lebensbedrohlichen Komplikationen durch Urämie verhindert werden.

1 Nierenersatzverfahren

Sowohl zur Therapie eines akuten als auch zur Therapie eines chronischen Nierenversagens kommen Nierenersatzverfahren zum Einsatz.
Die wesentlichen Aufgaben dieser Verfahren bestehen darin, die gestörte Entgiftung und mangelnde Wasserausscheidung der defekten Nieren zu übernehmen. Man unterscheidet die Hämodialyse, Hämofiltration (Ultrafiltration) sowie die Peritonealdialyse.

1.1 Hämodialyse

Kernstück der Hämodialysebehandlung ist der Dialysator, die künstliche Niere. Bei diesem Verfahren werden über eine für Wasser, Elektrolyte und harnpflichtige Substanzen durchlässige Membran dem vom Patienten herangeführten Blut, die durch die Nierenerkrankung im Plasma erhöhten Substanzen auf der Basis von Diffusion, Ultrafiltration und Osmose entzogen. Das durch Heparin ungerinnbar gehaltene Blut wird mittels einer Pumpenvorrichtung über die Dialysemembran geleitet, deren schmale blutführende Fasern von einer Spüllösung, dem sogenannten Dialysat umflossen wird. Die Strömungsrichtung von Blut und Dialysat ist genau entgegengesetzt; die Konzentration von Elektrolyten im Dialysat ist dem gesunden menschlichen Plasma angeglichen, so daß nur die harnpflichtigen Substanzen und die im Plasma des Nierenkranken erhöhten Elektrolyte aus dem Blut an die Spüllösung abgegeben werden. Durch einen Unterdruck, einen Sog im Dialysatraum, kann auch exakt der erforderliche Flüssigkeitsentzug gesteuert werden. Durch die Entwicklung der modernen Hämodialysebehandlung ist auch eine langfristige Rehabilitation bei vollständigem Nierenfunktionsverlust möglich.
Die durchschnittliche Dialysefequenz und -dauer liegt bei dreimal 4–5 Stunden pro Woche, ist jedoch für jeden Patienten individuell festzulegen. Während einer regulären Dialysebehandlung beträgt der extrakorporale Blutfluß ca. 200 ml/min und der Fluß im Dialysatraum 500 ml/min. Während einer vierstündigen Behandlung werden somit fast 50 Liter Blut über den Dialysator geleitet und 120 Liter Spüllösung verbraucht.

1.2 Hämofiltration (Ultrafiltration)

Im Gegensatz zum Diffusionsprinzip der Hämodialysebehandlung beruht die Hämofiltration auf dem Prinzip der Konvektion.
Dieses Behandlungsverfahren wird von kreislauflabilen Patienten mit Nierenversagen zumeist besser toleriert als die Hämodialysebehandlung und kommt bei der Behandlung von Nierenversagen auf Intensivstationen häufig zum

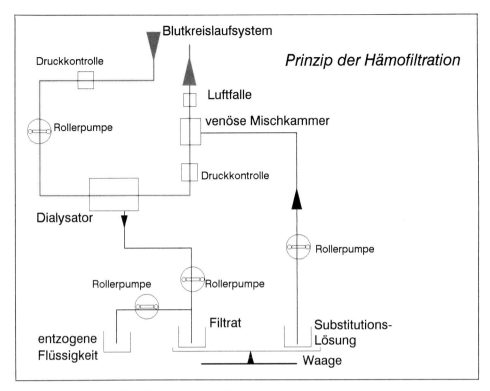

Abb. 16: Prinzip der Hämofiltrationsbehandlung.

Einsatz. Auch während Operationen am offenen Herzen wird auf dieses Therapieverfahren zurückgegriffen, um den Flüssigkeitshaushalt zu regulieren. Durch die Behandlung ist ein alleiniger Wasserentzug möglich, was dann meist als Ultrafiltration bezeichnet wird und wodurch kurzfristig bestehende klinische Symptome einer Überwässerung behoben werden können. Sie kommt jedoch auch als eine vollständige Nierenersatzbehandlung zum Einsatz, was als Hämofiltration bezeichnet wird. Prinzipiell wird auch bei dieser Behandlungsart das Blut des Patienten mittels einer Pumpe druckgesteuert über eine spezielle Membran geleitet, die ebenfalls durchlässig für Wasser, Elektrolyte aber im Gegensatz zur Hämodialysemembran auch für kleinere Eiweißkörper ist.

Durch den von der Pumpe erzeugten Druck im blutführenden System werden Wasser, Elektrolyte und harnpflichtige Substanzen abgepreßt, ein Vorgang der sich durch exakte Steuerung der entstehenden physikalischen Kräfte genau beeinflussen läßt. Im Gegensatz zur Dialyse ist der blutgefüllte Membrananteil nicht von einer Spüllösung umflossen. Nach Passage des Blutes über die Hämofiltrationsmembran ist das Blut durch Wasser- und Elektrolytenzug eingedickt. Dieses Blut wird kontrolliert mit einer Lösung vermischt, die hinsichtlich ihrer Elektrolytzusammensetzung dem Plasma des gesunden Menschen entspricht. Eine Hämofiltrationsbehandlung, bei der 20 Liter Ultrafiltrat aus dem Blut abgepreßt und die entsprechende Menge durch eine physiologische Elektrolytlösung ersetzt wird, ist in der Effektivität bezüglich

Entgiftung einer vierstündigen Hämodialysebehandlung vergleichbar. Eine Hämofiltrationsbehandlung kann als intermittierende Behandlungsform z. B. über vier Stunden, aber auch besonders unter intensivmedizinischen Bedingungen, als kontinuierlich über vierundzwanzig Stunden laufende Therapie des Nierenversagens eingesetzt werden.

1.3 Peritonealdialyse

Durch einen im Bauchraum der Patienten plazierten Kunststoffkatheter werden bei diesem Behandlungsverfahren jeweils zwei Liter einer erwärmten in ihrer Zusammensetzung dem Plasma angeglichenen Elektrolytlösung in den Peritonealraum eingelassen. Die bei den Nierenkranken erhöhten Plasmakonzentrationen an harnpflichtigen Substanzen werden durch Diffusion aus dem Blut an die im Bauchraum liegende Spüllösung abgegeben.
Durch Änderung der Konzentration von Kohlenhydraten in der Spüllösung kann auch Flüssigkeit aus dem Plasmaraum entfernt werden.
Nach einer hinreichenden Zeitdauer wird die jetzt mit harnpflichtigen Substanzen angereicherte Spüllösung wieder aus dem Bauchraum abgelassen und durch frische Spüllösung ersetzt. Diese Prozedur kann über vierundzwanzig Stunden entsprechend den Bedürfnissen des nierenkranken Patienten 4 bis 5 mal wiederholt werden, wodurch eine vollständige Nierenersatzbehandlung ermöglicht wird.

VII Säure-Basen-Haushalt

Im menschlichen Blut liegen feste Konzentrationen von Elektrolyten aber auch anderen gelösten Stoffen vor. Für die regelrechte Zellfunktion ist auch ein bestimmtes Gleichgewicht zwischen sauren und basischen Substanzen erforderlich. Diese Substanzen bestimmen den sogenannten pH-Wert, eine Größe, die die Konzentration der sauren Substanzen beschreibt.
Säuren sind meist positiv geladene Teilchen, Ionen, die in der Lage sind, Wasserstoffionen (H^+) abzugeben. Basen hingegen sind negativ geladene Teilchen, die in der Lage sind, Wasserstoffionen aufzunehmen. Der pH-Wert wird in Zahlen zwischen 0 und 14 angegeben; bei pH 7 liegt ein Gleichgewicht zwischen Säuren und Basen in einer Lösung vor. Im menschlichen Körper liegt der pH-Wert konstant zwischen 7,38 und 7,43. Abweichungen nach unten werden als Azidose, Übersäuerung, Abweichungen nach oben als Alkalose, Überschuß an Basen, bezeichnet.
Da bei Stoffwechselreaktionen immer saure Stoffwechselprodukte entstehen, müssen im Körper Substanzen vorhanden sein, die in der Lage sind, entstehende Säuren zu neutralisieren, abzubinden, um den pH-Wert konstant zu halten. Diese Substanzen werden als Puffersysteme bezeichnet. Das Haupt-

puffersystem im menschlichen Körper ist der Kohlensäure-Bicarbonat-Puffer. Die Kohlensäure ist eine schwache Säure, während das Bicarbonat, das Salz der Kohlensäure, eine schwache Base ist. Im Körper gelöst stehen beide Stoffe miteinander im Gleichgewicht ($H_2CO_3 \rightleftharpoons HCO_3^- + H^+$).

Bicarbonat kann also als Base ein Wasserstoffion aufnehmen, während die Kohlensäure eines abgeben kann. Die Kohlensäure kann in der Lunge zu Kohlendioxyd (CO_2) und Wasser (H_2O) gespalten werden und als CO_2 abgeatmet werden. Das basische Bicarbonat kann von der Niere ausgeschieden werden.

Auf diese beiden Arten kann der Körper einen Basen- oder Säurenüberschuß durch die regulierenden Lungen und Nieren beantworten, um wesentliche Verschiebungen des pH-Wertes zu vermeiden.

Für die Beurteilung des aktuellen Säure-Basen-Status des menschlichen Körpers reicht die Bestimmung in der Regel von drei Werten aus: der pH-Wert (norm. 7,38–7,43), der Bicarbonatgehalt (norm. 22–24 mmol/l) und die Konzentration der Kohlensäure als Kohlendioxydpartialdruck (norm. 38–44 mmHg), da die Kohlensäure eine flüchtige Säure ist.

Man unterscheidet eine Azidose, Abweichung des pH-Wertes nach unten, von Alkalosen, Abweichungen des pH-Wertes nach oben.

Diese beiden Störungen werden zusätzlich noch in metabolische und respiratorische Störungen unterteilt. Bei einer metabolischen Azidose liegt ein Mangel an Bicarbonat im Blut vor. Sie stellt die häufigste und klinisch bedeutsamste Störung im Säure-Basen-Haushalt des Menschen dar. Bei Vorliegen eines Bicarbonatmangels versucht ein gesunder Organismus die Abweichung des pH-Wertes in den sauren Bereich durch vermehrte Abatmung von Kohlendioxyd auszugleichen, was als respiratorischer Kompensationsversuch bezeichnet wird. Als medikamentöse Therapie kommt eine Zufuhr von Bicarbonatsalzen in Frage, wobei sich im klinischen Alltag die Infusion einer 8,4%igen Natriumbicarbonatlösung bewährt hat (1 ml dieser Lösung = 1 mmol Bicarbonat).

Bei einer respiratorischen Azidose kommt die Übersäuerung des Blutes durch einen vermehrten Kohlendioxydpartialdruck zustande, also durch eine gestörte Abatmung von CO_2. Ursache sind meistens chronische Lungenerkrankungen. In diesem Fall versucht der Körper die pH-Verschiebung durch eine verminderte Ausscheidung von Bicarbonat über die Nieren zu kompensieren.

Bei einer metabolischen Alkalose liegt der pH-Wert über 7,43, was verursacht ist durch eine Konzentrationserhöhung von Bicarbonat im Blut. Diese Störung kann bei Lebererkrankungen aber auch bei übermäßiger Bicarbonatinfusion auftreten. Als Kompensationsmechanismus erfolgt eine verminderte Abatmung von CO_2, um die Abweichung des pH-Wertes auszugleichen; unter klinischen Bedingungen können saure Substanzen zugeführt werden.

Bei einer respiratorischen Alkalose ist die Abweichung des pH-Wertes verursacht durch eine vermehrte Abatmung von Kohlensäure, was bei Erregungszuständen oder Nervosität mit übermäßiger Atemtätigkeit auftritt. Die Nieren, als gegensteuernde Organe, versuchen bei derartigen Störungen die Ausscheidungsmenge von Bicarbonat zu steigern.

Dieses kompliziert erscheinende Wechselspiel zwischen Lungen und Nieren hat die Aufgabe, auf jede Verschiebung des Blut-pH-Wertes rasch zu reagieren.

Diese Steuerungsmechanismen sind bei schwerkranken Patienten während Operationen oder auf Intensivstationen sehr häufig behindert, und ein Teil der Komplikationen ist auf Verschiebungen des pH-Wertes zurückzuführen.

Somit ist für die klinische und operative Medizin die regelmäßige Kontrolle des aktuellen Säure-Basen-Haushaltes wichtig, um bei Störungen rechtzeitig therapeutisch eingreifen zu können.

VIII Klinisch relevante Kreislaufgrößen

1 Arterieller Blutdruck

Der arterielle Blutdruck ist die treibende Kraft der Blutströmung in den Arterien des Körperkreislaufes. Er wird bestimmt durch die rhythmische Pulsation des Herzens und den Gefäßwiderstand des arteriellen Gefäßsystems.

Das Maximum der Druckpulskurve während der Systole (Aktionsphase des Herzens) wird als der systolische, das Minimum während der Diastole (Erschlaffungsphase des Herzens) als der diastolische Blutdruckwert bezeichnet.

Die Differenz beider Druckwerte stellt die Blutdruckamplitude dar. Der arterielle Mitteldruck, eine für die Beurteilung der Kreislauffunktion wichtige Größe, wird in den peripheren Arterien berechnet nach der Formel:

$Mitteldruck_{art} = Druck_{diast} + 1/3 \times (Druck_{syst} - Druck_{diast})$

Der arterielle Blutdruck liegt beim Gesunden bei ca. 120/80 mmHg. Überschreiten des systolischen Blutdrucks von 160 mmHg und des diastolischen Blutdrucks von 90 mmHg wird als arterielle Hypertonie, Bluthochdruck, bezeichnet.

Unterschreiten des systolischen Blutdrucks von 90 mmHg wird als Hypotonie bezeichnet. Für die Kreislaufbeurteilung während Operationen oder auf Intensivstationen wird der arterielle Mitteldruck als wichtiger Parameter herangezogen, wobei als kritische Größe für den Mitteldruck ein Unterschreiten von 60 mmHg gilt, weil mit durch Minderdurchblutung verursachten Organstörungen zu rechnen ist.

Man unterscheidet zwei verschiedene Arten zur Messung des arteriellen Blutdrucks:

1.1 Unblutige Blutdruckmessung

Eine aufblasbare Manschette mit einem Druckmanometer wird um den Oberarm gelegt. Durch Aufpumpen der Manschette bis zu dem Druck, bei dem der

Zeiger des Druckmanometers nicht mehr pulsiert, ist ein Druckwert oberhalb des systolischen Blutdruckwertes erreicht.

Bei langsamem Ablassen des Drucks und gleichzeitigem Abhören der Ellenbeugenregion mit einem Stethoskop treten am systolischen Blutdruckwert die sogenannten Korotkofftöne auf. Sie signalisieren die Höhe des systolischen Blutdrucks. Bei weiterem Ablassen des Drucks werden diese Töne beim Erreichen des diastolischen Blutdrucks deutlich leiser oder verschwinden auch völlig. Diese Art der Blutdruckmessung wird als unblutige Druckmessung nach Riva-Rocci bezeichnet. Deshalb wird als Abkürzung für den Blutdruck häufig RR verwandt. Durch Einsatz neuerer technischer Geräte ist über dieses Meßprinzip auch eine kontinuierliche Blutdrucküberwachung möglich, die ein automatisches Aufpumpen der Manschette, eine Erkennung der Blutdruckwerte sowie eine digitale Darstellung des gemessenen Blutdrucks ermöglichen.

1.2 Blutige Druckmessung

Diese Art der Druckmessung erfordert die Kanülierung einer geeigneten Arterie, meist der Arteria radialis im Handgelenksbereich. Durch Verbinden der meist aus Teflon angefertigten, in der Arterie plazierten Kanüle mit einem flüssigkeitsgefüllten Schlauchsystem, deren Ende an einem Druckwandler endet, können die Druckschwankungen exakt bestimmt werden. Die Druckpulskurve der Arterien, die auf die Flüssigkeitssäule des Schlauchsystems übertragen wird, kann kontinuierlich an einem Überwachungsmonitor oder von einem Schreiber registriert werden. Bei Unter- oder Überschreiten von vorprogrammierten Grenzblutdruckwerten erfolgt eine Alarmierung, so daß gezielt therapeutisch interveniert werden kann.

2 Zentralvenöser Druck

Das venöse System ist das Niederdrucksystem. Die Aufgaben der Venen bestehen unter anderem in einer Speicherfunktion von Blut. Als zentraler Venendruck wird der Druck im rechten Vorhof bzw. in den direkt angrenzenden Hohlvenen bezeichnet. Dieser Druck wird als repräsentative Größe zur Beurteilung der Blut- und Flüssigkeitsmenge im Körper verwandt. Der zentrale Venendruck (ZVD) liegt normalerweise zwischen 2—5 cm Wassersäule. Bei erniedrigtem ZVD liegt ein Flüssigkeitsmangel im Körper vor und die einzuleitende Therapie ist die Zufuhr von Flüssigkeit. Ist der ZVD erhöht, besteht entweder eine gefährliche Überwässerung im Körper, es liegt eine Herzschwäche oder eine chronische Lungenerkrankung vor. Die Therapie bei Überwässerung ist die Zufuhr von wassertreibenden Medikamenten (Diuretika), um eine vermehrte Flüssigkeitsausscheidung über die Nieren zu erreichen. Bei einer Herzinsuffizienz (Herzschwäche) werden herzstützende Medikamente gegeben und eine Lungenerkrankung wird mit entsprechenden die Lungenfunktion verbessernden Substanzen behandelt.

3 Drucke in den Herzhöhlen und Lungengefäßen

Die Bestimmung der Drucke in den Herzhöhlen ist eine wichtige Untersuchung bei Patienten mit Herzerkrankungen. Mit einer sogenannten Rechtsherzkatheteruntersuchung können die Drucke in den großen Hohlvenen, im rechten Vorhof und Ventrikel sowie in den großen Lungenarterien bestimmt werden. Über eine periphere Vene wird ein Katheter in Richtung Herz bzw. durch das rechte Herz in die Lungenarterien geschoben, ein Vorgang der dadurch erleichtert wird, daß sich an der Spitze des Katheters ein von außen aufblasbarer Ballon befindet, der das Einschwemmen des Katheters in das Lungengefäßgebiet meist unproblematisch ermöglicht. Der Katheter hat einen flüssigkeitsgefüllten Hohlraum, der wiederum mit einem Druckwandler verbunden ist. Anhand der typischen Druckkurvenverläufe können die Lokalisation der Katheterspitze erkannt und die Drucke registriert werden.
Neben der Druckmessung kann über den Katheterhohlraum auch Blut aus den verschiedenen Abschnitten des Gefäßsystems entnommen und eine Bestimmung der Sauerstoffkonzentration vorgenommen werden. Hieraus lassen sich Schlüsse auf die Leistungsfähigkeit des Herz-Kreislauf-Systems ziehen und bestimmte Herzfehler nachweisen.
Die Druckmessungen im linken Herzen sind einer sogenannten Linksherzkatheteruntersuchung vorbehalten. Über die Leistenarterie wird ein flexibles Kathetersystem entgegengesetzt zur Blutströmung über die Aorta, die Aortenklappe, in den linken Ventrikel und linken Vorhof geschoben. Auch hier kann der Druck aufgezeichnet und Blut zur Bestimmung der Sauerstoffkonzentration entnommen werden.
Durch Injektion von Röntgenkontrastmittel kann der Hohlraum des Herzens radiologisch sichtbar gemacht und die Bewegungen des Herzmuskels bei der Herzaktion analysiert werden. Meist werden im Rahmen der gleichen Untersuchung auch die Herzkranzarterien durch Injektion des Kontrastmittels dargestellt.
Während die Rechtsherzkatheteruntersuchung relativ gefahrlos ist und nahezu in allen Kliniken und teilweise auch ambulant durchgeführt werden kann, bleibt die Linksherzkatheteruntersuchung nur speziellen Herzfachabteilungen vorbehalten.

4 Blutgasanalyse

Eine Aufgabe der Kreislauforgane besteht unter anderem darin, allen Körperzellen Sauerstoff anzuliefern und Kohlendioxyd abzutransportieren. Die Sauerstoffaufnahme ins Blut findet in den Lungenkapillaren statt; das sauerstoffreiche Blut gelangt über die Lungenvenen in das linke Herz und von dort in die Arterien des Körperkreislaufes. Die Effektivität des Gasaustausches in der Lunge kann anhand des Sauerstoffgehaltes im Blut des arteriellen Systems im Körperkreislauf bestimmt werden. Auch die Konzentration des Kohlendioxyds liegt im arteriellen Blut in festen Grenzen und kann zur Beurteilung der Lungenfunktion hinzugezogen werden. Die Sauerstoffkonzentration im venö-

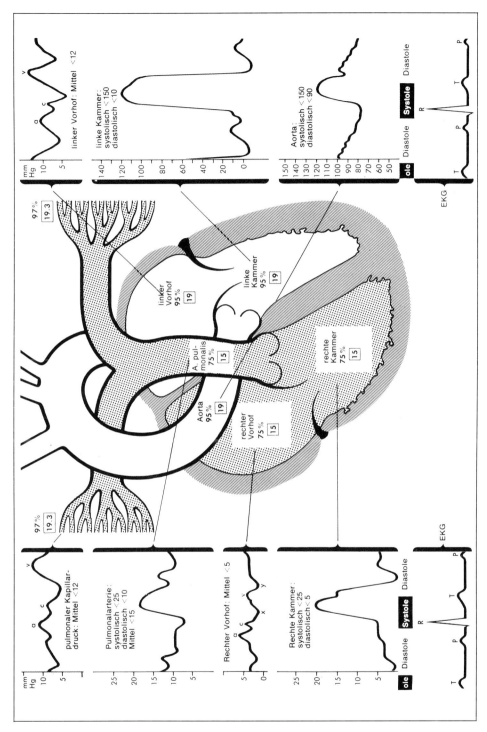

Abb. 17: Sauerstoffsättigung (%), O₂ Vol% (□) und Drucke in den Herzkammern und großen Gefäßen. Normalwerte, Druckkurven in Beziehung zum EKG.

sen Blut des Körperkreislaufes ist verständlicherweise geringer als im arteriellen Blut, der Kohlendioxydgehalt entsprechend höher. Die Abgabe von Sauerstoff an die die Kapillaren umgebenden Gewebezellen, also die Ausschöpfung des arteriellen Blutes, ist von Organsystem zu Organsystem unterschiedlich und kann, je nach den aktuellen Bedürfnissen des Körpers, variiert werden. Die Sauerstoffkonzentration im Blut der Lungenarterien ist eine für die Beurteilung der Kreislauffunktion wichtige Größe, da dieses Blut durch vollständige Durchmischung des Blutes aus allen Körpervenen entsteht. Anhand der Höhe der Sauerstoffkonzentration im zentralvenösen Blut können Rückschlüsse auf das Herzminutenvolumen gezogen werden. Ist zusätzlich eine arterielle Blutgasanalyse aus arteriellem Blut des Körperkreislaufes angefertigt, kann aus diesen und den Werten der zentralvenösen Analyse die arteriovenöse Sauerstoffdifferenz, die $AVDO_2$, errechnet werden. Diese Größe liefert bei operierten oder auf Intensivstationen liegenden Patienten relevante Informationen über die aktuelle Kreislaufsituation.

4.1 Arterielle Blutgasanalyse (art. BGA)

Im Blut ist der Sauerstoff (O_2) an den roten Blutfarbstoff, das Hämoglobin gebunden. 1 Gramm Hämoglobin kann 1,34 ml O_2 binden. Damit liegt eine 100%ige Sättigung des Hämoglobins mit Sauerstoff vor.
Für Hämoglobin im Blut gelten als Normwerte 14 g/100 ml, woraus sich eine O_2-Bindungskapazität von knapp 19 ml O_2/100 ml Blut ergibt.
Die tatsächliche Sauerstoffkonzentration im Blut wird als Sauerstoffpartialdruck bezeichnet, eine Größe, die in mm Quecksilbersäule angegeben wird. Aus dem Sauerstoffpartialdruck kann der Sauerstoffgehalt errechnet werden, eine Größe, die in Volumen% angegeben wird. Sind der Hämoglobingehalt im Blut und der Sauerstoffgehalt bekannt, kann aus beiden Größen die Sauerstoffsättigung des Blutes errechnet werden, die O_2-Sättigung. Der Sauerstoffpartialdruck im arteriellen Blut liegt bei Jugendlichen um 95 mmHg, bei Vierzigjährigen um 80 mmHg und bei Siebzigjährigen um 70 mmHg. Der daraus errechnete Sauerstoffgehalt liegt im arteriellen Blut bei 20 Volumen%; die O_2-Sättigung im arteriellen Blut verringert sich mit dem Alter ebenfalls von ca. 97% auf 92%.
Der CO_2-Gehalt wird ebenfalls als Partialdruck in mmHg angegeben. Der Kohlendioxydpartialdruck liegt im arteriellen Blut um 40 mmHg. Erhöhte Werte von CO_2 im arteriellen Blut und erniedrigte Werte des O_2-Partialdruckes zeigen eine Störung des Gasaustausches in den Lungen an. Bei der heute üblichen arteriellen Blutgasanalyse wird neben den O_2- und CO_2-Partialdrucken der pH-Wert und der aktuelle Bicarbonatgehalt ermittelt. Somit kann auch die Abweichung des Gehaltes an basischen Substanzen vom Normwert errechnet werden als sogenannter Basenüberschuß (base excess). Bei positivem Basenüberschuß ist der Bicarbonatgehalt erhöht, bei negativem Basenüberschuß liegt ein Mangel an Bicarbonat vor.
Die Blutgasanalyse gibt also einen Überblick über den Funktionszustand der Lungen, über den Säure-Basen-Haushalt und indirekt auch über die Nierenfunktion.

4.2 Venöse Blutgasanalyse

Im venösen Blut ist verständlicherweise die Sauerstoffkonzentration niedriger und der Kohlendioxydgehalt erhöht gegenüber dem arteriellen Blut. Da in den Körpervenen die Sauerstoffkonzentration von Organsystem zu Organsystem variiert, hat im klinischen Einsatz nur die zentralvenöse Blutgasanalyse eine Bedeutung. Der Sauerstoffpartialdruck liegt gewöhnlich um 40 mmHg, die Sauerstoffsättigung um 75%, der Sauerstoffgehalt bei 15 Volumen%, so daß sich bei Kreislaufgesunden eine arteriovenöse Sauerstoffdifferenz von 5 Volumen% ergibt. Wird vermehrt Sauerstoff in den Körperkapillaren abgeschöpft, steigt verständlicherweise die $AVDO_2$ über 5,5, eine Kreislaufstörung, die durch ein erniedrigtes Herzminutenvolumen gekennzeichnet ist. Wird im Körperkapillarsystem vermindert Sauerstoff abgegeben, da beispielsweise die arteriovenösen Gefäßbrücken, die AV-shunt-Gefäße, zwischen Arteriolen und Venolen geöffnet sind, sinkt die $AVDO_2$ unter 3 Volumen%. Auch diese Kreislaufsituation kann bedrohlich sein, da im Körper zwar ausreichend Sauerstoff vorhanden ist, aber die Kapillaren nicht ausreichend durchblutet werden und zu wenig Sauerstoff an die Gewebszellen gelangt. Diese Situation ist ebenfalls eine Herz-Kreislaufschwäche, allerdings ist hierbei das Herzminutenvolumen eher erhöht, wodurch die Bezeichnung hyperzirkulatorische Herzkreislaufinsuffizienz abgeleitet wird.

Blutgasdaten arteriell und zentralvenös in Ruhe

	pO_2 (mmHg)	SO_2 (%)	O_2 (Vol%)	pCO_2 (mmHg)	pH
arterielles Blut	95	97	20	40	7,40
zentralvenöses Blut	40	73	15	46	7,37
$AVDO_2$			5		

5 Herzminutenvolumen

Als Herzminutenvolumen wird die Blutförderleistung des Herzens in Liter je Minute bezeichnet. Da beide Herzkammern in Serie geschaltet sind, muß die Förderleistung der linken genau der der rechten Herzhälfte entsprechen.
Würde die rechte Kammer beispielsweise nur 2% mehr leisten als die linke, würde sich innerhalb weniger Minuten ein lebensbedrohlicher Stau von Blut im Lungengefäßsystem, ein sogenanntes Lungenödem, entwickeln. Das Herzminutenvolumen (HMV) liegt gewöhnlich um 5 Liter/min, kann bei Höchstleistungen auf das fünffache, also ca. 25 Liter/min gesteigert werden. Das Herzminutenvolumen kann im Rahmen einer Rechtsherzkatheteruntersuchung näherungsweise bestimmt werden. Die gebräuchlichste Methode ist die

Thermodilutionsmethode, bei der eine fast 0 °C kalte Lösung ins rechte Herz injiziert wird und die daraufhin auftretenden Temperaturänderungen an der Spitze des Rechtsherzkatheters, die in einer großen Lungenarterie liegt, zeitlich registriert werden. Über eine mathematische Näherung der Temperaturschwankung kann ausreichend zuverlässig das Herzminutenvolumen errechnet werden.

5.1 Herzindex

Ein Herzminutenvolumen von 4 Liter/min kann für eine 45 kg schwere Frau völlig normal und ausreichend sein, wohingegen der gleiche Wert für einen 100 kg schweren Mann eine lebensbedrohliche Herzschwäche anzeigen kann.
Aus diesem Grund stellt der sogenannte Herzindex eine sehr wichtige Größe in der Beurteilung der Herz-Kreislauffunktion dar, da eine Beziehung zwischen Herzminutenvolumen und Körperoberfläche hergestellt wird.
Herzindex = Herzminutenvolumen/Körperoberfläche (Liter/Minute/m^2 Oberfläche). Der Herzindex liegt normalerweise um 3 Liter/min/m^2. Ein Herzindex von 2,2 zeigt eine schwere Herzschwäche an.

6 Peripherer Gefäßwiderstand

Als totaler peripherer Gefäßwiderstand wird der Gesamtwiderstand des Gefäßsystems bezichnet. Die Förderleistung des Herzens, das Herzminutenvolumen und dieser periphere Gefäßwiderstand bewirken, daß der lebensnotwendige Blutdruck überhaupt aufgebaut wird. Bei bestimmten Kreislaufstörungen können unterschiedliche Veränderungen des peripheren Gefäßwiderstandes auftreten. Es gibt Kreislaufstörungen, in denen das Herzminutenvolumen völlig normal ist, und dennoch ein stark abgefallener Blutdruck eine lebensbedrohliche Situation anzeigt. Ursache kann ein hochgradig herabgesetzter peripherer Gefäßwiderstand sein, der ausgelöst ist durch eine Lähmung der Muskulatur der Gefäßwände, wie z. B. im allergischen Schockzustand. Herzstützende Medikamente führen hier zu keiner Verbesserung, sondern nur Medikamente die den peripheren Gefäßwiderstand wieder erhöhen. Auf der anderen Seite gibt es bedrohliche Situationen, in denen der Blutdruck massiv erhöht, das Herzminutenvolumen aber völlig normal ist. Ursache hierbei kann ein massiv erhöhter peripherer Gefäßwiderstand sein, z. B. durch vermehrte Ausschüttung bestimmter Hormone ins Blut. Diese Störung kann auch als hypertensive Krise bezeichnet werden, in deren Gefolge ein Herzversagen oder auch Hirnblutungen auftreten können. Die einzuleitende Therapie besteht in der Zufuhr von Medikamenten, die nicht das Herzminutenvolumen, sondern den peripheren Gefäßwiderstand senken. Die exakte Bestimmung des peripheren Gefäßwiderstandes hat klinisch kaum eine Bedeutung, da es keine befriedigende Methode zur Bestimmung desselben gibt. Wichtig sind die klinischen Symptome, die einen erhöhten oder einen erniedrigten peripheren Gefäßwiderstand anzeigen, um dann entsprechende therapeutische Schritte einzuleiten. Bei einem massiv erhöhten peripheren Gefäßwiderstand ist die Durchblutung in der Peripherie, also z. B. im Fingernagelbett, extrem erniedrigt. Diese Situation wird als Zentralisation bezeichnet, da nur die Bauchorgane und das Hirn befriedigend durchblutet werden. Bei einem erniedrigten peripheren Gefäßwiderstand hingegen ist die Körperperipherie sehr gut durchblutet. Warme schweißige Haut kann den Schockzustand bei einer schweren Infektion, einer Sepsis, anzeigen, bei dem ein ausgeprägt erniedrigter Gefäßwiderstand vorliegt. Die Erkennung der klinischen Symptome eines erhöhten oder erniedrigten peripheren Gefäßwiderstandes reicht auch ohne Bestimmung des absoluten Wertes aus, um die folgerichtigen medikamentösen Konsequenzen zu ziehen.

7 Anpassungsmöglichkeiten der Kreislauforgane

Die Kreislauforgane verfügen über ein ausgefeiltes System von Anpassungsmöglichkeiten an verschiedene Kreislaufsituationen. So kann die Pumpleistung des Herzens bei körperlicher Belastung auf das fünffache des Ruhewertes gesteigert werden. Diese Leistungssteigerung des Herzminutenvolumens kommt im wesentlichen durch die Erhöhung der Herzfrequenz und zu einem geringeren Teil durch die Vergrößerung des Schlagvolumens zustande. Durch regelmäßiges körperliches Training kann die Leistungsfähigkeit des Herzmuskels gesteigert werden. Die Durchblutung der unterschiedlichen Organe ist ebenfalls in einem Rahmen variabel, so daß beispielsweise im Anschluß an die Nahrungsaufnahme der Magen-Darm-Trakt vermehrt, während die Muskulatur der Arme und Beine vermindert durchblutet wird. Andererseits wird bei körperlicher Höchstleistung, wie z. B. bei einem 100 Meter-Lauf, die Muskulatur vermehrt durchblutet, während die Durchblutung des Magen-Darm-Traktes reduziert ist. Die Steuerung der Organdurchblutung wird von den Arteriolen und Terminalarterien des Körperkreislaufes übernommen, die durch Veränderung des Gefäßwiderstandes bestimmte Organe vermehrt und andere weniger stark durchbluten lassen.
Je nach den Erfordernissen kann auch die Ausschöpfung des Blutsauerstoffs von Organ zu Organ variiert werden. Die arteriovenöse Sauerstoffdifferenz, das Maß für den Sauerstoffverbrauch eines Organs, kann ebenfalls deutlich verändert werden, indem vermehrt oder vermindert Sauerstoff in den Kapillaren abgegeben wird.
Wie vorn erwähnt, hat auch der Gasaustausch in der Lunge eine beträchtliche Leistungsreserve, so daß durch eine Erhöhung der Atemfrequenz und des Atemzugvolumens die Sauerstoffaufnahme und Kohlendioxydabgabe erheblich gesteigert werden kann.
Bei regelmäßigem Training kommt es auch zu einer Vermehrung des Blutvolumens und damit auch zu einer Vermehrung der Erythrozyten, die als Sauerstoffträger zur Verfügung stehen. Die beschriebenen Anpassungsmöglichkeiten der Kreislauforgane haben die Aufgabe, die jeweilige Leistung genau auf die Bedürfnisse abzustimmen. Die Effektivität der Kreislauforgane

hängt von allen Teilen des Systems ab. Das Symptom Leistungsschwäche kann verursacht sein durch eine Herzschwäche, einen Mangel an Erythrozyten, eine Lungenerkrankung oder auch eine Nierenerkrankung. Die Störung in einem Organ des Kreislaufsystems führt also zu einer Beeinträchtigung des gesamten Kreislaufsystems. Somit setzt das Verstehen von Kreislauferkrankungen die Kenntnis von Anatomie und die Funktion aller beteiligten Organe voraus. So darf z. B. bei Herzerkrankungen nicht allein auf das Organ Herz, sondern es muß auf alle Kreislauforgane geachtet werden.

IX Herzerkrankungen

Herzerkrankungen können eingeteilt werden in drei verschiedene Kategorien: in Störungen der Pumpfunktion des Herzmuskels (Herzinsuffizienz), in Störungen der Durchblutung des Herzmuskels (koronare Herzerkrankung) und in Störungen des Erregungssystems des Herzens (Herzrhythmusstörungen). Die exakte Unterscheidung der verschiedenen Herzerkrankungen nach diesen drei Kategorien ist nicht möglich, da z. B. Patienten mit einer Herzinsuffizienz auch Rhythmusstörungen bekommen können oder auch Durchblutungsstörungen des Herzmuskels. Zum Verständnis der Herzerkrankungen ist diese Einteilung jedoch sinnvoll.

1 Herzinsuffizienz

Unter einer Herzinsuffizienz versteht man eine Schwäche des Herzmuskels, die bewirkt, daß das Herz nicht mehr in der Lage ist, ein für die Bedürfnisse des Körpers ausreichendes Herzminutenvolumen zu fördern.
Man teilt die Herzinsuffizienz in vier Schweregrade ein. Stadium I kennzeichnet die Patienten, die in Ruhe und bei Belastung ohne Beschwerden sind, und bei denen die Herzinsuffizienz allein durch Röntgen- und Herzkatheteruntersuchung festgestellt werden konnte. Stadium II charakterisiert die Patienten, bei denen klinische Symptome bei mittelschwerer körperlicher Belastung auftreten. Im Herzinsuffizienz-Stadium III treten Beschwerden schon bei leichter Belastung und im Stadium IV schon in Ruhe auf. Hier spricht man auch von einer dekompensierten Herzinsuffizienz. Die Herzinsuffizienz kann verschiedene Ursachen haben. Sie kann sich entwickeln als Folge eines angeborenen oder erworbenen Herzklappenfehlers, als Folge einer angeborenen Fehlbildung des Herzens oder der angrenzenden Gefäße, als Folge von Entzündungen des Herzmuskels, als Folge einer chronischen Vergiftung mit bestimmten Stoffen und Substanzen oder als Folge von wiederholt auftretenden Durchblutungsstörungen des Herzmuskels.

1.1 Herzklappenfehler

Es gibt angeborene und erworbene Herzklappenfehler, Vitien. Ist die Klappe derartig verändert, daß die Schlußfähigkeit der Klappe beeinträchtigt ist, spricht man von einer Klappeninsuffizienz. Ist die Klappenöffnung behindert und damit der Fluß über die Klappe verschlechtert, spricht man von Klappenstenosen. Je nachdem welche Klappe betroffen ist, kommt es zu Überlastungserscheinungen der beteiligten Herzhöhlen, bis sich auf dem Boden des Klappenfehlers eine Herzinsuffizienz entwickelt.

1.1.1 Aortenklappenstenose

Die Öffnungsfläche der Aortenklappe ist deutlich verkleinert und der linke Ventrikel muß das Blut gegen einen höheren Widerstand aus dem Herzen herauspumpen. Die Belastung ist eine sogenannte Druckbelastung. Das linke Herz versucht durch Vermehrung seiner Muskelfasern seine Leistungsfähigkeit zu erhöhen, ein Vorgang, der als Hypertrophie bezeichnet wird. Dieser Kompensationsversuch ist langfristig zum Scheitern verurteilt, und es kommt meist letztendlich zum lebensbedrohlichen Versagen des linken Herzens.
Durch eine Linksherzkatheteruntersuchung läßt sich dieser Herzfehler sichern, indem sich ein Drucksprung über die Aortenklappe nachweisen läßt. Ist beispielsweise bei einer schweren Aortenklappenstenose der Druck in der Austreibungsphase im linken Ventrikel, also vor der Aortenklappe, 200 mmHg und der Druck direkt hinter der Aortenklappe in der Aorta nur 100 mmHg, beträgt die Druckdifferenz 100 mmHg über die Aortenklappe. Diese Druckdifferenz muß von der Muskulatur des linken Ventrikels überwunden werden, was langfristig zum Herzversagen führen muß. Doch nicht nur durch invasive Linksherzkatheteruntersuchung sondern auch durch die kürzlich entwickelte Dopplerechokardiographie, also ein Ultraschallverfahren, kann eine Aortenklappenstenose diagnostiziert werden.
Die Therapie besteht im operativen Ersatz der Aortenklappe entweder gegen eine Kunstklappe oder eine Bio-Klappe, die aus tierischen Herzklappen gefertigt ist.

1.1.2 Aortenklappeninsuffizienz

Bei diesem Klappenfehler ist die Schlußfähigkeit der Aortenklappe beeinträchtigt. In der Erschlaffungs- und Füllungsphase des Herzens dichtet die Klappe nicht sicher ab, und es strömt Blut aus der Aorta in den linken Ventrikel zurück. Die Aortenklappeninsuffizienz führt zu einer Volumenbelastung des linken Ventrikels, da ein Teil des ausgeworfenen Blutes gleich wieder zurückströmt. Die Folge ist, daß das linke Herz seine Auswurfleistung steigert, indem es sein Volumen vergrößert. Auch dieses führt langfristig zu einer Herzinsuffizienz. Bei einer Linksherzkatheteruntersuchung kommt es bei Vorliegen eines derartigen Herzfehlers zu einem Rückfluß von in die Aorta injiziertem Röntgenkontrastmittel in den linken Ventrikel. Therapie ist auch hier der operative Klappenersatz.

1.1.3 Mitralklappenstenose

Die Öffnungsfläche der Mitralklappe ist verkleinert und es kommt zu einer Druckbelastung des linken Vorhofes. Da die Vorhöfe nicht so muskelstark wie die Ventrikel sind, kommt es rasch zu einer deutlichen Erweiterung des linken Vorhofes und zu einem Rückstau des Blutes im Lungenkreislauf. Tritt dieser Stau akut ein, kann es zu einem lebensbedrohlichen Lungenödem mit Flüssigkeitsaustritt aus den Lungengefäßen in die Lungenbläschen und das Lungengewebe mit erheblich gestörter Lungenfunktion kommen. Ist diese Stauung eher chronisch, tritt eine Atemnot bei Belastung (Belastungsdyspnoe) als klinisches Zeichen auf. Auch kann sich auf dem Boden einer chronischen Stauung eine Rechtsherzinsuffizienz entwickeln, da das rechte Herz kontinuierlich gegen einen erhöhten Widerstand im Lungengefäßgebiet anpumpen muß. Auch bei diesem Klappenfehler kommt ein operativer Klappenersatz in Frage.

1.1.4 Mitralklappeninsuffizienz

Die Mitralklappe ist schlußunfähig und es kommt während der Austreibungsphase des Blutes aus dem linken Herzen zu einem Rückfluß in den linken Vorhof. Dieses führt zu einer Volumenbelastung des linken Herzens, die zu einer Herzvergrößerung als Kompensationsversuch führt. Auch hier entwickelt sich eine Herzinsuffizienz, die den operativen Klappenersatz erfordert.

Die beschriebenen Herzklappenfehler sind meist erworbene Erkrankungen, die als Folge bakterieller Infektionen oder auch rheumatischer Erkrankungen auftreten. Die Klappenfehler des rechten Herzens wie Pulmonalklappenstenose, Pulmonalklappeninsuffizienz, Trikuspidalklappenstenose und Trikuspidalklappeninsuffizienz treten als angeborene Herzfehler entweder schon im Kindesalter klinisch in Erscheinung und bedürfen einer operativen Intervention. In der Erwachsenenmedizin sind Klappenfehler des rechten Herzens seltener und treten als Folge schwerer Herzklappenfehler im linken Herzen bei chronisch herzkranken Patienten auf. Herzklappenfehler sind häufig nicht allein als Stenose oder Insuffizienz zu klassifizieren, sondern treten meist als Kombination beider Komponenten auf, wobei eines den führenden Teil übernimmt. Je nach Art des zugrundeliegenden Herzfehlers kann sich eine Herzinsuffizienz akut oder chronisch entwickeln.

1.2 Angeborene Fehlbildungen des Herzens

Angeborene Fehlbildungen des Herzens oder der angrenzenden großen Gefäße können je nach Schwere direkt nach der Geburt oder in der nachfolgenden Entwicklungsphase zu Symptomen der Herzinsuffizienz führen. Bisher ist nur ein Teil dieser Fehlanlagen operativ zu beheben. Relativ häufig treten Defekte in den Septen, Scheidewänden, zwischen beiden Vorhöfen oder Ventrikeln auf, Vorhof- oder Ventrikelseptumdefekte. Gemäß den in der linken Herzhälfte höheren Drucken kommt es zu einem Blutfluß aus der linken in die rechte Herzhälfte, wobei die Flußmenge von der Größe des Defektes abhängt.

Bei kleineren Defekten können Herzinsuffizienzsymptome erst im Erwachsenenalter auftreten. Bei diesen Fehlanlagen spricht man von Shuntvitien, weil es zu einer Kurzschlußverbindung zwischen dem System der rechten und der linken Herzhälfte gekommen ist. Die Therapie besteht im operativen Verschluß des Septumdefektes. Werden derartige Störungen nicht rechtzeitig operativ angegangen, können sich Situationen entwickeln, die eine operative Revision unmöglich machen.

1.3 Kardiomyopathie

Als Kardiomyopathie wird eine Herzinsuffizienz bezeichnet, wenn ein Herzklappenfehler oder eine angeborene oder erworbene Fehlbildung des Herzens nicht gesichert werden konnte. Ursache dieser Herzmuskelschwäche können Infektionserkrankungen (z. B. Virusinfektionen), chronische Vergiftungen mit bestimmten Substanzen (z. B. hoher Alkoholkonsum), wiederholt aufgetretene Durchblutungsstörungen des Herzmuskels aber auch in einem hohen Prozentsatz ungeklärte Erkrankungen (idiopathisch) sein.
Kardiomyopathien können in verschiedene Kategorien unterteilt werden.
Die Therapie besteht in der Behandlung mit herzstützenden oder herzentlastenden Medikamenten. Operationen sind nur sehr selten indiziert. In letzter Zeit wird zunehmend bei schwersten Kardiomyopathien auf die Möglichkeit der Herztransplantation zurückgegriffen.

2 Koronare Herzerkrankung

Bei einer koronaren Herzerkrankung liegen Verkalkungen der Herzkranzarterien vor, die zu Verengungen von Teilen der Koronararterien geführt haben. Als Komplikation dieser Herzkranzarterienverengungen kann es zu einem akuten Verschluß dieses Gefäßes durch Blutgerinsel kommen. In dem Anteil des Herzmuskels, der gewöhnlich über diese Arterie mit sauerstoffreichem Blut versorgt wird, entsteht ein schweres Sauerstoffdefizit, so daß diese Gewebsregion absterben kann. Diese Komplikation wird als Myokardinfarkt bezeichnet und stellt eine lebensbedrohliche Erkrankung dar. Der Patient mit einem Myokardinfarkt ist dadurch gefährdet, daß sich die Pumpleistung des Herzens wesentlich verschlechtert, daß bedrohliche Herzrhythmusstörungen auftreten können, oder daß im Gefolge des Infarktes das Herzmuskelgewebe zerreißt. Bei günstigem Ausgang bildet sich als Folge des untergegangenen Herzmuskelgewebes eine Narbe, die zwar nicht mehr zu einer Muskelkontraktion fähig ist, aber zumindest den Herzmuskel zusammenhält. Die übrig gebliebenen Herzmuskelzellen sind häufig in der Lage, die anfallende Mehrbelastung zu übernehmen. Je häufiger Herzinfarkte bei einem Patienten aufgetreten sind, desto geringer ist die Masse der funktionsfähigen Herzmuskulatur und umso gefährdeter ist der Patient. Ist es noch nicht zu einem vollständigen Verschluß der Herzkranzarterien gekommen, reicht bei körperlicher Ruhe der Blutfluß über verengte Koronararterien häufig noch aus, und nur bei körperlicher Belastung treten typische Herzschmerzen als Zeichen einer dann gestörten Sauerstoffversorgung des Herzens auf. Diese Beschwerden werden als Angina pectoris bezeichnet. So ein Angina pectoris Anfall kann ein Vorbote eines drohenden Herzinfarktes sein. Sind die Engen in den Herzkranzarterien durch eine Koronarangiographie gesichert, kommt eine konservative medikamentöse, eine operative Koronarbypassversorgung sowie eine Dilatation der verengten Koronararterien durch Kathetertechniken in Frage. Bei einer Bypassoperation wird meist eine aus den Beinen entnommene oberflächliche Vene einerseits mit der Aorta und andererseits mit der erkrankten Herzkranzarterie hinter der Verengung verbunden, so daß dann ausreichend Blut über diesen Umgehungskreislauf das Herzmuskelgewebe erreicht. Diese Operationstechnik wird als aorto-koronare-Venenbypass-Chirurgie bezeichnet. Alternativ können als Umgehungsgefäße auch kleinere Arterien des Brustkorbes (Arteria mammaria interna) mit den verengten Herzkranzarterien verbunden werden.

Durch Herzinfarkte zerstörtes Herzmuskelgewebe kann auch durch eine Bypassoperation nicht wiederhergestellt werden. Da jedoch die koronare Herzerkrankung selten nur auf eine Herzkranzarterie beschränkt ist, kann eine Operation nach Herzinfarkten sinnvoll und lebensrettend sein, da diese Patienten durch jeden weiteren Infarkt massiv bedroht sind. Neben der Bypassoperation steht als Therapie die Koronardilatation, die Aufdehnung von verengten Koronararterien durch einen aufblasbaren Ballonkatheter, und seit kürzerem auch Lasertechniken zur Verfügung.

Ist es durch Myokardinfarkte zum Untergang größerer Herzmuskelbezirke gekommen, stellen sich neben den typischen Schmerzen auch die klinischen Symptome der Herzinsuffizienz ein.

Ein Myokardinfarkt wird durch die typische klinische Symptomatik mit schwersten Schmerzen in der linken Brustkorbhälfte mit Ausstrahlung meist in den linken Arm, durch typische Veränderungen im EKG und durch laborchemische Analysen des Blutes der Patienten gesichert. Diese Laboruntersuchungen basieren darauf, daß bei Untergang von Herzmuskelgewebe im Rahmen eines Myokardinfarktes die sogenannten herzmuskelspezifischen Enzyme in erhöhter Konzentration im Blutplasma nachweisbar werden. Jeder Patient mit einem frischen Myokardinfarkt ist von schweren Rhythmusstörungen bedroht, so daß eine stationäre Krankhenhauseinweisung und in den ersten Tagen eine Überwachung auf speziell ausgerüsteten Stationen erfolgen sollte.

3 Herzrhythmusstörungen

Unter Herzrhythmusstörungen versteht man Abweichungen von der normalen, regelmäßigen Herzschlagfolge, die im EKG als Sinusrhythmus zu erkennen ist. Wie vorn beschrieben, entsteht der reguläre Erregungsimpuls im Sinusknoten, eine Struktur des Erregungsleitungssystems des Herzens, die als natürliche Herzschittmacher verantwortlich für die Herzfrequenz ist. Dieser Impuls wird über die Bahnen des Erregungsleitungssystems weitergeleitet und gelangt letztendlich an die Herzmuskelzellen, wo die eigentliche Herzaktion ausgelöst wird. Es kommt zunächst zu einer Kontraktion der Vorhofmuskulatur, der zeitlich im EKG die P-Welle als Erregung der Vorhöfe vorausgeht. Anschließend kommt es zur Kontraktion der Ventrikelmuskulatur und zum Auswurf von Blut aus den Ventrikeln in die Aorta bzw. in den Pulmonalishauptstamm, der im EKG der QRS-Komplex als Ausdruck der Erregungsausbreitung in den Ventrikeln vorausgeht.

Man unterscheidet unterschiedliche Formen von Herzrhythmusstörungen. Als tachykard wird eine Rhythmusstörung bei hoher Herzfrequenz, als bradykard bei erniedrigter Herzfrequenz bezeichnet. Beide Formen können zu einer Herzinsuffizienz führen. Die schwerwiegendste Form der tachykarden Rhythmusstörung ist das Kammerflimmern, bei der die Herzmuskelfasern völlig unkoordiniert zueinander arbeiten mit einer Frequenz über 350/min, was mit einem Herzstillstand vergleichbar ist, da kein Blut mehr aus dem Herzen ausgeworfen wird. Die gravierendste Form der bradykarden Rhythmusstörung ist der Herzstillstand, bei der keinerlei Erregungsimpulse in den Herzmuskelzellen mehr nachweisbar sind. Beide Formen führen, werden sie nicht durch eine Therapie behoben, innerhalb weniger Minuten zum Tod des Organismus. Als Therapie für das Kammerflimmern kommt nur die elektrische Kardioversion durch Elektroschock, die Defibrillation, in Frage, während der Herzstillstand mit Nullinien-EKG mit einem künstlichen Herzschittmacher oder mit Medikamenten therapiert werden kann.

Von einer Arrhythmie spricht man, wenn die Herzschlagfolge unregelmäßig ist, was dem Patienten als Herzstolpern auffallen und durch einen unregelmäßigen Puls gesichert werden kann. Solche Arrhythmien können durch Störungen auf Vorhofebene (supraventrikulär) oder durch Störungen auf Ventrikelebene (ventrikulär) verursacht sein. Eine häufige Herzrhythmusstörung ist das Vorhofflimmern, zu dem es durch Aufhebung der regelmäßigen Kontraktionen der Vorhöfe gekommen ist, und unregelmäßig Erregungsimpulse auf die Ventrikel übergeleitet werden. Da der Puls hier völlig unregelmäßig bei der Pulspalpation erscheint, spricht man auch von einer absoluten Arrhythmie. Häufig sind auch sogenannte Extrasystolen, Schläge außerhalb der regulären Herzschlagfolge, die Folge von Erregungsimpulsen sind, die entweder irgendwo im Ventrikel (ventrikuläre Extrasystole) oder irgendwo im Vorhof entstehen (supraventrikuläre Extrasystole). Derartige Extrasystolen können harmlos sein, es können sich jedoch auch lebensbedrohliche Rhythmusstörungen aus ihnen entwickeln.

Zur Sicherung von Herzrhythmusstörungen bietet sich als Basisdiagnostik das Elektrokardiogramm, das EKG an, das als Ruhe- oder Belastungs- oder auch als 24-Stunden(Langzeit)-EKG abgeleitet werden kann. Unter stationären Bedingungen kann der Herzrhythmus durch kontinuierliche Monitorüberwachung kontrolliert werden. Bei speziellen Fragestellungen und zur Klärung der Ursache schwerer Arrhythmien kann in Spezialabteilungen eine elektrophysiologische Untersuchung (EPU) vorgenommen werden, die eine exaktere Analyse der bestehenden Rhythmusstörung gestattet. Je nach Art der Herzrhythmusstörung kann eine medikamentöse Therapie mit unterschiedlichen Medikamenten eingeleitet oder eine bestehende gestörte Elektrolytzusammensetzung des Blutplasmas ausgeglichen werden. Bei bradykarden Herzrhythmusstörungen ist häufig die Implantation eines Herzschrittmacher-

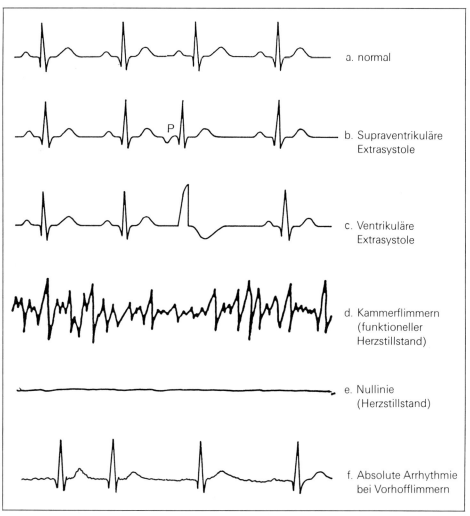

Abb. 18: a–f: Normaler EKG-Kurvenverlauf und EKG-Kurven bei verschiedenen Herzrhythmusstörungen.

systems erforderlich. Diese Therapie erfordert das operative Einbringen einer Elektrode über eine herznahe Vene in das rechte Herz, die dort verankert wird. Das andere Ende der Elektrode wird mit einer unter der Haut liegenden Batterie verbunden, die mit einer bestimmten Frequenz Impulse abgibt, die über die Elektrode auf den Herzmuskel weitergeleitet werden. Die heute gebräuchlichen Schrittmachersysteme sind computergesteuert und gestatten eine Programmierung beispielsweise der Herzfrequenz von außen. Während Operationen oder auf Intensivstationen wird häufig ein vorläufiger Schrittmacher gelegt, bei dem die Elektrode transvenös ins Herz geschoben wird, die Schrittmacherbatterie jedoch außerhalb des Körpers bleibt. Bei Herzoperationen werden routinemäßig Elektroden auf das Herz aufgenäht, die einige Tage nach der Operation gezogen werden können. Auch an diese Elektroden kann

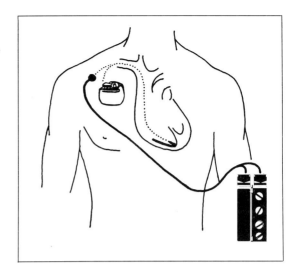

Abb. 19a: Darstellung eines externen und eines unter der Haut implantierten, permanenten Herzschrittmachers. Von der Schrittmacherbatterie werden die Impulse über eine Elektrode in die Spitze des rechten Ventrikels geleitet.

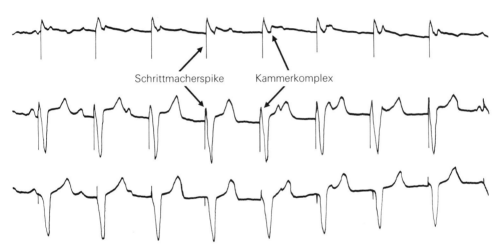

Abb. 19b: Typisches Schrittmacher-EKG: dem von dem Schrittmacher erzeugten Impuls (Schrittmacherspike) folgt ein sogenannter Kammerkomplex, der jeweils einer Herzaktion vorgeschaltet ist.

bei auftretenden Herzrhythmusstörungen ein externer Herzschrittmacher angeschlossen werden. Bei der Herzschrittmachertherapie kann sowohl eine Elektrode in den rechten Ventrikel als auch eine in den rechten Vorhof eingebracht werden, wodurch eine physiologische Kontraktion des Vorhofes vor den Ventrikeln zu erreichen ist. Es kommen somit sowohl Einkammer- als auch Zweikammersysteme zum Einsatz. In jüngster Zeit werden auch bei tachykarden Herzrhythmusstörungen Herzoperationen vorgenommen, indem entweder die Herzmuskelbezirke, in denen die Rhythmusstörungen entstehen, entfernt werden oder beispielsweise auch automatische Defibrillatoren, Kardioverter implantiert werden.

X Kreislauf- und herzwirksame Medikamente

1 Medikamente zur Anhebung des arteriellen Blutdrucks

Adrenalin (Suprarenin®)

Adrenlain ist als Katecholamin den kreislaufwirksamen Hormonen zuzurechnen. Es wird im Körper als Streßhormon in der Nebenniere produziert.
Synthetisch hergestellt, wird es in der Intensivmedizin bei verschiedenen Kreislaufstörungen eingesetzt. Am Herzen führt es zu einer erhöhten Herzfrequenz und zu einer gesteigerten Kontraktionskraft. Als negative Begleiterscheinung kann es jedoch unerwünschte Wirkung auf das Erregungsbildungs- und Erregungsleitungssystem hervorrufen und ernste Rhythmusstörungen provozieren.
An den arteriellen Blutgefäßen kommt es je nach Gefäßgebiet zu unterschiedlichen Wirkungen. Die Durchblutung der Gefäße des Magen-Darm-Traktes wird vermindert, wohingegen die Durchblutung der Muskelgefäße gesteigert wird. Das Gesamtresultat ist zwar eine Erniedrigung des peripheren Gefäßwiderstandes, durch die gleichzeitige Erhöhung des Herzminutenvolumens kommt es jedoch zu einer Anhebung des arteriellen Blutdrucks. Auf die luftführenden Anteile der Lungen, die Bronchien, hat Adrenalin eine muskulaturerschlaffende Wirkung, so daß es zu einer Weitstellung der Bronchien kommt. Aus diesem Grund kann es bei Lungenerkrankungen wie Asthma bronchiale sehr günstige Effekte haben. Im allergischen Schock, einer lebensbedrohlichen Kreislaufstörung, hervorgerufen beispielsweise durch eine Medikamentenunverträglichkeit, kann die Zufuhr von Adrenalin lebensrettend sein.
Wegen der möglichen Nebenwirkungen mit Provokation gefährlicher Herzrhythmusstörungen oder deutlichem Blutdruckanstieg, sollte Adrenalin nur auf Intensivstationen mit Möglichkeit der Monitorüberwachung eingesetzt werden. Die Dosis richtet sich immer nach den erreichten Kreislaufparametern, d. h. bei Einsatz von Adrenalin zur Behebung eines Blutdruckabfalls bei einem frischen Myokardinfarkt, ist die Dosis die richtige, die einen ausreichenden Blutdruckanstieg hervorruft. Adrenalin wird meist als kontinuierliche Tropfinfusion über sogenannte Infusomaten oder Perfusoren den Patienten zugeführt und benötigt zur Infusionstherapie einen separaten Venenkatheter.

Noradrenalin (Arterenol®)

Auch Noradrenalin ist ein unter physiologischen Bedingungen im Körper produziertes Katecholamin, das ein anderes Wirkungsspektrum hat als Adrenalin. Es wirkt ebenfalls sowohl auf die alpha- als auch auf die beta-Rezeptoren, wobei die alpha-Wirkung jedoch schon bei sehr geringen Dosen auftritt und eindeutig überwiegt. Diese sogenannte alpha-Wirkung ruft eine ausgeprägte Zunahme des peripheren Gefäßwiderstandes durch Kontraktion der glatten Gefäßmuskulatur in den Arterien und Arteriolen hervor, und bewirkt einen deutlichen Blutdruckanstieg. Die Wirkungen auf das Herz entfalten sich erst bei sehr hohen Dosen. Als negative Begleiterscheinung kann durch die Wirkung auf die Gefäßmuskulatur die Durchblutung verschiedener Organe so stark reduziert werden, daß mit Störungen zu rechnen ist. Besonders die verminderte Durchblutung der Nieren und des Gehirns beschränken die Einsatzmöglichkeit, mit Noradrenalin den Blutdruck anzuheben. Die kombinierte Anwendung von Noradrenalin und Adrenalin hingegen kann der alleinigen Anwendung eines dieser Katecholamine überlegen sein, so daß sie häufig zum Einsatz kommt, besonders wenn Kreislaufstörungen unter anderem durch schwere Infektionen hervorgerufen worden sind.

Die notwendige Noradrenalin-Dosis muß wiederum den Kreislaufparametern individuell angepaßt werden, wobei auch auf die stündliche Urinproduktion geachtet werden muß, da ein Rückgang dieses Parameters eine Überdosierung anzeigen kann. Auch Noradrenalin wird nahezu ausschließlich als Tropfinfusion zugeführt.

Dopamin

Dopamin wird im Körper als natürliche Vorstufe zum Noradrenalin gebildet, hat daneben aber auch wichtige Aufgaben im zentralen Nervensystem. Es wirkt somit nicht nur auf die alpha- und beta-Rezeptoren, sondern auch auf die dopaminergen Rezeptoren. Dopamin wirkt dosisabhängig unterschiedlich im Kreislaufsystem:

Die geringste Dosis, die sogenannte Nierendosis (1–3 mikro g/kg Körpergewicht/Minute) führt über eine Aktivierung der dopaminergen Rezeptoren zu einer verbesserten Nieren-, Herzmuskel- und Bauchorgandurchblutung, ohne den arteriellen Blutdruck zu verändern. Dosen zwischen 2–10 mikro g/kg KG/min führen zu einer Steigerung der Herzmuskelkraft, zu einer Erhöhung der Herzfrequenz bei weiter zunehmender Nierendurchblutung. Dosen von 6–12 mikro g/kg KG/min führen zu einer gesteigerten alpha-Wirkung mit deutlicher Zunahme des arteriellen Blutdrucks aber auch abnehmender peripherer Durchblutung (auch abnehmende Nierendurchblutung).

Die Nebenwirkungen von Dopamin bestehen, wie bei den anderen Katecholaminen, in Rhythmusstörungen und zu stark erhöhter Herzfrequenz, aber auch in der verminderten Durchblutung der Peripherie, allerdings in geringerer Häufigkeit als bei Adrenalin und Noradrenalin. Dopamin besitzt nicht die gleiche Wirksamkeit wie die beiden anderen Katecholamine, kann jedoch aufgrund der geringeren Komplikationsrate auch auf Nichtintensivstationen relativ gefahrlos eingesetzt werden.

Dobutamin (Dobutrex®)

Dobutamin ist ein synthetisch hergestelltes, im Organismus nicht vorkommendes kreislaufwirksames Medikament, welches den Katecholaminen zugeordnet wird. Es stimuliert die beta-Rezeptoren, führt damit zu einer Steigerung der Kontraktionskraft des Herzmuskels, steigert die Herzfrequenz und damit natürlich auch das Herzminutenvolumen. In der Peripherie führt es zu einer mäßigen Erniedrigung des Gefäßwiderstandes. Der Blutdruck hingegen wird nur unwesentlich beeinflußt. Da die Zunahme des Herzminutenvolumens gegenüber der Erniedrigung des Gesamtwiderstandes überwiegt, kommt es zu einem diskreten Anstieg des arteriellen Blutdrucks. Nebenwirkungen sind entsprechend der Wirkung über die beta-Rezeptoren am Herzen Rhythmusstörungen und eine wesentliche Erhöhung der Herzfrequenz. Eine Kombination von Doputamin und Dobutrex zur Behandlung von Kreislaufstörungen mit erniedrigtem Blutdruck, stellt eine gefahrlose, in letzter Zeit zunehmend favorisierte Therapie dar.

2   Medikamente zur Senkung des arteriellen Blutdrucks

beta-Blocker

Als beta-Blocker wird eine Stoffgruppe von Medikamenten bezeichnet, die im Körper eine Blockade der beta-Rezeptoren vornehmen. Durch diese Wirkung kommt es zu einer Erniedrigung der Herzfrequenz, einer Abnahme der Kontraktionskraft der Herzmuskulatur und damit zu einer Abnahme des Herzminutenvolumens. Als günstiger Effekt ist die ausgeprägte Verminderung des Sauerstoffbedarfs des Herzens anzusehen, was die gute Wirkung bei vielen Patienten mit koronarer Herzerkrankung und damit ständig latentem koronaren Sauerstoffdefizit erklärt.

Über diese aber auch andere Mechanismen kommt es zu einer Erniedrigung des arteriellen Blutdrucks. Verständlicherweise haben auch die beta-Blocker Risiken wie z.B. die Entwicklung einer Herzinsuffizienz, Rhythmusstörungen mit zu geringer Herzfrequenz (Bradykardie) oder auch zu starkem Blutdruckabfall (Hypotonie). Keinesfalls eingesetzt werden dürfen beta-Blocker bei Patienten mit chronischen Lungenerkrankungen, da sie zu einer Verengung des Bronchialbaumes führen, was bei dieser Patientengruppe lebensbedrohend sein kann. Beta-Blocker können sowohl intravenös als auch oral in Form von Tabletten gegeben werden.

Nitroglycerin

Nitroglycerin wird bei Patienten mit koronarer Herzerkrankung zur Therapie von Herzschmerzen aber auch zur Senkung des arteriellen Blutdrucks eingesetzt. Nitroglycerin als Tropfinfusion zugeführt, bewirkt eine Weitstellung des venösen Systems, mit dem Resultat, daß weniger venöses Blut zum rechten Herzen zurückgeleitet wird. Dieser Mechanismus führt zu einer Entlastung des Herzens, die Herzarbeit nimmt ab und der Sauerstoffverbrauch des Herzmuskels verringert sich (Vorlastsenkung des Herzens). Nitroglycerin wirkt außerdem auf die Arterien und Arteriolen des Körperkreislaufes direkt erschlaffend, wodurch es zu einer Senkung des Blutdrucks kommt (Nachlastsenkung des Herzens). Umstritten ist, ob die günstigen Wirkungen von Nitro bei Herzschmerzen durch eine direkte Weitstellung der Herzkranzarterien zustande kommen Nitroglycerin wird somit bei Herzschwäche zur Entlastung des Herzens aber auch bei Blutdruckkrisen eingesetzt.

Nebenwirkungen sind zu starker Blutdruckabfall, die Entwicklung einer sogenannten Reflextachykardie mit wesentlich erhöhter Herzfrequenz aber auch starke Kopfschmerzen. Nitroglycerin kann als Spray inhaliert werden, über die Mundschleimhaut aufgenommen werden oder als Tropfinfusion eingesetzt werden.

Nitroprussid

Nitroprussid besitzt durch seine direkte Wirkung auf die Arterien und Arteriolen eine stark blutdrucksenkende Wirkung, die ein vielfaches höher ist als die Wirkung von Nitroglycerin. Es kann ausschließlich auf Intensivstationen wegen der großen Gefahr einer zu starken Blutdrucksenkung eingesetzt werden, während Nitro auch auf allgemeinen Stationen zum Einsatz kommt. Nitroprussid stellt bei schweren Blutdruckkrisen wohl die wirksamste Therapie dar.

3 Medikamente zur Beeinflussung von Rhythmusstörungen

Atropin

Durch Zufuhr von Atropin kommt es über eine Hemmung von Teilen des willentlich nicht beeinflußbaren Nervensystems zu einer Erhöhung der Herzfrequenz. Es wirkt direkt auf den Sinusknoten, den AV-Knoten, so daß Störungen dieser beiden Zentren mit zu niedriger Herzfrequenz (z. B. Sinusbradykardie) sich häufig mit Atropin beheben lassen. Rhythmusstörungen mit erniedrigter Herzfrequenz, die durch eine Störung des Erregungsleitungssystems unterhalb des AV-Knotens verursacht worden sind, sprechen allerdings nicht auf Atropin an.

Orciprenalin (Alupent®)

Dieses synthetisch hergestellte Medikament bewirkt eine ausgeprägte Aktivierung der beta-Rezeptoren, so daß es zu einem Anstieg der Herzfrequenz kommt. Es wirkt auch auf die Teile des Erregungsleitungssystems unterhalb des AV-Knotens und kann bei Rhythmusstörungen mit stark erniedrigter Frequenz eingesetzt werden, ohne daß es zu krisenhafter Blutdruckerhöhung kommt, womit bei Einsatz von Adrenalin gerechnet werden muß. Durch die Aktivierung der beta-Rezeptoren steigt das Risiko von gefährlichen Rhythmusstörungen, so daß der Einsatz der Intensivstation vorbehalten bleiben sollte.

Calciumantagonisten

Calciumantagonisten wie Verapamil (Isoptin®), Nifedipin (Adalat®) und Diltiazem (Dilzem®) werden mit verschiedenen Indikationen bei Patienten mit Herz-Kreislauferkrankungen eingesetzt. Verapamil hat neben einer milden blutdrucksenkenden Wirkung einen guten Einfluß bei Auftreten von Vorhofrhythmusstörungen. Nifedipin besitzt eine ausgezeichnete blutdrucksenkende Wirkung und kann als Tropfinfusion bei Bluthochdruckkrisen eingesetzt werden. Diltiazem hat bei Patienten mit koronarer Herzerkrankung, bei Infarktpatienten und im Rahmen von Herzoperationen eine große Bedeutung erlangt, da es anscheinend eine starke, den Herzmuskel schützende Wirkung hat. Alle drei Calciumantagonisten werden erfolgreich bei Patienten mit Herz- und Gefäßerkrankungen eingesetzt.

Digitalisglykoside (z. B. Novodigal®, Digimerck®)

Digitalisglykoside werden zur Therapie von supraventrikulären Herzrhythmusstörungen, besonders bei der absoluten Arrhythmie mit Vorhofflimmern, eingesetzt. Neben einer dämpfenden Wirkung auf Sinus- und AV-Knoten, wodurch die Gefahr der Überleitung hoher Vorhoffrequenzen auf die Ventrikel erheblich reduziert wird, bewirken die Digitalisglykoside eine Steigerung der Kontraktionskraft des Herzmuskels. Allerdings geht diese Steigerung der Kraft auch mit einer Zunahme des myokardialen Sauerstoffverbrauchs einher, so daß der Einsatz von Digitalis bei Infarktpatienten nicht sinnvoll ist, wenn nicht eine Vorhofrhythmusstörung dazu zwingt. Als Nebenwirkungen einer Digitalistherapie können am Herzen Rhythmusstörungen ausgelöst werden, wie z. B. ventrikuläre Extrasystolen oder auch Blockierungen der Erregungsleitung im AV-Knoten oder in den Tawaraschenkeln.

Lidocain (Xylocain®)

Lidocain wird zur Behandlung von ventrikulären Rhythmusstörungen eingesetzt. Es hat sich besonders bei Patienten mit Herzinfarkten oder bei Herzoperationen bewährt. Als eher seltene Nebenwirkungen sind nur eine unbedeutende Abnahme der Herzmuskelkraft und zentralnervöse Störungen wie Schwindel, Übelkeit oder auch epileptische Reaktionen bekannt. Im Vergleich zu anderen Medikamenten zur Behandlung von Rhythmusstörungen ist der Einsatz von Lidocain weitgehend gefahrlos.

Zur Therapie von Herzrhythmusstörungen werden noch eine Vielzahl anderer Medikamente, die sogenannten Antiarrhythmika, eingesetzt. Grundsätzlich können alle diese Medikamente selbst Rhythmusstörungen auslösen oder die bestehenden Rhythmusstörungen verstärken.

Herzrhythmusstörungen, die im Rahmen von Myokardinfarkten oder Herzoperationen auftreten, müssen nicht in jedem Fall gleich medikamentös angegangen werden, da besonders das operierte Herz extrem empfindlich auf alle Antiarrhythmika reagiert. Die Konzentration der Elektrolyte im Plasma hat ebenfalls einen relevanten Einfluß auf die Stabilität des Herzrhythmus. Besonders die Konzentration von Kalium, Calcium und Magnesium haben eine große Bedeutung, und Rhythmusstörungen können allein durch Ausgleich von Imbalanzen dieser Elektrolytkonzentrationen erfolgreich therapiert werden, ohne daß andere Medikamente notwendig werden.

XI Literatur

1. Klepzig, H.: Herz- und Gefäßkrankheiten. 5. Auflage, Thieme-Verlag 1988
2. Thomas, C.: Grundlagen der klinischen Medizin. Bd. 1: Herz und Gefäße. Schattauer-Verlag 1989
3. Schiebler, T.H., Schmidt. W.: Anatomie. 4. Auflage, Springer-Verlag 1987
4. Schmidt, R.F., Thews, G.: Physiologie des Menschen. 23. Auflage, Spinger-Verlag 1987
5. Silbernagel, S., Despopoulos, A.: Taschenatlas der Physiologie. 3. Auflage, Thieme-Verlag 1988
6. Larsen, R.: Anaesthesie. 2. Auflage, Urban & Schwarzenberg-Verlag 1987
7. Lawin, P.: Praxis der Intensivbehandlung. 5. Auflage, Thieme-Verlag 1989
8. Reed, C.C., Stafford, T.B.: Cardiopulmonary Bypass. Texas Medical Press 1985.

Teil II

Einzelgebiete, Methoden und Produkte

Herzchirurgie in der Bundesrepublik

Entwicklung, heutige Situation, Zukunftsperspektiven

P. Kalmár

Abteilung für Thorax-, Herz- und Gefäßchirurgie,
Universitätsklinik Hamburg Eppendorf,
Direktor: Prof. Dr. P. Kalmár
Martinistr. 52
2000 Hamburg 20

1953 gelang *Gibbon* in den USA die erste erfolgreiche Operation mit Hilfe der extrakorporalen Zirkulation. 1956 führte *Zenker* in Marburg den ersten von Erfolge gekrönten Eingriff am eröffneten Herzen mit Hilfe der Herz-Lungen-Maschine. Ein Jahr zuvor konnte *Derra* einen Vorhofseptumdefekt mit Hilfe der Kreislaufunterbrechung in tiefer Hypotermie verschließen.
Mit großen Schwierigkeiten wurden die ersten selbstständigen herzchirurgischen Einheiten gegründet, da nach der allgemeinen Meinung Herzchirurgie ein im Vergleich mit anderen Disziplinen kleineres Fachgebiet darstellte und auch nur für eine kleine Gruppe von Patienten in Frage kommen sollte. Hinzu kam das früher hohe Risiko mit der Konsequenz, daß manche Patienten nur widerwillig und erst im Endstadium der Erkrankung den Herzchirurgen überwiesen wurden. *Koncz* erhielt 1959 das erste herzchirurgische Ordinariat in Göttingen. 1966 folgte Hamburg, zuerst als Extraordinariat, 1968 Hannover und 1969 Heidelberg und nunmehr auch Hamburg mit herzchirurgischen Lehrstühlen.

Heutiger Stand

Heute wird in der Herzchirurgie die größte Zahl von Eingriffen an einem Organ – am Herzen – mit einem Verfahren – extrakorporale Zirkulation – durchgeführt, läßt man die zahnärztliche Behandlung und auch einige allgemeinchirurgische und gynäkologische Eingriffe außer Acht.
Seit 1978 erfolgt im Auftrage der Deutschen Gesellschaft für Thorax-, Herz- und Gefäßchirurgie jährlich eine Befragung aller herzchirurgischen Zentren mit Veröffentlichung der erhobenen Daten. Diese enthalten die Zahl und Art der durchgeführten Herzoperationen, die Sterblichkeit und einige demoskopischen Daten (2).

Tabelle 1: Zahl der Operationen mit Hilfe der Herz-Lungen-Maschine in der Bundesrepublik Deutschland

Jahr	Zahl der Operationen
1959	110*
1970	1 975
1980	10 680
1989	32 786

* nach Löhr

Tab. 1 zeigt die Entwicklung der Zahl der Herzoperationen seit 1959. 1970 sind knapp 2000 Operationen, 1980 über 10000 Eingriffe mit der Herz-Lungen-Maschine vorgenommen worden. 1989 wurde die Leistung des Jahres 1980 verdreifacht. Die Zusammensetzung der 32 786 Eingriffe, die 1989 mit Hilfe der Herz-Lungen-Maschine durchgeführt wurden zeigt Tab. 2.

Tabelle 2: Darstellung der 1989 in der BRD mit HLM durchgeführten Operationen

Koronarchirurgie	22 484
Klappenchirurgie	6 308
Korrektur angeborener Herzfehler	2 409
Herztransplantationen	316
Rhythmuschirurgie	125
Anderes	1 144
Gesamt	32 786

Koronarchirurgie mit über 22000 Eingriffen steht an erster Stelle, gefolgt von 6308 Operationen an den Herzklappen. Etwa 2400 Operationen wurden zur Korrektur angeborener Herzfehler durchgeführt. 316 Herztransplantationen, 125 rhythmuschirurgische Interventionen und 1144 Operationen zur Behandlung anderer Krankheitsbilder (Aneurysmen der thorakalen Aorta, Herztumoren usw.) waren die übrigen Eingriffe.

Die größte Zahl an Eigriffen wurde bei Pateinten mit *koronarer Herzkrankheit* durchgeführt. Tab. 3 zeigt die eingesetzten Operationsverfahren. Eine isolierte Bypassversorgung fand bei 20 786 Patienten mit einer Sterblichkeit von 2,4% statt. Kombinationseingriffe wurden bei 1078 Patienten mit einer Sterblichkeit von 6,4% durchgeführt. Von den Patienten mit isolierter Bypassversorgung erhielten 6637 (= 32%) Kranke mindestens einmal einen Mammaria-Bypass.

Die zweitgrößte Gruppe betrifft die erwachsenen Patienten mit *Klappeneingriffen*. Insgesamt wurde diese Art von Operationen an 6319 Kranken mit einer Sterblichkeit von 5,1% vorgenommen.

Tabelle 3: Koronarchirurgie

OP-Verfahren	n	† n	(%)
ACB*	20786	503	(2,4)
ACB/+			
– Aneurysma-Resektion	222	10	(4,5)
– Aortenklappenersatz	911	44	(4,8)
– Mitralklappenersatz	365	42	(11,5)
– Aorten- und Mitralklappenersatz	80	4	(5,0)
Eingriffe ohne ACB	120	19	(15,8)

* Aorto-koronarer Bypass

Tab. 4 zeigt die Verteilung auf einfach, zweifach und dreifach Klappeneingriffe. Die Sterblichkeit bei einfach Klappenoperationen betrug 4,1%, bei Zweiklappen-Eingriffen 11,8%. Die Verteilung nach Lokalisation der einfach Klappeneingriffe zeigt Tab. 5. Bei 3620 Patienten erfolgte ein Ersatz respektive Korrektur der Aortenklappe. Mitralklappenoperationen wurden bei 1844 Kranken durchgeführt. Isolierte Operationen wegen Erkrankung der Trikuspidalklappe fanden bei 42 Patienten statt. Die Operationssterblichkeit der Aorten- und Mitralklappeneingriffe betrug 3,6 bzw. 4,7%.

Tabelle 4: Klappenchirurgie

Art der Klappenoperation	n	† n	(%)
Einfach	5506	224	(4,1)
Zweifach	756	89	(11,8)
Dreifach	57	10	
Gesamt	6319	323	(5,1)

Tabelle 5: Lokalisation der Eingriffe bei Einfach-Klappenoperationen

Lokalisation	n	† n	(%)
Aortenklappen	3620	132	(3,6)
Mitralklappe	1844	86	(4,7)
Trikuspidalklappe	42	6	(14,3)
Gesamt	5506	224	(4,1)

Tabelle 6: Art der Eingriffe bei isolierter Klappenoperation

	n	%
Mechanische Prothese	4032	73,2
Bioprothese	1030	18,7
Homograft	32	0,6
Rekonstruktionen	412	7,5
	5506	100,0

Welcher Art die vorgenommenen Eingriffe bei isolierten Klappenerkrankungen waren, ist in Tab. 6 dargestellt. Eine mechanische Prothese erhielten 4032 Patienten, das sind immerhin 73,2% der Gesamtgruppe. Eine biologische Klappe wurde in 1030 Fällen, das sind 18,7%, implantiert. Leichenklappen wurden erst bei 32 Patienten verwendet. Klappenerhaltende Eingriffe fanden in 412 Fällen, d. h. bei 7,5% statt. In dieser Analyse sind die 2690 Eingriffe in der DDR in 5 Zentren noch nicht berücksichtigt (3).
Bei der Betrachtung der Sterblichkeit muß in Rechnung gezogen werden, daß diese Darstellung jeweils das Gesamtkollektiv einschließlich Notoperationen, Zweit- und Dritteingriffe und Eingriffe in der 8. und 9. Lebendekade mit einschließt. Die Letalität bei Patienten, die elektiv operiert wurden, bei denen die Operation den Ersteingriff darstellt und die jünger als 70 Jahre sind, beträgt heute in der Koronarchirurgie 1–2% und in der Klappenchirurgie 2–4%.

Probleme und zukünftige Entwicklungen

Gegenwärtig wird in der Bundesrepublik Deutschland an 43 Kliniken Herzchirurgie betrieben. Bis auf Dresden, Magdeburg, Lübeck und Marburg haben in der Bundesrepublik alle Universitäten mit medizinischen Fakultäten kardiochirurgische Lehrstühle oder Extraordinariate.
Abb. 1 zeigt die Verteilung dieser Zentren auf die Bundesländer und auf das Gebiet der ehemaligen DDR. In Planung sind 8–10 weitere Zentren, so daß man davon ausgehen kann, daß in 3 Jahren in der Bundesrepublik 51–55 herzchirurgische Einheiten für die Bevölkerung zur Verfügung stehen. In den bestehenden Zentren könnten statt der 35 000 Operationen 47 000 Eingriffe durchgeführt werden, wenn durch geeignete Maßnahmen z. Z. bestehende kapazitive Mängel beseitigt werden können.
An erster Stelle steht der Mangel an Krankenpflegepersonal, in der Jahreserhebung wurde an zweiter Stelle der Mangel an Intensiv- und Pflegebetten genannt. Zu wenig Operationstische sind bei mehr als der Hälfte der Zentren auch heute noch ein kapazitives Problem. An vierter Stelle kommen fehlende Mittel für Neu- und Ersatzbeschaffungen respektive zur Deckung des erforderlichen laufenden Jahresetat hinzu.

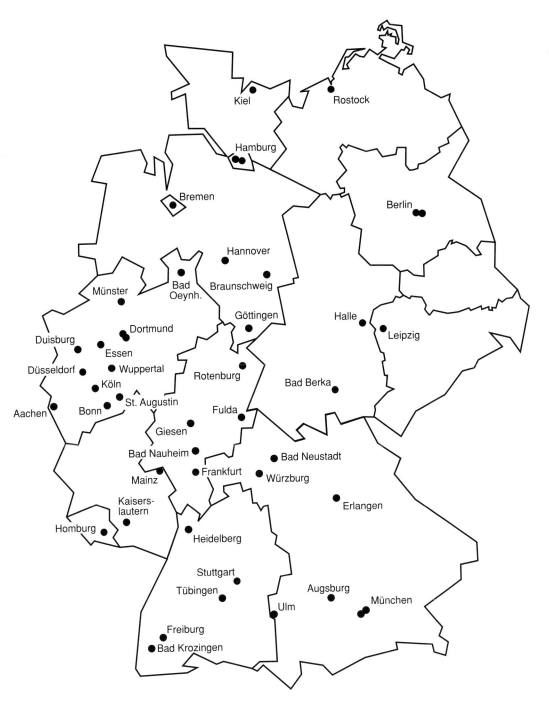

Abb. 1

Die 1989 erbrachte Operationsleistung ergibt eine Operationsfrequenz von 531 Eingriffen pro 1 Mio Einwohner. Unter Einbeziehung des Gebietes der früheren DDR verringert sich diese Zahl auf 455 Operationen pro 1 Mio Einwohner. Der Bedarf liegt aber bedeutend höher. Man kann aufgrund epidemiologischer Untersuchungen und Erfahrungen in den USA, in Holland und in Frankreich davon ausgehen, daß pro Jahr und pro 1 Mio Einwohner folgende Zahl an Operationen am Herzen mit Einsatz der Herz-Lungen-Maschine notwendig sind:

Koronare Herzkrankheit: 750
Klappenerkrankungen: 120
angeborene Herzfehler: 40
Sonstige: 25

Die Addition ergibt 935 Eingriffe pro 1 Mio Einwohner und pro Jahr. Diese Zahl liegt erheblich über dem im November 1988 an der Konferenz der für das Gesundheitswesen zuständigen Minister und Senatoren der Länder anerkannten Bedarf von 500 – höchstens 700 – Operationen auf 1 Mio Einwohner. Der Grund für die Differenz liegt in dem Umstand, daß bei der Festsetzung der Richtzahl nur Patienten bis zum 65. Lebensjahr berücksichtigt wurden. Hinzu kommt die zunehmende Zahl von Zweit- und Dritteingriffen durch Normalisierung der Lebenserwartung rechtzeitig operierter Kranker. Wie Tab. 7 zeigt, wurden 1989 2682 Noteingriffe, 2165 Reoperationen und 3673 Eingriffe an Patienten, die 70 Jahre und älter waren, durchgeführt. Aufgrund vorliegender Anhaltszahlen kann man davon ausgehen, daß in den nächsten 4–6 Jahren der Anteil der Noteingriffe bei Zunahme der Gesamtoperationsfrequenz annähernd gleich bleibt. Die Häufigkeit von Reoperationen wird auf 20% und der Anteil der Patienten, die in der 8. respektive 9. Lebensdekade am Herzen operiert werden auf 18% ansteigen.

Tabelle 7: Besondere Merkmale

	1989		1995
Noteingriffe	2682	8,2%	9%
Reoperationen	2165	6,6%	20%
70jährige und ältere	3673	11,2%	18%

Daraus ergibt sich, daß für die Bundesrepublik etwa 65 000 Eingriffe erforderlich sind, d. h. 30 000 mehr als im Jahre 1989 erbracht und 17 000 mehr, als in den gegenwärtig bestehenden Zentren durch Behebung der kapazitiven Mängel max. erbracht werden könnten. Aber auch, wenn man nur die anerkannte obere Richtzahl von 700 Operationen pro Jahr und 1 Mio Einwohner berücksichtigt, ergibt sich ein Fehlbedarf, der zwischen 10 000 und 20 000 Eingriffen pro Jahr liegt!

Es gibt drei herzchirurgische Zentren in der Bundesrepublik, die in der Lage sind, mit jährlich mehr als 2000 Eingriffen eine hohe Operationsleistung zu erbringen. Diese drei Zentren – die Herz- und Gefäßklinik in Bad Neustadt/Saale, das Herzzentrum Nordrhein/Westfalen in Bad Oeynhausen und das

Deutsche Herzzentrum in Berlin — arbeiten nicht nach den Regeln des öffentlichen Gesundheitswesens, sondern sind nach Gesichtspunkten des modernen betriebswirtschaftlichen Management organisiert und sind dadurch imstande, Engpässe frühzeitig zu beseitigen respektive diese gar nicht aufkommen zu lassen.

Aus dem oben dargelegten ergibt sich die Forderung zur Umorganisation bestehender herzchirurgischer Einheiten, um diese ebenfalls in die Lage zu versetzen, kapazitiv und nach betriebswirtschaftlichen Gesichtspunkten optimal zu arbeiten und dadurch auch zur Kostenreduktion beizutragen. Hinzu kommt, daß dringend mehrere neue Herzzentren etabliert werden müssen, um für jeden Menschen die zustehende optimale medizinische Versorgung, auch auf dem herzchirurgischen Sektor, gewährleisten zu können.

Bei dieser ganzen Betrachtung darf nicht vergessen werden, daß durch die steigende Zahl an koronarchirurgischen Eingriffen zusammen mit den Aktivitäten der Kardiologen auf dem Gebiet der invasiven kardiologischen Behandlung (PTCA) seit 1986 nunmehr ein Rückgang der Zahl an Koronartoten zu registrieren ist (1).

Zusammenfassung

In der 30-jährigen Geschichte der Deutschen Herzchirurgie konnte heute ein Standard erreicht werden, der den internationalen Qualitätsforderungen entspricht. Die kapazitive Situation erfordert aber noch erhebliche Anstrengungen, um die Bedarfslücke von etwa 30000 Operationen pro Jahr decken zu können. Erst dann, wenn auch dieses Ziel erreicht wird, kann man davon sprechen, daß die Bundesrepublik auch bei der herzchirurgischen Versorgung der Bevölkerung einen Standard erreicht hat, der der Bevölkerung einer modernen und reichen Industrienation zusteht.

Literatur

1. Bruckenberger, E.: Ausbau der hierzchirurgischen Operationskapazität in der Bundesrepublik Deutschland. Thorac. Cardiovasc. Surgeon 38 (1990) 262–265
2. Kalmár, P. und E. Irrgang: Cardiac Surgery in the Federal Republic of Germany during 1989. A Report by the German Society for Thoracic and Cardiovascular Surgery. Thorac. Cardiovasc. Surgeon 38 (1990) 198–200
3. Lindenau, K.-F.: Gegenwärtiger Stand der Herzchirurgie in der DDR und Ausblick. Thorac. Cardiovasc. Surgeon 38 (1990) 266–267

Die Herzchirurgie – ein bedeutender Wirtschaftsfaktor für Krankenhaus, Hersteller und Zulieferer

R. Schmitt

MTP GmbH
Hoheluftchaussee 153–155
2000 Hamburg 20

1. Anspruch und Wirklichkeit

Selbst wenn die Primärfunktion einer Klinik oder anderen Einrichtung der Patientenversorgung darin besteht, seinen »Kunden« möglichst bald wieder ein normales Leben in Gesundheit zu ermöglichen, so darf die wirtschaftliche Komponente in diesem Zusammenhang nicht unterschätzt werden. So wie unser Gesundheitswesen organisiert ist, besteht durchaus theoretisch die Möglichkeit zu einer ausreichenden Versorgung von z. B. Herzpatienten und gleichzeitig die Herzchirurgie zu einem ertragsstarken Teil des Klinikhaushaltes zu gestalten. Restriktionen und politische Querelen, wie sie u. a. aus dem Norden der BRD bekannt sind, liegen nicht im KHG oder der BPflV, sondern doch mehr daran, daß Gesundheitspolitik Landessache ist. Wer zufällig Spiegel-TV vom 26. Oktober 1990 gesehen hat, weiß, daß »Herztourismus nach England« bei nicht-kommunalen Krankenhäusern wohl kaum eine Alternative zur lokalen Patientenversorgung sein würde. Die Herzzentren in Neustadt/Saale, Bad Oeynhausen oder auch Berlin – allesamt mit > 2000 HLM p. a. ein wichtiger Mengenfaktor in der Patientenversorgung der BRD – zeigen, daß bei der Entfaltungsmöglichkeit privatwirtschaftlicher Prinzipien durchaus die Möglichkeit besteht, die allseits beklagten Wartelisten abzubauen.
Desweiteren zeigen Tendenzen dem Engpaß »Herzchirurgie« beizukommen (auch im Norden mit CardioClinic Krankenhaus-Betriebsgesellschaft, Hamburg und Curschmann-Klinik, Timmendorfer Strand), daß der Einbruch der OP-Zahlen nur temporär sein wird – Entwicklung s. a. *Abbildung 1*. Interessant auch in diesem Zusammenhang die neueste Meldung, daß das Albertinen-Krankenhaus (fg. KH-Träger, bisher nicht in der Kardiochirurgie tätig) zunächst 500 und 1992 800 OP's am offenen Herzen vornehmen wird. Dies und weitere Initiativen werden dazu führen, daß letztlich eine Kapazität von ca. 3000 Herz-OP's für den Großraum Hamburg eine ausreichende Patientenversorgung auch unter wirtschaftlichen Aspekten gewährleistet.

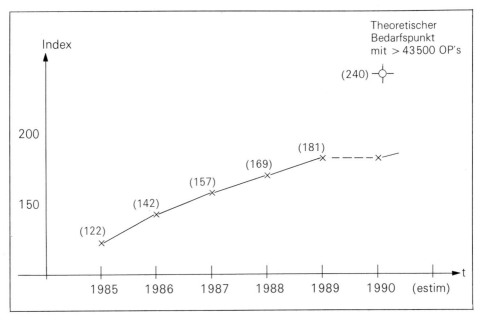

Abb. 1: Entwicklung der Herz-OP's und des theoretischen Bedarfs durch Wartelisten
(Indexbasis 1984... ~ 18050 OP's

Der theoretische Bedarfspunkt orientiert sich an einer Entschließung der Bundesgesundheitsminister vom November 1988 in Berlin, der von einem Richtwert von 700 OP's mit HLM per 1 Mio. Einwohner spricht. Ob dies tatsächlich den genannten Wartelistenzahlen gerecht wird, mag dahingestellt sein. Auf jeden Fall wird eine Erweiterung der herzchirurgischen Kapazitäten (inklusive der vor- und nachgestellten Einheiten, die den heutigen Engpaß primär verursachen) erforderlich sein. Soweit bekannt, sind z. Zt. 12 weitere Herzzentren geplant.

Ein weiterer Punkt, der hier zur Einstimmung auf das Thema hilfreich ist, ist die Entwicklung der Bevölkerung nach der Wiedervereinigung. Wir haben dadurch nicht nur einen Bevölkerungssprung auf ca. 78 Mio. Einwohner bekommen, sondern darüber hinaus auch eine andere Struktur nach Altersgruppen – *Abbildung 2* zeigt Details.

Durch den Sprung von rund 61 Mio. Personen auf über 78 Mio. ergibt sich bereits 1990 ein Bevölkerungsschub von ca. 26%. Interessant dabei, die Entwicklung der einzelnen Altersgruppen und was uns in etwa im Jahre 2000 erwartet. Das wird auch massive Auswirkungen auf die Gesundheitspolitik haben. Hinzu kommt noch die absolute Unterversorgung der ehemaligen DDR-Bürger und der daraus resultierende schlechte Gesundheitszustand in einigen Indikationsgebieten. Hierzu zählt z. B. auch der Bereich Herz-Kreislauf-Gefäße und seine Auswirkungen auf die Herz-OP's. (Weitere Details hierzu s. a. Beitrag von Prof. P. Kalmár, UKE, Hamburg, Seite 69 und The Thoracic and Cardiovascular Surgeon, Ausgabe August 1990 über »Gegenwärtiger Stand der Herzchirurgie in der DDR und Ausblick«, Prof. K.-F. Lindenau, Leipzig.)

Alters-gruppen	Bevölkerung 1989 Bundes-republik (in 1000)	Veränderung der Bevölkerung gegenüber 1989 durch die Wiedervereinigung		Zum Vergleich: 1989–2000 ohne Wider-vereinigung
		1990	2000	
14–19	4313	+29,0%	+25,0%	+ 0,3%
20–29	10757	+25,0%	−16,0%	−32,0%
30–39	9193	+27,0%	+48,0%	+21,0%
40–49	8255	+25,0%	+48,0%	+18,0%
50–59	8216	+25,0%	+22,0%	− 2,0%
60–69	6604	+23,0%	+47,0%	+20,0%
>70	6406	+23,0%	+40,0%	+20,0%

Abb. 2: Bevölkerungsveränderung durch Wiedervereinigung von BRD und DDR

2. Herzchirurgisches Umfeld

Wie Prognosen zeigen, werden Erkrankungen des Herz-Kreislauf-Systems auch im Jahr 2000 noch an erster Stelle stehen, mit > 50% verantwortlich für alle Sterbefälle. Die gleiche eher konservative Prognose (Berechnung auf der Grundlage »Mikrozensus« des Statistischen Bundesamtes) weist gleichzeitig aus, daß dieser Krankheitsbereich insgesamt die höchsten Zuwachsraten hat und im Jahre 2000 etwas mehr als 22% aller Kranken von rund 9,7 Mio. ausmacht.
Zwar ist bekannt, daß die Sterbeziffer mit Ursache »akuter Myokardinfarkt« in der BRD leicht rückläufig ist, gleichzeitig aber auch, daß
– die Anzahl Patienten auf Herz-OP-Wartelisten (max. 20000 Personen)
– der Ausbau und auch heute schon absolute Zuwachs in der kardiologischen Diagnostik (> 180000 Herzkatheter)
– die Zunahme von interventionellen Eingriffen (> 27000 PTCA's)
gegeben ist. (Zahlen sind Schätzungen für 1990)
Über den Zusammenhang von Sterbefällen und akutem Myokardinfarkt und therapeutischen Maßnahmen wie PTCA oder Herz-OP existiert kein mathematisch-statistisch relevantes Korrelationsmodell – soweit bekannt – jedoch zeigt *Abbildung 3* generelle Tendenzen.
So erfreulich diese Entwicklung ist, so sehr ist Skepsis geboten. Die Ursache ist in der allgemeinen demographischen Entwicklung – wie in Abbildung 2 gezeigt – zu sehen. Die Entwicklung zeigt eindeutig, daß in Alters-Bereichen, wo die Sterbefälle nach akutem Myokardinfarkt besonders hoch sind, eine deutliche Verschlechterung der Situation eintritt. Dies wird zwangsläufig Einfluß auf die Entwicklungstendenzen in der deutschen Herzchirurgie haben. Zur Ergänzung dieser Aussage s. a. *Abbildung 4*.

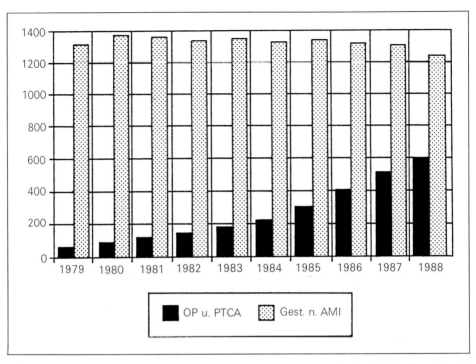

Abb. 3: Therapeutische Maßnahmen und Sterbefälle durch KHK nach AMI auf 1 Mio. Einwohner in der BRD (Quelle: Statistisches Bundesamt, Wiesbaden und Länderumfrage des KH-Ausschusses der AGLMB)

Altersgruppen	1985	1986	1987	1988
1–39	498	515	459	436
40–64	19004	17544	17154	16018
65–74	23189	22281	21230	19405
>75	39335	39946	40911	40820
Total	82026	80286	79754	76679

Abb. 4: Sterbefälle nach akutem Myokardinfarkt in der BRD 1985–88 (Quelle: Statistisches Bundesamt, Wiesbaden)

3. Wirtschaftliches Umfeld

Wie bereits angedeutet, sind nicht primär wirtschaftliche Mangelerscheinungen der Kostenträger oder gar der Wirtschaft Ursache für die heutige Situation in der Herzchirurgie. So kann denn auch mittelfristig davon ausgegangen werden, daß sich die Situation verbessert. Damit ist auch gesichert, daß sich Hersteller, Vertreiber und Service-Unternehmen in verstärktem Maße um den Bereich Herzchirurgie bemühen werden. Dies wiederum wird den Patienten und den Herzchirurgien selbst zugute kommen, da eine solche Marktsituation meist stabile Preise, neue Produkte, Produktoptimierungen, vermehrte Serviceanstrengungen etc. – kurzum: mehr Investitionen oder zumindest Investitionen auf gleichem Niveau – bedeutet. In diesem Zusammenhang kann man insgesamt von einem Markt von knapp 1 Mrd. DM in den nächsten 5 Jahren sprechen. Hierzu noch einige Schlüsseldaten als nähere Erläuterungen.

	1990	1995
Träger der Patientenversorgung	40	50–55 Kliniken
Medizinische Leistungen	32 500	43 500 Herz-OP's
Investitionsvolumen (Mio. DM)	50	350–500 (bis 1995)
Materialverbrauch (Mio. DM p. a.)	50	70
Aufwendungen der GKV + Versicherungen (Mio. DM p.a)	> 800	1 100

Abb. 5: Kernparameter der Herzchirurgie, ohne Herztransplantation und Rehabilitationsmaßnahmen

Ob diese Beträge kostendeckend sind oder nicht mag dahingestellt sein. Auf jeden Fall gelten in kardiochirurgischen Kreisen Werte von z. B. DM 25 000,– bis 30 000,– für eine Herzoperation und DM 130 000,– für eine Herztransplantation als Obergrenze und kostendeckend.
Wie immer, wenn es um die Finanzierung von Gesundheitsleistungen geht, kommen die gesetzlichen und privaten Kostenträger ins Spiel. Dabei wird über der hohen absoluten Größe der Beträge oft vergessen, daß die Gesamtkosten für die Herzchirurgie lediglich bei max. 1% der Aufwendungen der gesetzlichen Krankenversicherungen von insgesamt für 1990 geschätzten 133 Mrd. DM liegen.
Unabhängig von der Finanzierungsdiskussion wird die Kardiochirurgie auch für die nächste Zukunft von Wachstum gekennzeichnet sein. Da bleibt es denn natürlich auch nicht aus, daß in steigendem Maße auch Produktvielfalt und Anbieter zunehmen. Wer die einschlägigen Kongresse und Tagungen der Deutschen Gesellschaft für Thorax-, Herz- und Gefäßchirurgie und der Deutschen Gesellschaft für Kardiotechnik über die Jahre aufmerksam beobachtet hat, wird die Veränderungen deutlich wahrgenommen haben.
Zum Schluß noch eine Übersicht, die zeigt, wer in diesem Markt »Herzchirurgie« was anbietet. Diese Aufstellung muß unvollständig bleiben, ist aber auf den Inhalt des Buches abgestimmt.

Lieferanten	Perfusionssysteme (HLM)	Kanülen	Schlauchsets	arterielle Filter	sonstige Filter	Blasen-Oxygenatoren	Membran-Oxygenatoren	Kardiotomiereservoire	Kardioplegie	Überwachungsgeräte	Autotransfusions-Systeme	Herzunterstützungs-Systeme	Implantierbare Herzschrittmacher
Abbott GmbH										×			
AD. Krauth GmbH & Co.	×	×	×			×	×	×			×		
AVL Ges. f. med. Meßtechnik mbH										×			
Baxter Deutschland GmbH			×	×	×	×	×	×		×	×		
Berlin Heart Mediproduct GmbH										×	×		
Biomedix GmbH & Co. Medizintechnik										×			×
B. Braun Melsungen AG										×			
Ciba Corning Diagnostics GmbH										×			
Cobe Laboratories GmbH	×		×	×			×	×	×				
Cordis Medizinische Apparate GmbH													×
Datascope GmbH Medizintechnik										×	×		
Dideco Shiley		×	×	×		×	×	×	×	×	×		
Drägerwerk AG										×			
ela medical GmbH													×
Eppendorf Gerätebau Netheler + Hinz GmbH										×			
Ethicon GmbH & Co. KG			×								×		
Fresenius AG										×	×		
gambro medizintechnik GmbH			×										
Gelman Sciences (Deutschland) GmbH					×								
Gemetron GmbH & Co. KG											×		
Haemonetics GmbH											×		
HP-medica GmbH		×	×	×		×	×	×	×		×		
Intermedics GmbH													×
Jostra Medizintechnik GmbH & Co. KG	×	×	×	×		×	×	×	×		×		
Kontron Instruments GmbH											×		
Lilly MedizinTechnik GmbH													×
Mallinckrodt Medical GmbH										×			
3M Medica GmbH	×	×	×			×	×	×			×		
Medtronic GmbH			×	×		×	×			×	×	×	
Nova Biomedical GmbH										×			
OMNIS Hospitalbedarf Vertriebs GmbH						×	×						
Pacesetter Systems GmbH													×
Pall Biomedizin GmbH				×	×					×			
PPG Hellige GmbH										×			
Radiometer Deutschland GmbH										×			
Sartorius GmbH				×	×								
Schleicher & Schuell GmbH					×								
Siemens AG Medizin-Technik										×			
SORIN Biomedica Deutschland AG							×	×					×
Stöckert-Instrumente GmbH	×	×											
S & W Elektromedizin GmbH										×			
Telectronics													×
Terumo Deutschland GmbH			×			×	×						
Vitatron GmbH													×

Abb. 6: Übersichtsmatrix für EKZ-Basisprodukte laut Herstellerangaben (kein Anspruch auf Vollständigkeit) – Adressen s. a. Seite 507

Hierzu noch eine weitere Bemerkung: Die in den USA und U.K. erschienenen Handbücher für Kardiotechniker *bewerten die Produkte*. Dies schien in dem hier vorliegenden Buch nicht angebracht, weil
- es keine für alle herzchirurgischen Zentren zutreffenden einheitlichen Bewertungskriterien gibt
- die Auffassungsvielfalt zu diesem Thema in Deutschland wesentlich ausgeprägter ist als z.B in den USA
- eine Bewertung gleichzeitig einer Klassifizierung mit Einkaufsempfehlung gleichgekommen wäre.

So sind denn die zu den einzelnen Kapiteln gehörenden Übersichten und z.T. Produktdarstellungen firmeneigene mit dem Hinweis, daß weitere Details beim Hersteller/Vertreiber angefordert werden können. Davon sollte Gebrauch gemacht werden.

Desweiteren sind nicht alle im Markt verfügbaren Produkte vollständig nach jedem Autorenbeitrag aufgeführt. Es wäre ein schier unmögliches Unterfangen gewesen, zumal ständig Neuheiten propagiert werden und manche Produktgruppen sich in -zigfachen Ausführungen und Modifikationen darstellen. Die hier gewählte Form der Darstellung von Produkten und eine Übersichtsmatrix ist sicherlich die objektivste Lösung.

Quellenhinweise

- The Thorac. cardiov. Surgeon 4/1990
- Zeitschrift der Deutschen Herzstiftung 5/83, 9/85
- Tagungs-Berichte der »Deutschen Gesellschaft für Thorax-, Herz- und Gefäßchirurgie« und der »Deutschen Gesellschaft für Herz- und Kreislaufforschung«
- Angaben des Statistischen Bundesamtes, Wiesbaden, der Gesundheitsbehörden der Länder und der Deutschen Krankenhausgesellschaft, Düsseldorf
- MTP-Archiv
- Firmenunterlagen, Status August 1990

Auswahl-Kriterien bei EKZ-Produkten auf Basis technischer Daten der Hersteller und Prioritäten der Kardiotechniker

K. Dreessen

MTP GmbH
Hoheluftchaussee 153–155
2000 Hamburg 20

1 Einleitung

Laufend werden neue Produkte, beispielsweise Membranoxygenatoren, auf dem deutschen Markt vorgestellt. Dies stellt den Kardiotechniker vor die Situation, sich zumindest informativ mit diesen neuen Produkten auseinanderzusetzen. Hierzu liegen meist technische Daten der Hersteller und erste klinische Ergebnisse ausländischer Hospitäler vor. Dies muß als gegeben gelten, da fast 100% der Versorgung mit EKZ-Produkten aus nichtinländischer Produktion stammen.
Ebenso kann als gegeben gelten, daß derart auf dem deutschen Markt eingeführte Produkte unbedenklich sind — sie haben ihre Funktionsfähigkeit in-vivo bewiesen —, abgesehen von den hiesigen gesetzlichen Schutzmechanismen und Auflagen.
Die hier vorliegende Dokumentation zeigt einen unkomplizierten und vor allem schnellen und kostengünstigen Weg auf, wie der Kardiotechniker (und natürlich auch andere Entscheider) das Thema »*Produktauswahl*« aufgreifen kann. Damit sollen keine in vitro-Tests oder in-vivo-Einsätze kleinerer Serien entfallen, so dies Klinikpolitik ist. Es soll vielmehr eine möglichst rationale Entscheidungsbasis geschaffen werden, die es auch erlaubt, vernünftige *Preis-Leistungs-Vergleiche* einzelner Produkte durchzuführen. Bekanntlich wird gerade diesem Punkt — auch von den Verantwortlichen im medizinischen Verwaltungs-Bereich — in zunehmendem Maße hohe Priorität eingeräumt. Allgemeiner Kostendruck, zu erwartende Auswirkungen des GRGs auch im kardiochirurgischen Bereich sowie der legitime Wunsch, ein Optimum an Produkten zur Bewältigung der täglichen Aufgaben bei nahezu einheitlichem Preisniveau zu erhalten, stehen dabei im Vordergrund.

2 Methodisches zur engeren Aufgabenstellung

Anläßlich der 18. Jahrestagung der Deutschen Gesellschaft für Thorax-, Herz- und Gefäßchirurgie vom 23.–25. 02. 1989 in München wurde die neue William Harvey HF-5000er-Serie von HP-medica vorgestellt. Der Membran-Oxygenator HF-5000 ist das Kernstück einer Serie neuer EKZ-Produkte des Herstellers C.R. BARD Inc. Dieser William Harvey Membran-Oxygenator HF-5000 wurde in seinen Daten verglichen mit
- einem ebenfalls *neuen Membran-Oxygenator* eines führenden Herstellers... Produkt A
- einem bereits auf dem Markt befindlichen *älteren Membran-Oxygenator* eines führenden Herstellers... Produkt B.

Da es hier mehr um den methodischen Ansatz geht, spielen die Produktnamen eine sekundäre Rolle, jedoch sei darauf hingewiesen, daß die Produktfamilien dieser 3 Hersteller etwa 60–65% des deutschen Marktes für Oxygenierungs-Sets repräsentieren. Versuchsweise wurde der William Harvey HF-5000 auch zum Gesamtmarkt in Relation gesetzt – s.a. Abb. 3. Die dort gewonnenen Aussagen weichen jedoch nicht wesentlich vom Einzelproduktvergleich ab und haben mehr qualitative Aussagekraft.

In einem zweiten Schritt wurden die *leitenden Kardiotechniker in 20 deutschen Zentren* nach ihren Prioritäten bei der Oxygenatorauswahl anhand eines Fragebogens befragt.

Die so gewonnenen Resultate wurden gegen die festgestellten Produktparameter gesetzt, um so eine Bewertung der Relevanz einzelner Aussagen aus dem Produktvergleich durchführen zu können. Ein objektiv gegebener Produktvorteil kann sehr wohl wichtig oder auch wertlos sein, je nachdem wie ausschlaggebend der jeweilige Parameter für die tägliche Arbeit im Herz-OP und natürlich die Patientensicherheit ist.

Als Lösungsweg wurde eine graphische Methode angestrebt.

Die technischen Details, Daten und Vergleichswerte der Wettbewerbsprodukte wurden in jeweils ein Leistungsrelationsdiagramm transferiert, in dem sich jeweils 2 Produkte direkt aufeinander beziehen (Abb. 1–2). Die Leistungsdaten im Bereich der subjektiven Bewertung, wie
- Bedienungsfreundlichkeit des Primingvorgangs
- Sichtbarkeit des Blutflusses im M.-O.
- Sicherheit und Handling

wurden auf den Maßstab relativiert, um eine Leistungsadaption ohne Informationsverlust zu gewährleisten.

Die Leistungsdifferenzierung geschieht prozentual und ist über das gesamte Leistungsspektrum maßstabstandardisiert.

Dadurch erhalten wir Leistungsprofile, die eine *qualitative* Aussage über die jeweils verglichenen Membran-Oxygenatoren zulassen.

Als ergänzendes Diagramm (Abb. 3) wurde ein Leistungsprofil des HF-5000, bezogen auf den gesamten Membran-Oxygenator-Markt der BRD erstellt. Jeder einzelne Leistungspunkt bezieht sich hier auf die im Membran-Oxygenator-Markt herrschenden maximalen Abweichungen.

Durch die Überlagerung der einzelnen Abbildungen 1–3 dieser beiden Darstellungsformen wird eine interpretierbare Visulisierung der Produktunterschiede erreicht.

3 Die Resultate des Produktvergleiches

3.1 Einzelvergleiche

Wie Abbildung 1 zeigt, ist der Großteil der Daten des neuen William Harvey HF-5000 Membran-Oxygenators deutlich besser gegenüber dem Vergleichsprodukt A. So z. B. beim CO_2-Transfer und bei der Wärmeaustauscheffizienz um 55% als Maximalwert. Demgegenüber zeigt der Vergleich mit Produkt A gleiche Werte in bezug auf Priming und analog Primingvorgang.

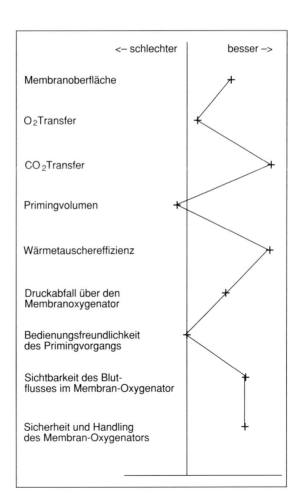

Abb. 1: Leistungsprofil Membran-Oxygenator William Harvey HF-5000 gegenüber Vergleichs-Membran-Oxygenator »Produkt A« als Bezugssystem

Der Leistungsdatenvergleich zeigt *eindeutige positive Abweichungen* für den HF-5000 in den Bereichen Sicherheit und Handling sowie in der Möglichkeit, den Blutfluß wirklich in allen Teilen des Produktes verfolgen zu können.

Die sehr gute CO_2-Transferrate des HF-5000 wird durch die nur geringfügig bessere O_2-Transferrate gegenüber der von Produkt A zu einer nur mäßigstark differenzierenden Gesamtgastransferrate reduziert. Neben der bekannten Tatsache des größeren Druckabfalls, die die Plattenmembrantechnik mit sich bringt, wird der technologische Abstand zwischen dem HF-5000 und dem Vergleichsprodukt A durch die Differenz der Wärmetauschereffizienz repräsentiert.

Hier liegt Produkt A am unteren und der HF-5000 am oberen Ende des Effizienzspektrums des Membran-Oxygenator-Angebotes in der BRD.

Der Vergleich der Leistungsdaten mit Produkt B in Abbildung 2 zeigt zum Teil die gleichen Differenzierungen wie in Abbildung 1 bei Produkt A. Auffallend ist die größere Membranoberfläche (+85%) zu dem älteren Produkt B, die — wie zu sehen ist — *nicht* zwangsläufig in direktem Zusammenhang mit der besseren O_2-CO_2-Gastransferrate (+10%) steht. Die erheblich größere Membranober-

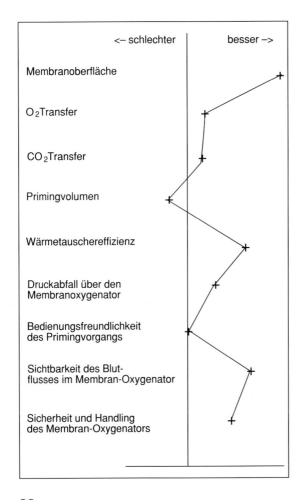

Abb. 2: Leistungsprofil Membran-Oxygenator William Harvey HF-5000 gegenüber Vergleichs-Membran-Oxygenator »Produkt B« als Bezugssystem

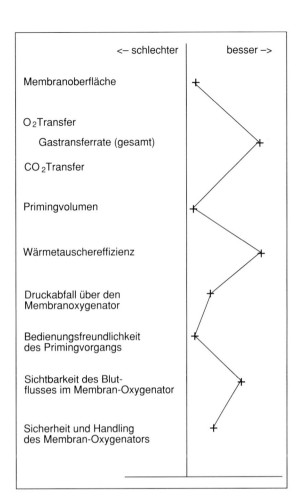

Abb. 3: Leistungsprofil
Membran-Oxygenator HF-5000
gegenüber Gesamtmarkt
als Bezugssystem

fläche des William Harvey HF-5000 bringt vielmehr eine ebenfalls erhebliche Sicherheitsreserve. In Bereichen, wo das Vergleichsprodukt B bereits bei 100% seiner Membrankapazität liegt, sind hier beim HF-5000 noch hinreichend Reserven vorhanden.

Bei den Parametern »Primingvolumen« zeigt sich deutlich, daß Vergleichsprodukt B zu einem Zeitpunkt auf den Markt gebracht wurde, bei dem Infektionsgefahr über Spenderblut noch heftiger diskutiert worden ist. Autologe Bluttransfusion und veränderte Blutbankpolitik stellen diesen Punkt heute in ein völlig anderes Licht und damit Stellenwert.

Der in Abbildung 3 durchgeführte Vergleich bezieht sich auf 7 Produkte, die heute nahezu 100% der Versorgung der deutschen Herzzentren abdecken. Dieser Vergleich wurde der Vollständigkeit halber durchgeführt, um letztlich in Abbildung 4 das Gesamtbild darstellen zu können. Im wesentlichen zeigt sich eine Profilkurve mit den bekannten, starken Ausprägungen bei

- Gastransfer
- Wärmetauschereffizienz
- Sichtbarkeit des Blutflusses.

In Abbildung 4 ist durch Überlagerung der Kurven des Bezugsproduktes William Harvey HF-5000 und jener von Produkt A, Produkt B und Gesamtmarkt eine vorläufige Zwischenbilanz möglich.

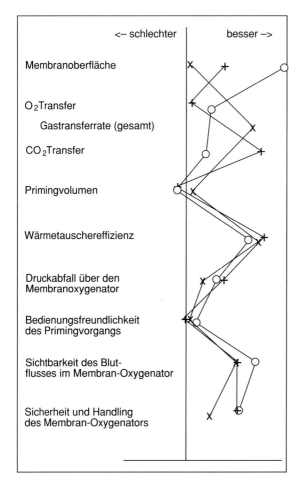

Abb. 4: Gesamtdarstellung der Leistungsbreite des William Harvey Membran-Oxygenators HF-5000 gegenüber unterschiedlichen anderen Membran-Oxygenatoren

3.2 Zwischenbilanz aus technischer Sicht

Zusammenfassend ist zu der neuen HF-5000er-Serie zu sagen, daß die hervorragenden Werte in Sicherheit und Handling durch folgende 3 Punkte und deren *Mehr-Nutzen* erreicht wurden:
- *Sehr gute Gastransferrate*, die eigentlich neben der Sicherheit einen Kernwert bei allen Membran-Oxygenatoren darstellen sollte, da der Gasaustausch ja die primäre Aufgabe eines jeden Oxygenators ist.
- Der in allen Komponenten *sichtbare Blutfluß* und die damit garantierte hervorragende Sichtkontrolle, die jedes Luftbläschen frühzeitig wahrnehmbar macht und den »Entbubble«-Vorgang stark vereinfacht.

- Die *außerordentliche Wirksamkeit des Wärmetauschers* und die damit gewährleistete Zeitersparnis in den Anwärm- und Abkühlphasen. Realisiert wurde dies durch PU-Rohre, die noch über eine Reihe von *Zusatz-Nutzen* verfügen:
  - Die Polyurethanrohre sind biokompatibler und wirken durch ihre glattere Oberfläche weniger hämolytisch als die bekannten Edelstahl- und Aluminiumsysteme.
  - Die Kritik, daß die Verbindungsstücke zwischen Wärmetauscher und Gehäuseinnenteil die Gefahr der Leckage bergen, gilt hier nicht. Bei dem neuen HF-5000 sind sämtliche Teile (Wärmetauscher, Anschlußstücke, innere Anschlüsse) aus dem gleichen Material, haben denselben Wärmeausdehnungskoeffizienten bei Temperaturveränderungen und somit keinerlei Materialverspannungen zur Folge.

Die *Vorteile für den Anwender in der Klinik* lassen sich auf folgende Kurzform bringen:
- unübertroffene Gastransferrate
- voll-visualisierter Blutfluß
- kurze Auf- und Abkühlphasen des Wärmetauschers
- geringere(r) Bluttraumatisierung/Druckabfall
- höhere Sicherheitsreserven durch die Membrankapazität.

Daraus resultieren wiederum die subjektiven Begriffe *Bedienungserleichterung und Betriebssicherheitserhöhung* – und damit letztlich die *Patientensicherheit*.

Das Primingvolumen des HF-5000 ist als durchschnittlich und normal einzustufen.

4 Prioritäten der Kardiotechniker

Um eine Aussage über den praktischen Wert einzelner Produktvorteile machen zu können, war es erforderlich, deren individuelle Einschätzung durch den Produktanwender zu ermitteln. Erst der unmittelbare Vergleich zwischen den *objektiven Produktvorteilen* und der *subjektiven Bewertung* einzelner Parameter durch die Anwender in der Klinik ergibt das aussagefähige Resultat der Gesamtuntersuchung.

Um dieser Forderung gerecht zu werden, wurde Anfang 1989 in 20 Zentren bei 23 vorwiegend leitenden Kardiotechnikern eine Kurzbefragung mittels Fragebogen durchgeführt. Der Fragebogen selbst war in Form einer *Prioritätenliste* für den Einsatz von Membran-Oxygenatoren durch den Anwender/Kardiotechniker aufgebaut. Dabei waren 11 Parameter zur Beurteilung aufgeführt, wobei 1 die höchste und 11 die niedrigste Priorität bedeutete.

Das Datenmaterial der ausgewerteten Fragebögen läßt eine starke Streuung – ersichtlich an der großen Standardabweichung – der Prioritäten erkennen. (Die Standardabweichung stellt hier einen Parameter dar, dessen Größe eine Aussage über die Bandbreite der Meinungsunterschiede zum Thema technische Produkteigenschaften zuläßt.)

Technische Paramter, die von allen Kardiotechnikern als relativ wichtig bezeichnet wurden, streuen weniger stark als Parameter, die im Mittel als weniger wichtig eingeschätzt werden. Das heißt, Produkteigenschaften, die beim Anwender eine hohe Priorität genießen, wurden relativ einhellig als wichtig bestimmt, während die Meinungen über Produkteigenschaften niedriger Priorität stark schwankten.

Das Spektrum der Mittelwerte verspricht eine aussagekräftige Divergenz zwischen den einzelnen Prioritätspunkten. Somit läßt die zusammengefaßte Anwendermeinung das Erstellen eines Prioritätsprofils der technischen Produkteigenschaften zu, bei dem sich die Wertigkeit jedes Parameters klar darstellt.

Um dem Prioritätensetzungsverhalten der Gruppe der Kardiotechniker tiefer auf den Grund gehen zu können, ist es wichtig, Häufigkeitsverteilungen zu erstellen. Erst hierdurch können eventuelle Manifestierungen unterschiedlicher »EKZ-Philosophien« aufgedeckt werden. Außerdem lassen die Verteilungskurven qualitative Aussagen über die Streuung zu.

Die folgenden grafischen Darstellungen der Häufigkeitsverteilung sind nur eine Auswahl typischer Beispiele.

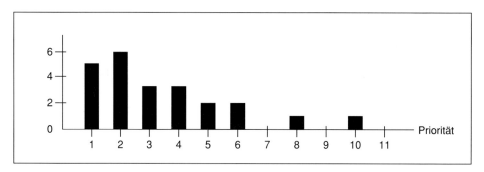

Abb. 5: Größe der Membranoberfläche
Die Häufigkeitsverteilung zeigt ein klares Maximum mit einer relativ starken Streuung, was besagt, daß dieser Punkt zwar nicht Top-Priorität hat, jedoch nicht unwichtig ist.

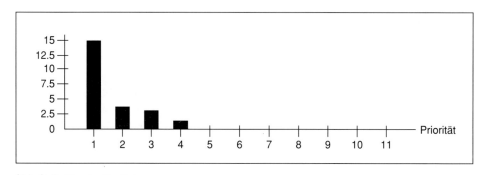

Abb. 6: Größe der O_2-Rate
Eine klare Verteilung mit geringer Streuung. In diesem Fall haben sich 15 der Befragten mit Priorität 1 für die O_2-Transferrate entschieden. Sie zeigt sich damit von höchster Priorität für den Kardiotechniker.

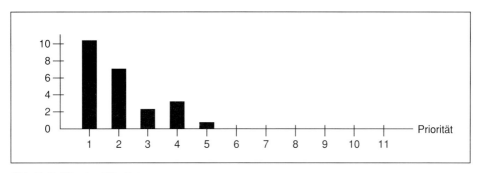

Abb. 7: Größe der CO_2-Rate
Diese Verteilung zeigt ein definiertes Maximum geringer Streuung. Die CO_2-Transferrate ist für die Mehrzahl der Kardiotechniker nach der O_2-Transferrate der wichtigste Produktparameter.

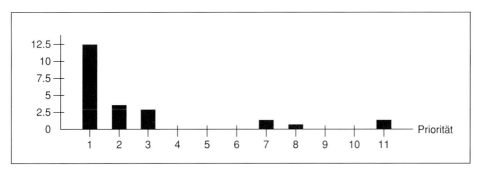

Abb. 8: Biokompatibilit/Blut-atraumatische Oberflächengestaltung der Kontaktstellen.
Sie zeigt eine gequantelte, starke Streuung mit klarem Maximum. Hier zeigt sich, daß die Mehrheit der Kardiotechniker die Biokompatibilität für wichtig bis sehr wichtig hält.
Schwer zu deuten dagegen ist die Tatsache, daß hier zwei weitere Gruppierungen diesen Parameter als weniger wichtig und sogar als völlig unwichtig einschätzen.

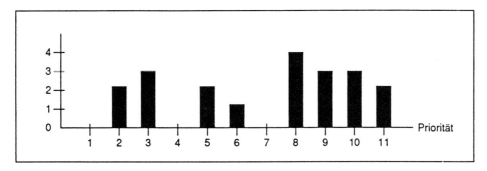

Abb. 9: Sichtbarkeit des Blutflusses
Die Häufigkeitsverteilung zeigt eine starke Streuung mit indifferenten Massierungen, die eine klare Aussage fast unmöglich macht. Das bedeutet, daß unter den Kardiotechnikern eine völlig unterschiedliche bis gegensätzliche Meinung über den Nutzen eines an allen Stellen des Membran-Oxygenators sichtbaren Blutflusses herrscht.

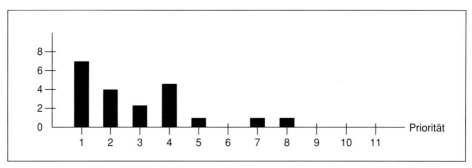

Abb. 10: Größe des Primingvolumens
Eine starke Streuung mit 2 Maxima. Hier bedeuten die zwei Maxima, daß innerhalb der Gruppe der Befragten zwei ausgeprägte Einstellungen vorherrschen. Die eine Gruppe schätzt das Primingvolumen als eindeutig wichtigsten Parameter ein, während die andere Gruppe diese Produkteigenschaft nur einer mittleren Wichtigkeit zuordnet.

So weit einige typische Beispiele von Häufigkeitsverteilungen.
Die Verteilungskurven zeigen untereinander keine signifikante Korrelation, die auf eine *durchgängige* typische Prioritätensetzung der Anwender schließen ließe.
Die Verteilungen mit mehr als einem Maximum lassen keinen Bezug zueinander erkennen, der auf das Vorhandensein unterschiedlicher »EKZ-Philosophien« bzw. »-Theorien« hinweisen würde.
Die starke Streuung um die gemittelten Prioritäten ergibt sich somit aus der allgemeinen Inhomogenität des Prioritätensetzungsverhaltens der Kardiotechniker. Diese Aussage steht nicht im Widerspruch zur geringen Streuung bei den Werten für die Gastransferraten (Abb. 6–7), da hier eindeutig die Primärfunktion des Oxygenators angesprochen wird – worüber es wohl keine Diskussion geben dürfte.
Die Zusammenfassung der einzelnen Resultate pro Fragebogenparameter ergibt das Prioritätsprofil – Abbildung 11.
Das Prioritätsprofil dient der Visualisierung der von den Kardiotechnikern gemachten Festlegungen der Produkteigenschaftswertigkeiten. Es zeigt in unserem Fall eine deutliche Differenzierung der einzelnen Prioritätensetzungen untereinander.
Als besonders wichtig werden
- Gastransferrate
- Biokompatibilität
- Größe des Primingvolumens
- Größe der Membranoberfläche

in obiger Reihenfolge empfunden.
Dabei besteht bei den Punkten O_2- und CO_2-Gastransferrate eine besonders große Einigkeit unter den Befragten, wodurch hier eine Aussage mit großer Repräsentativität entsteht. Dagegen scheint die Tatsache, zusammen mit dem Oxygenator ein abnehmbares und separat betreibbares Reservoir oder ein vollintegriertes Reservoir mit Kardiotomiefilter anzubieten, auf wenig Interesse zu stoßen.

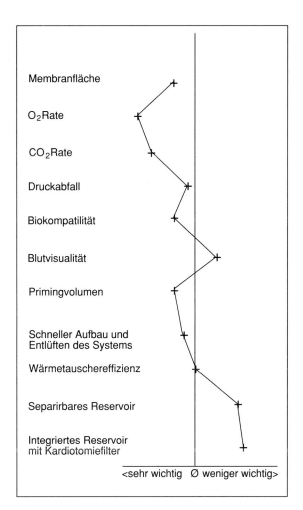

Abb. 11: Kardiotechniker-Prioritätsprofil für Membran-Oxygenatoren aus 20 herzchirurgischen Kliniken in Deutschland

Die Sichtbarkeit des Blutflusses im gesamten Membran-Oxygenator scheint ebenfalls kein Auswahlkriterium für den Kardiotechniker zu sein. Das Betrachten der dazugehörigen Häufigkeitsverteilungskurve (Abb. 9) zeigt aber zu diesem Punkt eine so große Meinungsverschiedenheit unter den Interviewten, daß eine repräsentative Aussage hier nicht möglich ist.

5 Diskussion und Resümee

Die statistischen Resultate der Fragebogenauswertung lassen folgende Schlußfolgerungen zu:

- Der typische Kardiotechniker mit einer in Grenzen standardisierten Vorstellung, welche Membran-Oxygenator-Eigenschaften sehr wichtig und welche weniger wichtig sind, *existiert nicht*. Vielmehr stellen die Befragten in bezug darauf, welche Prioritäten sie bei der Auswahl eines Membran-Oxygenators setzen, eine inhomogene Gruppe dar. Ebenso gibt es im Doppelsinn des Wortes keine Kardiotechniker-Schulmeinung. Dieses Resultat überrascht nicht, da es in diesem Bereich noch kein klares Berufsbild mit entsprechender Ausbildung gibt, wie z. B. bei einem klassischen Maschinenbau-Ingenieur und dessen schulischem Werdegang.
- Es ist selten 1 Parameter (außer beim Gastransfer), der einen funktionsfähigen Membran-Oxygenator von einem sehr guten Membran-Oxygenator unterscheidet... die Summe der Vorteile macht's — oder um ein gängiges

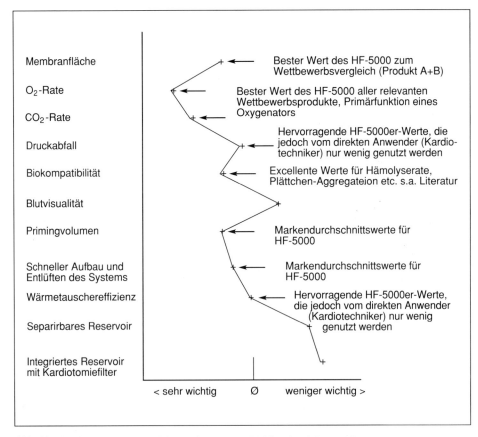

Abb. 12: Kardiotechniker-Prioritätsprofil und HF-5000er Produktvorteile

Schlagwort zu gebrauchen: das Kosten-Nutzen-Verhältnis. Eine eindeutige Vorstellung, was darunter zu verstehen ist, konnte bei der Anwender-Zielgruppe nicht festgestellt werden.

Um eine Aussage über die Marktrelevanz der Produktvorteile des hier untersuchten William Harvey HF-5000 machen zu können, wird das Leistungsprofil dieses Produktes (s. Abb. 1–3) mit dem existenten Prioritätssetzungsverhalten der Kardiotechniker (s. a. Abb. 11) verglichen. Von den Produkteigenschaften, die den HF-5000 gegenüber dem Marktangebot differenzieren und die auch für die Gruppe der Anwender nach eigener Aussage von sehr großer bis mittlerer Bedeutung sind, verbleiben hervorzuheben.

6   Schlußbemerkung

Insgesamt gesehen stellt der William Harvey HF-5000 Membran-Oxygenator eine positive Bereicherung des Angebotes in Deutschland dar. Er ist das typische Resultat einer gelungenen Produktoptimierung eines seit langen Jahren international führenden Herstellers von EKZ-Produkten. Der klinische Alltag und die gute Resonanz bei den Anwendern werden die Resultate dieser Untersuchung bestätigen. Dem steht auch nicht entgegen, daß dieses neue Produkt in einigen technischen Parametern wesentlich bessere Werte als die der Vergleichsprodukte aufweist, obwohl diese Vorteile vom Kardiotechniker mit durchschnittlicher Priorität eingestuft werden, weil er sie heute noch nicht voll ausschöpft – bzw. ausschöpfen konnte mangels eines stark unterschiedlichen Angebotes im Markt.

Als Sekundäreffekt dieser Untersuchung mag gelten, daß hier ein einfacher Weg aufgezeigt wurde, wie man anhand von technischen Datenvergleichen und deren Interpretation zu einer tragfähigen Vorentscheidung bei der Produktauswahl kommen kann, selbst wenn diese nicht mit der medizinisch-klinischen Relevanz einzelner Parameter identisch sein muß.

Unser besonderer Dank gilt allen Mitwirkenden bei der Marktbefragung, die diese Untersuchung ermöglicht haben.

Desgleichen gilt unser Dank allen Firmen, die in unkomplizierter Form die Daten ihrer Produkte zur Verfügung gestellt haben.

7   Quellenverzeichnis

- Dokumentationen und Daten, BARD Cardiopulmonary Division, C.R. BARD Inc., Billerica, Ma., U.S.A.
- Datenblätter und Veröffentlichungen der Hersteller von Membran-Oxygenatoren
- Handbuch der Kardiotechnik, Gustav Fischer Verlag; Stuttgart, New York 1988
- Pearson DT, Clayton R, Murray A, McArdle B, Cardiothoracic Unit, Freeman Hospital, Newcastle upon Tyne, UK

Die Führung der Perfusionsphase

N. Doetsch, H. Schmidt

Universitätsklinikum Essen
Abteilung für Thorax- und Kardiovaskuläre Chirurgie
Hufelandstraße 55
4300 Essen 1

Der kardiopulmonale Bypass ist ein logisches und geradliniges Geschehen, das von physiologischen Grundprinzipien und vernünftigen technischen Überlegungen geleitet sein sollte. Er erfordert vom Kardiotechniker exakte Planung, höchste Aufmerksamkeit, rasches Reaktionsvermögen und kausalanalytisches Denken.

Die Herz-Lungenmaschine

Der Kardiotechniker sollte immer eine funktionelle Einheit in optimaler Vorbereitung zur Verfügung haben. Niemand kann einen Notfall im Operationssaal voraussehen, außerdem muß der Patient, der zur offenen Herz-Operation ansteht, immer von Beginn an in einer hohen Risikogruppe eingeordnet werden. Auf keinen Fall darf jemals ein Patient nur deshalb in seinem Leben bedroht sein, weil der Kardiotechniker nicht früh genug die Vorbereitungen zum Anschluß der Herz-Lungenmaschine abgeschlossen hat.
Schon beim Zusammenbau der Herz-Lungenmaschine muß der Kardiotechniker sich eindeutig vergewissern, daß alle Verbindungsteile sicher konnektiert sind. Jedes Schlauchteil muß, soweit es möglich ist, über das Verbindungsstück geschoben werden, alle Überwurfmuttern müssen fest und sicher angezogen sein. Die exakte Beachtung dieser Regeln verhindert weitgehend unvorhersehbare Diskonnektierungen oder das Abrutschen von Schlauchteilen. Aus dem gleichen Grund sollten Konnektoren oder Schlauchteile vor dem Zusammensetzen nicht mit Gleitmitteln eingesprüht werden, eine Kunststoff-auf-Kunststoff-Verbindung erzeugt eine hohe Reibung, während Gleitmittel die Reibung herabsetzen und somit das Abrutschen ermöglichen.
Die Schlauchlinien sollten auch nicht um sich selbst, irgendwelche Ständer oder Aufhängevorrichtungen gewickelt werden, sondern die Herz-Lungenmaschine möglichst gerade und unkompliziert verlassen. Dies erleichtert den raschen Schlauchaustausch, falls es doch während der Bypassphase einmal erforderlich sein sollte, erheblich.
Wenn der Kardiotechniker vor Beginn des kardiopulmonalen Bypasses sich auch vordringlich um die Integrität seines Systems kümmern muß, so bleibt

doch meist die Zeit, das Krankenblatt des Patienten anzusehen. Besonderes Augenmerk sollte dabei auf die Krankengeschichte, technische und laborchemische Voruntersuchungen und Röntgenbefunde gelegt werden.

Registrierungen

Der Kardiotechniker sollte seine Dokumentation (das sogenannte HLM-Protokoll) schon vor der Bypassphase, soweit es geht, vorbereitet haben. Dieses Protokoll ist Teil der Gesamtdokumentation über den Patienten und geht in das Krankenblatt mit ein. Es ist als Urkunde zu werten und muß deshalb auch so behandelt werden. Alle Eintragungen müssen klar und präzise gemacht werden, alle überflüssigen Eintragungen sind zu vermeiden. Der Kardiotechniker muß sich immer darüber im klaren sein, daß seine Eintragungen besonders bei Nachfragen oder juristischen Konsequenzen von höchster Bedeutung sein können. Folgende Daten müssen aus dem Protokoll hervorgehen:
Zeitpunkt von Bypassbeginn und -ende
partielle Bypasszeiten
totale Bypasszeiten
Aortenabklemmzeiten
Daten der Kardioplegie
Art und Menge des Vorfüllvolumens
weitere Flüssigkeitsgaben in der Bypasszeit
Medikamentengaben
Temperaturverläufe
weitere Besonderheiten
Zusätzlich müssen on-line oder manuell alle 5–10 Minuten bzw. bei Veränderungen Flußrate, arterieller Blutdruck, Gasflußrate, Temperatur und Zeitablauf in der Bypassphase registriert werden. Nach Beendigung der Bypassphase sollte der Kardiotechniker das Original des Registrierungsprotokolls der Krankenakte beifügen, es sei denn es wird eine eigene HLM-Akte für jeden Patienten geführt.

Heparinisierung

Der Kardiotechniker muß sich vor Einschalten jeglicher Pumpe des extrakorporalen Systems vergewissern, daß der Patient ausreichend lang zuvor heparinisiert worden ist. Im Regelfall fragt der Kardiotechniker vor Einschaltung der Saugpumpe den Anästhesisten, ob und wann Heparin gegeben wurde. Dies soll keine Kontrolle des Anästhesisten darstellen, sondern ein letzter »crosscheck« als Sicherheitsmaßnahme für alle Beteiligten.
Die Heparinisierung kann durch direkte Injektion des Heparins in den rechten Vorhof oder über einen zentralvenösen Zugang intravenös verabreicht werden. Die Gabe über den zentralvenösen Zugang setzt allerdings eine sichere Katheterlage voraus. Bei Fehllage ist eine Gewebsinfiltration des Heparins möglich und somit eine systemische Wirkung nicht gewährleistet. Der Kardiotechniker muß mit solchen Problemen rechnen und sollte besonders zu Beginn der

Bypassphase intensiv auf Zeichen der zu geringen Heparinisierung achten. Warnhinweise können Koagelbildungen, die Ausbildung von feinen Bläschenaggregaten oder Fibrinfäden im Kardiotomiereservoir und/oder im Oxygenator sein. Beim geringsten Hinweis muß der Kardiotechniker an Anästhesist und Chirurg seine Beobachtung melden und veranlassen, daß sofort eine zusätzliche Heparingabe erfolgt. In solchen Fällen ist es am sichersten, das Heparin unmittelbar in das Maschinenblut zu geben. Die schwerwiegendsten Komplikationen können in der Regel vermieden werden, wenn man dem Priming-Volumen 25–50 mg Heparin/Liter zugefügt hat.

Eine zusätzliche Sicherheitsmaßnahme stellen die heute als Routineausstattung zu fordernden Bestimmungen der ACT (activated clotting time), ein Globaltest zur Gerinnungsfähigkeit, vor Beginn der HLM-Phase und in routinemäßigen Abständen im Bypassverlauf dar. Der Mindestwert wird in unserer Klinik bei 500 sec festgelegt.

Die übliche Heparinsierungsdosis bei der Initialgabe beträgt 3–4 mg bzw. 300–400 IE Heparin/kgKG des Patienten. Dies reicht im Regelfall für die meisten Patienten aus. Dennoch muß man sich darüber klar sein, daß die Heparinaktivität patientenspezifisch erheblich schwanken oder auch eine Gerinnungsstörung vorliegen kann. Besonders gefürchtet sind Heparinfunktionsstörungen bei bestehendem AT-III-Mangel. Die vorherige Substitution ist in einigen Fällen erforderlich und sollte mit dem Anästhesisten abgesprochen werden. Aus diesen Gründen muß der Kardiotechniker auch bei primär gesicherter Heparinisierung ständig ein Augenmerk auf die oben beschriebenen Zeichen der unzureichenden Heparinisierung haben und ggf. in kürzeren Zeitabständen eine Gerinnungsüberprüfung veranlassen. Bei Unterschreitung des Limits in der ACT ist eine zusätzliche Heparingabe nötig. Sie kann allerdings unterbleiben, wenn der Stand der Operation eine Beendigung der extrakorporalen Zirkulation in den nächsten 10 Minuten erwarten läßt. In einigen Kliniken führen die Kardiotechniker eine Dosis-Wirkungskurve des Heparins und legen damit die Protaminmenge nach Bypassbeendigung fest.

Bypassbeginn

Wenn alle Vorbereitungen zum Bypassbeginn abgeschlossen sind, sollte sich der Kardiotechniker noch vergewissern, daß alle Klemmen von der venösen und arteriellen Linie gelöst sind. Vorzugsweise sollte der Kardiotechniker diese Klemmen direkt an seinem Oxygenator haben und auch dort kontrollieren können. Dies verhindert einen unerwarteten Start der Herz-Lungenmaschine, ohne daß jeder im Operationssaal auf den Bypassbeginn eingestellt ist. Bewährt hat sich eine deutlich vernehmliche Verständigung zwischen Chirurg, Kardiotechniker und Anästhesist in dieser Phase mit lauter Bestätigung der Anweisung und Ausführung. Beim Start der arteriellen Pumpe sollte der Kardiotechniker vorsichtshalber nach der arteriellen Linie greifen und Pumpenpuls sowie Durchmischungsgrad Blut/Primingvolumen überprüfen. Bis eine gute Durchmischung erreicht ist, darf der Fluß nur langsam gesteigert werden, da sonst eine Ausspülung der Koronararterien mit dem Primingvolumen eintreten kann. Ist eine gute Durchmischung von Blut und Maschinenflüssigkeit erreicht, sollte der Kardiotechniker möglichst rasch die vorausberechnete Flußrate anstreben, ohne daß dabei größere Volumenverschiebungen zwischen Patient und Oxygenatorfüllung eintreten, um Druckabfall oder -anstieg zu vermeiden. Wird in dieser Phase ein schlechter venöser Rückstrom bemerkt, muß der Kardiotechniker sofort Kontakt zum Chirurgen aufnehmen, um ggf. die Lage der venösen Maschinenkatheter überprüfen zu lassen. Obwohl der Patient zu diesem Zeitpunkt noch im partiellen Bypass ist, sollte jetzt schon die volle Flußrate angestrebt werden.

Perfusionsdruck

Die Höhe des anzustrebenden arteriellen Druckes in der A. radialis ist von Zentrum zu Zentrum sehr verschieden festgelegt. Einige Zentren sind mit einem Mitteldruck zwischen 30 und 50 mmHg zufrieden, andere verlangen Mitteldrucke zwischen 70 und 100 mmHg. Ohne medikamentöse Unterstützung erreicht man bei venöser Doppelkanülierung und voller Flußrate im Regelfall einen Mitteldruck zwischen 40 und 60 mmHg, bei monoatrialer Kanülierung mit dem Zweistufenkatheter kann der Druck etwas niedriger liegen. Nicht selten erreicht ohne erkennbaren Grund besonders gegen Ende der Perfusionsphase der Druck Werte um 100 mmHg. Bei Perfusionsdrucken über 90 mmHg empfiehlt sich allerdings schon eine medikamentöse Intervention, um einen allzu starken Rückstrom zum Herzen zu verhindern. Der vermehrte Einsatz der linksventrikulären Saugpumpe unter diesen Bedingungen bedeutet ein zusätzliches, vermeidbares Bluttrauma.

Hochdruckphasen können in vielen Fällen durch Vertiefung der Narkose, sei es mit Steigerung der Zufuhr von Inhalationsnarkotika im Gasmischer der HLM, sei es durch zusätzliche Gabe von Neuroleptnarkotika (z. B. Fentanyl®) beeinflußt werden. In selteneren Fällen sind mit entsprechender Rücksprache zum Anästhesisten zusätzliche Gaben von Antihypertensiva erforderlich. Hier bieten sich als Mittel der ersten Wahl Nitrokörper oder $\alpha 1$-Rezeptorenblocker (z. B. Ebrantil®) an.

Niedrige Perfusionsdrucke stellen meist nicht ein so großes Problem wie die Hochdruckkomplikationen dar. Solange der Perfusionsdruck um 50 mmHg liegt, ist eine glomeruläre Filtrationsrate in der Niere nachweisbar und somit besteht Urinproduktion und -ausscheidung. Selbst kurzfristige Druckabfälle unter 30 mmHg werden bei voller Flußrate im Regelfall problemlos toleriert. Im Regelfall resultiert der niedrige Perfusionsdruck, bei Ausschluß der zu niedrigen Flußrate, besonders in den ersten Bypassminuten aus einer erheblichen peripheren Vasodilatation und einem haemodilutiven Effekt durch Beimischung des Primingvolumens bzw. der kardioplegischen Lösung.

Für niedrige Flußraten bedingt durch schlechten venösen Rückstrom sind in den meisten Fällen Fehllagen der venösen Maschinenkatheter verantwortlich. Auch die Exsiccose (Austrocknung) des Patienten vor der Operation kann einen intraoperativen Volumenverlust simulieren, da viele Herzpatienten unter einer Langzeittherapie mit Diuretika standen. Wenn also eine Lagekorrektur der venösen Katheter nicht zu einem verbesserten Rückstrom führt, kann zusätzlich Glucose- oder Ringer-Laktat-Lösung in den Oxygenator gegeben werden, solange ein Mindest-Hb-Gehalt von 6 g% nicht unterschritten wird. Für diese kristallinen Lösungen müssen nicht zusätzliche Heparindosen in die Herz-Lungenmaschine gegeben werden.

Wenn trotz voller Flußrate der mittlere arterielle Druck nicht in der gewünschten Höhe gehalten werden kann, ist die Gabe von Vasokontriktoren erforderlich. Das Mittel erster Wahl in der Bypassphase ist ein α-Rezeptoren-Stimulans (z. B. Neo-Synephrine® oder Arterenol®). Katecholamine sind vor dem geplanten Ausstieg aus der Herz-Lungenmaschine sicher noch nicht indiziert, sie bewirken einen zu hohen Sauerstoffverbrauch des Herzmuskels mit Verbrauch der myokardialen Energiereserven.

Flußrate

Die Flußrate der extrakorporalen Zirkulation sollte bei 2,4 l/m^2 Körperoberfläche(KO)/min bzw. zwischen 40 und 60 ml/kg Körpergewicht(KG)/min eingestellt werden. Dies scheint für die meisten Routineeingriffe am offenen Herzen auszureichen. Der Minimalfluß darf nicht unter 1,4 l/m^{2}KO/min bzw. 34 ml/kgKG/min sinken, spätestens zu diesem Zeitpunkt sollte der Kardiotechniker Volumen je nach Bedarf zusätzlich in das Reservoir geben.

Hohe Flußraten zeigen nicht unbedingt auch eine verbesserte Gewebs- oder Organperfusion an. Extrem hohe Flußraten können Hinweis für eine schwerwiegende periphere Vasodilatation oder eine excessive Volumenüberladung im Patienten sein. Die Konsequenz einer solchen Hypervolaemie und entsprechend hoher Flußrate können Gesichts- oder Hirnödeme, generalisierte Körperödeme mit Aszites und Pleuraergüssen sowie Lungenversagen durch interstitielles Ödem sein.

Saugung

Dem gesamten Saugersystem widmet der Kardiotechniker oft die geringste Aufmerksamkeit, obwohl dieses System die wichtigste Ursache für das Bluttrauma darstellt. Die Sauger sollten gerade mit der Rollengeschwindigkeit laufen, daß der linke Ventrikel entleert wird und das unmittelbare Operationsfeld für den Chirurgen blutfrei ist. Sobald einer der Sauger nicht in Ordnung ist, sollte er sofort abgestellt werden. Bei der Ansaugung von geringen Mengen mit hoher Luftbeimischung wird nichts als Haemolyse erreicht. Die Saugerpumpe sollte deshalb so laufen, daß eine konstante Blutsäule angesaugt wird. Wenn Saugerschläuche klopfen oder kollabieren, sollte der Kardiotechniker die Rollerpumpe abbremsen oder abstellen und den Chirurgen veranlassen, den Sauger zu bewegen, weil in diesem Fall meist die Spitze festgesaugt ist. Wenn die intracardiale Absaugung klopft, ist dies ein Hinweis darauf, daß das Herz leergesaugt ist, der Kardiotechniker sollte die Pumpengeschwindigkeit verlangsamen.

Das Blut, das über die Saugersysteme im Kardiotomiereservoir ankommt, sollte durch ein dem Kardiotomiereservoir meist integriertes, Filtersystem dem Oxygenator konstant zugeführt werden. Niemals sollte das Blut direkt aus den

Saugern in das Gesamtsystem laufen, da Mikrobläschen oder Kleinstkoagel mit in das arterielle System eindringen können.

Säure-Basen-Ausgleich

Die Gaszufuhr für den Oxygenator besteht aus einem Doppelsystem. Dies besteht aus einer Versorgungsleitung mit reinem Sauerstoff und einer zweiten Leitung mit Kohlendioxid (CO_2). Mit Überblendreglern kann zusätzlich in gewünschter Höhe Druckluft beigemischt werden. Beide Zuleitungen müssen mit einem separaten Regulator und Durchflußmesser ausgestattet sein. Durch Einstellungen in beiden Systemen kann der Kardiotechniker den pH-Wert und den Kohlendioxid-Partialdruck exakt steuern. Der Kardiotechniker sollte einen arteriellen pH um 7.4 und einen pCO_2 um 40 mmHg anstreben, dabei sollte der arterielle Sauerstoffpartialdruck nicht unter 100 und nicht über 200 mmHg gehalten werden.

Bei der Einstellung von pH und pCO_2 ist es dabei gleichgültig, ob der Patient sich in Normothermie oder Hypothermie befindet. Bei entsprechender Hypothermie muß allerdings immer eine entsprechende Einstellungskorrektur des Gasflusses im Oxygenator vorgenommen werden. Nach unseren Erfahrungen hat sich als Faustregel für die Normothermie bewährt, etwa 1 l Sauerstoff pro l Flußvolumen (1:1) einzustellen; dabei werden ca. 0–5% der O_2-Einstellung je nach gemessenem Kohlendioxidpartialdruck in Form von CO_2 zusätzlich beigemischt. Mit Beginn der Abkühlung kann die Sauerstoffzufuhr auf 0,8–0,6 l pro l Flußvolumen (0,8–0,6:1) reduziert werden. Erfahrungsgemäß kann trotz Reduktion der Sauerstoffzufuhr in der hypothermen Phase die Menge der CO_2-Beimischung in gleicher Höhe gehalten werden, d.h. es tritt eine entsprechende Erhöhung des prozentualen CO_2-Anteils am Sauerstoffanteil ein. In umgekehrtem Sinne wird dann die Sauerstoffzufuhr mit Beginn der Aufwärmphase eingestellt. Sollte je nach Oxygenatortyp eine CO_2-Zufuhr erforderlich gewesen sein, empfiehlt sich in der Aufwärmphase eine vorübergehende Unterbrechung der CO_2-Zufuhr, die später nach Blutgasanalyse wieder aufgenommen werden kann.

Die Kontrolle der Blutgasanalyse sollte erstmals 5 Minuten nach Bypassbeginn erfolgen, weitere Kontrollen in Abständen nicht unter 15 Minuten. Inzwischen werden vielfach auch sehr gute Geräte zur fortlaufenden Kontrolle der wichtigsten Parameter (pH, pO_2, pCO_2, K^+) angeboten. Diese Geräte arbeiten mit hoher Meßgenauigkeit, dennoch empfehlen sich zwischenzeitliche Routineüberprüfungen an den herkömmlichen Laborgeräten.

Bypassende

Im Regelfall ist es nicht nötig nach Ende des offenen Herzeingriffes die Perfusion unnötig zu verlängern. Wenn die extrakorporale Zirkulation beendet wird, arbeitet das Herz entweder suffizient oder die verminderte Herzauswurfleistung ist rasch feststellbar. Im zweiten Fall ist es kein Problem, die Perfusion sofort wieder aufzunehmen.

Der totale kardiopulmonale Bypass endet mit Freigabe der Occlusion auf der oberen und unteren Hohlvene. Sollte das Herz noch flimmern, ist eine Defibrillation in üblicher Weise erforderlich. Von diesem Zeitpunkt an befindet sich der Patient in partiellem kardiopulmonalen Bypass, d.h. es fließt wieder Blut durch das Herz und die Zirkulation in den Lungengefäßen ist wieder aufgenommen. Im EKG sind Aktionen erkennbar, eine Auswurfleistung erfolgt allerdings noch nicht.

Es wird auch noch keine meßbare Auswurfleistung erfolgen, bis der Kardiotechniker Blut aus dem Oxygenator in den Patienten verlagert hat. Der Kardiotechniker muß also durch Drosselung des venösen Rückstromes oder Anhebung des Oxygenators den Spiegel im Reservoir schrittweise erniedrigen, so daß Blutvolumen in den Patienten verlagert und auch dort gehalten wird. Sobald das Herz ausreichend gefüllt ist, wird sich in der Systole die Aortenklappe öffnen, die arterielle Pulskurve wird sichtbar und die Auswurfleistung meßbar.

Die übliche Methode ist das langsame Drosseln der venösen Linie und die schrittweise Reduktion der arteriellen Pumpleistung. Kommt es hierbei in seltenen Fällen zum Auftreten eines myokardialen Pumpversagens, so wird dies durch ein Absinken des arteriellen Mitteldruckes und gleichzeitiges Ansteigen der pulmonalen und venösen Füllungsdrucke ersichtlich. In dieser Situation ist auf eine weitere Reduktion der Maschinenleistung zu verzichten, bis eine Therapie mit positiv inotropen Substanzen (z.B. Adrenalin, Dopamin usw.) eingeleitet und ggf. eine Druck- und Rhythmusstabilisierung erreicht ist.

Ein anderes oft geübtes Verfahren ist die sofortige komplette Abklemmung der venösen Linie und dem raschen Transfundieren des Blutvolumens in den Patienten unter Reduktion der Pumpleistung. Bei diesem Verfahren muß der Kardiotechniker sehr konzentriert arbeiten, da er das gesamte Volumen jetzt unmittelbar dem rechten Herzen zumutet. Es muß also eine vorsichtige, koordinierte Volumenverlagerung erfolgen, bis der Systemdruck 100 mmHg erreicht. Jetzt stellt der Kardiotechniker zunächst die weitere Transfusion ein und klemmt auch sicherheitshalber die arterielle Linie ab, um eine evtl. retrograde Blutung in die Maschine zu verhindern, die durch mangelnde Occlusion an den Pumpenköpfen denkbar ist.

Von diesem Zeitpunkt an sollte der Kardiotechniker in Absprache mit Anästhesist und Operateur schrittweise weiter Blut aus dem Reservoir und dem Oxygenator transfundieren, bis der Systemdruck bei 100 mmHg gehalten wird. Die gesamte zu transfundierende Menge hängt unter anderem auch von der häufig zu beobachtenden Vasodilatation unmittelbar nach Bypassende ab.

Man muß sich immer darüber im klaren sein, daß das Herz erst dann eine suffiziente Leistung erbringt, wenn eine ausreichende Vordehnung durch entsprechende Volumengabe vorliegt. Insofern kann der Kardiotechniker die Herzleistung gut beeinflussen, indem er vor Bypassende auf eine ausreichende Füllung seines Oxygenators achtet und exakt die schrittweise Retransfusion im Auge behält. Wenn der Kardiotechniker immer auf dem niedrigst möglichen Flüssigkeitsniveau seines Oxygenators fährt und anschließend nicht unter dieses Niveau transfundiert, kann es durchaus sein, daß der Patient allein aufgrund des Volumenmangels ein schwerstgradiges low-output-Syndrom erleidet. Andererseits kann der Zustand des Herzmuskels unmittelbar nach

Bypassende auch noch so instabil sein, daß der Kardiotechniker mit der raschen, kompletten Transfusion seines Oxygenatorvolumens eine Überdehnung des Herzens bewirkt und somit ein akutes Herzversagen auslöst. Deshalb nochmals der Hinweis auf die hohe Konzentrationsanforderung in dieser Phase und die enge Zusammenarbeit mit Chirurg und Anästhesist.

Mit Beginn der Heparinantagonisierung durch Protaminsulfat müssen sämtliche Saugpumpen ausgestellt werden. Unter keinen Umständen darf Blut, das nach der Protamingabe angesaugt wurde, in den Oxygenator aufgenommen werden, gleichgültig wie dringend der Bedarf auch ist. Das einzig mögliche Ergebnis ist immer ein durch Koagel verschlossener und somit unbrauchbarer Oxygenator.

Perfusion beim Kind

Auf keinen Fall dürfen kindliche Patienten einfach als kleine Erwachsene angesehen und behandelt werden. Es bestehen klar definierbare Unterschiede, die in alle Überlegungen zur Bypassführung eingehen müssen. Kindliche Patienten haben eine höhere Stoffwechselrate und ein größeres Blutvolumen in Relation zum Körpergewicht als Erwachsene, sie haben einen höheren Sauerstoffbedarf und senken bzw. steigern die Körpertemperatur bedeutend schneller als ein Erwachsener. Kinder sind auch bedeutend schneller dehydriert oder volumenüberlastet, die kritische Volumenkontrolle muß deshalb ständig in die Überlegungen eingehen.

Die Kreislaufreaktionen unterscheiden sich oft bedeutsam vom Erwachsenen, die Effekte von Medikamentengaben sind meist stärker, allerdings auch von kürzerer Dauer. Die Auswirkungen auf die Kreislaufsituation durch die extrakorporale Zirkulation sind meist schwerwiegender, da Kinder ohnehin einen niedrigeren Systemdruck als Ausgangswert aufgrund der höheren Gefäßelastizität haben.

Der höhere metabolische Bedarf fordert eine höhere Perfusionsrate. 2,7–3,0 l/m²KO/min bzw. 100 ml/kgKG/min scheinen allerdings eine adäquate Perfusion darzustellen. Auch 3–3,5 l/m²KO/min bzw. 100–120 ml/kgKG/min können beim Säugling oder Kleinstkind angestrebt werden. Wenn auch normalerweise die Perfusionsrate dem Bedarf angepaßt werden kann, muß bei Kindern ein Mindestfluß von 50 ml/kgKG/min gefordert werden.

Wenn auch viele Oxygenatoren im Priming-Volumen angepaßt werden können, wurde die Erfahrung gemacht, daß eine optimale Vorfüllung für Kinder von 8 kgKG oder weniger 450–600 ml sind. Bei Kindern zwischen 8 und 20 kgKG wird das Priming-Volumen mit 600 ml plus 20 ml für jedes kg über 10 kg berechnet. Kinder mit einem Körpergewicht zwischen 20 und 50 kg erhalten eine Vorfüllung von 800–1200 ml. Kindliche Patienten über 50 kgKG werden bezüglich der Vorfüllung wie Erwachsene mit 24 ml/kgKG behandelt. Wenn weniger als 450 ml eingesetzt werden, resultiert im Regelfall eine unzureichende Perfusion mit zu niedrigen Flußraten und Drucken, da ein großer Teil des Körperblutes in die extrakorporale Füllung verlagert wird. Dies erscheint auch unabhängig von Oxygenatortyp und Patientengewicht zu sein, auch bei Nutzung der kleinsten Schlauchlänge und dünnster Querschnitte.

Als Vorfüllvolumen bei Säuglingen unter 8 kgKG wird standardisiert Konservenblut benutzt. Die Basis für die Vorfüllvolumina bei größeren Kindern bildet die übliche Mischung aus Ringer-Laktat und Glucose 5% Lösungen. Beträgt der Ausgangshaematokrit weniger als 45%, setzt sich das Priming-Volumen aus 25 ml kristalliner Lösung pro kgKG und Vollblut bis zur errechneten Gesamtfüllung zusammen. Liegt der Ausgangs-HK über 45%, können 35 ml pro kgKG kristalline Lösungen verwendet werden.

Ist die Korrektur der kindlichen Herzerkrankung in tiefer Hypothermie mit Kreislaufstillstand vorgesehen, sollte der Erythrozytenbedarf im Primingvolumen zuvor exakt berechnet werden. Die Haemodilution sollte einen Haematokritwert von um 25% anstreben. Die Haemodilution kann wie folgt berechnet werden:

Geschätztes Blutvolumen (GBV) = 80 ml × Körpergewicht kg
Geschätztes Erythrozytenvolumen = HKT × GBV
Totales Zirkulationsvolumen (TZV) =
GBV + Priming-Volumen + IV-Flüssigkeitsgabe
Geschätzter HKT-Abfall = $\dfrac{\text{Geschätztes Erythrozytenvolumen}}{\text{TZV}}$

Der Bedarf an Blut für das Priming-Volumen kann wie folgt kalkuliert werden:

Zirkulierendes Erythrozytenvolumen = (errechneter HKT) × (TZV)
benötigtes Erythrozytenvolumen = zirkulierendes Erythrozytenvolumen
– geschätztes Erythrozytenbedarfsvolumen
Merke: Ziehen Sie das benötigte Erythrozytenvolumen vom kristallinen Anteil des Priming-Volumens ab, um eine optimale Vorfüllung zu erhalten.

Wenn Vollblut der extrakorporalen Zirkulation zugeführt wird, werden zusätzlich 2000 Einheiten Heparin und 1 mval Natriumbikarbonat pro 100 ml Gesamt-Priming-Volumen zugegeben, zusätzlich werden nach Durchmischung 0,4 g Calcium verabreicht. Beim Einsatz von Erythrozytenkonzentraten werden 1000 E Heparin pro Blutkonserve und 1 mval Natriumbikarbonat zusätzlich pro 100 ml Gesamt-Priming-Volumen gegeben. Calcium sollte nur auf besondere Veranlassung des Anästhesisten zugegeben werden.

Nach Einlauf des Blutes in den Oxygenator erreicht man die Durchmischung durch interne Vorzirkulation von 1000 ml/min. Bei geplanter normothermer Operation bis das Priming-Volumen eine Temperatur von 35 ± 2 °C erreicht hat. Danach sollte eine Blutprobe aus dem zirkulierenden Volumen zur Untersuchung von pH, Haemoglobin und Haematokrit entnommen werden. Bei geplanter Hypothermie muß diese Laboranalyse vor der Kühlung des Priming-Volumens abgenommen werden.

Unter Berücksichtigung des raschen Temperaturaustausches bei kindlichen Patienten darf der Temperaturgradient zwischen Wärmeaustauscher und Patiententemperatur nicht über 8 °C sein. Aus dieser Limitierung ergibt sich kein zusätzlicher Zeitaufwand zum Kühlen oder Wärmen beim kindlichen Patienten.

Die Beendigung des Bypasses erfolgt in der bekannten Art und Weise. Der Kardiotechniker muß allerdings äußerst vorsichtig bei der Volumensubstitution sein. Schon kleinste Mengen an Blut können ein Kind aus einer low-output Situation aufgrund von Volumenmangel in ein myokardiales Versagen durch Überdehnung bringen.

Nach Transfusion der maximal tolerablen Menge an extrakorporalem Blut in den kindlichen Patienten kann das Restblut in Konservenbeutel abgefüllt und später transfundiert werden.

Notfälle

In der gesamten Bypassphase sollte der Kardiotechniker sich über Stand und Ablauf der Operation im klaren sein. Diese beinhaltet nicht nur die Pumpenfunktion sondern auch die Volumensteuerung seines Oxygenators und vieles mehr. Der Kardiotechniker sollte sich eine Checkliste erarbeiten, in welcher Reihenfolge er regelmäßig alle ihm zur Verfügung stehenden Instrumente und Anzeigen abliest. Ein typisches Check-Muster kann z.B. sein: Oxygenator, Pumpen, Saugungen, Kardiotomiereservoir, Operationstisch, arterieller Druck, EKG, Temperaturen und dann wieder zurück zum Oxygenator. Andere Parameter, die mit einbezogen werden können, sind die Gasmischer und Flußmesser. Wenn einmal ein solches Kontrollmuster erstellt ist, wird jede Unregelmäßigkeit sehr rasch auffallen.

Zahlreiche Notfälle können während eines kardiopulmonalen Bypasses entstehen. Es ist sicher ausgeschlossen, Art und Reaktion auf jeden möglichen Notfall zu beschreiben, aber einige Kommentare sind sicher angebracht. Die beste Einrichtung, die ein Kardiotechniker hat, um aus einer problematischen Situation herauszukommen, ist sein Verstand. Wenn der Kardiotechniker jedes auftretende Problem exakt analysiert und dann systematisch reagiert, ist das Ergebnis im Regelfall ausgezeichnet. Der Kardiotechniker, der im Notfall in alle Richtungen gleichzeitig zu handeln versucht, erreicht im Regelfall nichts, nur der Patient leidet darunter.

Der Kardiotechniker darf sich immer vergegenwärtigen, daß ein Patient, auch unter Normothermiebedingungen, einen kurzen Kreislaufstillstand durchaus gut überleben kann. Wenn es also notwendig ist, die Zirkulation kurz zu stoppen, so ist dies auch erlaubt. Es ist nicht unbedingt erforderlich, den venösen Rückstrom beim Pumpenstopp abzuklemmen, aber es empfiehlt sich. Die Pumpenregler sollten auf Null gestellt werden, um beim erneuten Start wieder langsam und vorsichtig die angestrebte Flußrate zu erreichen.

Es gibt keine Vorschläge oder Gebrauchsanweisungen, die das Gehirn, kausalanalytisches Denken und den gesunden Menschenverstand in solchen Situationen ersetzen können. Die folgende Beschreibung eines Oxygenatoraustausches in der Bypassphase soll nur als Richtlinie für ähnliche Fälle angeboten werden. Mit dieser Technik ist die Zeit des effektiven Kreislaufstillstandes nahezu auf 15 sec limitiert.

1. Konnektieren Sie den Gasmischer an den neuen Oxygenator und stellen Sie die kalkulierte Gasflußrate ein.
2. Klemmen Sie die Rückflußlinie aus dem Kardiotomiereservoir unmittelbar am ersten Oxygenator so doppelt ab, daß ca. 10 cm Abstand zwischen den Klemmen bleibt. Durchtrennen Sie die Linie unmittelbar am ersten Oxygenator.
3. Konnektieren Sie die Kardiotomielinie am zweiten Oxygenator und lassen sie abgeklemmt.
4. Klemmen Sie die venöse Linie in gleicher Weise ab. Durchtrennen Sie die venöse Linie zwischen den Klemmen möglichst nahe am ersten Oxygenator. Halten Sie den arteriellen Fluß noch aufrecht.
5. Konnektieren Sie die venöse Linie am zweiten Oxygenator und lassen sie abgeklemmt.
6. Halten Sie den arteriellen Fluß unter Flußreduktion aufrecht, bis der erste Oxygenator leerläuft.
7. Sobald der erste Oxygenator leer ist, aber bevor Luft in die arterielle Linie eindringt, halten Sie die Pumpe an und klemmen Sie die arterielle Linie mit 10 cm Abstand doppelt ab. Durchtrennen Sie die arterielle Linie zwischen den Klemmen möglichst nahe am ersten Oxygenator.
8. Konnektieren Sie die arterielle Linie am arteriellen Ausgang des zweiten Oxygenators.
9. Lösen Sie die Klemme an der venösen Linie.
10. Lösen Sie die Klemme an der Kardiotomiereservoirlinie.
11. Stellen Sie die arterielle Pumpe am zweiten Oxygenator um und fahren Sie äußert langsam nach Lösung der arteriellen Klemme Blut zurück. Dadurch befreien Sie den Auslaßkonnektor und das letzte Stück der arteriellen Linie von Luftblasen.
12. Halten Sie die arterielle Pumpe an und stellen Sie wieder zu normalem Vorwärtsfluß um. Nehmen Sie den normalen Bypass wieder auf, sobald das arterielle Reservoir über die venöse Linie ausreichend gefüllt ist.

In Einzelfällen kann es sein, daß nach Ende des kardiopulmonalen Bypasses und Rückgabe der arteriellen Linie vom Operationstisch, eine derartige Verschlechterung der haemodynamischen Situation des Patienten eintritt, die eine sofortige Wiederaufnahme des Bypasses erzwingt. Die folgende Beschreibung kann als Richtlinie genutzt werden, wie man unter Notfallbedingungen einen Oxygenator und die Schlauchlinien rasch wiederauffüllt:

1. Ein Liter Glucose 5%/Ringer-Laktat oder, falls noch verfügbar, abgefülltes Patientenblut werden in das Kardiotomiereservoir bzw. über die Schnellfüllöffnung direkt in den Oxygenator eingegeben.
2. Noch während die Flüssigkeit in den Oxygenator einläuft, heben Sie ihn hoch, damit die venöse Linie retrograd aufgrund des Gefälles gefüllt wird. Klemmen Sie die venöse Linie ab. Die Operationsschwester kann in der Zwischenzeit die restliche venöse Linie vom Operationstisch aus füllen. ES IST NICHT ABSOLUT ERFORDERLICH, DIE VENÖSE LINIE ZU FÜLLEN, UM DEN BYPASS WIEDER ANZUSCHLIESSEN. Die venöse Linie kann auch gefüllt werden, nachdem der Bypass angefahren worden ist (sog. »clearing air lock«-Technik).
3. Rezirkulieren Sie die Flüssigkeit, indem Sie vom Oxygenator direkt zum

Kardiotomiereservoir oder zur venösen Entlüftungsstelle kurz schließen und klopfen Sie auf die Schläuche, um Luftblasen zu lösen.

4. Zwischenzeitlich muß die Operationsschwester einen ⅜- inch Schlauch vorbereiten und einen geraden ⅜ auf ⅜ Konnektor am freien Ende eindrükken. Das Schlauchende mit dem Konnektor wird dann aus dem sterilen Feld dem Kardiotechniker angereicht.
5. Der Kardiotechniker löst dann die arterielle Kurzschlußverbindung und konnektiert den Rest der arteriellen Linie an den ⅜-inch Schlauch vom Operationstisch.
6. Der zusätzliche Schlauch wird dann mit Flüssigkeit gefüllt unter besonderer Beachtung, daß der zusätzliche Konnektor exakt entlüftet wird.
7. Die Schlauchlinie kann jetzt am Operationstisch an die arterielle Kanülierungsstelle konnektiert werden.

Schlechter venöser Rückstrom

Die offensichtlichen Gründe für einen niedrigen oder unzureichenden venösen Rückstrom sind Fehlpositionen der venösen Katheter oder ein Volumenmangel des Patienten. Es gibt aber dennoch andere Faktoren, die den venösen Rückstrom erheblich beeinträchtigen können, sei es eine Knick- oder Schleifenbildung in der venösen Linie, sei es ein zu hoher Druckgradient.

Vorübergehende Störungen des venösen Rückstroms sind besonders bei aorto-coronaren Bypassoperationen zu beobachten. Vielfach muß dabei das Herz gedreht oder nach rechts verlagert werden, um die distalen Anastomosen an den Hinterwandästen anzuschließen. In vielen Fällen wird bedingt durch die Drehung der unteren Maschinenkatheter der Rückstrom erheblich behindert. Diese vorübergehende Beeinträchtigung wird im Regelfall gut toleriert, solange es sich um einen vernünftigen Zeitraum handelt und der Abstrom der oberen V. cava nicht gedrosselt ist. Stauungen in der oberen Hohlvene sind zu vermeiden, da erhebliche Beeinträchtigungen des venösen Abstroms aus den Kopfgefäßen die Folgen sein können. Klinische Zeichen, wie Schwellungen der Halsvenen und blau-livide Verfärbung der Gesichtshaut, sind meist kaum zu übersehen.

Auch Medikamente können unmittelbar die venöse Kapazität beeinflussen und somit den Rückstrom verändern. So bewirken z. B. Morphine eine Weitstellung der venösen Gefäße, was umgekehrt seinerseits den Rückfluß und somit Flußrate sowie arteriellen Druck erniedrigt. Die einzige Lösung eines solchen Problems ist die massive Volumensubstitution, um das venöse System aufzufüllen.

Adäquate Perfusion

Das Ziel jeder Perfusion ist letzendlich, den metabolischen Bedarf des Gewebes zu decken. Dies schließt das Angebot an Sauerstoff und anderen Bedarfssubstanzen sowie die Elimination von Kohlendioxid und anderen Abfallprodukten ein. Der Begriff »ausreichende Versorgung« fordert somit, daß ausreichende Mengen an lebenswichtigen Stoffen (besonders Sauerstoff), die das Gewebe zur Funktionserhaltung braucht, im zirkulierenden Blut enthalten sind und daß die Fließgeschwindigkeit des Blutes durch das Gewebe hoch genug ist, um diese Substanzen in ausreichender Menge anzuliefern sowie die Stoffwechselendprodukte zu eliminieren.

Andere Blutinhaltsstoffe als der Sauerstoff werden durch Zusammensetzung und Menge des Priming-Volumens mitbestimmt. Der Sauerstoffgehalt wird einerseits durch die Sauerstoffkapazität des Blutes, andererseits durch die Permeabilität des Oxygenators bedingt. Da mittlerweile die meisten Bubble-Oxygenatoren durchaus in der Lage sind, eine Sauerstoffsättigung von 97–99% zu erreichen und das CO_2 zu Genüge abrauchen, bleibt das Hauptproblem zur metabolischen Bedarfsdeckung eine adäquate Flußrate, um die Gewebsperfusion zu sichern.

Mit anderen Worten wird die notwendige Flußrate von dem Verhältnis Sauerstoffbedarf im Gewebe zu Sauerstoffkapazität im Blut bestimmt. Über den tatsächlichen Sauerstoffbedarf unter den Bedingungen eines kardiopulmonalen Bypasses gibt es sehr unterschiedliche Meinungen. Einige Untersuchungen deuten darauf hin, daß der Sauerstoffbedarf bei normothermer Perfusion dem Basisbedarf unter Ruhebedingungen entspricht. Andere Studien weisen darauf hin, daß der Sauerstoffbedarf aufgrund der Blutverteilungsstörungen, der Narkosebedingungen und der unvermeidlichen Auskühlung des Patienten eher sinkt. Der Sauerstoffbedarf wird in ml O_2/min gemessen und hängt von Körpergewicht, Körperoberfläche und Alter bzw. Wachstumsperiode des Patienten ab.

Der Sauerstoffgehalt des Blutes wird vom Haemoglobingehalt und der Sauerstoffsättigung bestimmt. Deshalb muß bei entsprechender Haemodilution beachtet werden, daß der Gesamt-Sauerstoffgehalt im Blut vermindert ist. Einige Kliniken gehen davon aus, daß dieser Mangel durch eine erhöhte Flußrate kompensiert werden muß, andere sind der Auffassung, daß die Haemodilution die Blutviskosität soweit senkt und somit die Mikrozirkulation erheblich verbessert. Demnach wäre eine Steigerung der Flußrate nicht erforderlich. Die Flußraten und somit das Sauerstoffangebot werden auf der Basis von Fluß pro Gewichtseinheit oder Fluß pro Körperoberfläche (m^2) eingestellt. Eine zu empfehlende Flußrate auf der Basis der Körperoberfläche beträgt 2,2–2,4 l/m^2KO/min. Unabhängig davon kalkulieren einige Kliniken die optimale Flußrate auf der Basis des im Herzkatheterlabor bestimmten Herz-Zeit-Volumens, und streben eine Flußrate von 50–80% des gemessenen Wertes an.

Es ist unnötig zu betonen, daß zahllose Formeln und Nomogramme zur Berechnung einer optimalen Flußrate unter Berücksichtigung von Haemoglobin, Körpergewicht und Körperoberfläche erstellt worden sind. Alle diese Berechnungen basieren auf einem durchschnittlichen Sauerstoffbedarf und berücksichtigen keine individuellen Schwankungen bezüglich Blutdistributionsstörungen oder Auswirkungen der Narkoseform. Unter Normalbedingungen bewirkt die Differenz von Sauerstoffangebot zu Sauerstoffbedarf eine Differenz zwischen arterieller und venöser Sauerstoffsättigung von 25%. Setzt man eine arterielle Sättigung von 97–99% voraus, was einem pO_2 von 100–170 mmHg entspricht, so errechnet sich daraus ein venöser pO_2 von ungefähr 40 mmHg. So gesehen, allen ausgeklügelten Formeln zur optimalen Flußberechnung auf

der Basis von Sauerstoffbedarfsberechnung zum Trotz, ist die adäquate Perfusion nicht einfach mit einer magischen Formel garantiert.
Unter der Vorstellung, daß der Blutfluß in Organen und Regionen mit erhöhtem Sauerstoffbedarf ansteigt, kann man eine Einstellung in etwa anhand der arteriovenösen Sauerstoffdifferenz abschätzen. Dies gelingt, weil bei unzureichendem Fluß das Gewebe mehr Sauerstoff aus dem zur Verfügung stehenden Blut entnimmt. Eine Formel zur Flußberechnung kann somit allenfalls eine Ausgangsberechnung für den Kardiotechniker sein, die er im Laufe der weiteren Perfusion entsprechend überprüfen muß. Eine ungenügende Perfusion wird auch sehr früh durch einen Abfall der pH-Werte auf 7,3 bis 7,2 gekennzeichnet. Weitere Hinweise sind ein erniedrigter venöser pO_2 (unter 25 mmHg), erniedrigter Baseexcess- und Bikarbonatwert. Unter diesen Bedingungen sollte der Kardiotechniker alles tun, um die Flußrate zu verbessern, einschließlich Volumengaben oder Volumenverschiebungen aus dem Oxygenator in den Patienten, bis eine adäquate Perfusion wieder erreicht ist.

Organeffekte

Da die Flußrate unter kardiopulmonalem Bypass jederzeit leicht kontrollierbar ist, kann man davon ausgehen, daß die Gesamtkörperperfusion ausreichend ist. Demgegenüber bleibt aber die Verteilung des Blutflusses durch die verschiedenen Organe und Gewebe außerhalb der Kontrolle von allen an der Operation Beteiligten. In direkter Abhängigkeit vom spezifischen Organ regeln zahlreiche Faktoren die Einstellung auf den kardiopulmonalen Bypass. Einige wichtige Organe und Gewebe und ihre Reaktion auf die extrakorporale Zirkulation sollen im folgenden dargestellt werden.
GEHIRN: Die normale Gehirndurchblutung beträgt im Mittel 50–55/ml/g Hirngewicht, d.h. ungefähr 15% der basalen Herzleistung. Unter der Voraussetzung von normalem venösen Druck, adäquatem Bypassvolumen und exakter Lage der oberen, venösen Kanülierung tritt in der Hirndurchblutung keine signifikante Veränderung ein, da das Gehirn eigene Regulationssysteme hat, die die Gehirndurchblutung schützen und aufrechterhalten. Durch diese Mechanismen wird sogar unter Extrembedingungen die cerebrale Durchblutung fast immer durch Shuntverschiebungen von Blut aus anderen Organen auf normalem Niveau gehalten.
Das Gehirn ist ein extrem empfindliches Organ in bezug auf Mangeldurchblutung. Dennoch kann eine vorübergehende Minderperfusion für kurze Zeit durch eine höhere Sauerstoffausschöpfung kompensiert werden. Der Blutbedarf des Gehirns hängt überwiegend von der CO_2-Spannung des Gewebes ab, die Blutgefäße reagieren aber auch auf einen Sauerstoffabfall mit einer Weitstellung. Durch die Narkose kann der Hirnstoffwechsel bis zu 40% gesenkt werden, so daß auch die Durchblutung um diesen Anteil gesenkt werden kann. So kann auch unter entsprechender Anästhesieführung der Blutbedarf des Gehirns erheblich gesenkt werden.
Da der CO_2-Partialdruck überwiegend die Gehirndurchblutung kontrolliert, ist es wichtig, daß der Kardiotechniker darauf achtet, immer eine normale CO_2-Konzentration im Blut während des kardiopulmonalen Bypasses zu halten.

Auch respiratorische Alkalose kann die Gehirndurchblutung senken und somit gefährlich unter den Bedingungen der extrakorporalen Zirkulation sein.

Ein Parameter, um die ausreichende Hirnperfusion zu überprüfen, ist das Elektroencephalogramm. Dazu werden Elektroden am Kopf plaziert, normalerweise in der Stirn- und Temporalregion, die in der Lage sind, elektrische Aktivität aus dem Gehirn aufzunehmen. Wellen mit niedriger Frequenz und Höhe sind normalerweise ein Zeichen für eine zu geringe Perfusion. Solche Zeichen konnten unter sehr niedrigen Blutdrucken, Hypokapnie und Verlegungen der oberen, venösen Kanüle beobachtet werden. Einige Untersucher halten diese Veränderungen für reversibel und sehen keinen Effekt auf die neurologische Funktion, andere Untersucher konnten diese Beobachtungen aber auch mit unnormaler postoperativer Hirnfunktion korrellieren.

Neurologisch-psychische Störungen waren das Objekt zahlloser Untersuchungen und Forschungen, seit es offene Herzchirurgie und extrakorporale Zirkulation gibt. Der Grund für diese Veränderungen kann cerebrale Hypoxie sein, im Regelfall muß man allerdings Mikroembolien verschiedenster Art (Luft, Mikrokoagel, Abriebpartikel usw.) annehmen. Seit dem vermehrten Einsatz von entsprechenden arteriellen Blutfiltern berichten viele Autoren von einem erheblichen Rückgang der neurologischen Symptomatik, andere sehen allerdings auch darin keinen Einfluß.

LUNGE: Definitionsgemäß wird die Lunge in der Zeit des kardiopulmonalen Bypasses aus der Körperzirkulation ausgeschlossen. Es verbleibt allerdings eine Restdurchblutung in den Lungen über die Bronchialarterien. Dieses Blut kommt unter Hochdruckbedingungen in die Lungenstrombahn, da die Bronchialarterien an den Systemkreislauf angeschlossen sind. Um eine Ansammlung dieses Blutes mit letztendlicher Überdrehung des linken Herzens zu vermeiden, sollte der linke Ventrikel in irgendeiner Art und Weise drainiert sein (Vent). Bei unzureichender Entlastung kann ein erhebliches Lungenödem mit interstitiellen Einblutungen entstehen.

Die meisten Chirurgen wünschen, daß die Lunge ohne Beatmungsbewegungen während der Zeit des intrakardialen Eingriffes bleibt. Eine lange Kollapszeit kann allerdings zu einer schwerwiegenden Verminderung der Compliance (Dehnbarkeit) führen, sobald die normale Zirkulation wieder aufgenommen wird. Aus diesen Gründen wird in einigen Kliniken eine leichte Dauereinstellung mit PEEP (positiv endexpiratorischem Druck) oder eine intermittierende Beatmung mit etwa 1–2 Atemzügen pro Minute durchgeführt. Diese Maßnahmen sollen die Atelektasenbildung vermindern und zu einer besseren postoperativen Compliance der Lunge beitragen.

Auch über das pulmonale Versagen nach offener Herzchirurgie ist viel gearbeitet worden. Aufgrund zahlreicher klinischer Untersuchungen konnte das pathologische Substrat der Post-Perfusions-Lunge (Schocklunge, »pumplung«) in Mikroembolisationen der Lungenstrombahn gefunden werden. Auch hier können kleinste Koagel, Luftpartikel und Abriebteilchen anzuschuldigen sein. Ähnlich wie bei den neurologischen Störungen werden auch hier von vielen Autoren erhebliche Besserungen seit dem Einsatz entsprechender Blutfiltersysteme angegeben.

NIERE: Die Nierenfunktion wird unter den Bedingungen der extrakorporalen Zirkulation durch die herabgesetzte Perfusion, den niedrigen arteriellen Blutdruck und meist auch durch den fehlenden pulsatilen Fluß beeinträchtigt. Es ist zu beobachten, daß bei Blutdruckabfall unter eine kritische Schwelle die Nierenfunktion total zum Erliegen kommt. Man kann allerdings nicht aus einer vorübergehenden Funktionseinbuße auf eine erhebliche Organzerstörung rückschließen. Die Niere ist in der Lage, eine Durchblutungsunterbrechung von 90–120 Minuten zu überstehen. Die Nierenfunktion, d.h. Urinproduktion, hängt unmittelbar von der Durchblutung und dem arteriellen Druck ab. Erwartungsgemäß entnimmt auch die Niere bei Verminderung der Flußrate einen höheren Sauerstoffanteil aus dem angebotenen arteriellen Blut.

Bei allen erwachsenen Patienten wird ein Urinkatheter eingelegt, die Abschätzung der Nierenfunktion ist darüber anhand der Urinproduktion recht gut möglich. Wenn über einen Zeitraum von ca. 15 Minuten unter extrakorporaler Zirkulation bei akzeptabler Flußrate und Druckeinstellung keine Urinausscheidung zu beobachten ist, sollten Maßnahmen zur Steigerung der Diurese überlegt werden. Dies kann die Gabe eines Diuretikums wie Furosemid (Lasix®) oder Mannitol sein, oder auch die zusätzliche Zufuhr von kristallinem Volumen. Säuglinge sind oft zu klein, um einen Urinkatheter gelegt zu bekommen. Die Nierenfunktion kann allenfalls über Klebebeutel, die die Urinportionen auffangen, abgeschätzt werden, eine exakte Aussage ist so allerdings oft nicht möglich.

Renale Komplikationen nach kardiopulmonalem Bypass sind, besonders wenn der Bypass extrem lange gedauert hat, nicht selten zu beobachten. Die Gründe dafür sind noch weitgehend unerforscht oder nur spekulativ. Man nimmt allerdings mit einiger Begründung an, daß besonders bei langer Bypassdauer eine höhergradige Zerstörung von Blutkörperchen eintritt. Die dabei entstehenden Zerfallspartikel sind sehr wahrscheinlich für die Nieren- und die Lungenstrombahn äußerst gefährlich.

LEBER: Die komplexen Funktionen und der spezifische Leberkreislauf machen es sehr schwer, die Effekte der extrakorporalen Zirkulation auf die Leber zu differenzieren. Sicher ist, daß die Leber extrem empfindlich auf Hypoxie reagiert. Anhand einiger Untersuchungen muß man auch annehmen, daß der nicht-pulsatile Fluß von der Leber schlechter toleriert wird. Vereinfachend kann man sagen, daß der Blutfluß in der Leber solange normal bleibt, wie der untere Maschinenkatheter in regelrechter Lage bleibt und eine akzeptable Flußrate über die HLM gefahren wird. Bei fallender Perfusionsrate kann die Leberarterie zwar nachweislich konstante Blut- und Sauerstoffzufuhr einregulieren, der Zustrom aus der Pfortader wird aber drastisch gesenkt und die meßbare Sauerstoffsättigung in diesem Kreislaufsystem fällt erheblich. Deshalb kann bei erniedrigter Flußrate und schlechter Sauerstoffsättigung eine gefährliche Sauerstoffmangelversorgung für die Leber eintreten.

Ein postoperatives Leberversagen kann somit mehrere Ursachen haben: erstens kann ein myokardiales Versagen zum Rückstau in die Leber führen und die Funktionsstörung auslösen; zweitens kann eine längere Hypoxie zu vorübergehenden Funktionseinbußen führen; drittens kann auch eine fehlplazierte untere Maschinenkanüle zur Abflußbehinderung der Lebervenen geführt haben und so das Leberödem, letztlich das Leberversagen ausgelöst haben.

MUSKEL: Während der Herzchirurgie werden im Regelfall muskelrelaxierende Medikamente eingesetzt. Die Stoffwechselrate im Skelettmuskel ist somit stark herabgesetzt, außerdem kann der Skelettmuskel im Sinne einer Sauerstoffschuld lange Phasen der Mangeldurchblutung überstehen. Auch unter schlechter peripherer Perfusion sind somit am Skelettmuskel keine schwerwiegenden Veränderungen durch extrakorporale Zirkulation zu erwarten.

HAUT: Während der offenen Herzchirurgie wird die Hautdurchblutung direkt über die Körpertemperatur geregelt. Wenn die Körpertemperatur sinkt, wird reflektorisch die Hautdurchblutung reduziert, um einen weiteren Wärmeverlust zu vermeiden. Dieser Regulationsmechanismus ist durchaus erwünscht, da der Gesamtblutbedarf dadurch reduziert wird und sich zugunsten der wichtigen Körperorgane verschiebt.

Eine Ausnahme muß allerdings dabei besonders hervorgehoben werden. Es betrifft die tiefe Hypothermie mit Oberflächenkühlung. Mit fallender Hauttemperatur kommt es bis 15 °C zur konstant zunehmenden Gefäßkonstriktion. An diesem Punkt wird die maximale Konstriktion erreicht und mit weiter fallender Temperatur tritt eine zunehmende Erweiterung der Hautgefäße ein. Demnach kann tiefe Hypothermie mit Oberflächenkühlung durch Verschiebung des Blutes in Hautgefäße zu akuten Volumenveränderungen mit plötzlichen Druckabfällen und Volumenmangelsituationen führen. Bei reiner Oberflächenkühlung wird die extrakorporale Zirkulation nicht immer gleichzeitig eingesetzt. Der akute Kreislaufzusammenbruch kann für den Patienten tödlich enden, bevor der Anschluß an die Herz-Lungenmaschine gelungen ist. Reine Oberflächenkühlung ohne Sicherung über die extrakoporale Zirkulation darf deshalb heute nicht mehr als Methode der Wahl angesehen werden.

Zusammenfassung und Bildmaterial

Eine adäquate Perfusion kann nicht anhand von Formeln oder Nomogrammen festgelegt werden. Die optimale Perfusion muß deshalb immer vom Kardiotechniker anhand von verschiedenen ihm zugänglichen Parametern abgeschätzt werden. Grundsätzlich können folgende Leitvorschläge für eine adäquate Gewebsperfusion und -versorgung gegeben werden:
1. Flußraten von 2,4 l/m^{2}KO bzw. 40–60 ml/kgKG/min
2. Perfusionsdrucke zwischen 40 und 60 mmHg
3. arterieller pO$_2$ von 100–200 mmHg
4. venöser pO$_2$ zwischen 25 und 38 mmHg
5. normaler oder nahezu normaler Wert von pH und BE, ohne daß alkalische Substanzen zugeführt werden.
6. Urinausscheidung
7. falls überprüfbar: EEG-Aktivität

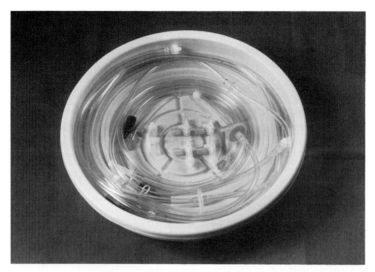

Abb. 1: steriles Maschinenset
a) arterieller Maschinenschlauch (Silicon)
b) Linksventpumpenschlauch mit Verbindung bis zum Kardiotomiereservoir (Silicon)
c) Sauerstoffzufuhrschlauch (PVC)
d) Schnellfüllschlauch mit Einstichdorn für Blutersatzlösungen (PVC)
e) Hochdruckstopschlauch mit Filter (PVC)
f) Linksventbelüftungsschlauch mit Filter (PVC)
g) Hähnchen

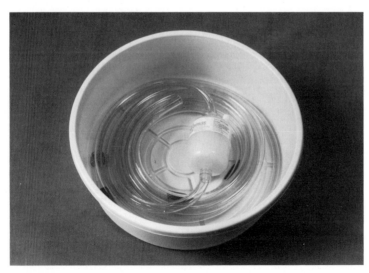

Abb. 2: steriles Tischset
a) venöser Schlauch ($1/2 \times 3/32''$) und arterieller Schlauch ($3/8 \times 3/32''$) (PVC) mit Pre-Bypassfilter ($0,2\,\mu$)
b) Linksvent-Saugerschlauch (PVC)
c) Koronar-Saugerschlauch (PVC)

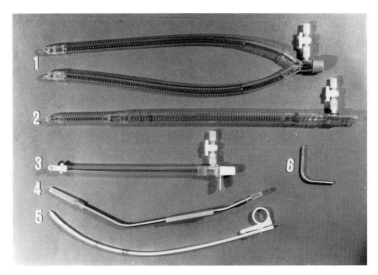

Abb. 3: Kanülierungsteile
1. venöse Doppelkanüle
2. venöser Zweistufenkatheter
3. Aortenkanüle
4. Koronarsauger
5. multiperforierter Atriumlinksvent
6. »Krückstock«-Linksvent (LV-Spitze)

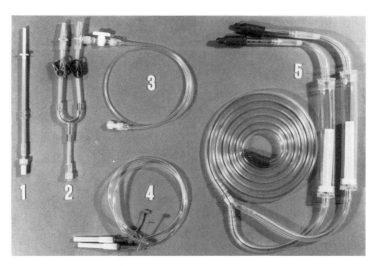

Abb. 4: Kardioplegieteile
1. Aorteneinstichkanüle
2. Y-Adapter zum Kardioplegieeinlaß und zur Linksventabsaugung via Aortenbulbus
3. Kardioplegieseitenausgang zur isolierten Perfusion der Bypassvene
4. Belüftungskanülen für die Kardioplegieflaschen
5. Kardioplegieschlauchsystem zum 2-Flaschenanschluß mit Entlüftungskammern und Filtern

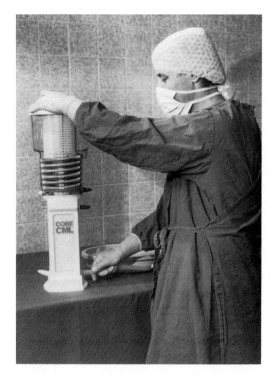

Abb. 5: steriler Aufbau eines Membranoxygenators I
Anschluß des arteriellen Auslasses

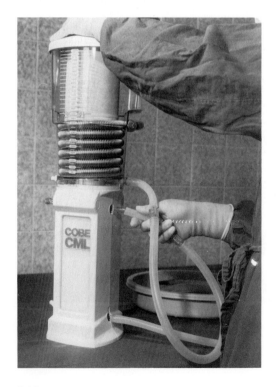

Abb. 6: steriler Aufbau eines Membranoxygenators II
Anschluß Pumpenschlauch, Verbinder zwischen venösem Reservoir und Membranteil des Oxygenators

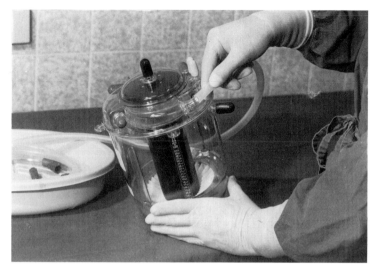

Abb. 7: steriler Aufbau eines Kardiotomiereservoirs. Anschluß der Pumpenschläuche und Verbindung zum venösen Einlaß am Oxygenator

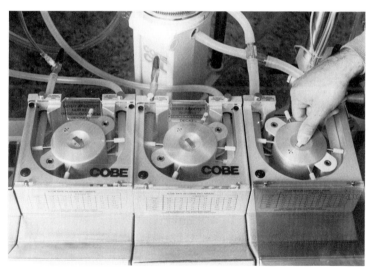

Abb. 8: Rollerpumpen mit eingelegten Silicon-Pumpenschläuchen, Hinweis auf Rändelrad zur Occlusionseinstellung

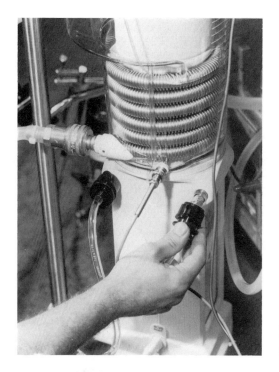

Abb. 9: Anschluß der Sauerstoffzufuhr am Oxygenator. Temperaturfühler und Wasseranschluß bereits angeschlossen.

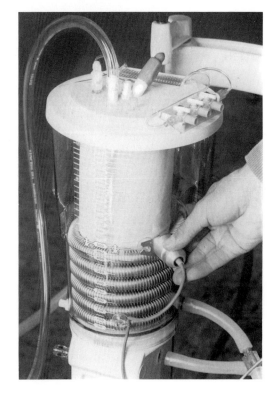

Abb. 10: Befestigung des Ultraschall-Niveau-Sensors zur optischen und/oder akustischen Alarmierung mit automatischer Pumpenverlangsamung bzw. Pumpenstop bei Erreichen des Flüssigkeitslimits

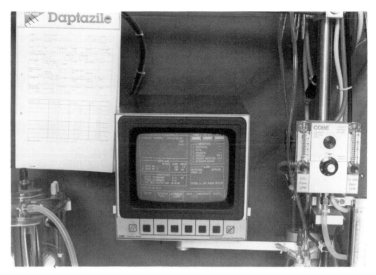

Abb. 11:
Links: Datenblatt. Patientendaten, berechnete ECC-Daten
Mitte: Monitormodul mit Bildschirm und Tastatur zum computerisierten Perfusionssteuergerät
Rechts: O_2/CO_2-Blender

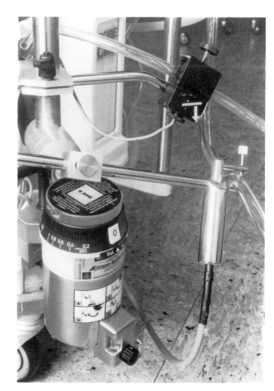

Abb. 12:
Links: Narkosegasverdampfer
Mitte: (oben) Luftblasendetector mit automatischem Pumpenstop bei Blasenerkennung
Rechts: venöse Rückflußklemme

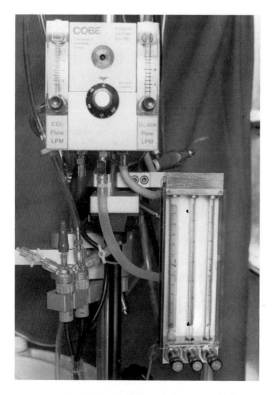

Abb. 13:
Oben: Druckluft/O_2 Blender mit separater CO_2-Einstellmöglichkeit
Links: (unten) Druckaufnehmer (Hochdruckstop)
Rechts: (unten) alternativer Gasflußregler mit separater Einstellmöglichkeit von O_2/CO_2

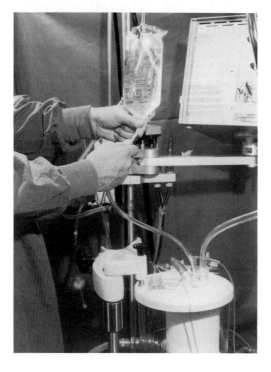

Abb. 14: Vorfüllen des Oxygenators mit Blutersatzlösung

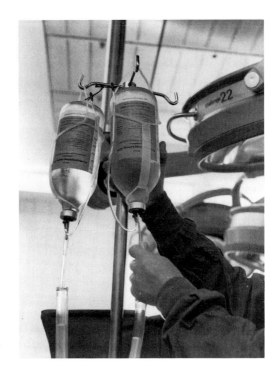

Abb. 15: Vorbereitung der Kardioplegie. Entlüftung der zuführenden Schläuche

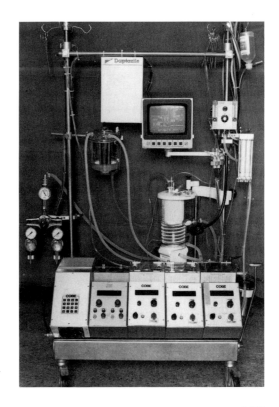

Abb. 16: Gesamtansicht Herz-Lungenmaschine in einsatzfähigem Aufbau

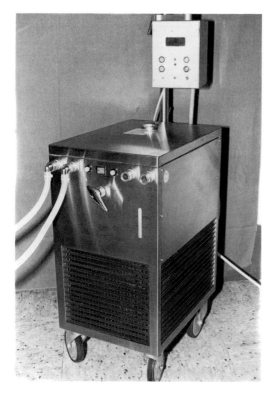

Abb. 17: Hypo-Hyperthermiegerät mit integrierter Steuereinheit

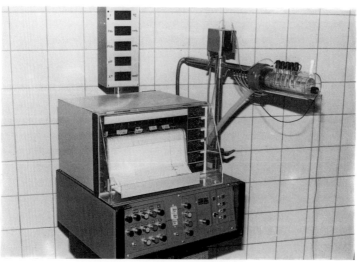

Abb. 18: kontinuierlich messendes Analysegerät zur O_2-, CO_2-, pH- und K^+- Bestimmung

Weiterführende Literatur beim Verfasser.

Industrielle Produkte: Perfusion

Die Herz-Lungen-Maschine stellt das Kernstück aller für den Kardiotechniker während eines kardiopulmonalen Bypasses relevanten Geräte dar.
Neben ihrer Funktion als Blutpumpe ist sie das Trägergerät für mehrere EKZ-Komponenten wie z.B. Reservoir, Membranoxygenator, Blutfilter etc., bzw. verschiedener Kontrolleinheiten wie z.B. Monitor für Bubblesensoren oder Reservoir-Füllstand-Detektoren.
Die Systeme der bekannten Anbieter sind fast ausschließlich modular aufgebaut, was Service, Änderungen, Erweiterung um Kontrollfunktionen oder Ausbau zu einem on-line System (EDV-unterstützte HLM-Protokollführung) vereinfacht.
Sämtliche Systeme der Marktführer gelten als bewährt im klinischen Einsatz. Die Entscheidung für einen bestimmten Anbieter bzw. für ein bestimmtes Produkt wird sicher stark geprägt sein durch den vorhandenen »HLM-Park«, die bestehenden Kontakte sowie die bisherigen Erfahrungen (Support) mit diesen Kontakten.

Lieferant	Hersteller	Perfusions-Systeme
AD. Krauth	Polystan	×
Cobe	Cobe	×
3M Medica	Sarns	×
Stöckert	Stöckert	×

Sicherheit der extrakorporalen Zirkulation (EKZ)

P. Böttger, M. Rothe, R. Hetzer

Akademie für Kardiotechnik
am Deutschen Herzzentrum Berlin
Augustenburger Platz 1
1000 Berlin 65

Einführung

Die Herzchirurgie hat seit der ersten, 1953 erfolgreich durchgeführten extrakorporalen Zirkulation bei einem 18-jährigen Collegestudenten aus Philadelphia durch J. Gibbon, einen stürmischen medizinischen und technischen Aufschwung genommen, der in diesem Umfang kaum abzusehen war. Die Operationszahlen sind vor allen Dingen in den siebziger und achtziger Jahren rapide gestiegen und haben sich von 1979 bis 1989 verdreifacht (1). Damit hat die Herzchirurgie sich aus einem ursprünglich mehr experimentell anmutenden und streng auf die Universitäten beschränkten Gebiet zu einem großen Bereich der Versorgungsmedizin entwickelt. Notwendigerweise stieg auch der Bedarf an Kardiotechnikern gleichermaßen an und wurde eher noch größer. Das Aufgabengebiet des Kardiotechnikers hat sich vom bloßen Zusammensetzen und Bedienen der Herz-Lungen-Maschine auf die Zuständigkeit für ein breites Spektrum der in der Herzchirurgie und angrenzenden Gebieten erforderlichen apparativen Medizin entwickelt.
Gegenwärtig arbeiten in Deutschland in 38 Herzzentren rund 200 Kardiotechniker. Als klassischen Schwerpunkt ihrer Tätigkeit führen sie dabei in weitgehender Eigenverantwortlichkeit mehr als 30000 extrakroporale Zirkulationen pro Jahr durch (Tab. 1). In dieser Tätigkeit sind sie in dem ärztlichen Verantwortungsbereich des operierenden Chirurgen eingeschlossen (2).
Um der hohen Verantwortung in dieser Tätigkeit gewachsen zu sein, benötigt der Kardiotechniker ein fundiertes Wissen, praktische Erfahrung, kreative Begabung sowie durch Ausbildung und Literaturstudium begründete Urteilsfähigkeit. Trotz der bis heute gewonnenen Erfahrungen und einem ständig gewachsenen tieferen Verständnis für Fragen der Sicherheit und der Technik der extrakorporalen Zirkulation, gelten manche Probleme auch gegenwärtig nicht als abschließend geklärt und bleiben kontroversen Diskussionen zugängig. Als Beispiele seien hier aufgeführt: die Fragen nach nichtpulsatiler

Tabelle 1: Verleichszahlen BRD/USA: Zahl der Herzzentren, der beschäftigten Kardiotechniker insgesamt und im Durchschnitt pro Zentrum, pro Kardiotechniker im Jahr durchgeführte extrakorporale Zirkulationen

1990		USA	BRD
Herzzentren	≈	750	38
Kardiotechniker	≈	2300	200
EKZ/Jahr	≈	200000	30000
Kardiotechniker/Zentrum	≈	3	5
EKZ/Kardiotechniker	≈	85	150

oder pulsatiler Perfusion, offenem oder geschlossenem System, Membranoxygenation oder Bubbleoxygenation, pH-STAT oder alpha-STAT, Zusammensetzung des Füllvolumens, hypotherme oder normotherme Perfusion, Rollenpumpe oder Zentrifugalpumpe.

Auch zukünftig werden Kenntnisse über die Perfusion expandieren, mit neuen Möglichkeiten für Patienten, aber auch größeren Herausforderungen und Verantwortlichkeiten für den Kardiotechniker.

In den nachfolgenden Kapiteln wird zu aktuellen Sicherheitsfragen der extrakorporalen Zirkulation Stellung genommen. Praktische Bezüge sowie die nach Meinung der Autoren sichersten Techniken werden dabei vorrangig berücksichtigt.

1 Sicherheit für Patienten und Anwender

Eine 1985 durchgeführte Untersuchung von mehr als 1000 Zwischenfällen bei der Anwendung medizintechnischer Geräte in verschiedenen Kliniken hat folgende Verteilung der Unfallursachen ergeben:
— falsche oder unsachgemäße Anwendung elektromedizinischer Geräte: 64%
— unzureichende oder veraltete Elektroinstallation: 16%
— unzulängliche Instandhaltung oder Mangel an regelmäßigen Sicherheitsinspektionen: 10%
— fehlerhafte Planung oder Konstruktion elektromedizinischer Geräte: 8%
— unvermeidbare Unfälle, verursacht durch unvorhersehbare Umstände: 2%
 (3)

Daraus ist zu erkennen, daß bestehende gesetzliche Bestimmungen, Vorschriften und Normen jene Risiken nicht ausschließen können, die durch Unachtsamkeit und mangelhaften Ausbildungszustand des Personals entstehen. Dies gilt auch im Bereich Kardiotechnik. Defekte Isolierungen der Netzanschlußkabel durch falsche Handhabung, abgenommene Geräterückwände und Reparaturen durch nicht befugte Personen, zählen dazu ebenso wie Brand- und Explosionsunfälle bei der Verwendung explosiver Narkosegase. Im Herz-OP können bereits nicht gekapselte Schalter, statische Entladungen oder der unachtsame Betrieb von Elektrogräten, Defibrillatoren und Elektrochirurgiegeräten für Patienten und Anwender lebensbedrohliche Folgen haben (4).

2 Elektrische Sicherheit und Gefahren durch elektrischen Strom

Ableitströme von elektrischen Geräten, Potentaialausgleichsströme zwischen raumbezogenen Metallteilen, ggf. auch Meßkreisströme von elektrischen Geräten, können z.B. über intrakardiale Katheter oder über am freigelegten Herzen angelegte Abnehmer durch das Herz fließen. Aufgrund medizinischer Erfahrungen und Messungen kann ein dauernd durch das Herz fließender Gleich- oder niederfrequenter Wechselstrom bis 1000 Hz von 10 µA noch als unbedenklich angesehen werden; Ströme von 50 µA bei einer Netzfrequenz von 50 Hz können aber schon lebensbedrohliches Herzkammerflimmern hervorrufen (5, 6).

3 Elektrische Installationen in medizinisch genutzten Räumen

Räume in denen bestimmungsgemäß intrakardiale Eingriffe durchgeführt werden, sind »medizinisch genutzte Räume der Anwendungsgruppe 2E« im Sinne der Norm VDE 0107 Teil 1/11.89 »Starkstromanlagen in Krankenhäusern und medizinisch genutzten Räumen außerhalb von Krankenhäusern«.
In den Räumen der Anwendungsgröße »2E« werden netzabhängige elektromedizinische Geräte betrieben, die operativen Eingriffen oder Maßnahmen, die lebenswichtig sind, dienen.. Bei Auftreten eines ersten Körperschlusses oder Ausfall der allgemeinen Stormversorgung müssen diese Geräte weiter betrieben werden können, da Untersuchungen oder Behandlungen nicht ohne Gefahr für den Patienten abgebrochen oder wiederholt werden können. Das bedingt höhere Anforderungen an die Installation und den Schutz durch die Installation.
Dieser Schutz durch die Installation kann durch verschiedene Maßnahmen erfüllt werden, z.B. Schutzerdung, Schutzleitersystem, Potentialausgleich (10 mV), besonderer Potentialausgleich mit Anschlußmöglichkeiten von Geräten und leitfähigen Teilen der unmittelbaren Patientenumgebung, Trenntransformatoren zur Versorgung des Raumes, Fehlerstrom-Schutzschalter.

3.1 Schutzerdung

Schutz vor elektrischen Berührungsspannungen, hauptsächlich für Geräte. Hohe Ströme über kleine Erdungswiderstände führen zum Ausfall der Versorgungsanlage.

3.2 Schutzleitersystem bzw. IT-Netzversorgung

Um zu verhindern, daß der Körperschluß in einem lebenswichtigen Gerät nicht zur Abschaltung des Netzes führen kann, muß das Gerät an Stromkreise angeschlossen werden, die aus einem eigenen ungeerdeten Netz (IT-Netz), früher auch Schutzleitersystem genannt, versorgt werden. Bei Auftreten eines Körperschlusses wird der Fehler auf der Meldekombination der Isolationsüberwachung gemeldet, die Untersuchung kann weitergeführt werden, das schadhafte Gerät muß möglichst umgehend, ohne Gefahr für den Patienten entfernt werden.

3.3 Potentialausgleich und besonderer Potentialausgleich

Dies ist eine Maßnahme, um Potentialunterschiede zwischen Geräten oder elektirsch-leitenden Einrichtungsgegenständen und den vom Patienten im Anwendungsfall berührbaren fest leitfähigen Teilen zu verhindern.
In 2,5 m Entfernung um den Patienten dürfen keine höheren Potentialunterschiede als 10 mV auftreten.

3.4 Trenntransformatoren

Alle Räume oder jede Raumgruppe der Anwendungsgruppe »2E« müssen mindestens mit zwei verschiedenen Steckdosen-Stromkreisen versehen sein. Für jeden Raum ist mindestens 1 Trenntransformator zur Versorgung der lebenswichtigen Geräte vorzusehen. Dieser muß so aufgestellt werden, daß bei Auftreten eines ersten Körperschlusses eine Abschaltung vermieden wird (z.B. isolierte Aufstellung). Die Bauart dieses Trenntransformators muß den geltenden Richtlinien und Normen entsprechen (VDE 0107 Teil 1/11.89, VDE 0550 Teil 1 und VDE 0550 Teil 3/12.69).

3.5 Fehlerstrom-Schutzschaltung

Der Schutz in der Installation kann durch Abschaltung (z.B. durch eine Fehlerstromschutzschaltung) vorgenommen werden. Das heißt, wenn alle Geräte über einen Stromkreis versorgt werden, fallen auch alle Geräte aus, wenn nur ein Gerät einen Fehlerstrom in Höhe der Abschaltgrenze des Fehlerstromschutzschalters hat.
In den Versorgungskreis für die lebenserhaltenden Geräte darf installationsseitig nur eine Fehlermeldungsschaltung, aber keine Abschaltung eingebaut sein.
Für die Belange der extrakorporalen Zirkulation ist der höchste Schutz in der sinnvollen Kombination von Stromversorgung (Installation) und entsprechender Konstruktion der Geräte zu erreichen. Das bedeutet: Stromversorgung aus Schutztrenntransformatoren, deren Wicklungen durch einen Zwischenstromkreis voneinander getrennt sein sollten, zusätzlichen Potentialausgleich und

Geräte, die nach Möglichkeit einen schwebenden Eingang (floating input) bzw. einen solchen Ausgang (floating output) aufweisen. Von solchen Geräten ist der herzchirurgische Patient durch Bauelemte, die eine höchste Insolation aufweisen und garantieren, galvanisch getrennt. Auch Meßsonden und Meßfühler, über deren Stromversorgungskreis im Schadensfall gefährliche Spannungen verschleppt werden könnten, werden durch Zwischenschalten solcher isolierter Bauelemente an den Stromverlauf angeschlossen. Die Gefahr beim Extrakorporalen Kreislauf ist deshalb sehr groß, weil Meßstellen und Thermostate oft unmittelbar, aber auch mittelbar mit der Blutbahn des Patienten elektrisch leitend in Kontakt stehen (7).

4 Gefahren durch den Anwender

Auch im Bereich Kardiotechnik stellen mangelhafte Aus- und Weiterbildung, mangelhafte Einarbeitung in neue Geräte und Anwendungstechniken das größte Sicherheitsrisiko dar, denn sie führen zwangsläufig zu Fehlbedienungen, deren Folgen unabsehbar sein können. Sicherheitsrisiken müssen schon beim Einkauf neuer Geräte vermieden werden. Der Hersteller muß bestätigen, daß Gerätetyp und Nummer den derzeit geltenden Sicherheitsbestimmungen entsprechen.
Es muß sichergestellt werden, daß defekte Geräte im Reparaturfall nur in die Hände autorisierter Fachkräfte gelangen. Die Ersatzteillieferung muß auch für die Zunkuft garantiert werden können. Vorteilhaft kann oft der Abschluß von Wartungsverträgen sein. Es sei darauf hingewiesen, daß der Aus- und Fortbildungsstand des Personals kontrolliert und bei Bedarf ergänzt werden muß. Es wird angeregt, daß in kardiotechnischen Abteilungen der leitende Kardiotechniker für alle Geräte geeignete Kollegen als »Geräteveranwortliche« einsetzt. Die MedGV schreibt dazu vor, daß an bauartgeprüften Geräten sicherheitstechnische Kontrollen in festgelegten Abständen durchgeführt und protokolliert werden müssen (§§ 6, 9, 10, 11 MedGV).

5 Gerätesicherheit

Die allgemeinen Anforderungen an die Sicherheit der Geräte sind in der Norm DIN IEC 601-1/1977 (VDE 0750 Teil 1/05.82) »Sicherheit elektromedizinischer Geräte, allgemeine Festlegungen« präzisiert.
Zur Gewährleistung der Sicherheit sind in dieser Norm Schutzklassen (in denen zusätzliche Sicherheitsmaßnahmen gefordert werden, die über die normale Betriebsisolierung »Basisisolierung« hinaus zum Schutz gegen elektrischen Schlag gehen) und Gerätetypen (Geräteeinteilung entsprechend dem Grad und der Qualität des Schutzes, beschrieben durch höchstzulässige Ableitstromwerte) definiert worden, nach denen elektromedizinische Geräte gebaut sein müssen:

Schutzklasse I:
Der Schutz gegen einen elektrischen Schlag hängt nicht allein von der Basisisolierung ab, sondern ist zusätzlich noch dadurch gewährleistet, daß berührbare leitfähige Teile des Gerätes über den Schutzleiter des Gerätes an den Schutzleiter in einer festverlegten Installation angeschlossen ist, sodaß die berührbaren leitfähigen Teile des Gerätes bei Ausfall der Basisisolierung nicht spannungsführend werden können.

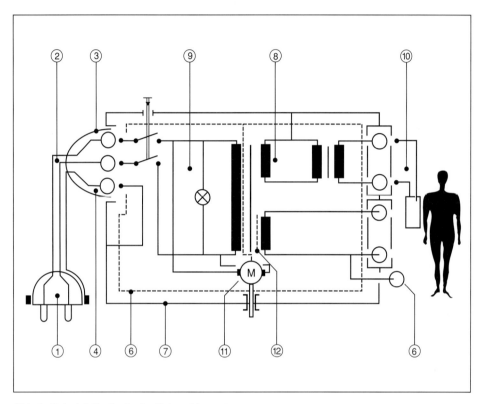

Abb. 1: Beispiel für Gerät der Schutzklasse 1

Schutzklasse II:
Hier hängt der Schutz gegen den elektrischen Schlag ebenfalls nicht allein von der Basisisolierung ab, sondern es sind zusätzliche Schutzmaßnahmen wie doppelte oder verstärkte Isolierung vorgesehen, bei denen jedoch keine Möglichkeiten eines Schutzleiteranschlusses und keine Abhängigkeit von Installationsmaßnahmen bestehen.
Gerätetyp B (Symbol: 🕴):
Dieser Typ ist durch folgende Spezifikationen gekennzeichnet: Gerät mit einer der o. g. Schutzklassen oder mit interner elektrischer Stromquelle, erhöhtem Schutz gegen Berührungsspannungen, begrenzte Ableitströme und Schutzleiteranschluß (wenn vorhanden), Verbindung des Anwendungsteiles mit

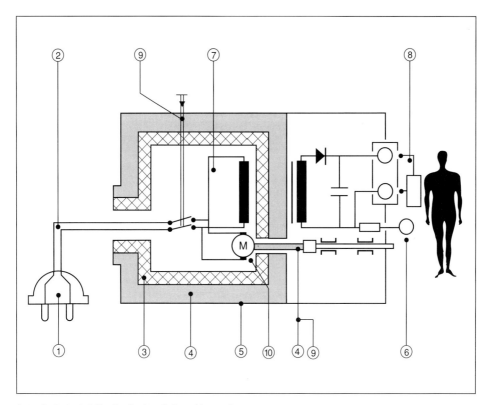

Abb. 2: Beispiel für Gerät der Schutzklasse 2

dem Schutzleiter innerhalb des Gerätes; geeignet für extra- und intrakorporale Anwendungen am Patienten, nicht jedoch für intrakardiale Anwendungen.
Gerätetyp BF (Symbol: 🏃):
Der Gerätetyp BF entpsricht dem Typ B, ist aber mit einem isolierten (erdfreien) Anwendungsteil F (floating, gegenüber den Schutzleiter des Gerätes) ausgestattet.
Gerätetyp CF (Symbol: ♥):
Dieser Typ ist gekennzeichnet durch:
Gerät einer der o. g. Schutzklasse oder interne elektrische Stromquelle, das einen hohen Schutz gegen elektrischen Schlag, insbesondere in Bezug auf zulässige Arbeitsströme bietet und ein isoliertes (erdfreies) Anwendungsteil des Types F (floating, gegenüber dem Schutzleiter des Gerätes) hat. Dieser Typ ist hauptsächlich für die direkte Anwendung am Herzen (intrakardial) vorgesehen.

5.1 Sicherheit für die Anwendung

Um für alle die größtmögliche Sicherheit bei der Anwendung zu erreichen, sind folgende Regeln zu beachten:

- DIN 57 753 Teil 2 (VDE 0753 Teil 2) »Anwendungsregeln für elektromedizinische Geräte bei intrakardialen Eingriffen«
- Netz- und Patientenanschlußleitungen dürfen nur an den Steckern aus den Anschlußdosen gezogen werden.
- Diese Leitungen müssen laufend auf ihre Isolierung geprüft werden.
- Abzweiger und Mehrfachsteckdosen sind grundsätzlich verboten.
- Gebrauchsanweisungen sind leicht auffindbar und für das Bedienungspersonal zugänglich aufzubewahren.
- Alle Geräte sind in festen Abständen auf ihre Funktion und Sicherheit zu überprüfen.
- Es dürfen nur Fachleute, die vom Hersteller autorisiert sind, zur Reparatur an elektromedizinischen Geräten herangezogen werden.

Die Medizingeräteverordnung (MedGV) unterscheidet nach dem Gefährdungsgrad und der Art der Anwendung insgesamt vier Gruppen von medizinisch-technischen Geräten; die Einteilung erfolgt danach, ob es sich um ein energetisch betriebenes Gerät handelt oder nicht und ob das Gerät implantiert wird oder nicht (8).

Tabelle 2: Systematik zur Gruppeneinteilung nach MedGV

energ. betrieben	Implantat		
	ja	nein	
	Gruppe II	Gruppe I od. Gruppe III	
ja	z. B. – implantierbare Pacemaker – Herzersatz-Unterstützungs-Systeme	z. B. – HLM – EK-Herzersatz-Systeme – ext. PM – Flußmesser – Defibrillator – HF-Chirurg. – Dialyse – invasives Monitoring	– Monitore – Labor-Geräte
nein		Gruppe IV z. B. – konventionelle Blutdruckmeßgeräte – Stethoskop Klemmen etc.	

In der Gruppe I finden sich Geräte, deren gemeinsames Kennzeichen ein hohes Gefährdungspotential ist. Es sind dies Geräte mit lebenserhaltender Funktion: z. B. Herz-Lungen-Maschine, externe Herzschrittmacher, Geräte zur intrakardialen Messung, Normohypothermiegerät, Hämofiltrationsgerät, Beatmungsgerät etc. (Tab. 2).

Die Ankoppelung zweier medizinisch-technischer Geräte oder die Koppelung mit einem nichtmedizinischen Gerät bezeichnet die MedGV als *Gerätekombination*. Es gibt eine Vielzahl von Kombinationsmöglichkeiten mit unterschiedlichen Konsequenzen für die Sicherheit. Im Prinzip gilt: für die Zuordnung der Gerätekombination gilt jeweils die höherwertige Sicherheit (9).

Demgemäß wird z. B. ein Gerät der Gruppe III (z. B. Monitor, Laborgerät) zu einem Gerät der Gruppe I, wenn eine sicherheitserhebliche Kombination mit einem Gerät der Gruppe I (z. B. HLM, Normohypothermie-Gerät) vorliegt.

Ausrüstungsteile, die die Anwendung eines medizinisch-technischen Gerätes erst schaffen, sind *Gerätezubehör* (z. B. Schlauchsysteme, Filter, Oxygenator). Diese Teile sind für sich keine funktionsfähigen Geräte und fallen deshalb nur als Bestandteil eines Grundgerätes unter die MedGV. Im Prinzip gilt: Zubehör darf nur dann an ein bauartpflichtiges Gerät angeschlossen werden, wenn entweder:
— eine *Bauartzulassung* für Gerät und Zubehör vorliegt oder
— vom Hersteller durch Bescheinigung einer Prüfstelle (z. B. VDE, TÜV) die Unbedenklichkeit der Verwendung der Gerätekombination nachgewiesen wird.

Entsprechend gilt diese Regelung auch für Verschleißteile und Einmalartikel. Nach dem derzeitigen Stand der Diskussion deutet sich an, daß die genannten Dinge vom Hersteller des Grundgerätes eine Freigabeerklärung benötigen, falls sie nicht vom Hersteller des Grundgerätes hergestellt oder vertrieben werden. Nach einer Entscheidung des Bund-Länder-Ausschusses MedGV vom 21.01.86, sind Zubehör, Verschleißteile und Einmalartikel folgendermaßen in die Bauartprüfung bzw. Bauartzulassung einzubeziehen:
1. Die Bauartprüfung und die Bauartzulassung erstecken sich auf das verwendungsfertige Gerät, wozu Zubehör, Verschleißteile und Einmalartikel gehören.
2. Der Hersteller ist verpflichtet, in die Gebrauchsanweisung den Hinweis aufzunehmen, daß nur dasjenige Gerät mit Zubehör verwendet werden darf, dessen sicherheitstechnisch unbedenkliche Verwendungsfähigkeit durch eine für die Prüfung des Gerätes zugelassene Prüfstelle nachgewiesen ist. So stellt z. B. der TÜV-Bayern »Zeichengenehmigungsausweise« aus, die bestätigen, daß ein Teil, in Anlehnung an DIN 58 352, bauartgeprüft worden ist. Diese DIN-Vorschrift wurde aus dem Bereich Dialyse übernommen, da es bis heute für den extrakorporalen Kreislauf keine Normen gibt. Derzeit wird— unter Beteiligung des Verfassers— ein Normentwurf DIN... (Extrakorporaler Kreislauf: Oxygenatoren, Reservoire, Filter, Blutschlauchsysteme und Kanülen zur Verwendung mit Herz-Lungen-Maschinen) vom Deutschen Institut für Normung erarbeitet, der bis Ende 1990 fertiggestellt wird.

6 Vorschriften für den Hersteller oder den Importeur

Medizinisch-technische Geräte dürfen nur in Verkehr gebracht werden, wenn sie bestimmte Anforderungen erfüllen, die von der Gruppenzugehörigkeit des Gerätes abhängen. Die Pflichten des Herstellers umfassen:
- Einhaltung der Vorschriften der MedGV, der allgemein anerkannten Regeln der Technik sowie des Arbeitsschutzes und der Unfallverhütungsvorschriften.
- Kennzeichnung von Geräten der Gruppe I bis III.
- Bauartzulassung von Geräten der Gruppe I bis II bei den zuständigen Landesbehörden.
- Ausrüstung von bestimmten Geräten der Gruppen I und III mit Warneinrichtungen.
- Kennzeichnung von Stellteilen durch allgemein verständliche Beschriftung oder genormte Bildzeichen.
- Mitlieferung einer Gebrauchsanweisung in deutscher Sprache.

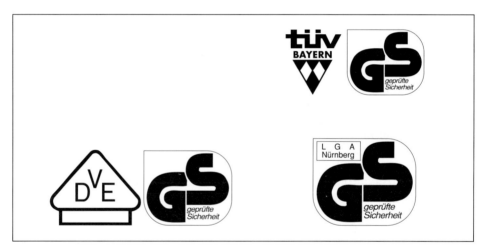

Abb. 3: Sicherheitszeichen

7 Vorschriften für den Anwender (Kardiotechniker)

Zusätzlich sind für den Hersteller eine Funktionsprüfung am Betriebsort und die Einweisung des Geräteverantwortlichen (z. B. Kardiotechniker) vorgeschrieben. Ausnahmen von der Bauartzulassung, die für Geräte der Gruppe I und II gelten, sind unter bestimmten Bedingungen für die klinische Erprobung möglich.
- Die Herz-Lungen-Maschine muß einer Bauartprüfung nach § 2 MedGV unterzogen worden sein

oder
- es ist vom Hersteller eine vereinfachte sicherheitstechnische Prüfung nachzuweisen (MedGV § 22 Abs. 1)

oder
- für die Herz-Lungen-Maschine ist eine beschränkte sicherheitstechnische Prüfung nach § 22 Abs. 2 MedGV durchgeführt worden. Diese Prüfung kann entfallen, wenn vom Betreiber nachgewiesen werden kann, daß die Herz-Lungen-Maschine in der Vergangenheit entsprechend den Herstellerempfehlungen gewartet wurde.

Die Herz-Lungen-Maschine, als Gerät der Gruppe I darf nur errichtet und betrieben werden, wenn sie die im Abschnitt III der MedGV definierten Anforderungen erfüllt.

- Es darf an der Herz-Lungen-Maschine nur sachkundiges Personal eingesetzt werden.
- Das Gerät ist vor jeder Anwendung auf Funktion, Sicherheit und ordnungsgemäßen Zustand zu prüfen.
- Die Bauartzulassung der Herz-Lungen-Maschine erfordert die Einhaltung der sicherheitstechnischen Kontrollen.
- Ein Bestandsverzeichnis und ein Gerätebuch sind für Geräte der Gruppe I anzulegen und zu führen. Sicherheitsrelevante Funktionsausfälle oder gefährliche Störungen mit und ohne Personenschäden sind in Form einer Schadens- oder Unfallanzeige an die zuständige Behörde (z. B. Gewerbeaufsichtsamt) zu melden.
- Medizinisch-technische Geräte dürfen nur betrieben werden, wenn sie bestimmungsgemäß verwendet werden, keine Mängel aufweisen und die Vorschriften eingehalten werden.
- Der Betreiber ist verpflichtet, für jedes Gerät der Gruppe I ein Gerätebuch anzulegen und zu führen. Länderbehörden haben sich auf ein Muster des Gerätebuches geeinigt, das im Sinne der Einheitlichkeit Vorgaben bis hin zur Festlegung des Formates DIN A4 enthält. Gerätebücher im Karteisystem können z. B. vom TÜV-Rheinland bezogen werden. Darüberhinaus werden auch Computer-Programme zur Übernahme dieser Aufgaben angeboten.

Die geforderten Eintragungen in die Gerätebücher dienen dem Nachweis der vorzunehmenden Prüfungen, Kontrollen und Einweisungen sowie dem Überblick über Funktionsstörungen oder Ausfällen. In das Gerätebuch sind einzutragen:

- Zeitpunkt der Funktionsprüfung vor der erstmaligen Inbetriebnahme des Gerätes
- Zeitpunkt der Einweisung, sowie die Namen der eingewiesenen Personen
- Zeitpunkt der Durchführung von vorgeschriebenen sicherheitstechnischen Kontrollen und von Instandhaltungsmaßnahmen.

Gerätebücher müssen so aufbewahrt werden, daß sie jedem Anwender jederzeit zugänglich sind (10, 11).

8 Qualitätskontrollen

Verfahren der statistischen Qualitätskontrollen sind in der Bundesrepublik Deutschland durch gesetzliche Regelung und durch Richtlinien der Bundesärztekammer verankert: (12)
- Gesetz über das Eich- und Meßwesen vom 11.07.69 (3)
- Verordnungen über Ausnahmen von der Eichpflicht vom 26.06.70 (14)
- Richtlinien der Bundesärztekammer zur Durchführung der statistischen Qualitätskontrolle (15)
- Gerätesicherheitsgesetz
  § 3 Abs. 4 des Gesetzes über technische Arbeitsmittel: Maßgaben, Richtlinien und Hinweise für die Prüfstellen.
- Prüfstellenordnung:
  regelmäßige Überprüfung der Fertigung und Überwachung des Marktes
- Bauartzulassung:
  Richtlinien für das Verfahren der Bauartzulassung von medizinisch-technischen Geräten der Gruppen I und II sowie Gerätekombinationen.

Für die Blutgasanalytik ist z. B. eine laufende Qualitätskontrolle einschließlich graphischer Dokumentation genauso unverzichtbar wie für alle anderen Zweige der Laboratoriumsmedizin. Das gilt auch, wenn diese Labormethoden auf Intensivstationen oder im OP-Bereich von Kardiotechnikern angewendet werden.

9 Sicherheit des extrakorporalen Kreislaufes

Die sichere Führung der EKZ beginnt mit der ständigen aktiven Mitarbeit des Kardiotechnikers und seiner Einarbeitung in den gesamten Ablauf der Perfusion, in eigenständiger Verantwortung und eingebunden in das gesamte herzchirurgische Team. Die Aufgaben jedes einzelnen Mitglieds dieses Teams sollen genau definiert sein. Der Kardiotechniker muß akzeptierte Sicherheitsstandards während der Perfusion einhalten. Kommunikation ist ein Eckpfeiler in der offenen Herzchirurgie.
Die Durchführung der systematischen Sicherheitsprüfung sowie deren Eintragung in eine Checkliste ist vor Beginn des Bypasses unbedingt erforderlich.
Die Beschreibung der systematischen Sicherheitsüberprüfung bei bauartzugelassenen Geräten, mit den zu erwartenden Ergebnissen, ist den jeweiligen Gebrauchsanweisungen der in der EKZ verwendeten Geräte (Rollerpumpen, Luftüberwachungseinrichtungen,...) zu entnehmen und entsprechend durchzuführen.
Die Autoren glauben, daß der arterielle Filter sowie auch der Pre-Bypass-Filter im Interesse der Sicherheit des Patienten unentbehrlich sind. Sie sind die einzige Möglichkeit, Mikrobubbles, Zelltrümmer und Pumpenabrieb aus dem Kreislauf herauszuhalten.
Luftförderung stellt eine sehr große Gefährdung des Patienten dar.

Durch Verwendung eines Luftblasen-Detektors zusätzlich zum arteriellen Filter wird die Patientensicherheit erhöht.
Weitere Schutzsysteme ergänzen diese Kombination.
Der Einsatz verschiedener Schutzsysteme entbindet den Anwender nicht von seiner Sorgfaltspflicht.
Der sichere Gebrauch der verschiedenen Oxygenatoren ist abhängig von der Schulung und der Erfahrung des Benutzers. Jeder Oxygenator hat seine eigene Leistungscharakteristik und muß entsprechend gehandhabt und eingesetzt werden.
Wegen des geringeren Bluttraumas, der reduzierten Mikrobubble-Produktion, der getrennten Möglichkeit zur Steuerung des O_2-Transfers und der CO_2-Elimination sowie der besseren Langzeitstabilität, wird dem Membranoxygenator heute gegenüber dem Bubble-Oxygenator im Regelfall der Vorzug gegeben (16).
Die Aufmerksamkeit auf alle Ereignisse während der Bypassphase ist unabdingbar.
Der Einsatz aller Hilfsmittel während der Perfusion soll sich in einem nahezu normalen Säure-Basen-Status niederschlagen, der eine der Säulen des kardiopulmonalen Bypass ist.
Wassersysteme, Wärmeaustauscher, Druckkontrollen, Fluß- und Temperaturanzeigen müssen angezeigt und ständig kontrolliert werden.
Die Gabe von Pharmaka in die Herz-Lungen-Maschine erfordert, daß der Kardiotechniker die Wirkung dieser Medikamente und ganz besonders ihre Auswirkungen auf die Perfusion kennt und vorauskalkuliert.
Die Anwendung der Kardioplegie und ihre Wirkung auf die Perfusion muß dem Kardiotechniker bekannt sein und wegen der extremen Mikrobubble-Gefahr sehr sorgfältig gehandhabt werden. Im Interesse der maximalen Sicherheit für den Patienten muß der Kardiotechniker ständig auf ungewöhnliche oder unvorhersehbare Ereignisse in der Operationsphase vorbereitet sein.
Das Eindringen von Luft in das arterielle System ist die größte Gefahr für den Patienten während der EKZ. Diese Gefahr ist durch ständige Überwachung und zusätzlichen Einsatz von Low-Level-Kontrollgeräten mit optischem und akustischem Alarm sowie elektrischem Abschalten der arteriellen Blutpumpe bei Unterschreiten eines vorgewählten Minimalspiegels auszuschließen.
Der arterielle Liniendruck muß durch eine kontinuierliche Druckmessung überwacht werden, die bei Überschreiten eines vorwählbaren Druckes optisch und akustisch Alarm gibt und die arterielle Blutpumpe automatisch abschaltet. Zusätzlich erwünscht wäre das gleichzeitige »Zufahren der venösen Drosselklemme«.
Stand der Technik sind unter anderem folgende Schutzsysteme in der EKZ:
– Luftdetektion
– Drucküberwachung
– Niveauüberwachung
– Temperaturüberwachung
– Notstromversorgung
Je nach Einsatzfall kann durch entsprechende Kombination der arteriellen Pumpe mit den angesprochenen Schutzsystemen eine optimale Konfiguration

erstellt werden, um eine größtmögliche Sicherheit für den Patienten zu erreichen.
Bei Auftreten einer Gefahrensituation mit Ansprechen der Schutzsysteme stoppt die arterielle Pumpe.
Durch optischen und akustischen Alarm wird der gefährliche Zustand angezeigt.
Da die Entwicklung neuer Schutzsysteme ständig voranschreitet, ist eine entsprechende Beobachtung des einschlägigen Marktes durch den Kardiotechniker angezeigt.
Durch zusätzliche Anzeige- und Meßgeräte kann die Sicherheit des gesamten Systems weiterhin erhöht werden.
— Zeituhren
— Temperaturmeßgeräte

Wenn man nur die Funktion des Kardiotechnikers während der Operation mit extrakorporaler Zirkulation in Betracht zieht, sind hierbei seine vornehmlichsten Aufgaben:
— Gewährleistung einer adäquaten Perfusion, um den Kreislauf des Patienten während der Operation durch einen ausreichenden Blutfluß über die arterielle Blutpumpe sicher zu stellen.
— Aufrechterhaltung eines adäquaten Blutdruckes während der EKZ.
— Aufrechterhaltung einer angemessenen Oxygenation und CO_2-Elimination.
— Schonende Bedienung der Saugerpumpen, um Blut aus dem Operationsfeld zu entfernen.
— Regulation der Blut- und damit der Körpertemperatur des Patienten während der EKZ.
— Aufzeichnung aller anfallenden Daten während der EKZ.
— Aufzeichnung der Gabe von Medikamenten sowie von Zwischenfällen.
— Einhaltung akzeptierter Standards vor, während und nach kardiopulmonalem Bypass, einschließlich der ständigen Beachtung der sterilen Cautelen der Asepsis und der Verwendung sicherer Sterilisationsmethoden (17, 18, 19, 20, 21).

Literatur

1. American Board of cardiovascular Perfusion: Statement. (1990)
2. Messmer, B. J.: Wechselbeziehung der Chirurgie, Anästhesie und Kardiotechnik während der Perfusion. Kardiotechnik 1: 15 (1978)
3. Mosel von der, H.: Handbuch Medizintechnik. 1–2: 5 (1985)
4. Menke, W.: Sicherheit für Patient und Anwender. Handbuch der Medizintechnik (1985)
5. Bergveld, P.: Elektromedizinische Gerätekunde, 12: 122 (1978)
6. Lawin, P.: Praxis der Intensivbehandlung. 9: 21 (1981)
7. Tomsic, R.: Gefahren durch den elektrischen Strom bei extrakorporaler Zirkulation. Kardiotechnik 3: 116 (1978)
8. Theobald, R.: MedGV. Kardiotechnik. 1: 73 (1986)

9. Menke, W.: Anwendungsbereich und Gruppeneinteilung. Handbuch d. Medizintechnik (1985)
10. Menke, W.: Vorschriften – Hersteller. Handbuch d. Medizintechnik (1985)
11. Clasen, H.: Sichere Technik in der Medizin. (1985)
12. Brever, H.: Säure-Basen-Haushalt und Blutgasanalyse. D 9: 227 (1982)
13. Gesetz über das Eich- und Meßwesen: Bundesgesetzblatt I, 759 (1969)
14. Verordnung über Ausnahmen von der Eichpflicht: Bundesgesetzblatt I, 960 (1970)
15. Bundesärztekammer: Richtlinien zur Durchführung der statistischen Qualitätskontrolle und von Ringversuchen im Bereich Heilkunde. Dtsch. Ärztebl. 71: 959
16. Böttger, P.: Umfrage zu Techniken der EKZ an 38 Deutschen Herzzentren. (1990)
17. Berger, E.: The Physiology of Adequate Perfusion. (1979)
18. Reed, C.: Safety And Techniques In Perfusion. (1988)
19. Adam, W.: Sterilisation und Sterilisationsapparate. (1975)
20. Reidiger, A.: Kaltsterilisation aus der Sicht des Praktikers in der Kardiotechnik. 1: 40 (1983)
21. Preuner, R.: Hygiene für Krankenpflege- und medizinisch-technische Berufe. (1988)

Schlauchsystem und Kanülen

H. B. Lo und K. H. Hildinger

Medizinische Einrichtungen der
Rhein.-Westf. Technischen Hochschule Aachen
Abteilung Herz- und Gefäßchirurgie
Pauwelsstraße 30
5100 Aachen

Die Verbindung zwischen Patient und Herz-Lungen-Maschine wird durch ein relativ einfach aufgebautes Schlauchsystem und durch Kanülen, die den anatomischen Verhältnissen angepaßt sind, hergestellt.
Im Gegensatz zu Oxygenator, Blutpumpe und Wärmetauscher, die in den vergangenen Jahrzehnten durch neue Konzeptionen und durch Modellpflege bestehender Konzepte eine stetige Weiterentwicklung erfahren haben, hat sich das Äußere von Schlauchsystem und Kanülen in den letzten Jahren kaum verändert und bietet auch nur wenig Ansatzpunkte für weitere Verbesserungen.
Die in den verschiedenen Kliniken eingesetzten Schlauch- und Kanülensysteme variieren zum Teil stark. In dem hier vorgegebenen Rahmen können nur die wesentlichen Prinzipien der Systeme besprochen werden, auf die Beschreibung von Unterschieden im Detail muß verzichtet werden.

1 Die Schlauchverbindung von der HLM zum OP-Tisch

Die meisten Kliniken verwenden einen einfachen PVC-Schlauch mit einem Durchmesser von ½" und einer Länge von ca. 5 bis 6 m. Die beiden Enden dieses Schlauches werden vom OP-Tisch aus dem Kardiotechniker übergeben, der mittlere Bereich des Schlauches verbleibt am OP-Tisch. Der Kardiotechniker konnektiert das eine Ende des Schlauches an den arteriellen Ausgang der HLM und das andere Ende des Schlauches an den venösen Eingang der HLM.
Mit dem nun hergestellten »Kurzschluß« zwischen venöser und arterieller Seite der HLM läßt sich das gesamte System durch Anfahren der Rollerpumpe(n) entlüften. Die aus den blutführenden Teilen der HLM entweichende Luft gelangt in die arterielle Linie und von dort über den »Kurzschluß« zum venösen Reservoir, wo sie spontan entweicht (oder bei 2-Pumpen-Systemen zum venösen Ausgleichsbehälter, aus dem sie abgelassen wird).

Nach der Entlüftung kann das Schlauchsystem an die Kanülen konnektiert werden. Die Rollerpumpe(n) werden gestoppt, am mittleren Bereich des Schlauches, der am OP-Tisch verblieben ist, werden 2 Schlauchklemmen angesetzt und der Schlauch zwischen den beiden Klemmen durchtrennt.
An das arterielle Ende des Schlauches wird die Aortenkanüle so konnektiert, daß nicht die geringste Menge Luft in den Schlauch oder die Kanülen gelangt.
An das venöse Ende des Schlauches werden die Vorhof- bzw. Cava-Kanülen unter weitgehender Entlüftung konnektiert (Abb. 1.1).

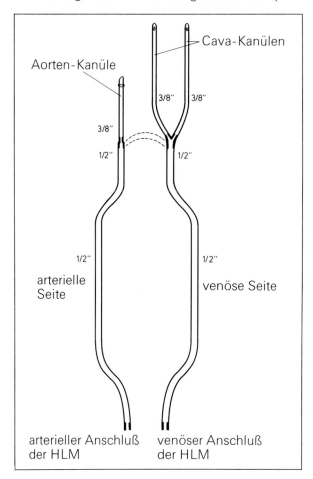

Abb. 1.1: Schlauchsystem

Über ein weiteres Y-Stück kann auch die Kanüle zur Linksherzentlastung an die venöse Seite des Schlauches konnektiert werden, gewöhnlich wird diese jedoch an einen Saugerschlauch konnektiert.
Von der Handhabung einfacher ist das Schlauchsystem mit integriertem »Kurzschluß« (Abb. 1.2), das an einigen Kliniken Verwendung findet.
Das System besitzt 4 Klemmstellen. Zur Entlüftung der HLM sind die Klemmen 1, 2 und 3 verschlossen, die Klemme 4 geöffnet. Dadurch entsteht ein »Kurzschluß« zwischen arterieller und venöser Seite des Schlauchsystems.

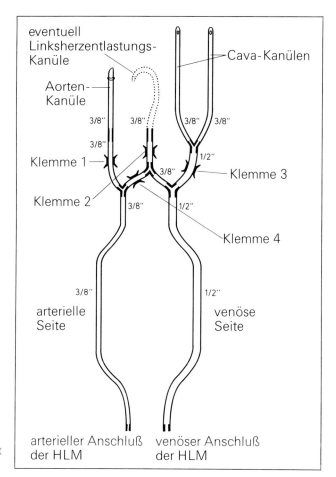

Abb. 1.2: Schlauchsystem mit integriertem »Kurzschluß«

Nach vollständiger Entlüftung der HLM können die Kanülen an das Schlauchsystem konnektiert werden, die Rollerpumpe(n) werden dabei nicht gestoppt.
Zunächst wird die Aortenkanüle unter weitgehender Entlüftung an den arteriellen Schenkel des Schlauchsystems konnektiert. Die vollständige Entlüftung des arteriellen Schenkels wird durch kurzfristiges Öffnen der Klemme 1 erreicht, wodurch es zu einem Rückstrom von Blut aus der Aorta über den »Kurzschluß« in die venöse Seite des Schlauchsystems kommt, der sämtliche im arteriellen Schenkel verbliebene Restluft »mitreißt«.
Die venösen Kanülen werden unter weitgehender Entlüftung an den venösen Schenkel des Schlauchsystems konnektiert. Die Kanüle zur Linksherzentlastung wird an den mittleren Schenkel oder an einen Saugerschlauch konnektiert.
Das Umschalten vom »Kurzschluß« in den partiellen Bypass geschieht durch folgende Schritte in unmittelbarer Folge: Öffnen der Klemme 1, Schließen der Klemme 4, Öffnen der Klemme 3.
Wenn die Kanüle zur Linksherzentlastung an den mittleren Schenkel konnektiert wird, so kann sie durch Öffnen der Klemme 2 zugeschaltet werden.

Neben der einfachen Entlüftung des arteriellen Schenkels besitzt das Schlauchsystem mit integriertem »Kurzschluß« den Vorteil, daß eine zwischenzeitliche Entlüftung (z.B. bei einem während des Einsatzes erforderlichen Oxygenatorwechsel) möglich ist. In einem solchen Fall wird durch Schließen der Klemmen 1, (2) und 3 ein kurzfristiger Kreislaufstillstand hergestellt und durch Öffnen der Klemme 4 der »Kurzschluß« zwischen arterieller und venöser Seite zur Entlüftung freigegeben. Nach vollständiger Entlüftung wird erneut vom »Kurzschluß« in den Bypass umgeschaltet (Öffnen der Klemme 1, Schließen der Klemme 4, Öffnen der Klemmen (2) und (3) und die Perfusion wieder aufgenommen.

2 Die arterielle Kanülierung

Die arterielle Kanülierung wird an allen Kliniken routinemäßig an der Aorta ascendens unmittelbar proximal der pericardialen Umschlagsfalte vorgenommen. Die in früheren Jahren weit verbreitete Kanülierung der Arteria femoralis bleibt heute auf die wenigen Fälle beschränkt, bei denen der Krankheitsprozeß die Aorta ascendens selbst erfaßt oder eine Kanülierung der Aorta ascendens aus sonstigen Gründen nicht möglich ist. In diesen Fällen wird die Arteria femoralis kurzstreckig freigelegt und die Femoraliskanüle körperwärts in das Gefäß eingeschoben.

2.1 Aortenkanülen

Verbreitet sind zwei Grundformen von Aortenkanülen. Die eine Grundform besitzt einen gebogenen Auslauf, die andere Grundform einen geraden, angeschrägten Auslauf (Abb. 2.1).
Entscheidende hämodynamische Vorteile bietet keine dieser beiden Grundformen, die Strömung ist in beiden Fällen voll turbulent und beide Formen weisen einen jetartigen Einstrom in die Aorta auf.

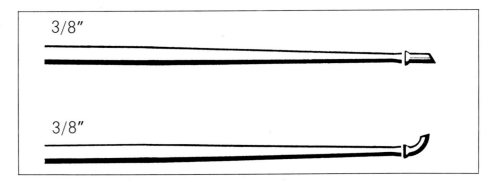

Abb. 2.1: Aortenkanüle mit geradem Auslauf (oben) und mit gebogenem Auslauf (unten)

Die Kanülen mit geradem Auslauf sind komplett aus PVC oder Polyurethan gefertigt, die Kanülen mit gebogenem Auslauf sind meist ebenfalls komplett aus Kunststoff gefertigt, werden aber auch mit einem gebogenen Auslauf aus Edelstahl angeboten.

Beide Grundformen besitzen über ihrer Länge einen konischen Verlauf, auf dem das Anschlußmaß an das arterielle Schlauchende (⅜" entspr. 9,5 mm Innendurchmesser) auf das Nennmaß der Aortenkanüle (24F entspr. 8 mm Außendurchmesser oder 28F entspr. 9,3 mm Außendurchmesser) reduziert wird, wobei sich die Durchmesserangaben auf die Perfusion beim Erwachsenen beziehen. Die Wandstärke beträgt auf der aortalen Seite ca. 1,3 mm bis 1,6 mm bei den komplett aus Kunststoff gefertigten Kanülen, die Kanülen mit gebogenem Metallauslauf besitzen eine Wandstärke von ca. 1,0 mm.

Die Kanülenwand muß an ihrem aortalen Ende gut gerundet sein, um die Gefahr einer Aortenwanddissektion beim Einführen der Kanüle so gering wie möglich zu halten.

Die Positionierung in der Aorta wird durch einen Kragen gewährleistet, der ein zu tiefes Eindringen in das Gefäß und – bei geeigneter Fixierung – ein Herausgleiten aus der Aorta verhindert.

Aortenkanülen werden von den meisten Herstellern auch mit eingearbeiteter Drahtspirale angeboten, wodurch einerseits ein Abknicken der Kanüle verhindert wird, andererseits aber ein Abklemmen der Kanüle erschwert wird. In der Praxis erscheint eine solche Drahtarmierung kaum sinnvoll, da die Aortenkanüle durch ihre kurze Baulänge und die guten Befestigungsmöglichkeiten (z. B. am Sternumsperrer) kaum knickgefährdet ist.

2.2 Kanülen für die Arteria femoralis

Die Kanülen für die Arteria femoralis werden als gerade, komplett aus Kunststoff gefertigte Kanülen angeboten (Abb. 2.2).

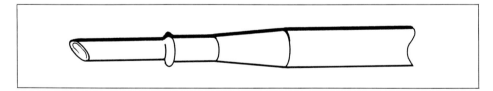

Abb. 2.2: Femoraliskanüle

Im Vergleich zu den Aortenkanülen besitzen sie eine deutlich geringere Länge, einen wesentlich kürzeren Konus, durch den das Anschlußmaß an das arterielle Schlauchende (⅜") auf das Nennmaß des Kanülendurchmessers (20F bis 24F, je nach Gefäßdurchmesser) reduziert wird und einen geraden, langen Auslauf, der in das Gefäß eingeführt wird. Auf diesem Auslauf befindet sich bei einigen Ausführungen ein Wulst als formschlüssige Sicherung gegen ein Herausgleiten aus der Arterie.

3 Die venöse Kanülierung

Die Kanülierung des venösen Systems erfolgt entweder über 2 Kanülen, die jeweils in die obere und in die untere Hohlvene geschoben werden, oder über eine Stufenkanüle, bei der das Blut aus der unteren Hohlvene und aus dem rechten Vorhof entnommen wird.

3.1 Die Kanülierung der oberen und unteren Hohlvene mit zwei Kanülen

Mit dieser Kanülierungstechnik können nahezu alle herzchirurgischen Eingriffe durchgeführt werden. Die Cava-Superior-Kanüle wird durch das rechte Herzohr einige Zentimeter weit in die obere Hohlvene vorgeschoben. Die Cava-Inferior-Kanüle wird entweder ebenfalls durch das rechte Herzohr oder durch die Vorhofswand im Mündungsbereich der Vena cava inferior einige Zentimeter weit in die untere Hohlvene vorgeschoben.
Im totalen Bypass werden beide Hohlvenen mit speziellen Cava-Klemmen (Cooley) oder mit Tourniquets so gegen die Cava-Kanülen abgedichtet, daß der venöse Rückstrom in den rechten Vorhof völlig unterbrochen wird. Der gesamte venöse Rückstrom wird dann über die Cava-Kanülen in die HLM geleitet (Abb. 3.1).

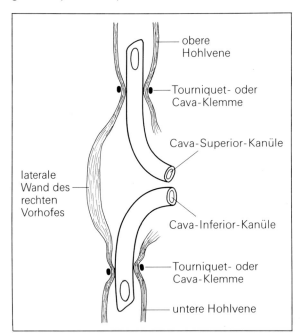

Abb. 3.1: Kanülierung der Hohlvene mit 2 Kanülen

Im partiellen Bypass sind die Cava-Klemmen entfernt, bzw. die Tourniquets gelockert, so daß das Blut zu einem Teil durch die Cava-Kanülen in die HLM gelangt, zum anderen Teil an den Kanülen vorbei in den rechten Vorhof fließt.

Cava-Kanülen werden in den verschiedensten Ausführungen angeboten, von denen die wichtigsten in Abb. 3.2 dargestellt sind. Alle Ausführungen haben das Ziel, einen optimalen venösen Rückfluß zu gewährleisten, sie sollen gleichermaßen aber auch so geformt sein, daß beim Einführen eine Verletzung der Gefäßwand oder eine Perforation vermieden werden.

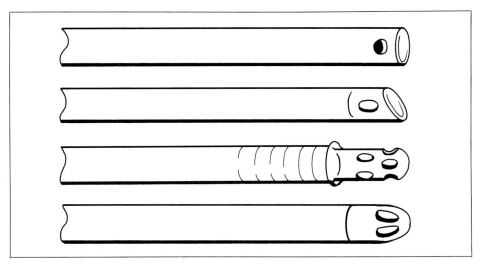

Abb. 3.2: Cava-Kanülen

Cava-Kanülen werden in nahezu allen Ausführungen für den Einsatz beim Erwachsenen mit Durchmessern von 28F (9,3 mm Außendurchmesser) bis 40F (13,3 mm Außendurchmesser) bei einer Länge von 40 cm bis 60 cm (je nach Hersteller) angeboten, so daß der Chirurg eine optimale Anpassung an die anatomischen Verhältnisse vornehmen kann. Dies bedeutet, daß die Kanüle einerseits möglichst groß sein soll, um einen guten Abfluß des venösen Blutes in die HLM zu gewährleisten, andererseits darf sie gerade so groß sein, daß im partiellen Bypass genügend Blut an ihr vorbei in den rechten Vorhof gelangt. Der Anschluß an den HLM-Schlauch erfolgt über einen Y-Konnektor $3/8'' - 3/8'' - 1/2''$.

Die Cava-Kanülen werden komplett aus PVC, seltener aus Polyurethan gefertigt, die meisten Modelle werden darüber hinaus wahlweise mit Drahtarmierung angeboten, was einerseits den Vorteil einer Knicksicherung bietet, andererseits ein Abklemmen der Kanüle behindert.

3.2 Die Kanülierung des rechten Vorhofes und der unteren Hohlvene mit einer Stufenkanüle

Bei dieser Kanülierungstechnik wird eine Zweistufenkanüle, wie sie in Abb. 3.3 prinzipiell dargestellt ist, durch das rechte Herzohr so weit in die Vena cava inferior vorgeschoben, daß die Spitze in der unteren Hohlvene liegt, und die

Einlaßöffnung am Übergang vom dünnlumigen zum dicklumigen Abschnitt im rechten Vorhof liegt.

Der Zufluß zum rechten Vorhof läßt sich bei diesem System – im Gegensatz zu dem oben beschriebenen Verfahren mit zwei Cava-Kanülen – während des totalen Bypass nicht unterbrechen, so daß Eingriffe am rechten Herzen mit dieser Kanülierungstechnik grundsätzlich nicht durchgeführt werden können.

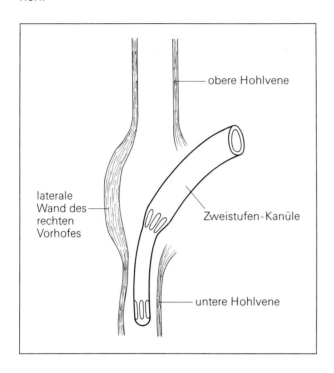

Abb. 3.3: Kanülierung des rechten Vorhofes und der unteren Hohlvene mit einer Stufenkanüle

Bei allen übrigen Operationen ist zu beachten, daß der Druck im rechten Vorhof nicht unter den Umgebungsdruck abfällt, weil sonst bei Eröffnung der Aorta beim Aortenklappenersatz oder beim Eröffnen eines Koronargefäßes durch den Unterdruck im rechten Vorhof Luft in das Koronarsystem gesaugt wird.

Allgemein bevorzugt wird die Zweistufenkanüle bei der anatomischen Variation einer persistierenden linken Vena cava superior, weil in diesem Fall auf die aufwendige dreifache venöse Kanülierung verzichtet werden kann.

Zweistufenkanülen werden in verschiedenen Abmessungen angeboten, im dünnlumigen Abschnitt von 26 F (6,7 mm Außendurchmesser) bis 36 F (12 mm Außendurchmesser) und im dicklumigen Abschnitt von 38 F (12,7 mm Außendurchmesser) bis 51 F (17 mm Außendurchmesser), das Anschlußmaß an den Konnektor zum Schlauchsystem beträgt in allen Fällen ½″.

Die Gestaltung der Kanülenspitze und das Material entsprechen den Ausführungen der gewöhnlichen Cava-Kanülen. Die Zweistufen-Kanülen werden von einigen Herstellern ebenfalls mit Drahtarmierung zur Knicksicherung angeboten.

4 Die Entlastungskanülierung der linken Herzkammer

Um die Muskulatur der linken Herzkammer unmittelbar vor Einleiten und während des Herzstillstandes sowie in der frühen Phase nach Aufheben des Herzstillstandes vor einer irreversiblen Überdehnung zu schützen, wird bei nahezu allen Herzeingriffen eine Entlastungskanüle in den linken Ventrikel geschoben, wodurch eine übermäßige Füllung der linken Kammer verhindert wird.
Die Linksherz-Kanüle wird in den meisten Kliniken durch die obere rechte Pulmonalvene (bei Eingriffen an der Mitralklappe durch die untere rechte Pulmonalvene) in den linken Vorhof eingeführt und durch die Mitralklappe hindurch in den linken Ventrikel vorgeschoben. Alternativ kann die Linksherzkanüle auch über die Herzspitze oder über das linke Herzohr in den linken Ventrikel eingeführt werden. Der Zeitpunkt der Kanülierung hängt von der Art des Eingriffes ab:
Bei Eingriffen an der Aortenklappe, v.a. bei der Aorteninsuffizienz, muß die Entlastungskanüle frühzeitig gelegt werden, da bei einem Herzstillstand (Kammerflimmern oder Asystolie) während der Abkühlungsphase ein Rückstrom durch geschädigte Aortenklappe in den linken Ventrikel schnell zu einer Überdehnung des linken Ventrikels führt. Bei Eingriffen an der Mitralklappe erfolgt die Linksherzentlastung zunächst durch Öffnen der linken Vorhofswand, wobei das aus den Pulmonalvenen zuströmende Volumen und das durch die geschädigte Klappe rückströmende Volumen in die Pericardhöhle austritt und dort mit einem Kardiotomiesauger aufgefangen wird. Erst nach Implantation der Klappenprothese wird die Linksherzkanüle gelegt und durch die Prothese hindurch in die linke Kammer vorgeschoben.
Bei den meisten übrigen Eingriffen kann die Linksherzentlastungskanüle nach Anfahren der HLM während der Abkühlungsphase eingeführt werden.
Die Linksherzentlastung kann aufgehoben werden, wenn der Ventrikel nach Aufheben des Herzstillstandes eine ausreichende Kontraktilität wiedererlangt hat.
Die Linksherzkanülen werden in 2 verschiedenen Grundformen angeboten.
Die erste Grundform besitzt eine komplett gerundete Spitze ohne zentrale Öffnung mit mehreren seitlichen Drainageöffnungen (Abb. 4.1). Einige Hersteller bieten diese Form zusätzlich mit einem seitlich angegossenen Metallstab an, wodurch die Kanüle in nahezu jeder gewünschten Weise vorgebogen werden kann. Diese Grundform gestattet eine schonende Passage durch die Mitralkappe bei guten Drainageeigenschaften.

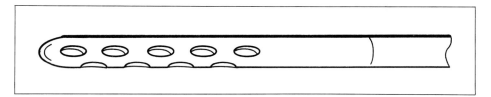

Abb. 4.1: Kanüle zur Linksherzentlastung mit gerundeter Spitze und Metallarmierung

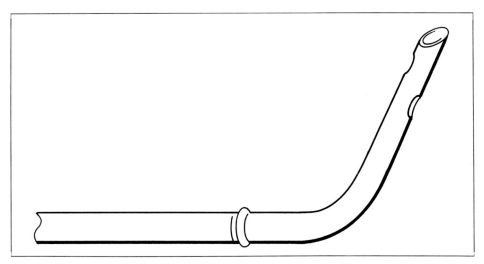
Abb. 4.2: Kanüle zur Linksherzentlastung mit angeschrägter Spitze

Die zweite Grundform weist eine angeschrägte Spitze mit zentraler Öffnung und zusätzlich mehreren seitlichen Drainageöffnungen auf (Abb. 4.2).
Beide Grundformen werden in Größen von 18 F (6 mm Außendurchmesser) bis 24 F (8,0 mm Außendurchmesser) angeboten und sind aus PVC gefertigt.

5 Die Kardioplegiekanülierung

Zur Einleitung des Herzstillstandes und zur Reduktion der Stoffwechselaktivität des Herzmuskels während der Ischämiezeit werden die Koronarien mit ca. 1000–1500 ml einer eiskalten kardioplegischen Substanz (in den meisten Kliniken: St. Thomas-Lösg.) perfundiert.

5.1 Die Kardioplegiekanülierung bei intakter Aortenklappe

Bei intakter Aortenklappe erfolgt die Injektion der kardioplegischen Lösung unmittelbar nach Abklemmen der Aorta in die Aortenwurzel. Dazu wird entweder eine gewöhnliche Perfusornadel oder eine spezielle Kanüle mit Nähkragen verwandt. Der Aufbau einer solchen Kanüle ist in Abb. 5.1 dargestellt.
Die Kanüle wird nach Vorlegen einer Naht zur Aufnahme des Nähkragens samt Trokar durch die Aortenwand gestoßen und anschließend mit der vorgelegten Naht an der Aortenwand fixiert. Der Trokar wird zurückgezogen und die Infusionsleitung der kardioplegischen Lösung nach Entlüftung konnektiert.
Die Kardioplegiekanülen werden mit 8 G (4,2 mm Außendurchmesser) und 12 G (2,8 mm Außendurchmesser) angeboten und sind aus PVC gefertigt.

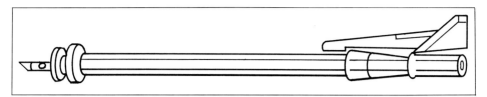

Abb. 5.1: Kardioplegiekanüle zum Einsatz in die Aortenwurzel

5.2 Die Kardioplegiekanülierung bei insuffizienter Aortenklappe

Bei insuffizienter Aortenklappe ist die Einleitung der kardioplegischen Lösung in die Aortenwurzel nicht möglich, da der größte Teil dieser Lösung nicht durch die Koronarien fließen würde, sondern stattdessen durch die insuffiziente Klappe retrograd in den linken Ventrikel gelangen und von dort über die Linksherzentlastungskanüle abgesaugt würde.
Daher ist bei insuffizienter Aortenklappe eine direkte Injektion der kardioplegischen Lösung in die Koronarostien erforderlich. Dies geschieht mit 2 speziellen Koronarkathetern (De Bakey), die in Abb. 5.2 dargestellt sind.

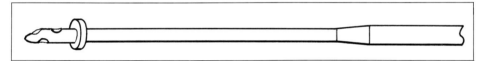

Abb. 5.2: Kardioplegiekanüle zum Einsatz in die Koronarostien

Die Spitze der Koronarkatheter ist ca. 3 bis 4 mm lang und besitzt eine zentrale und 2 seitliche Öffnungen. Dieser Teil wird in das Koronarostium eingeführt. Begrenzt wird die Spitze durch einen Steg, der einerseits verhindert, daß die Kanüle zu tief in die Koronararterie eingeführt wird, andererseits das Koronarostium während der kardioplegischen Injektion abdichtet.
Koronarkatheter werden in verschiedenen Abmessungen von 10 F (3,3 mm Außendurchmesser) bis 16 F (5,3 mm Außendurchmesser) angeboten, wodurch eine Anpassung an die anatomische Situation möglich ist.
Die Koronarkatheter werden aus PVC gefertigt.

6 Die Entlüftungskanülierung der Aorta ascendens

Zur Vermeidung einer arteriellen Luftembolie wird am Ende des kardioplegischen Herzstillstandes eine Entlüftung des linken Vorhofes, der linken Kammer und der Aorta ascendens vorgenommen. Die Entlüftung des linken Vorhofes

und der linken Kammer erfolgt nach Anheben des Herzens über die Herzspitze durch Einstechen einer gewöhnlichen Stahlkanüle und Aspiration mit einer 20-ml-Spritze.
Die Aorta ascendens wird an ihrem hydrostatisch höchsten Punkt – in Rückenlage des Patienten ist dies der ventrale Teil der Aorta ascendens – entlüftet. Dies kann auf verschiedene Weise geschehen:
Am einfachsten ist das Einstechen einer Stahlkanüle und Aspiration mit einer 20-ml-Spritze. Eine weitere Möglichkeit ist die Entlüftung über die Kardioplegiekanüle, meist wird jedoch eine spezielle Entlüftungskanüle verwandt.
Der Aufbau der Entlüftungskanüle ist in Abb. 6 dargestellt.

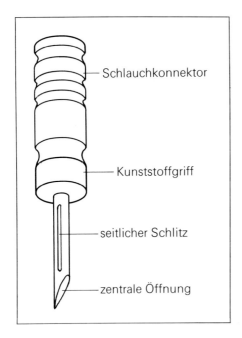

Abb. 6: Entlüftungskanüle für die Aortenwurzel

Sie besteht aus einer kurzen, angeschliffenen Stahlkanüle mit einem Durchmesser von 17 G (entspr. 1,5 mm Außendurchmesser) und einem Kunststoffgriff, der bei einigen Ausführungen direkt, bei anderen Ausführungen über einen kurzen Zwischenschlauch aus PVC an den Schlauch eines Kardiotomiesaugers konnektiert wird.
Die Stahlkanüle besitzt eine zentrale Öffnung und eine lange seitliche Schlitzöffnung, so daß – unabhängig von der Einstichtiefe bzw. der Aortenwanddicke – sämtliche Luftblasen aus der Aorta ascendens abgesaugt werden.
Die aortale Entlüftungskanüle sollte v.a. nach Operationen, bei denen die Höhlen des linken Herzens eröffnet wurden, so lange nicht entfernt werden, bis das Herz mehrfach aktiv ausgeworfen hat, da sich kleinere Luftblasen aus der Trabekelstruktur häufig erst dann lösen und in die Aorta ascendens ausgeworfen werden.

7 Die Kanülierung im Säuglings- und Kindesalter

Prinzipiell unterscheidet sich die Kanülierung im Säuglings- und Kindesalter kaum von der bei Erwachsenen. Entsprechend den anatomischen Verhältnissen werden entsprechend kleinere, aber in ihrem Aufbau ähnliche Schlauchsysteme und Kanülen eingesetzt.

Viel häufiger als beim Erwachsenen werden bei Säuglingen und Kleinkindern Eingriffe bei totalem Kreislaufstillstand in tiefer Hypothermie (18 Grad Celsius Körperkerntemperatur) durchgeführt. Dabei werden die kleinen Patienten mit der HLM auf die gewünschte Körperkerntemperatur abgekühlt, wozu eine Aortenkanüle und meist nur eine einzige venöse Kanüle in den rechten Vorhof eingeschoben wird. Die Einleitung des Herzstillstandes erfolgt – wie beim Erwachsenen – durch Perusion der Coronarien mit kardioplegischer Lösung. Nach Erreichen der gewünschten Körperkerntemperatur wird die Rollerpumpe der HLM gestoppt und das Kind in das venöse Reservoir entblutet.

Während der Dauer des Kreislaufstillstandes kann die venöse Kanüle entfernt werden, wodurch einerseits das Operationsfeld übersichtlicher und für den Operateur besser zugänglich wird, andererseits bei plastischen Eingriffen am Herzen und an den großen Gefäßen der störende Zug durch die Kanüle entfällt, wodurch das Anlegen spannungsfreier Anastomosen erleichtert wird.

Vor dem Aufheben des Herz- und Kreislaufstillstandes wird die Vorhofkanüle erneut in den rechten Vorhof eingeschoben. Danach wird die HLM wieder angefahren und der kleine Patient kontinuierlich aufgewärmt.

Die Wahl der Kanülengröße muß in jedem Falle individuell unter Berücksichtigung der jeweiligen anatomischen Situation festgelegt werden. Die folgende Tabelle dient lediglich als Orientierungshilfe unter der Voraussetzung »normaler« anatomischer Größenverhältnisse von Aorta und rechtem Vorhof:

Tabelle 7.1:

Körper-gewicht	art. Schlauch	venöser Schlauch	Aorten-Kanüle	Vorhof Kanüle	Cava-Kanülen
bis 4 kg	¼"	⅜"	10 F	16 F	12 F
3–6 kg	¼"	⅜"	12 F	18 F	14
5–10 kg	¼"	⅜"	14 F	21 F	16 F
8–20 kg	¼"	⅜"	16 F	28 F	18 F
15–35 kg	⅜"	½"	18 F	32 F	21 F
25–50 kg	⅜"	½"	21 F	41 F	24 F

8 Technische und hämodynamische Aspekte

Der Aufbau der gegenwärtig eingesetzten Schlauch- und Kanülensysteme stellt einen Kompromiß zwischen praktischen Anforderungen, hämodynamischen Eigenschaften und der Wechselwirkung zwischen Blut und Fremdoberflächen dar. Praktische Anforderungen sind:

- das Schlauchsystem soll genügend lang sein, um einen ausreichenden Abstand zwischen sterilem Arbeitsbereich und der HLM zu gewährleisten
- die Aortenkanüle soll einen möglichst geringen Durchmesser aufweisen, um die Verletzung der Aortenwand und die Gefahr der Ausbildung eines Aneurysma spurium gering zu halten
- Durchmesser und Länge des Schlauchsystems sollen möglichst gering sein, um ein geringes Füllvolumen zu erreichen.

Hämodynamische Anforderungen sind:
- das Schlauchsystem und die Kanülen sollen einen genügend großen Durchmesser aufweisen, um die bei der Strömung auftretenden Scherspannungen und damit die mechanische Blutschädigung gering zu halten
- das Schlauchsystem sollte möglichst kurz sein, um hohe Druckgradienten längs der Schläuche zu vermeiden.

Anforderungen bei der Wechselwirkung zwischen Blut und Fremdoberflächen sind:
- das Schlauchsystem soll einen möglichst geringen Durchmesser aufweisen und möglichst kurz sein, um die Kontaktfläche zwischen Blut und Kunststoff gering zu halten
- die Oberflächen mit Blut-Kunststoff-Kontakt sollen möglichst glatt sein
- Schläuche und Kanülen sollen aus einem biokompatiblen Material mit geringer Thrombogenität hergestellt werden.

Viele der oben aufgeführten Anforderungen widersprechen einander, so daß ein »ideales« Schlauch-Kanülen-System bereits vom Ansatz her unmöglich ist. Die in der Praxis eingesetzten Systeme sind daher so konzipiert, daß einerseits eine befriedigende praktische Handhabung erreicht wird, andererseits hämodynamische und materialbezogene Gesichtspunkte so berücksichtigt werden, daß die Blutschädigung bei einer Kurzzeitperfusion über einige Stunden in tolerablen Grenzen gehalten wird.

8.1 Die Dimensionierung der Schläuche und Kanülen auf der venösen Seite

Bei den meisten Oxygenatorsystemen (Einpumpensysteme) fließt das Blut passiv aus den Hohlvenen über die Kanüle(n) und den venösen Schlauch in das ca. 45 bis 55 cm tiefer gelegene venöse Reservoir ab. Der treibende Druck ist somit der ZVD einerseits und der aus dem Höhenunterschied zwischen Patient und dem venösen Reservoir resultierende hydrostatische Druck andererseits.

Um einen ausreichenden venösen Rückfluß zu gewährleisten, ist eine ausreichende Dimensionierung des venösen Schlauches und der venösen Kanüle(n) erforderlich.

Berechnungen liefern unter der Annahme eines ZVD von 5 mmHg, einer Höhendifferenz zwischen Patient und venösem Reservoir von 50 cm und einer Blutviskosität von 3 Centi-Poise
- für eine 40 cm lange 51 F-Kanüle, konnektiert an einen 2,5 m langen ½"-Schlauch einen maximal möglichen Rückfluß von ca. 8,7 ltr./min

– für eine 40 cm lange 36 F-Kanüle, konnektiert an einen 2,5 m langen 3/8"-Schlauch einen maximal möglichen Rückfluß von ca. 3,9 ltr./min
Voraussetzung für einen guten Rückfluß ist eine optimale Positionierung der Kanüle(n) im Vorhof bzw. in den Hohlvenen.

8.2 Die Dimensionierung der Schläuche und Kanülen auf der arteriellen Seite

Im Gegensatz zur passiven venösen Strömung wird das Blut auf der arteriellen Seite durch die Rollerpumpe aktiv gefördert. So ist es möglich, höhere Strömungswiderstände im Schlauch und in der Aortenkanüle zu überwinden.
In Abb. 8.1 ist der Zusammenhang zwischen dem Druckverlust und dem Durchfluß für 4 verschiedene arterielle Schlauch-Kanülen-Kombinationen dargestellt.

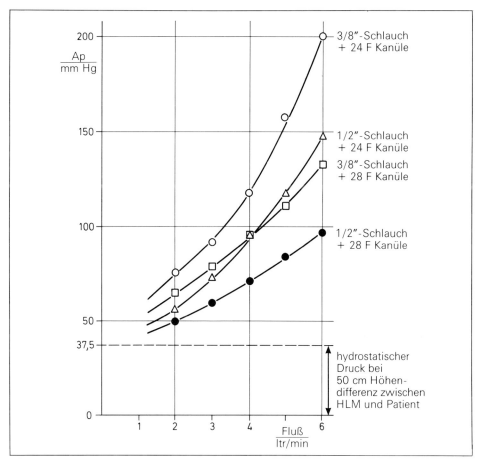

Abb. 8.1: Druckverlust als Funktion des Durchflusses bei verschiedenen Schlauch-Kanülen-Kombinationen (in-vitro-Messungen)
Schlauchlänge: 2,20 m   Viskosität des Fluids: 3,6 Centi-Poise
Kanülenlänge: 0,20 m   (modifiziert nach G. Cwik)

Ein aus hämodynamischer Sicht besonderes Problem stellen die Strömungsverhältnisse in der arteriellen Kanüle (Aortenkanüle bzw. Femoraliskanüle) dar. Bei der Strömung durch eine 24F-Kanüle (ca. 5,4 mm Innendurchmesser) treten sehr hohe Scherspannungen auf, die auf die Membranen der Blutzellen einwirken.
Bei einer Blutviskosität von 3 Centi-Poise erreichen diese Scherspannungen in der Nähe der Kanülenwand.
- bei einem Durchfluß von 4,0 ltr./min einen Wert von 39,3 Newton/Quadratmeter
- bei einem Durchfluß von 4,8 ltr./min einen Wert von 54,1 Newton/Quadratmeter

Die kritischen Scherspannungen für eine mechanische Hämolyse werden in der Literatur unterschiedlich, zwischen 80 und 400 Newton/Quadratmeter, angegeben, die Werte für eine subletale Schädigung, d.h. eine deutliche Vorschädigung der Erythrozyten mit Verkürzung der Lebensdauer, schwanken zwischen 10 und 35 Newton/Quadratmeter. In der gleichen Größenordnung liegen die kritischen Werte für eine Schädigung der Thrombozyten.

8.3 Der Pulsatilitätsverlust im Schlauch-Kanülen-System

Das mit einer Rollerpumpe in der Aorta erzeugte Druckprofil ist nur schwach pulsatil. Dies führt fälschlicherweise häufig zu der Annahme, die Rollerpumpe selbst erzeuge nur ein schwach pulsatiles Druckprofil. Tatsächlich besitzt die Rollerpumpe jedoch eine hohe Pulsatilität mit großer Pulshärte (dp/dt) und steht damit im Gegensatz zur Zentrifugalpumpe, die eine nonpulsatile Fördercharakteristik aufweist.
Das lange (ca. 2,5 m) und relativ dünne (⅜" bzw. ½") Schlauchsystem, die sehr dünne Aortenkanüle (24F entspr. ca. 5,4 mm Innendurchmesser) und nicht zuletzt das Windkesselverhalten der Aorta selbst dämpfen die von der Rollerpumpe erzeugte Pulsatilität so weit ab, daß in der Aorta eine nahezu nonpulsatile Strömung resultiert. Dieses Dämpfungsverhalten des Schlauch-Kanülen-Systems ist in Abb. 8.2 an einem Beispiel demonstriert. Es wurden gleichzeitig die Drücke an folgenden Orten registriert:
- unmittelbar hinter der Rollerpumpe
- am Konnektor zwischen Schlauch und Aortenkanüle
- in der Arteria radialis.

Eine pulsatile Perfusion läßt sich in der Praxis am ehesten durch rhythmische Variation der Drehzahl von Rollerpumpe oder Zentrifugalpumpe erreichen.

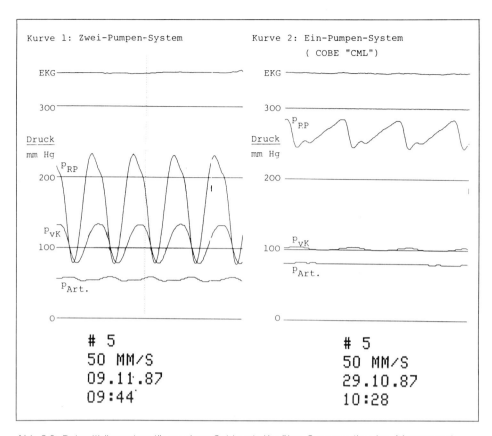

Abb. 8.2: Pulsatilitätsverlust längs eines Schlauch-Kanülen-Systems (in-vivo-Messungen)
Schlauch: 3/8 , 2,20 m lang
Kanüle: 24 F, 0,20 m lang
Pumpenfluß: 3,8 ltr./min (Kurve 1)
　　　　　　 2,9 ltr./min (Kurve 2)
Meßpunkte: P_{Art}: Druck in der Art. radialis
P_{vK}: Druck, gemessen am Schlauchkonnektor zwischen Aortenkanüle und arteriellem Schlauch
P_{RP}: Druck, gemessen unmittelbar hinter der Rollerpumpe

Bei Verwendung von Zwei-Pumpen-Systemen wird der arterielle Schlauch direkt hinter der Rollerpumpe angeschlossen (Kurve 1). Der stark pulsatile Druckverlauf unmittelbar hinter der Rollerpumpe ist am Konnektor zwischen arteriellem Schlauch und Aortenkanüle bereits deutlich gedämpft und im arteriellen System kaum mehr meßbar.

Bei Verwendung von Ein-Pumpen-Systemen ist der Oxygenator zwischen die Rollerpumpe und den arteriellen Schlauch geschaltet (Kurve 2). Dies führt zu einer deutlichen Dämpfung. Am Konnektor zwischen arteriellem Schlauch und Aortenkanüle und im arteriellen System ist praktisch keine Pulsatilität mehr meßbar.

Weiterführende Literatur beim Verfasser.

Extracorporale Zirkulation bei herzchirurgischen Eingriffen unter Berücksichtigung der Besonderheiten bei Säuglingen und Kindern

H. Knobl, W. Dramburg

Herzzentrum Nordrhein-Westfalen
Georgstr. 11
4970 Bad Oeynhausen

Historischer Rückblick

Zu Beginn des 19. Jahrhunderts (1812 u. 1813) wurde erstmals von Le Gallois das Prinzip eines künstlichen Kreislaufes beschrieben. *1885* (1) gab es bereits ein akzeptables Modell einer *Beatmungsmaschine* (Abb. 1). Einige Jahre später entwickelte Jacobi einen Respirationsapparat, indem er eine isolierte Lunge beatmete und über den angeschlossenen Lungenkreislauf (Art. pulm. und Lungenvenen) das Blut oxygenierte. *1929* konnte mit einer exzidierten

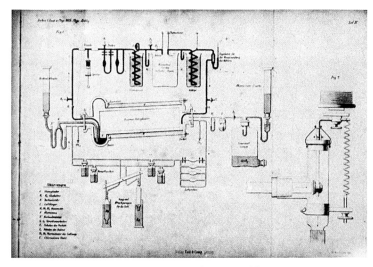

Abb. 1: Modell einer Beatmungsmaschine von 1885

Lunge und einer *Perfusionsmaschine* ein isolierter Hundekopf für einige Stunden am Leben erhalten werden (Abb. 2). Von 1932 bis 1953 arbeitete Gibbon et al. an der ersten Herzlungenmaschine (HLM) (2), die am *6. Mai 1953*, bei einem 17-jährigen Mädchen zum Verschluß eines Vorhofseptumdefektes erfolgreich eingesetzt wurde. Bjork und Senning, beide Herausgeber früherer Arbeiten über »Cardiopulmonaler Bypass« (CPB) und Crawford et al. berichteten 1957 über den Einsatz des »Cardiopulmonalen Bypasses« zur Entfernung eines Vorhoftumors. Lillehei und Mitarbeiter in Minneapolis benutzten *1957* die sogenannte *»controlled cross-circulation«*, bei einigen spektakulären Operationen. Dabei diente ein Elternteil des kleinen Patienten als Oxygenator. *1955* startete *John W. Kirklin* die erste Serie von Operationen am offenen Herzen, unter Einsatz der Herzlungenmaschine.

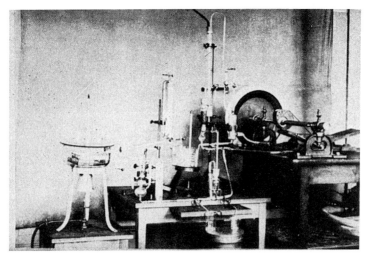

Abb. 2: Perfusionsmaschine mit exzidierter Lunge und veno-pulmonalem Kreislaufanschluß zur Oxygenierung des Blutes

Inzidenz und Mortalität der kongenitalen Herzfehler

Die Inzidenz der kongenitalen Herzfehler in der gesamten Bevölkerung liegt zwischen 8 und 10 pro 1000 lebend Geburten. Die höchste Mortalität dieser Herzfehler liegt in der Neonatalperiode. Während den letzten 20 Jahren starben 25–30% der Kinder mit Herzfehler. In den höher entwickelten Ländern lag die Zahl etwa bei 15%. Mit wachsendem Verständnis der Embryologie, und der damit einhergehenden Pathoembryologie des Herzens und der großen Arterien sowie deren Anatomie und Physiologie im Neugeborenenalter, *stieg vor allem in den letzten Jahren* rapide die *Lebenserwartung* der Neugeborenen mit einem Herzfehler.

Diese Entwicklung wurde weiterhin ganz entscheidend von den verbesserten Diagnosemöglichkeiten der Kinderkardiologen getragen. Dieses tiefere Ver-

ständnis beeinflußte ganz entscheidend die cardiochirurgischen Korrekturmethoden. Diese wiederum erforderten spezielle auf diese Patientengruppe ausgerichtete Perfusionstechniken während der Korrektur- oder Palliativoperation.
Hier sei die »art. switch over« Operation bei einer TGA-Stellung der großen Arterien stellvertretend genannt.

Ätiologie

Die Ätiologie der *meisten* Herzfehler ist *unbekannt*. Bestimmte *Chromosomenveränderungen*, wie Trisomie 21, gehen in einigen Fällen mit Herzfehlern, wie einem kompletten oder inkompletten AV-Kanal, einher. Andererseits sind bestimmte Faktoren bekannt, die zu Herzfehlern führen können. Hier sei die Infektion der Mutter in den ersten drei Schwangerschaftsmonaten mit dem *Rötelvirus* genannt. Fälle von ursächlichen Einnahmen von Medikamenten wie *Schlafmittel* oder *zytotoxischen Mitteln* sind beschrieben (3).

Einteilung der Herzfehler

Für die moderne Kinderkardiologie, Kinderkardiochirurgie und Kardiotechnik ist es unumgänglich, eine genaue Nomenklatur des vorliegenden Vitiums abgeben zu können. Es muß möglich sein, den Verlauf eines Vitiums zu jeder Zeit während der Behandlung genau beschreiben zu können. Hierfür ist die Betrachtung der entsprechenden *»funktionellen Ebene«* des Vitiums und deren *Verbindungen (Konnektionen)* hilfreich (4, 5): Es werden eine *venöse Ebene – Vorhofebene – Kammerebene –* und *art. Ebene* unterschieden.
Hiernach können dann Verbindungen zweier sequentieller Ebenen normal oder pathologisch sein. Im Einzelfall ergeben sich folgende prinzipielle und klinisch anzutreffende Varianten:

Systematische Übersicht über mögliche Verbindungen der kardialen Segmente

Veno-atriale Verbindung:	concordant-discordant-gemeinsam
Atrioventriculare Verbindung:	Concordante Verbindung
	Discordante Verbindung
	Gemeinsame Verbindung
	Double inlet Ventrikel
	Fehlen einer AV-Verbindung

Ventrikulo-arterielle Verbindung: Concordante Verbindung
Discordante Verbindung
Double outlet Verbindung
Single outlet des Herzens

Venöse Ebene

Klinisch anzutreffende Fehlbildungen auf venöser Ebene sind gewisse Formen der totalen Lungenvenenfehlmündung (total anomalous pulmonary venous connection-TAPVC) vom supracardialen und infracardialen Typ und der inkompletten Lungenvenenfehlmündung (partial anomalous pulmonary venous connection-PAPVC).

Veno-atriale Verbindung

Einer veno-atrialen discordanten Konnektion entspricht zum Beispiel ein in den rechten Vorhof mündende Lungenvene (Sinus venosus Defekt).

Atriale Ebene

Auf atrialer Ebene wären vor allem Shuntvitien zu nennen (ASDI, ASDII).

Atriale-ventrikuläre Verbindung

Als ein eindrucksvolles Beispiel für eine atrio-ventrikuläre Diskordanz wäre eine L-TGA zu nennen. Hier mündet das venöse Körperblut über einen concordant angeschlossenen rechten Vorhof, in einen anatomisch wenig trabekularisierten und Mitralklappen tragenden linken Ventrikel.

Ventrikuläre Ebene

Auf Ventrikelebene sind im wesentlichen, wie auf atrialer Ebene, wieder Shuntvitien zu nennen (VSD's der verschiedenen Lokalisationen). Aber auch angebroene Hypoplasien oder Myocardfibroelastosen sind hier zu erwähnen.

Ventrikulo-arterielle Verbindung

Als klassische Beispiele sind hier die Transpositionen der großen Arterien (L-TGA, d-TGA) zu nennen.
Bemerkenswerterweise ist die unkomplizierte L-TGA durch die zweifach discordante Verbindung einmal – wie erwähnt – im atrio-ventrikulären Bereich, und durch die ventrikuläre-arterielle Diskordanz, funktionell korrigiert.

Arterielle Ebene

Als klinisch bedeutsames Beispiel mit Shuntbildung ist hier der PDA zu erwähnen. Das wohl wichtigste Beispiel für ein Vitium ohne Kurzschlußverbindung ist die Isthmusstenose.

Diese funktionell-anatomische Gliederung ist aber nicht nur im Rahmen der Diagnose hilfreich: Als ein *Beispiel für erfolgreich praktizierte Korrektur eines bedeutsamen Vitiums (d-TGA) in den verschiedenen Ebenen* mag die folgende Aufstellung dienen.

1. Korrektur auf *atrialer Ebene (Vorhofumkehr):*
   Op. nach Mustard oder Senning
   Therapeutisches Ziel: Schaffung einer diskordanten Konnektion bei fortbestehender ventrikulo-arterieller Diskordanz (funktionelle Korrektur).

2. Korrektur auf *Ventrikelebene:* Op. nach Rastelli
   Therapeutisches Ziel: Durch einen intraventrikulären tunnelförmigen Patch wird eine ventrikulo-arterielle Konkordanz zur weiter vorn liegenden Aorta geschaffen (funktionelle Korrektur).

3. Korrektur auf *arterieller Ebene:* Art. switch over
   Therapeutisches Ziel: Schaffung einer concordanten Verbindung der großen Art. zu den entsprechenden Ventrikeln durch Umpflanzung der Arterienstämme, wobei die Aorta nach hinten zum hintenliegenden li. Ventrikel verlagert wird (anat. Korrektur).

Bei Zugrundelegung der o.g. Einteilung, läßt sich jedes Vitium genau nach anatomischen und funktionellen Kriterien beschreiben. Dies wiederum ist besonders wichtig für die Vorbereitung und den Verlauf des CPB.

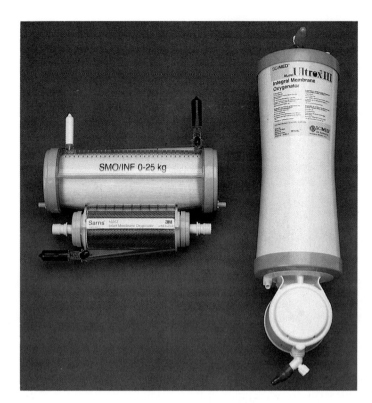

Abb. 3: Säuglings- und Kinderoxygenatoren; li. der Fa. 3M/SARNS »*SMO/INF*« und re. der Fa. SCIMED (OMINS) »*ULTROX III*«

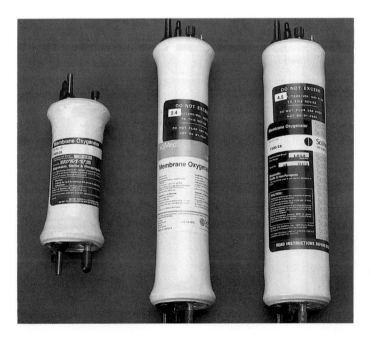

Abb. 4: Säuglings- und Kinderoxygenatoren der Fa. SCIMED (OMINS) »*SciMed 0.4–0.8–1.5*«

Extracorporales System (EKS)

Die Komponenten des extracorporalen Systems (EKS) für den CPB bei Kleinkindern und Säuglingen (6), unterscheiden sich in einigen Punkten gegenüber dem EKS beim Erwachsenen. Einmal sind hier die oft sehr kleinen anatomischen Verhältnisse und zum Anderen die besondere hämodynamische Situation zu berücksichtigen. Um die *Fremdoberfläche* möglichst klein zu halten und um davon abhängig ein »*Low-Priming Volumen*« zu erreichen, sollten auch innerhalb der Säuglings- und Kleinkindersysteme die Möglichkeiten der von der Industrie angebotenen blutflußabhängigen Säuglings- und Kinderoxygenatoren voll ausgenutzt werden (Abb. 3, 4, 5, 6). Die Membrantechno-

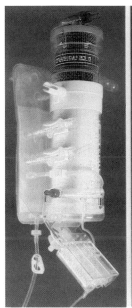
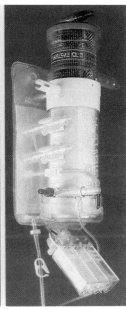
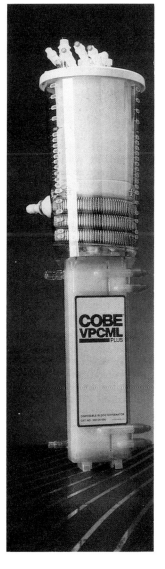

Abb. 5: Säuglings- und Kinderoxygentoren;
li. der Fa. DIDECO/SHILEY »*MASTERFLOW 34/51*« und
re. der Fa. COBE »*VPCML*«

Infant und Pädiatric
Oxygenatoren – Vergleichsliste

PRODUKT	MEMBRAN	DESIGEN	BLUTFILM	BLUTFLUSS	M²	ML
SMO/INF	Polypropylen	Hohlfaser	A. umströmt	2.5./min	$0.7m^2$	170ml
CAPIOXII 08	Polypropylen	Hohlfaser	I. umströmt	0.8l/min	$0.8m^2$	90ml
CAPIOXII 16	Polypropylen	Hohlfaser	I. umströmt	2.0l/min	$1.6m^2$	200ml
VPCML 0.85	Polypropylen	P-membran	– – –	2.6l/min	$0.85m^2$	215ml
VPCML 1.25	Polypropylen	P-membran	– – –	4.0l/min	$1.25m^2$	425ml
MASTERFLOW34	Polypropylen	Hohlfaser	A. umströmt	1.5l/min	$0.42m^2$	120ml
MASTERFLOW51	Polypropylen	Hohlfaser	A. umströmt	2.5l/min	0.62	170ml
SCIMED 400	Silicon	Sp-membran	– – –	0.35l/min	$0.4m^2$	60ml
SCIMED 800	Silicon	Sp-membran	– – –	1.2l/min	$0.8m^2$	100ml
SCIMED 1500	Silicon	Sp-membran	– – –	1.8l/min	$1.5m^2$	175ml
ULTROX III	Silicon	Sp-membran	– – –	4.0l/min	$2.0m^2$	400ml

A. umströmt = außen umströmt ; I. umströmt = innen umströmt
p-membran = Plattenmembran ; Sp-membran = Spulenmembran

Abb. 6: Tabelle über die Leistungsmerkmale der verschiedenen Oxygenatoren

logie der Oxygenatoren ist inzwischen so ausgereift, daß es nicht mehr notwendig ist, aus Gründen des Primingvolumens oder einer einfacheren Bedienung, Bubbleoxygenatoren im Bereich der Säuglings- und Kinderherzchirurgie einzusetzen. Das flexible venöse Reservoir (Abb. 7) ist ein speziell für Säuglings- und Kinderperfusion entwickeltes Reservoir. Der venöse und der vom Kardiotomiereservoir kommende Einlaß lenkt den Flüssigkeitsstrom

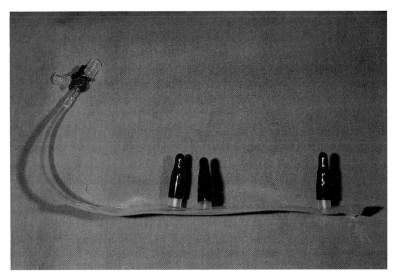
Abb. 7: Flexibles venöses Säuglings- und Kinderreservoir

zunächst durch ein 120 µ Polyesterfilter. Der Auslaß des Reservoirs liegt auf der anderen Seite des Filters, so daß evtl. ankommende Luft zurückgehalten wird und nach oben aus einer Absaugung entfernt werden kann. Sollte es vorkommen, daß z. B. durch plötzlichen venösen Rückflußstop das Reservoir leer gefahren wird, kann durch die besondere Konstruktion des Auslasses keine Luft ins EKS gelangen. Der Einsatz eines arteriellen Filters ist eine Sicherheitskomponente, die im modernen EKS nicht mehr fehlen sollte. Als arterielle Pumpe steht vor allem für die Säuglings- und Kinderperfusion ein kleines Pumpenmodul der Fa. Stöckert zur Verfügung. Hiermit lassen sich kleine Volumina sehr gut steuern. Die einzelnen Bestandteile des EKS werden meist mit PVC-implant tested-Schläuchen konnektiert. Hierbei ist es wichtig, auf eine harmonische Schlauchführung und auf möglichst kurze Wege zu achten, denn hierdurch kann zusätzlich Volumen gespart werden.

Arterielle Kanülierung

Als arterielle Kanülen werden heute von der Industrie verschiedene Formen von *dünnwandigen »high flow«* Kanülen angeboten (Abb. 8, 9, 10). Bei der Auswahl der entsprechenden Größe der Kanüle muß darauf geachtet werden, daß bei dem errechneten Flow/Min. der *Druckgradient* an der Kanülenspitze *80 mmHg* nicht überschreitet.
In seltenen Fällen wird auch bei Säuglingen und Kindern die Art. femoralis oder Art. iliaca zur art. Kanülierung benutzt. Als ein Fall sei hier eine leichte zentrale Kühlung mittels retrograder Perfusion, vor Sternotomie, genannt.

Arterielle Kanülen mit den entsprechenden Druckgradienten

Außendurchmesser Fr./ Innendurchmesser mm	0,5	1,0	1,5	2,0	2,5	3,0 *l/min*
10/1,70		60	175			*mmHg*
12/2,31		40	110			
14/2,77		25	70			
16/3,18			25	50	90	
18/3,76			20	40	60	80
20/4,17				25	40	60	80
22/4,88					40	50	60

Venöse Kanülierung

Die venöse Kanülierung (Abb. 8, 9, 10) ist ganz besonders vom chirurgischen Vorgehen abhängig. Ist eine Korrektur innerhalb des Vorhofes geplant, müssen die *vena cava inferior* und *superior direkt* kanüliert werden. Hier sei die Korrektur nach Mustard oder Senning, oder die OP nach Fontan als Beispiel genannt. Gegenüber dieser bicavalen Kanülierung wird meist bei geplanter tiefer Hypothermie und totalem Kreislaufstillstand, und bei sehr komplexen Vitien mit sehr kleinem Situs nur der rechte Vorhof *einfach kanüliert*. Bei

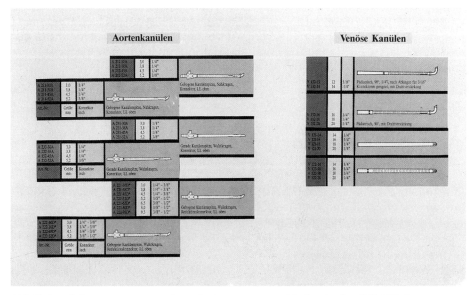

Abb. 8: Arterielle und venöse Kanülen für Säuglinge und Kinder der Fa. STÖCKERT

Vena-Cava-Katheter, spiralverstärkt
Ausführung 90°-gebogen, mit Silicone-Ring

ID (mm)	AD (FR)	Länge (mm)	Art.-Nr.	Tip (cm)	Anschluß (inch)
PILOT-SPITZE					
2,3	12	250	HKV 23 P 90	2,5	1/4
3,0	16	250	HKV 23 P 90	2,5	1/4
4,0	20	330	HKV 34 P 90	3,0	3/8
5,0	22	400	HKV 45 P 90	3,0	3/8
LIGHTHOUSE-SPITZE					
2,3	12	250	HKV 23 L 90	2,5	1/4
3,0	16	250	HKV 23 L 90	2,5	1/4
4,0	20	330	HKV 34 L 90	3,0	3/8
5,0	22	400	HKV 45 L 90	3,0	3/8

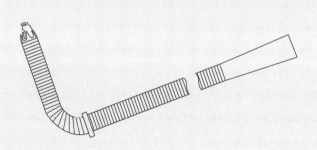

Abb. 9: Arterielle und venöse Kanülen mit verschiedenen Köpfen für Säuglinge und Kinder der Fa. JOSTRA

Arterielle Perfusionskanülen, spiralverstärkt

Bezeichnung	ID (mm)	AD (FR)	Länge (mm)	Anschluß (inch)	Art.-Nr.
gebogen 90°	2,6	10	240	1/4	ACR 1090
	3,2	12	240	1/4	ACR 1290
10-16 FR:	3,7	14	240	1/4	ACR 1490
mit Ring	4,0	16	240	1/4	ACR 1690
gerade mit	2,6	10	240	1/4	ASR 10
Ring	3,2	12	240	1/4	ASR 12
	3,7	14	240	1/4	ASR 14
	4,0	16	240	1/4	ASR 16
gerade	2,6	10	240	1/4	AS 10
ohne Ring	3,2	12	240	1/4	AS 12
	3,7	14	240	1/4	AS 14
	4,0	16	240	1/4	AS 16

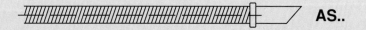 AS..

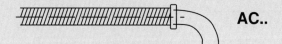 AC..

Abb. 9

Vena-Cava-Katheter, unverstärkt spiralverstärkt

ID (mm)	AD (FR)	Länge (mm)	Art.-Nr.	Anschluß (inch)
PILOT-SPITZE				
4,0	18	400/600	HK 44 P/ HK 64 P	1/4
5,0	22	400/600	HK 45 P/ HK 65 P	1/4
6,0	24	400/600	HK 46 P/ HK 66 P	1/4
2,3	12	250	HKV 22 P	1/4
3,0	16	250	HKV 23 P	1/4
4,0	20	330	HKV 34 P	3/8
5,0	22	400	HKV 45 P	3/8
LIGHTHOUSE-SPITZE				
4,0	18	400/600	HK 44 L/ HK 64 L	1/4
5,0	22	400/600	HK 45 L/ HK 65 L	1/4
6,0	24	400/600	HK 46 P/ HK 66 L	1/4
2,3	12	250	HKV 22 L	1/4
3,0	16	250	HKV 23 L	1/4
4,0	20	330	HKV 34 L	3/8
5,0	22	400	HKV 45 L	3/8
BULLET-SPITZE				
5,0	22	400	HK 45 B	1/4
6,0	24	400	HK 46 B	1/4

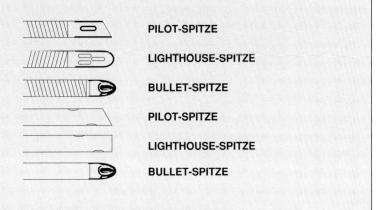

PILOT-SPITZE

LIGHTHOUSE-SPITZE

BULLET-SPITZE

PILOT-SPITZE

LIGHTHOUSE-SPITZE

BULLET-SPITZE

Abb. 9

totalem Kreislaufstillstand dienen die beiden Kanülen (art. und ven.) nur zur Abkühlung bzw. zum Aufwärmen des kleinen Patienten. Bei der Auswahl der venösen Kanüle ist besonders auf eine ausreichende Größe zu achten, denn hierbei muß das gesamte Herzzeitvolumen durch eine Kanüle fließen. Wurde die OP nach Senning durchgeführt, müssen anschließend die venösen Kanülen in den linken Vorhof gelegt werden.

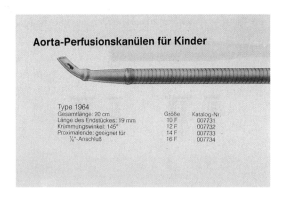

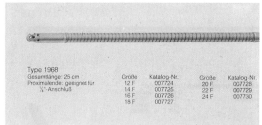

Abb. 10: Arterielle und venöse Kanülen für Säuglinge und Kinder der Fa. BARD (HP MEDICA)

Venöse Kanülengröße

≥ l/min <	(Vorhof) **Außendurchmesser Fr.** Innendurchmesser mm *einfach*	(VCS-CVI)* **Außendurchmesser Fr.** Innendurchmesser mm *doppelt*
−0,90	20/4,70	14/2,72
0,90−1,75	24/5,26	20/4,17
0,90−1,20	24/5,26	20/4,17
1,20−1,60	24/5,26	22/4,88
1,60−1,75	24/5,26	24/5,26
1,70−2,20	28/6.60	24/5,26
2.20−2.80	32/8,05	28/6,60
2,80−3,20	32/8,05	32/8,05

* Bei sehr kleinen anatomischen Verhältnissen kann für die VCS eine Kanülengröße kleiner genommen werden.

Pericard- und Intracardialsauger

Die *Saugung* ist während der Säuglings- und Kinderherzchirurgie ganz besonders *auf ein Minimum* zu beschränken, denn die Saugung ist die Hauptursache für die Blutschädigung. Der Pericardsauger entfernt Blut vorwiegend aus dem Pericardraum. Der Intracardialsauger wird in der Regel über den linken Vorhof oder die Ventrikelspitze in den li. Ventrikel gelegt. Hierdurch wird während der gesamten Operation, möglichst sanft, anfallendes Blut aus dem Operationsfeld abgesaugt. Beide Sauger werden von der Herzlungenmaschine aus mittels Rollerpumpen gesteuert. Das abgesaugte Blut läuft über Schläuche ins Kardiotomiereservoir, wird dort gefiltert und dem EKS wieder zugeführt.

Kardiotomiereservoir

Das Kardiotomiereservoir dient einmal als Ausgleichgefäß für Volumenschwankungen während des CPB. Zusätzlich wird hier, wie schon oben erwähnt, das anfallende Saugerblut entschäumt, gefiltert und dem EKS wieder zugeführt.

Extern verursachte Veränderungen und reaktive physiologische Regelmechnismen während CPB

Die Vorgänge während des CPB sind sehr komplex und keineswegs in allen Bereichen vollständig erforscht. Die Flowrate pro/Min. wird während der Perfusion vom Kardiotechniker gesteuert. *Normotherme* Flußraten von *2,2 l/min./m^2/KO bis 3,0 l/min./m^2/KO* sichern eine ausreichende Organperfusion und Microzirkulation (7). Wegen der komplexen individuellen Vorgänge während des CPB ist es noch nicht möglich, absolut sichere Angaben über Flußraten bei verschiedenen Temperaturen zu machen. Entscheidende Kriterien sind hier die Temperatur, der Sauerstoffverbrauch (VO_2) und die Flußrate. Wir konnten eine ausreichende Organperfusion und Microzirkulation bei Einhaltung folgender Parameter erreichen (8):

Flow l/min./m^2/KO:	0,50	1,50	2,00	2,50	3,00
rect. Temp. C°:	20–22	25	28	30	37

Die Blut- und Körpertemperatur wird über den Wärmeaustauscher, meist integriert im Oxygenator, gesteuert.

Die Stufen der Hypothermie sind wie folgt eingeteilt:

Leichte:	35–28 °C
Mäßige:	27–21 °C
Tiefe:	20–15 °C
Extrem Tiefe:	unter 15 °C

Vor allem bei Säuglingen mit sehr komplexen Vitien wird in tiefer oder *extrem tiefer Hypothermie* mit *totalem Kreislaufstillstand* operiert (9, 10).
Ebenso wie bei leichter oder mäßiger Hypothermie mit reduzierter Flußrate gibt es auch hier keine als gesichert geltenden Werte zur Verhinderung von Organschäden. Hier geben empirische Werte Hilfestellung bei der Entscheidung über bestimmte Vorgehensweisen. Die Reihenfolge, beginnend mit der geringsten Ischämietoleranz bei Normothermie, ist nach dem heutigen Kenntnisstand zentrales Nervensystem, Niere, Leber und Herz. Treten nach *5 Min. Anoxie* in der Nervenzelle *irreversible Schäden* auf, so ist die Toleranzzeit bei Fett- und Hautzellen mehrere Stunden bei Normothermie. Man spricht von sicherem totalem Kreislaufstillstand während einer bestimmte. Temperatur, wenn es weder zu früh- noch zu spät-postoperativen morphologischen oder funktionellen Schäden kommt. Die bisher vorliegenden Daten über einen sicheren totalen Kreislaufstillstand lassen einen totalen Stillstand bei 18 °C für 30 Minuten als sicher erscheinen. Bei 45 Minuten Stillstand ist bei ca. 70% der Fälle zwar mit strukturellen Schäden, aber nicht mit funktionellen Auswirkungen zu rechnen.
Zusätzlich bietet die hypotherme Perfusion Sicherheit bei evtl. auftretenden Komplikationen im EKS (Pumpenausfall, Oxygenatordefekt).
Auf der anderen Seite darf aber auch nicht die durch die Aufwärmzeit, besonders bei totalem Kreislaufstillstand, verlängerte Bypasszeit vergessen werden.
In den meisten Kliniken dient routinemäßig die Rollerpumpe als arterielle Pumpe. Die *nonpulsatile* (11, 12) Perfusion (np) überwiegt gegenüber der *pulsatilen* Perfusion (pp), während CPB. Die Frage nach der physiologischeren Perfusion wird zum Teil kontrovers diskutiert. Trotzdem sprechen einige Ergebnisse solcher Untersuchungen mehr für eine pp. Hierbei wurde ein deutlich niedrigerer Systemwiderstand mit einer besseren Microzirkulation und Zellatmung sowie eine verbesserte Nierenfunktion festgestellt (13).
Der *venöse Widerstand* ist abhängig vom mittleren venösen Druck und vom Systemblutfluß. Beeinflußt wird er weiter von der Schwerkraft des Blutflusses in die HLM, von der Kanülengröße und der Länge der venösen Linie.
Um einen höhen venösen Druck zu vermeiden und eine damit einhergehende Ödembildung zu verhindern, ist es wichtig den Querschnitt der Rückflußkanüle möglichst groß zu wählen.
Ebenso sollte der Druck im linken Vorhof annähernd Null sein, als Ausdruck eines niedrigen oder sogar stagnierenden Pulmonalblutflusses.

Durch die Vergrößerung des Körperkreislaufes um das nicht zelluläre Volumen des EKS bei hypothermen CPB kommt es zu einer *normovolämischen Hämodilution* (HD) (14). Diese HD ist einerseits wegen der Hypothermie notwendig, andererseits darf die Konzentration der Sauerstoffträger (Hb) nicht zu weit abfallen (15).

Die Sauerstoffausschöpfung ist in den verschiedenen Organen sehr unterschiedlich. Bei einer Ausschöpfung von 25%, wie im Skelettmuskel, kann ein Hb-Abfall durch höhere Ausschöpfung kompensiert werden. Bei einer normalen Ausschöpfung von 75%, wie im Myocard, kann ein Hb-Abfall nur durch einen erhöhten Coronarfluß kompensiert werden.

Für den Kardiotechniker bedeutet dies, daß er drei Variable hat, um eine adäquate Perfusion zu sichern.

- **Flußrate der HLM-Pumpe**
- **Steuerung der Hb-Konzentration während der HD**
- **Senkung des O_2-Verbrauchs mittels Hypothermie**

In der klinischen Praxis wird der total systemische Widerstand (TSR), abhängig vom art. Mitteldruck, vom zentralvenösen Mitteldruck und vom Cardiac output (CO), gewöhnlich mit der Thermodilutionsmethode gemessen. Der TSR ist von 2 Komponenten abhängig. Einmal von der anatomischen Geometrie der Gefäße und zweitens von den Fließeigenschaften des Blutes.

a) Die Gefäßkomponente ist definiert aus dem Verhältnis von Länge und Durchmesser der Gefäße. Physiologisch wird der Flußwiderstand hauptsächlich durch den Wechsel der Durchmesser der Arteriolen geregelt, die wiederum vom autonomen Nervensystem und von lokalen metabolischen Faktoren abhängig sind.

b) Zum zweiten ist der Widerstand abhängig von der Zähigkeit des Blutes und ist beschrieben als Viskosität. Die Viskosität ist definiert aus dem Verhältnis Schubspannung zu Scherrate. Wenn zwei gegenüberliegende Platten, wovon eine fest ist, mit einer Flüssigkeit dazwischen, sich gegeneinander verschieben, ist Schubspannung die Kraft, die notwendig ist, die Platten im Verhältnis zu ihrer Fläche zu verschieben. Scherrate ist die Geschwindigkeit im Verhältnis zu ihrer Entfernung. Sie wird auch Geschwindigkeitsgradient genannt. Die Einheit der Viskosität ist Centipoise (16).

In einer homogenen Flüssigkeit ist das Verhältnis von Schubspannung zu Scherrate konstant. In einer nicht homogenen Flüssigkeit, wie zum Beispiel Blut, ist die Viskosität abhängig von der Scherrate. Eine niedrige Scherrate im Gefäßsystem führt zu einer gesteigerten Viskosität. Die Gründe hierfür liegen einmal in der Neigung der roten Zellen zu verklumpen, und zum zweiten in der Physiologie des Fibrinogens. Fibrin freies Blut hat eine deutlich niedrigere Viskosität als normales Blut. Der Gesamtwiderstand des Gefäßsystems ist bis zu 75% von der Viskosität abhängig.

Die Hämodilution hat einen viskositätssenkenden, die Hypothermie einen viskositätssteigernden Effekt. Die *Viskosität* des Blutes *steigt um 5% je Grad Temperaturabfall unter 37 °C.*

Für die Praxis bedeutet dies eine Erhöhung des TSR und daraus resultierend eine Minderperfusion einzelner Organe bei hypothermer Perfusion ohne gleichzeitige Hämodilution (17).
Bei einer Körpertemperatur von 25 °C muß der Hämatokrit auf ca. 22–25% gesenkt werden. Bei totalem Kreislaufstillstand mit einer Körpertemperatur von 18 °C sollte der Hämatokrit (Hkt.) auf 18–20% gesenkt werden.
Vor jedem CPB sollte deshalb mit Hilfe zweier Formeln die HD genau bestimmt werden:

$$Hkt_s = \frac{BV(ml) \times Hkt_p{}^*}{BV(ml) \times P}$$

Wurde mit der o. g. Formel ein für den geplanten CPB unzureichender Hkt. berechnet, kann mit der nächsten Formel die Menge Blut (ml) berechnet werden, die für den gewünschten Hkt. benötigt wird:

$$BV_k = \frac{Hkt_s \times (P + BV) - Hkt_p \times BV^*}{Hkt_k - Hkt_p}$$

* Hkt_s = Soll-Hkt. Pat. + HLM in%
Hkt_p = akt. Pat. Hkt. in%
BV = Blutvol. Pat.** in ml ** bis 12 Jahre kg/KG × 80 ml
P = Primingvolumen in ml ab 12 Jahre kg/KG × 70 ml
BV_k = Volumen Kons. in ml

Für die Praxis bedeutet dies, daß es durch *zu schnelle Steigerung des HLM-Flusses* bei *CPB-Beginn* zu einem *Viskositätsabfall* mit dramatischem *RR-Abfall* kommen kann.
Deshalb ist es wichtig, vor allem bei niedrigem Hkt., den *Maschinenfluß langsam* zu *steigern*, um eine homogene Durchmischung des Patientenvolumens mit dem EKS-Volumen zu gewährleisten (18).
Die Toleranz des arteriellen Druckes während leichtem bis mäßigem hypothermen Bypass wird kontrovers diskutiert. Verschiedene Arbeiten behaupten, daß es bei Mitteldrucken von unter 50 mmHg zur Minderperfusion des Gehirns (21) kommt. Andere wie auch wir haben die Erfahrung gemacht, daß bei diesen o. g. Werten noch kein Eingreifen nötig ist.
Während der Aufwärmphase kommt es erfahrungsgemäß zu einer Drucksteigerung. Sollte dies nicht der Fall sein, müssen hier Maßnahmen ergriffen werden, die den Mitteldruck im Bereich zwischen 60–80 mmHg halten. Hier kann das zirkulierende Volumen vergrößert werden und/oder die Flußrate gesteigert werden. Als letztes Mittel sollte zu der medikamentösen Manipulation gegriffen werden.
Die HD zur Aufrechterhaltung notwendiger Fließeigenschaften des Blutes während hypothermen CPB hat ihre Grenzen, trotz Senkung des O_2-Verbrauchs durch Hypothermie. In Abb. 11 ist deutlich zu erkennen, daß bei einem Hb von 7 g/dl und einem PO_2 von 90 mmHg nur noch 9,8 ml O_2/100 cc Blut, gegenüber einem Hb von 15 g/dl und einem PO_2 von 90 mmHg, 20,5 ml O_2/100 cc Blut, im Blut enthalten sind.

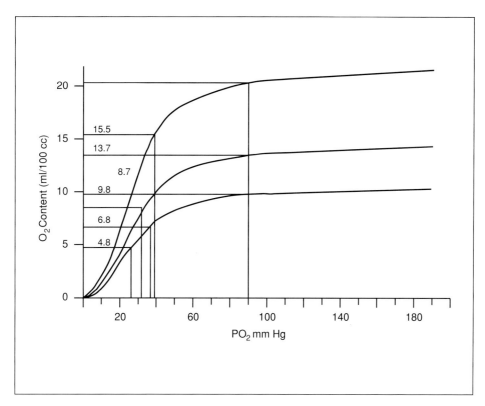

Abb. 11: O$_2$-Gehalt im Blut bei verschiedenen Hb-Konzentrationen

Zum Anderen führt eine starke Hämodilution zu einem Abfall des kolloidosmotischen Druckes. Zusätzlich kommt es durch die EKZ und die Hypothermie zu einer zunehmenden Permeabilität der Zellmembran für Wasser, mit zunehmender Ödembildung.

Am *Verlaufsdiagramm* während CPB mit totalem Kreislaufstillstand bei der *Operation eines HLHS**, läßt sich verfolgen, wie in unserer Klinik, das *Management* des CPB aussieht. In Abb. 12, ist zunächst der Verlauf von HLM-Fluß, Temperatur und Hkt. zu sehen. Nach CPB-Start fällt der Hkt. zusammen mit der Temperatur ab. Gleichzeitig wird die Flußrate reduziert. Während dem totalen Kreislaufstillstand bei einer Temperatur von 18 °C war der Hkt. 18%. Mit dem Start des CPB wurde Temperatur und Fluß langsam gesteigert. Gleichzeitig wurde hämofiltriert, um dem kleinen Patienten die notwendige HD wieder aufzuheben. Das Wasser wurde abfiltriert und das fehlende Volumen mit Blut ersetzt. Abb. 13 zeigt den durch Hämofiltration sinkenden Wasseranteil und gleichzeitigen Flüssigkeitsersatz mit Blut (19, 20).

---

* hypoplastisches Linksherzsyndrom

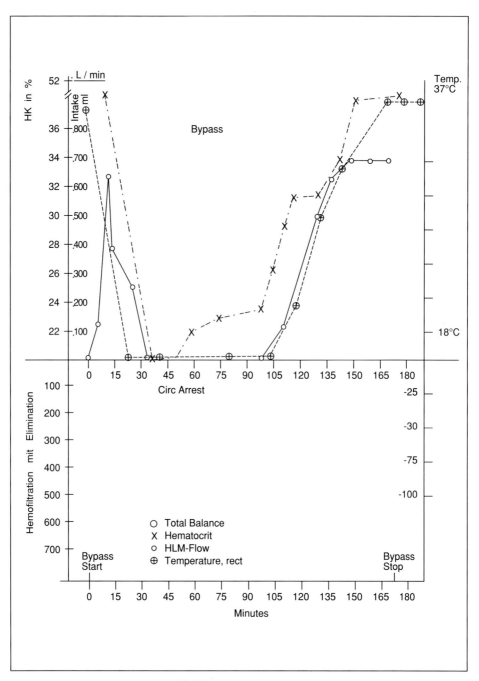

Abb. 12: Verlaufsdiagramm bei HLHS OP (HLM-Flußrate, Temperatur und Haematokritwerte)

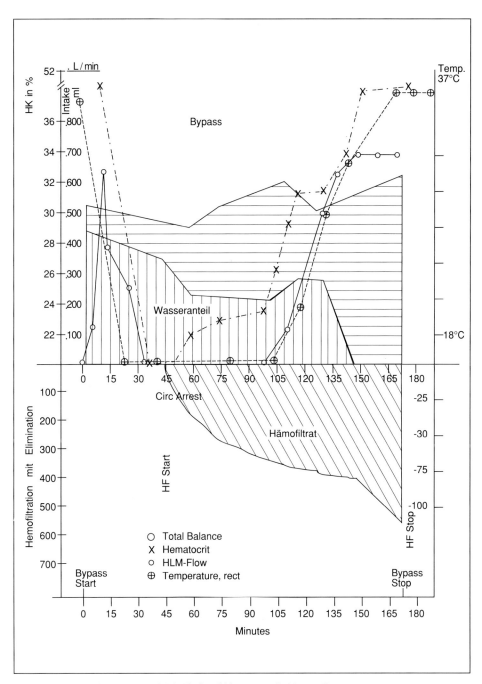

Abb. 13: Verlaufsdiagramm bei HLHS OP (Wasseranteil, Haemofiltrat und Blutersatz)

Am Ende des CPB war der Hkt. wieder auf den hämodynamisch und bezüglich der Hb-Konzentration günstigen Wert von 38% gestiegen. Damit war das gesamte für die HD benötigte Wasser, bei CPB-Ende wieder abfiltriert.
Dies stellte eine besonders positive Ausgangsposition für den Verlauf der postoperativen Phase dar.
Nach unseren Erfahrungen sollte man während der Abkühlphase mit dem errechneten Priming des EKS auskommen und unter Beobachtung der *Perfusionsparameter* (ven. O_2-Sätt., art. pH) die Flußrate reduzieren anstatt »Wasser« dazuzugeben. Damit würde man nur noch zusätzlich ein Ödem verstärken.
Der arterielle PO_2 sollte sich im Bereich von 100–150 mmHg bewegen. Auf der venösen Seite sollte die venöse Sättigung zwischen 60% und 70% liegen.
Die venöse O_2-Sätt. ist ein guter, einfach zu bestimmender Paramter, der eine gute Beurteilung der Microzirkulation zuläßt.
Bei der extrem tiefen Hypothermie mit Kreislaufstillstand werden die Blutgase, vor allem der arterielle PCO_2, sehr kontrovers diskutiert. Einige Autoren empfehlen kein CO_2 ins Beatmungsgas des Oxygenators zu geben, um durch die relative Hyperventilation ein alkalisches Milieu zu erhalten. Andere Autoren dagegen befürworten die regelmäßige CO_2-Substitution, um durch einen relativ hohen PCO_2 einen gesteigerten cerebralen Blutfluß zu erreichen (22).
Unsere gängige Praxis ist zur Zeit, die Beatmungsgase nach Temperatur korrigierten Werten zu steuern.

Die Myocardprotektion während korrigierenden oder palliativen Herzoperationen wird mit zwei verschiedenen Methoden praktiziert. Beim totalen Kreislaufstillstand mit extrem tiefer Hypothermie kann man davon ausgehen, daß die Myocardprotektion durch die Hypothermie ausreichend ist. Bei leichter bis mäßiger Hypothermie muß eine cardioplegische Lösung (Bretschneider, St. Thomas und andere) über die Coronararterien perfundiert werden, um durch elektro-mech. Entkoppelung die Myocardprotektion zu sichern.

Schädigungen durch den CPB

Der sichere CPB ist gekennzeichnet durch anatomische und funktionelle Unversehrtheit der Organsysteme, nach CPB. In den letzten 25 Jahren wurde gerade im Bereich des CPB sehr viel Wissenschaft und Forschung betrieben. Sowohl im Bereich der biomedizinischen Technik als auch auf dem Gebiet der Physiologie und Pathophysiologie des Blut- und Herzkreislaufsystems wurden bahnbrechende Erfolge erzielt. Hier seien stellvertretend die Oxygenatortechnik und Biokompatibilität verschiedener med. Kunststoffe genannt.
Trotzdem treten auch heute noch eine Reihe von Komplikationen auf, die auf den *Kontakt des Blutes* mit der *Fremdoberfläche* des EKS zurückzuführen sind. Das sogenannte *»postperfusion syndrome«* ist ein Sammelbegriff für die möglichen Komplikationen nach CPB. Hierzu zählen gesteigerte Zellmem-

branpermeabilität mit Ödembildung, Leukocytose, Fieber, periphere Vasoconstriction, Hämolyse und Verbrauchskoagulopathie. Meist treten diese Komplikationen jedoch nur in abgeschwächter Form auf und werden vom Körper ohne oder nur mit leichten Reaktionen toleriert. Erst durch lange Bypasszeiten oder bei vorgeschädigten Organsystemen kommt es zu schweren Komplikationen während und nach CPB.

Besondere Verhältnisse bei Säuglingen und Kindern während CPB

Vor Beginn des CPB ist es außerordentlich wichtig, evtl. bestehende *systempulmonale Verbindungen* frei zu präparieren und spätestens zu Beginn der Hypothermie zu unterbinden. Ansonsten besteht die Gefahr, daß ein Teil oder im extremen Fall der gesamte HLM-Fluß über die bestehende Anastomose durch die Lunge fließt. Hierdurch kommt es zu einer mangelnden oder keiner Systemperfusion, aber zu einer *Lungenüberflutung* und *Überdehnung des Herzens*. Hierzu zählen ein PDA oder ein aorto-pulmonales Fenster.

Vor allem bei Säuglingen bevorzugt der Cardiochirurg bei sehr *komplexen Vitien* und *extrem kleinen Verhältnissen* eine *low-perfusion* oder *totalen Kreislaufstillstand*. In diesen Fällen ist eine *kombinierte Kühlung, Oberflächenkühlung* mit Wassermatte und *zentrale Kühlung* (Blutkühlung) wichtig. So kann während des totalen Kreislaufstillstandes mit Ausbluten, mittels der Oberflächenkühlung die extrem tiefe Hypothermie konstant gehalten werden und ein unerwünschtes unbeeinflußbares Aufwärmen verhindert werden.

Kurz *vor Kreislaufstillstand* sollten nochmals alle Blutwerte kontrolliert werden. Bei Abweichungen von den Normwerten können dann noch Korrekturen vorgenommen werden. Dies gilt besonders für die Kontrolle des *Act-Wertes* (Activated clotting time).

Nach *Beenden des Kreislaufstillstandes* sollte die *Perfusion* wieder *langsam gestartet* werden und die *extrem tiefe Hypothermie erst schrittweise* aufgehoben werden. Zum einen können hierdurch unvermeidbare kleinere *Luftembolien* in ihrer *Intensität* zumindest *abgeschwächt* werden. Hierbei spielt sicher auch die erhöhte physikalische Löslichkeit der Gase bei diesen tiefen Temperaturen eine wesentliche Rolle. Zum zweiten können evtl. auftretende *Temperaturgradienten* durch inhomogene Perfusion bestimmter Organbezirke abgeschwächt oder verhindert werden.

Literatur

1. Frey, M.V., Gruber, M.: Untersuchungen über den Stoffwechsel isolierter Organe: Ein Respirationsapparat für isolierte Organe. *Arch. Fr. Physiol. 9: 519, 1885*
2. Knobl, H.: Extracorporale Zirkulation. *Deutsche Krankenpflege-Zeitschrift, 9: 613, 1986*

3. Nora, J.J.: Etiologic aspects of heart disease, in Adams, F.H., Emmanoulides, G.C. (eds.): *Heart Disease in Infant Children and Adolescents*. Baltimore, Williams and Wilkins, Co., 1983, pp. 2–10
4. Van Praagh, R.: Terminology of congential heart disease. Glossary and commentary. *Circulation 56: 139, 1977*
5. Kirklin, John W., Barratt-Boyes, Brian G.: *Cardiac surgery 1986*, 1-Anatomy and Terminology, Terminology and classification of heart disease-Appendix
6. Knobl, H., Körfer, R.: Adaptierte Membranoberfläche und extracorporales Füllvolumen, an spezielle Bedürfnisse im Säuglings- und Kindesalter. *Kardiotechnik 10 (1): 41–46, 1987*
7. Clowes, G.A.H. Jr. et al.: The relationship of oxygen consumption, perfusion rate and temperature, to the acidosis associated with cardiopulmonary circulatory bypass. *Surgery 44: 220, 1958*
8. Rahn, H.: Body temperature and acid-base regulation. *Pneumologie 151: 87, 1974*
9. Barratt-Boyes, B.G. et al.: Intracardiac surgery in neonates and infants using deep hypothermia with surface cooling and limited CPB. *Circulation 43: 25, 1971*
10. Fox, L.S., Blackstone, E.H., Kirklin, J.W. et al.: Relationship of whole body oxygen consumption to perfusion flow during hypothermic CPB. *J. Thoracic Cardiovasc. Surgery 83: 239, 1982*
11. Taylor, K.M. et al.: Comparative studies of pulstile and nonpulsatile flow during CPB. I. Pulsatile system employed and its hematologic effects. *J. Thoracic Cardiovasc. Surgery 75: 569, 1978*
12. Trinkle, J.K. et al.: Pulstile CPB, Clinical evaluation. *Surgery 68: 1074, 1970*
13. Minami, K., Körner, M., Vyska, K., Kleesiek, K., Knobl, H., Körfer, R.: Effects of pulsatile perfusion on plasma catecholamine levels and hemodynamics during and after cardiac operations with cardiopulmonary bypass. *J. Thoracic Cardiovasc. Surgery, Vol. 99, No. 1, pp. 82–91, Jan. 1990*
14. Knobl, H., Buchwald, D.: Hämodilution, Möglichkeiten und Grenzen, vor dem Hintergrund der Diskussion über Maßnahmen zur Fremdbluteinsparung während der extracorporalen Zirkulation in der Herzchirurgie. *Vortrag Kardiotechniker Tagung 1988, Bremen*
15. Chien, S.: Present state of blood rheology. *Hemodilution Karger 1975*
16. Goslinga, H.: Blood viscosity and shock. *Springer Berlin 1984*
17. Schmidt-Schönbein, H.: Blood rheology and the distribution of blood flow. *Biblthea. Hämt. 41, Karger Basel 1975*
18. Laks, H.: Acute hemodilution. *Ann. Surg. 180, 1974, 103*
19. Laver, M. et al.: Extrem hemodilution with profound hypothermia and circulatory arrest. *Biblthea. Hämt. 41, Karger Basel 1975*
20. Knobl, H., Breymann, T., Körfer, R.: Management of the extracorporal circulation during »first stage palliation of Norwood in the modifikation of Castaneda«, of the hypoplastic left heart syndrome. *Vortrag während »European perfusionist meeting«, Marrakkesh, Dez. 1989*
21. Ellis, R.J., Wisniewski, A., Potts, R. et al.: Reduction of flow rate and arteriell pressure at moderate hypothermia does not result in cerebral dysfunction. *J. Thoracic Cardiovasc. Surgery 79: 173, 1980*
22. Prakash, O., Jonson, B., Jeij, S.H.: Hypothermia and acid base regulation in infants. *Clinical Applications 6., in Acid-base Regulation and Body Temperature 1985*

Einführung in die Datenverarbeitung

H. Knobl, Dipl.-Ing. D. Buchwald

Herzzentrum Nordrhein-Westfalen
Klinik für Thorax- und Kardiovaskularchirurgie
Kardiotechnik
Georgstr. 11, 4970 Bad Oyenhausen

Speziell im Bereich der Medizintechnik hat die moderne, qualitativ hochwertige Mikroelektronik einen festen Standpunkt eingenommen.
Auch in der Kardiotechnik zeichnet sich ein zunehmender Einsatz von Computern während der EKZ ab.
Dieses Kapitel soll deshalb ein Grundwissen über die Datenverarbeitung vermitteln, um dem Kardiotechniker ein Fundament für die Auseinandersetzung mit dieser Technik zu bieten.

1 Theorie der Information

Im strengen Sinne muß zwischen den Begriffen ›Daten‹ und ›Informationen‹ unterschieden werden. Unter Daten sollen Tatsachen verstanden werden, die erst durch Übermittlung zu Informationen werden.
Der Buchstabe ›A‹ kann gesprochen, geschrieben oder im Morsealphabet als ›.–‹ gesendet werden.
In der Elektronik reduziert sich der Informationsgehalt auf die Abfolge zweier Signale, nämlich ›Strom fließt‹ bzw. ›Strom fließt nicht‹, die durch einen Schalter mit den Stellungen ›Ein‹ und ›Aus‹ oder ›0‹ und ›1‹ erzeugt werden können.
Ein Schalter kann somit 2, zwei Schalter können 4, drei Schalter können 8 und acht Schalter 256 Signale codieren.
Auf diesem Binärsystem aufbauend wurde der American Standard Code for Information Interchange (ASCII) festgelegt, der verschiedene Symbole genau durch die Abfolge von acht Schaltern definiert.
Auf der Basis des ASCII-Codes arbeiten viele Computer.
Somit ergibt sich, neben Sprache und Schrift eine weitere Möglichkeit, den Buchstaben A als Information zu übertragen, nämlich durch die Schalterstellungen
1 = An   Schalter Nr. 8765 4321
0 = Aus   Stellung   0100 0001

Die durch einen Schalter darstellbaren Zustände werden binary digit (Bit) genannt. Ein Block von 8 Bits wird zu einem Byte zusammengefaßt.
Ähnlich dem Dezimalsystem für Zahlen können in der Binärarithmetik Addition, Subtraktion, Multiplikation und Division nach mathematischen Regeln durchgeführt werden.
Dem mechanischen Schalter aus der Elektrotechnik steht der Schalter auf der Basis des Transistors in der Elektronik gegenüber. Moderne Technologien ermöglichen es, auf zunehmend kleinerem Raum eine ständig größer werdende Zahl von Transistoren, Dioden und Widerständen zu integrieren. Diese als Integrated Circuits (IC) bezeichneten Schaltkreise enthalten zum Teil einige Millionen Bauteile auf einer effektiven Fläche von wenigen Quadratmillimetern. Die Bauteilstrukturen der ICs liegen damit im Größenordnungsbereich einzelner Erythrozyten.

2 Elektronische Datenverarbeitungsanlagen (EDVA)

Nach Curnow und Curran läßt sich folgende formale Definition für ›Computer‹ finden:
»Ein Computer ist ein Gerät, das Daten speichert und verarbeitet, das auf dieser Basis andere Geräte steuern kann und mit anderen Computern, Geräten und mit Menschen in Verbindung treten kann.«
Diese Geräte sind daher besonders geeignet für
— ständig wiederkehrende Aktivitäten
— die Abarbeitung von Entscheidungen nach festen Vorgaben
— das Speichern, Auffinden und Sortieren von Daten
— komplexe mathematische Berechnungen.

2.1 Komponenten der Datenverarbeitungsanlagen

Allen Computern gemeinsam sind einige funktionelle Bauelemente, in deren Modifikationen sich die vielen, heute auf dem Markt befindlichen Geräte darstellen:
Auf diese Komponenten reduziert läßt sich folgendes Schaubild für einen Computer erstellen.
Die Zentraleinheit (Central Processing Unit, CPU) übernimmt die Verarbeitung von Daten und Anweisungen. Sie führt arithmetisch-logische und steuernde Operationen mit ihrem Rechen- und Steuerwerk aus. Als Kriterium zur Unterscheidung gilt die Anzahl der Bits, welche die CPU parallel verarbeiten kann, um Speicherbausteine anzusprechen, Daten zu verschieben und interne Rechenoperationen durchzuführen.
Die auf den Prozessor zugehenden Datenleitungen werden als Bus bezeichnet und sind die Kommunikationsverbindungen zu anderen Schaltkreisen. In den

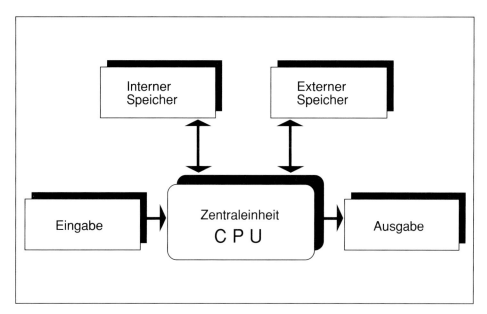

Abb. 1: Komponenten einer EDVA

meisten Computern für den privaten und semiprofessionellen Einsatz werden Prozessoren mit 8-, 16- oder 32-Bit-Strukturen eingesetzt.
Der interne Speicher stellt das in den Rechner eingebaute Gedächtnis dar. Speicherbausteine sind ebenfalls ICs, in denen Daten in Form von Bits abgelegt werden können. Die CPU kann in kürzester Zeit Daten in den Speicher schreiben oder aus diesem lesen, die Zugriffszeiten liegen hierbei im Bereich von 50–300 Nanosekunden. Es wird unterschieden zwischen Festwertspeichern ROM (Read Only Memory) in denen unveränderlich geschriebene Informationen enthalten sind, die von der CPU gelesen werden können, und dem Arbeitsspeicher RAM (Random Access Memory) in dessen Speicherstellen Daten abgelegt, gelesen und gelöscht werden können. RAM-Informationen gehen bei Spannungsabschaltung des Gerätes verloren, ROM-Daten bleiben erhalten. Das ROM enthält fest vorgegebene Grundfunktionen, die vom Computer z. B. nach dem Einschalten benötigt werden.
Die Speicherkapazitäten von ROM und RAM werden in Bytes angegeben. Einem Kilobyte entsprechen 1024 Bytes (1 KByte = 1024 Byte = 2^{10} Bytes, Kurzbezeichnung 1 K).
Heutige Technologien ermöglichen die Produktion von Computern mit mehreren Tausend KBytes Arbeitsspeicherkapazität, die dann in Megabytes angegeben werden, z. B. sind in handelsüblichen Geräten für den privaten Anwendungsbereich RAM-Größen bis 4 MByte erhältlich.

```
   1 Byte   = 8 Bit
1024 Byte   = 1 KByte Kilobyte
1000 KByte  = 1 MByte Megabyte
1000 MByte  = 1 GByte Gigabyte
```

CPU, interne Speicher RAM und ROM sind die Basis für die elektronische Datenverarbeitung. Wiederum spezifische Schaltkreise sind jedoch notwendig, um den Kontakt zwischen Mensch und Rechner, respektive zwischen Rechner und externen Geräten herzustellen. Diese übernehmen den Empfang (Input) und die maschienengerechte Aufarbeitung von Daten, die von der CPU verarbeitet werden sollen, oder übermitteln Daten (Output) an den Benutzer oder andere Systemkomponenten. Die I/O-Schaltkreise stellen als Schnittstellen (Interfaces) die Verbindung mit der Außenwelt her und vermitteln den Informationsaustausch zwischen Eingabe- und Ausgabe-Geräten.
Für die Kardiotechnik von besonderer Bedeutung ist die Aufnahme und Verarbeitung von Meßwerten während der Perfusionsphase.
Meßfühler liefern in den meisten Fällen stetige, analoge Signale, die im gesamten Meßbereich unendlich viele Werte annehmen können.
Digitale Geräte, also Computer, benötigen hingegen digitale Signale, die im gesamten Bereich nur eine endliche Anzahl von Werten annehmen können. Zwischen dem Meßfühler und dem digitalen Gerät muß also ein Analog-Digital-Umsetzer zwischengeschaltet werden.

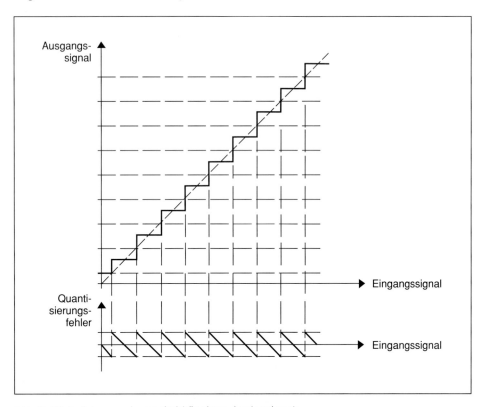

Abb. 2: Digitalisierung eines zeitabhängigen Analogsignals

AD-Wandler haben eine unstetige Kennlinie, das digitale Signal kann also nur die durch die Stufen gegebenen Werte annehmen, Zwischenwerte sind nicht möglich. Aus dieser Überlegung heraus kann jedoch nicht abgeleitet werden, daß die digitale Signalverarbeitung ungenauer sein muß, vielmehr ist die Genauigkeit von der Stufenhöhe bei der Digitalisierung abhängig, je geringer diese ist, desto höher die Abtastgenauigkeit. AD-Konverter sind wiederum spezielle integrierte Schaltkreise.

Für den Ablauf der Meßwerterfassung ergibt sich somit folgender schematischer Ablauf:

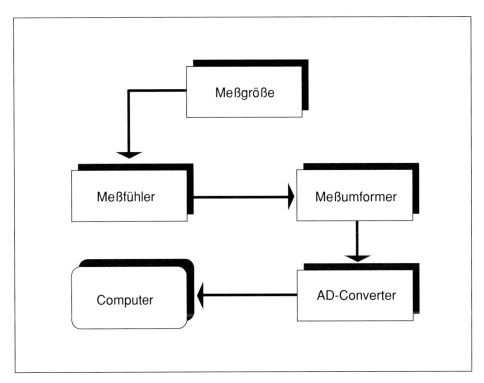

Abb. 3: Meßwerterfassung mit dem Computer

Tendenziell werden jedoch immer häufiger medizinische Geräte mit Ausgängen ausgestattet, an denen bereits digitale Sigale abgegriffen werden können (z.B. BGA-Automaten). Diese Werte können dann, ohne weitere AD-Wandlung, direkt an einen Computer übermittelt werden. Die Verbindung erfolgt dabei über Schnittstellen, welche die Verbindung zwischen Zentraleinheit und angeschlossenen Ein- und Ausgabegeräten herstellen. Die Geräte, zwischen denen die Informationen ausgetauscht werden sollen, müssen jeweils an die gleiche Art von Schnittstellen angeschlossen sein.

Weite Verbreitung fand die RS-232- bzw. V24-Schnittstelle, bei der ein serieller Datenaustausch zwischen beiden Geräten stattfindet, d.h. die Bits über wenige Leitungen nacheinander ausgetauscht werden. Auf diese Weise können standardmäßig zwischen 75 und 19200 Bits pro Sekunde übertragen werden.

Eine weitere Interface-Variante stellt das Centronix-Parallel-Interface dar, mit welchem sehr schnell Daten über mehrere Leitungen parallel übertragen werden, jedoch nur in eine Richtung, also z. B. vom Computer zum Drucker.

Eingabe-/Ausgabe-Geräte

Diese als Peripheriegeräte bezeichneten Komponenten des Rechnersystems dienen der Dateneingabe, Datenausgabe und externen Datenspeicherung.
Zu den wichtigsten Teilen zählen die Eingabe-Tastatur und der Monitor. Die einer Schreibmaschinentastatur ähnlichen Keybords an den Computern verfügen über zusätzliche Tasten, die spezielle Funktionen übernehmen.
Bei den Monitoren wird zwischen solchen für einfarbige und mehrfarbige Darstellungen unterschieden (Monochrom-/Color-Monitore). Die Ansteuerung der Monitore übernehmen Grafikkarten, deren Aufgabe es ist, den Bildschirminhalt aufzubauen und zu verwalten.
Weitere Eingabeeinheiten, die sich zum Teil noch im Entwicklungsstadium befinden, sind neben der Tastatur:
— Optische Leseeinrichtungen (Scanner)
Einem Fotokopierer ähnlich werden Fotos, Grafiken, Dokumente usw. abgetastet und in Bits umgewandelt, die vom Computer weiterverarbeitet werden können.
— Modem/Akkustikkoppler
Informationsaustausch zwischen Computern über Telefonverbindung
— Stimmeingabe
Über ein Mikrofon werden dem Computer durch die menschliche Stimme Instruktionen gegeben.
— Sensoren
Umwandlung einer mechanischen Größe (z. B. Drucksignal) zunächst in eine elektrische und anschließend über einen AD-Wandler in eine digitale, d. h. Bitcodierte Darstellung. Nachfolgend Verarbeitung durch den Computer.
Zu den häufigsten Komponenten zur Datenausgabe neben den Monitoren gehören Durcker, Plotter und Stellmotoren zur Auslösung physikalischer Vorgänge, etwa dem Öffnen von Ventilen oder dem Umlegen von Schaltern.
Auf dem Gebiet der Drucker hat sich ein kaum überschaubarer Markt entwickelt, aufbauend auf einigen Druckprinzipien:
— Nadeldrucker/Matrixdrucker
Einzeln angesteuerte Metall- oder Kunststoffnadeln erzeugen, an ein Farbband gedrückt, Punkte, aus denen die verschiedenen Zeichen zusammengesetzt sind. Niedrige Betriebskosten, teilweise hoher Betriebsgeräuschpegel.
— Typenraddrucker/Kugelkopfdrucker
Druckprinzip ähnlich dem von Büroschreibmaschinen, Ansteuerung der Mechanik durch den Computer. Zeichensätze durch Wechseln des Typenrades/Kugelkopfes variabel.
— Thermodrucker
Aluminiumbeschichtetes Papier wird durch Hitzeeinwirkung gefärbt. Niedri-

ger Betriebsgeräuschpegel, Schriftbild z. T. minderwertig, Papierkosten relativ hoch.
— Tintenstrahldrucker
Aus einer Reihe von Düsen wird ein feiner Tintenstrahl auf das Papier gespritzt. Spezialtinte notwendig, sauberes Schriftbild, niedriger Betriebsgeräuschpegel, Geschwindigkeit bis 45000 Zeichen pro Minute.
— Laserdrucker
Auf einer lichtempfindlichen Trommel schreibt ein Laserstrahl das Schriftmuster. Danach werden Farbpartikel mit einer Bürste auf den vom Laserstrahl geladenen Bereich der Trommel aufgetragen, auf dem Papier abgesetzt und durch Hitze oder Druck fixiert. Hohe Arbeitsgeschwindigkeit, hohe Betriebskosten, sauberes Schriftbild, niedriger Betriebsgeräuschpegel.
— Plotter
Zeichnen mit Hilfe von Schreibstiften Linien direkt auf das Papier. Durch verschiedene Farben der Stifte und Verwertbarkeit variabler Papiergrößen sowie hohe Zeichengenauigkeit sind die Geräte besonders zur Erstellung von Konstruktionszeichnungen, grafischen Darstellungen und Tabellen geeignet.

Externe Speicher

Daten, die dauerhaft gespeichert werden sollen, z. B. also nicht bei Abschaltung des Computers verloren gehen dürfen, oder auch solche, die nicht permanent benötigt werden aber jederzeit verfügbar sein müssen, werden auf externen Datenträgern gespeichert.
Diese Speicher unterscheiden sich in der Größe der speicherbaren Datenmenge, der Betriebszuverlässigkeit, den Anschaffungs- und Betriebskosten und den Zugriffzeiten auf die Daten erheblich.
Weiteste Verbreitung fanden die Datenaufzeichnungen auf magnetisierbaren Oberflächen.
Auf der ersten Entwicklungsstufe stand hier die Magnettrommel, ein mit Eisenoxid beschichteter Zylinder, auf dem binär codierte Daten durch Magnetisierung kleiner Gebiete der Trommeloberfläche gespeichert werden.
Heute zur Anwendung kommen:
— Magnetbänder
Große Speicherkapazität bei relativ langer Zugriffzeit
— Festplatten
An der Oberfläche mit magnetisierbarem Material beschichtete Platten oder Plattenstapel, die zumeist in den Computer eingebaut sind und sich durch hohe Speicherkapazität (10—500 MByte) bei niedrigen Zugriffzeiten auszeichnen.
— Disketten
Funktionsweise prinzipiell identisch mit der von Festplatten, die Platten bestehen jedoch aus einem biegsamen Kunststoff, auf welchem eine magnetisierbare Schicht fixiert ist. Zum Schutz sind diese in einer biegsamen Hülle oder einem Kunststoffgehäuse integriert und dem Diskettenlaufwerk nur über eine Schreib-/Leseöffnung zugänglich. Disketten können einseitig (single-sided) oder doppelseitig (double sided) mit Daten beschrieben werden und

besitzen Speicherkapazitäten von ca. 300 KByte bis 2 MByte. Ihr Vorteil liegt in der Portabilität, d. h. sie können zumindest zwischen zwei Rechnern gleicher Bauart zum Datenaustausch verwendet werden.

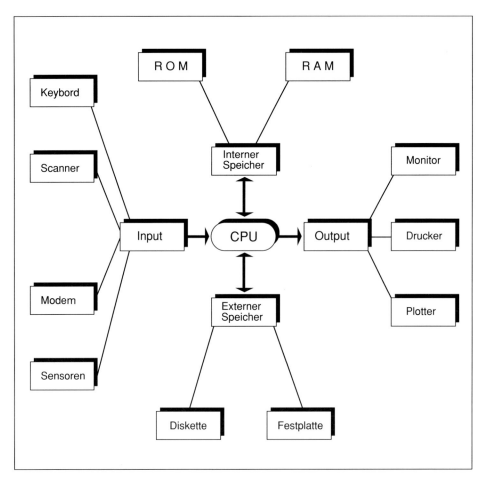

Abb. 4: Komponenten einer EDVA

Software

Die bisherigen Ausführungen beschränkten sich auf die Erläuterung elektronischer Komponenten der Datenverarbeitungsanlagen. Diese physischen Systemkomponenten werden unter dem Begriff Hardware zusammengefaßt.
Ihr gegenüber steht als Oberbegriff die Software, womit alle Arten von Programmen gemeint sind, d. h. Abfolgen von Instruktionen, die der Computer zu verarbeiten hat.

Betriebssystem-Software

Zur Verwaltung von Peripheriegeräten, also Festplatten, Diskettenlaufwerken Druckern und ähnlichem wird eine spezielle Software benötigt, die als Betriebssystem-Software bezeichnet wird. Diese kann einerseits im ROM des Rechners fest programmiert sein, oder aber im Moment des Einschaltens automatisch von einem externen Speicher geladen werden. Das Betriebssystem bedient nicht nur die verschiedene Datenstrukturen anfordernden externen Geräte, sondern erleichtert durch spezielle Programmroutinen den Umgang mit dem Computer. Hierzu zählen unter anderem das Kopieren von Disketten, das Auswählen der Tastaturbelegung usw.

Das DOS (Disk Operating System) übernimmt die Verwaltung von Festplatten und Diskettenstationen und ordnet auf diesen abgelegte Daten so, daß rasches Wiederauffinden möglich ist. Ein weitverbreitetes Betriebssystem ist das von der Firma Microsoft vertriebene MS-DOS, welches auf IBM-Computern unter der Bezeichnung PC-DOS läuft.

DOS besteht aus drei Komponenten: Eingabe/Ausgabe-System
　　　　　　　　　　　　　　　　　　Kommandoprozessor
　　　　　　　　　　　　　　　　　　Dienstprogramme
und wurde erstmals 1981 in der Version 1.0 ausgeliefert. Im Juli 1988 kam die in der Leistungsfähigkeit weit stärkere Version 4.0 auf den Markt, die Festplatten mit einer theoretischen Speicherkapazität von 2 GByte bedienen kann.

Anwender-Software

Um die Fähigkeiten des Computers nutzen zu können, müssen ihm eindeutige Instruktionen gegeben werden, die er abarbeiten soll. Die Folge der von der CPU zu verarbeitenden Anweisungen wird als Programm bezeichnet.

Ausgehend von einer Problemstellung, die mit Hilfe des Computers gelöst werden soll, muß zunächst ein Algorithmus zur Problemlösung vom Menschen entwickelt werden und dieser anschließend in einer für Mensch und Computer verständlichen Sprache dem Rechner mitgeteilt werden. Hierzu wurden für verschiedene Anwendungsbereiche Programmiersprachen mit zum Teil sehr ähnlichen Sprachelementen aber auch unterschiedlichen Fähigkeiten entwickelt (BASIC, Pascal, C, ALGOL, COBOL u.a.m.). Eine Programmiersprache umfaßt ein definiertes Vokabular von bis zu einigen hundert Befehlen, auf dessen Einhaltung der Rechner streng achtet.

Enwicklung eines einfachen Beispielprogramms in BASIC

Definition des Problems:
Von einem Patienten sind Größe und Gewicht bekannt. Hieraus sollen Blutvolumen und HLM-Fluß für einen angenommenen Flow-Index von $QI = 2,4 \, l/min/m^2$ und einem Blutvolumenindex von $VI = 70 \, ml/kg$ errechnet werden.

Algorithmus:
Kalk. Blutvolumen = Gewicht * Blutvolumenindex
HLM-Fluß   = Körperoberfläche * Flußindex

Sei G = Körpergewicht in kg
    L = Körperlänge in cm
    O = Körperoberfläche in m^2
    V = Blutvolumen in ml
    Q = HLM-Flow in l/min

dann gilt für die Körperoberfläche von Erwachsenen nach der Du-Boisschen-Formel folgende Zahlenwertgleichung:

$O = L^{0,725} * G^{0,425} * 71,84 \times 10^{-4}$

Abfolge der Instruktionen für den Computer:
Eingabe (Input) Zahlenwerte L und G → Berechnung O → Berechnung Q → Berechnung V → Ausgabe Q → Ausgabe V

Programmierung:
Zur Verwirklichung auf dem Computer wird die weitverbreitete Programmiersprache BASIC verwendet.

```
10  INPUT "Länge in cm:";L
20  INPUT "Gewicht in kg:";G
30  LET O = L^.725*G^.425*71.84*10^-4
40  PRINT "Q =";O*2.4;" l/min"
50  PRINT "V =";G*70;" ml"
60  END
```

In Zeile 10 fordert der Rechner den Zahlenwert für die Körperlänge an, in Zeile 20 den Wert für das Körpergewicht.
Zeile 30 ermittelt die Körperoberfläche, Zeile 40 berechnet den HLM-Fluß und gibt ihn aus, Zeile 60 berechnet das Blutvolumen und gibt es aus.
Die Entwicklung von Anwenderprogrammen ist je nach Komplexität der Problemstellung und Verwendung der Programmiersprache ein zeitaufwendiges und intellektuell anspruchsvolles Projekt. Viele Unternehmen haben einen großen Markt mit fertigen Programmen geschaffen, aus dem sich der Anwender das seiner Problemstellung entsprechende auswählen kann. Er umgeht die eigenständige Programmierung und muß sich nur in die Bedienung des Programms einarbeiten, benötigt also in der Regel keine Programmierkenntnisse.
An diesem Punkt stellt sich die Frage, in welchen Bereichen der Computer dem Menschen nützen kann, denn nur hierin hat er seine Existenzberechtigung:

— Textverarbeitung
— Simulation
— Buchhaltung
— Konstruktion
— Fertigung
— Lagerhaltung
— Lohn-/Gehaltsabrechnung
— Statistiken
— Automatisierung
— Überwachung
— Kommunikation
— Unterhaltung usw.
— Kalkulation
— Analysen
— Meßwertverarbeitung

Speziell jedoch im Bereich der Medizin hat der Computer einen hohen Stellenwert eingenommen und dient dem Menschen in Therapie und Diagnostik.
Seit langem kommt der Computer bei der Unterstützung der Diagnosestellung von cardialen Erkrankungen zum Einsatz:
— Angiocardiographie
— Kardiovaskuläre Nukleardiagnostik
— Positronenemissionstomographie
— Elektrokardiogramm
— Echokardiographie
— Farb-Doppler-Kardiographie
— Herzschrittmacher

Auch in der Kardiotechnik finden sich berechtigte Einsatzgebiete für Computer, welche jedoch erst in der letzten Zeit erschlossen werden. Hauptsächlich wird der Computer zur Dokumentation des OP-Verlaufs bzw. für die Patientenüberwachung eingesetzt. Hierbei wird zwischen ›on-line‹ Datenverarbeitung und einer computergestützten ›off-line‹ Dokumentation unterschieden. Bei der ersteren werden beispielsweise Perfusionsprotokolle weitgehend automatisch durch Meßwertverarbeitung durch den Rechner erstellt, bei der letzteren wesentliche Daten manuell in den Rechner eingegeben.
In vielen herzchirurgischen Kliniken Deutschlands wurden individuelle Systeme entwickelt, um bestimmte Perfusionsdaten, aber auch Informationen aus dem anaesthesiologischen Sektor zu protokollieren.
Hierbei werden die häufig bereits bestehenden Rechnerkapazitäten z. B. unter der Verwaltung eines für die gesamte Klinik zuständigen Zentralrechners ausgenutzt.
Dieses führte jedoch zwangsläufig zu unterschiedlichen Problemlösungen, die zwischen den einzelnen Kliniken nicht übertragbar sind.
In der Abteilung Kardiotechnik der Herzzentrums Nordrhein-Westfalen wird zur Dokumentation herzchirurgischer Eingriffe postoperativ ein Protokoll erstellt, das auf den während der OP geführten handschriftlich geführten Datenbögen basiert. Nach Abschluß der Operation gibt der Kardiotechniker die Daten in einen Computer ein, der schließlich ein Protokoll ausdruckt und die Angaben auf einer Festplatte zur weiteren Verarbeitung archiviert.
Als Hardware stehen ein Computer mit 2 MByte RAM, ein Farbmonitor, eine Festplatte mit 60 MByte Kapazität sowie ein Laserdrucker zur Verfügung.
Die Software wurde von unserer Abteilung vollständig selbst entwickelt und entspricht somit exakt den selbst gestellten Ansprüchen. Als zusätzliches Eingabemedium neben der Tastatur wird eine sogenannte ›Maus‹ verwendet, mit deren Hilfe ein Positionszeiger auf dem Bildschirm durch bewegen des Gerätes auf einer Unterlage gesteuert wird. Dieses ermöglicht eine zeiteffiziente, standardisierte und nur gering fehlerträchtige Dateneingabe.

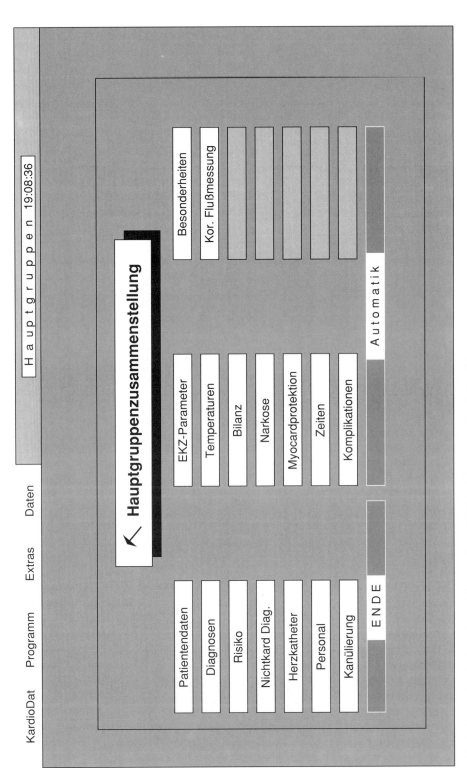

Abb. 5: Haupteingabeformular mit Mauszeiger (Pfeil) bei Programm KardioDatST

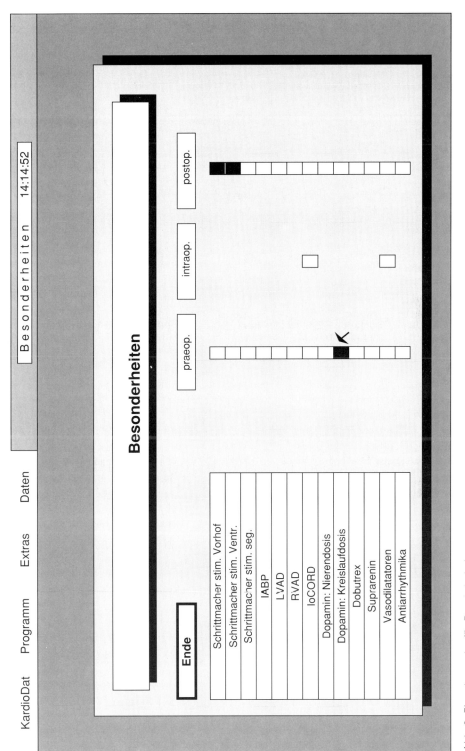

Abb. 6: Eingabemaske für Besonderheiten

Herzzentrum Nordrhein-Westfalen
Klinik f. Thorax- und Kardiovaskularchirurgie
Direktor: Prof. Dr. med. R. Körfer
Georgstr. 11, 4970-Bad Oeynhausen
H L M − Protokoll / Operationsbericht Anlage

Patientendaten:

Name	: Muster	Geburtsdatum:	13.03.18
		Station	: CH 1
Straße	:	Blutgruppe	: 0 Rh. pos.
Wohnort	:		

OP − Datum : 02.05.90   lfd. HLM-Nr.: 10610   Jahresnummer: **0826**   NP

Diagnose: AV

Therapie: AKE 23 Hancock II, A 18281

Personal:
- Operateur   **: Körfer**   − Venenentnahme   :
- 1. Assistent   **: Schütt**   − Anäesthesie   **: Schwerdt , Reichelt**
- 2. Assistent   **: Schmerzwitz**   − Kardiotechnik   **: Dramburg**   Registrierung:Buchwald
- 3. Assistent   :   − OP-Schwester   **: Susanne**

Zeiten:
− Perfusionszeit   (min.) : 1) 75   Gesamt: **75 min.**
− Aortenabklemmung   (min.) : 1) 44   2)   3)   4)   5)
                             6)   7)   8)   9)   10)   Gesamt: **44 min.**
− Kreislaufstillstand (min.) :   Gesamt: **0 min.**
− Totaler Bypass   (min.) : 1) 65   Gesamt: **65 min.**
− Reperfusionszeit   (min.) : 25
− Exitus in tabula   : − / −

Tiefste Temperaturen (°C):
HLM-Blut: 27.0   Oesophagus: 27.0   Myocard: Rektal: 31.8   Wasser: 25.0

Myocardprotektion:
* Kardioplegie: HTK Bretschneider/Custodiol   **Gesamtmenge: 2600 ml**

1) Menge: 2600 ml   Temperatur:7.9   °C Aortenwurzel: min. Selektiv: links: 6.39 min. rechts: 6.30 min.

Fremdblutkonserven: Ø

Bilanzen:
Urin: 0350 ml   Maschinenblut: 1200 ml   Restblut HLM: 0200 ml   Blutbilanz: 314.6 ml
   GESAMT Bilanz HLM: 1100 ml
Hämofiltration/Dialyse: ml
Hkt / Hb   vor   HLM: 32.7   % V/V , 11.5   g/dl
Hkt / Hb   nach   HLM: 28.6   % V/V , 10.3   g/dl

Besonderheiten: Ø

Abb. 7: HLM-Protokoll-Ausdruck für die Patientenakte, Seite 1

Patient: **Muster**

Herzkatheter: Datum: 08.02.90   Ort: Ressen (Druckwerte in mm Hg)

Gefaess:	Herzkatheter	vor Korrektur	nach Korrektur I	II	III	IV
VCS		10/4	6/5			
VCI						
RA						
RV						
PCW						
PA						
LA			12/6			
LV	180/3-25		101/2-8			
Aorta	120/30		100/60			
A.rad.		105/62	100/58			
A.fem.						

Herzklappen:
AKE :   Typ: **Hancock II**   d = 23 mm Seriennummer: A 18281

Thorakotomie   :   re. O   li. O   antero-lat. O   postero-lat. O   _____ICR O
                                 med. long.Sternotomie O   bilat.-transstern. Thorakotomie O   Perikardiotomie O

Thoraxverschluß :   __Sternumdraehte O   andere O   Perikostalnaehte O   Schichtweiser Wundverschluss O
Thoraxdrainagen :   Intraperikardial   O   Pleurahoehlen O   Retrosternal O   Andere:_____   O
SM-Elektroden   :   Passager RA   O   Passager RV   O Andere:___ O
Kanuelierung: Venoes: VCS+VCI>RA O   direkt   O   nur RA   O
                              Arteriell: Ao. asc.   O   Art. iliaca ext.re. O   Art. iliaca ext.li. O
                              Linksherzbypass: LA O   Art iliaca   re. O   li. O Ao. desc. O
Linksherzdrainage: LA > LV   O   LV-Spitze O   RA > LA > LV O
                                 induz. KF O
Pericardverschluss: ja O   nein O

Unterschrift :.. 19:17:24/28.05.1990

Abb. 8: HLM-Protokoll-Ausdruck für die Patientenakte, Seite 2

Neben den Eingabemasken sind verschiedene Hilfsfunktionen und Dienstprogramme implementiert, die den Computer zu einem täglichen Handwerkszeug werden ließen. Als Auswertungsmöglichkeiten stehen Routinen für Monats- und Jahresstatistiken zur Verfügung. Diese ermöglichen eine genaue Aufschlüsselung aller operativen Eingriffe nach Art der Eingriffe, Bypasszeiten, Ischämiezeiten usw. Für häufig wiederkehrende Anfragen von Seiten der Ärzte zu Patientendaten sind verschiedene Programmodule mit einem einmaligen Programmieraufwand verwirklicht worden, die nun jederzeit zur Verfügung stehen und es erlauben, mit minimalem Aufwand die gestellte Frage zu bearbeiten.

Das Programm ›KardioDat ST‹ wurde zum 1. 1. 1989 in Dienst gestellt und verwaltet seit dem ca. 3300 Patientendatensätze.

Als eigene, klinikspezifische Einrichtung werden zusätzlich intraoperativ mehrere Parameter über die vorhandene Siemens-Monitor-Anlage on-line trendmäßig erfaßt. Der Kardiotechniker verbindet vor Beginn der Perfusion die entsprechenden Geräte über Kabel mit der Monitoranlage, die bis zu 20 Analogwerte simultan erfassen kann. Die kürzeste Abtastrate liegt hier bei 15 Sekunden.

Von der Herz-Lungen-Maschine werden der arterielle Blutfluß, die venöse Sauerstoffsättigung sowie die Narkosegaskonzentration protokolliert. Die Erfassung verschiedener Vital-Parameter erlaubt eine lückenlose Dokumentation des Operationsverlaufs, zu diesen gehören:
— Herzfrequenz
— zentralvenöser Druck
— arterieller Durck: systolisch, diastolisch, mittel
— oesophagiale Temperatur
— Bluttemperatur
— inspiratorische und exspiratorische Narkosegaskonzentration

während der maschinellen Beatmung vor der EKZ.

Abgesehen vom Aufwand des Anschließens der Einzelkomponenten wird der Kardiotechniker durch keine sonstigen manuellen Eingaben in den Computer während der Perfusion beansprucht.

Nach Beendung der EKZ werden dann zur weiteren Auswertung oder Archivierung die Trendkurven ausgedruckt.

Industrielle Produkte, sowohl Hardware als auch Software, die den speziellen Anforderungen der Kardiotechniker gerecht werden, sind auf dem internationalen Markt nur von wenigen Anbietern zu finden. Zumeist sind sie nur sinnvoll in Verbindung mit anderen Produkten des gleichen Herstellers anwendbar. So bieten verschiedene Firmen als Zusatz zu ihren Herz-Lungen-Maschinen auch Computersysteme zum Einsatz im OP.

Hardwareseitig müssen bei der Entwicklung der Computer die Anforderungen der Medizin-Geräte-Verordnung berücksichtigt werden, zumal aus sicherheitstechnischen Gründen nicht jeder Personal-Computer für den Betrieb im Operationssaal geeignet ist. Eine weitere Schwierigkeit besteht im professionellen praxisbezogenen Sofwaredesign.

Einerseits müssen die Programme von erfahrenen Softwareentwicklern verwirklicht werden, andererseits ist hierbei die Mitarbeit von in der Praxis tätigen

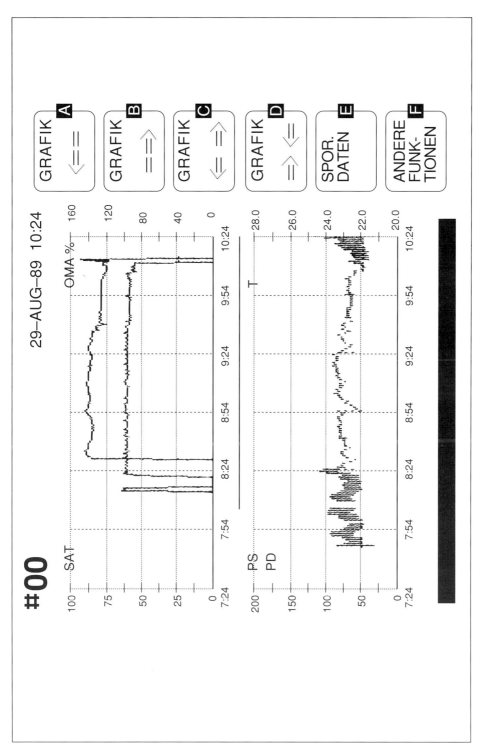

Abb. 9: Automatische Trenderfassung

Kardiotechnikern unerläßlich. Da das Produkt einem möglichst großen Anwenderkreis dienen soll, versuchte man in der Industrie, aufbauend auf den Kenntnissen der Kardiotechniker, universelle Softwarepakete zu entwickeln, die in der Grundversion in allen Kliniken laufen sollten. In gewissen Grenzen kann die Software herstellerseits an individuelle Anforderungen der Klinik angepaßt werden, das Grundkonzept jedoch ist immer gleich.

Eines dieser Produkte ist das von der Firma Stöckert (München) entwickelte CAPS-System (Computer Aided Perfusion System), welches sinnvoll nur in Verbindung mit Stöckert Herz-Lungen-Maschinen betrieben werden kann.

Das Grundkonzept besteht in der automatischen Aufnahme und Aufbereitung (Grafik+Zahlen) von Meßwerten, einerseits direkt von der Herz-Lungen-Maschine, andererseits auch von externen Geräten. Alle an der HLM erfaßten Meßgrößen wie Temperaturen, Drücke, Blutniveauüberwachung, Maschinenfluß, Mikroblasenaktivität sind zur Erfassung geeignet.

Ein HLM-Interface sammelt und speichert die Daten der Pumpen und Kontrollmodule und leitet sie an einen OP-tauglichen Computer weiter. Hier werden sie direkt ausgewertet und auf externen Speichern (Diskette, Festplatte) in gängigen Datenbankformaten gespeichert.

Die zusätzliche Verarbeitung bis zu 14 Analogsignalen von externen Geräten ist möglich, die Signale müssen in einem Spannungsbereich von $-5V$ bis $+5V$ verfügbar sein. Der Datenaustausch zwischen HLM-Interface und Computer findet über eine RS-232 Schnittstelle statt. Viele, nicht als direkte Meßwerte verarbeitbaren Daten können vom Kardiotechniker dem Computer in vorgegebenen Eingabemasken über die Tastatur mitgeteilt werden, etwa Medikamentengaben oder Flüssigkeitszugaben. Das System verfügt über eine Registerkapazität von 8 Stunden und erstellt nach Beendung der Perfusion ein umfassendes Protokoll automatisch. Hierbei ist die grafische Ausgabe der Trendverläufe für verschiedene Drucker vorgesehen.

Spezifisch an ihrer Herz-Lungen-Maschine Modell S 9000 bietet die Firma Sarns/3M die Möglichkeit, insgesamt ca. 200 verschiedene Informationen zur Verarbeitung an einen Computer weiter zu leiten. Auch hier findet die Übertragung über eine RS 232-Schnittstelle statt.

Die übermittelten Daten lassen sich aufteilen in
— Meßwerte
— Status-Meldungen
— Warnungen
— Alarme
— Servicemeldungen.

Die Verarbeitung und Archivierung ist mit dem Softwarepaket STAR (Sarns Touch And Record System) möglich.

Diese Software bietet dem Anwender eine individuelle Gestaltungsmöglichkeit des Arbeitsbildschirmes mit den gewünschten Informationen und die Erstellung eines krankenhausspezifischen Protokolls. Alle von der HLM gesendeten Daten können übernommen werden, die Auswahl bei der Auswertung bleibt dem Anwender überlassen.

Perspektiven

Der Einsatz eines Computers während der Extracorporalen Zirkulation läßt sich letztlich immer nur dann rechtfertigen, wenn der Patient, und dieser ist und bleibt Mittelpunkt der Operation, mittel- oder unmittelbar von diesem profitiert.
Abgesehen von einer lückenlosen Dokumentation kann der Computer durch Meßwertverarbeitung kritische Situationen frühzeitig aufdecken, z.B. die Entwicklung hoher Druckgradienten zwischen dem Oxygenator oder dem arteriellen Filter verdeutlichen.
Zu keinem Zeitpunkt jedoch sollte die Bedienung des Computers mehr die Aufmerksamkeit des Kardiotechnikers beanspruchen, als die Überwachung und Steuerung der Herz-Lungen-Maschine.
Es muß kritisch überdacht werden, inwieweit die Einführung eines speziell nur für die Protokollierung der EKZ entwickelten EDV-Systems sinnvoll ist. Diese isolierte Datenerfassung liegt im Widerspruch zu dem Trend einer EDV-unterstützten, ganzheitlichen und lückenlosen Patientendokumentation. Es wird vielmehr angestrebt, durch die Bildung von Computernetzwerken in der Klinik die Patientendaten von der Einweisung bis zur Entlassung jeder Abteilung verfügbar zu machen und von einem zentralen Großrechner zu verwalten.
Ein solches Konzept ermöglicht beispielsweise, daß postoperativ gewonnene Aufnahmedaten von den Stationen, von der Anaesthesieabteilung und den Kardiotechnikern vor und während der Operation über einen Rechner zur Verfügung stehen, und im weiteren Verlauf auch auf der Intensivstation, ergänzt um die intraoperativen Daten, abrufbar sind.
Es wird so eine computerunterstützte Krankenakte geführt, welche den einzelnen Fachdisziplinen jederzeit zur Verfügung steht.
Die moderne Datenerfassung mittels Computer ist jedoch keineswegs nur ein Mittel zur Dokumentationserstellung. Vielmehr ist auch dem Kardiotechniker hierdurch die Möglichkeit gegeben, intraoperative Vorgänge im nachhinein zu analysieren. Durch die effiziente Computerauswertung großer Datenmengen, die manuell mit einem enormen Zeitaufwand verbunden wäre, besteht die Möglichkeit, auf der Basis der Empirie neue Erkenntnisse zu gewinnen und besondere Situationen während der Extracorporalen Zirkulation zum Wohle des Patienten besser zu bewältigen.

Computergestützte Protokollführung an der Herz-Lungen-Maschine

H. Pokar, K. Dreessen, G. Günther

Universitätskrankenhaus Hamburg Eppendorf
Abt. Herz- und Gefäßchirurgie
Martinistr. 52
2000 Hamburg 20

Die vor allem aus medizinischen und juristischen Gründen unerläßliche Protokollführung über den Verlauf der Extrakorporalen Zirkulation (EKZ) wird heute in den meisten herzchirurgischen Zentren immer noch handschriftlich durchgeführt. Naturgemäß beinhaltet die handschriftliche Protokollführung eine Reihe von Unzulänglichkeiten: Die Dokumentation ist zeitaufwendig, trotzdem lückenhaft und eignet sich schlecht für statistische Auswertungen.
Angesichts solcher Mängel der handschriftlichen Protokollierung einerseits und der immer leistungsfähiger, kompakter und billiger werdenden Kleincomputer (PC's) andererseits, sind computergestützte Dokumentationssysteme entwickelt worden, die diese Mängel weitgehend beseitigen, so daß in den nächsten Jahren immer mehr Zentren auf diese Systeme übergehen werden; der Umgang mit einem Rechner an der HLM wird für den Kardiotechniker zur Selbstverständlichkeit werden.
Was kann ein mit einem entsprechenden Programm ausgestatteter Computer an der HLM leisten?

1. Daten können ON-LINE, d.h. automatisch, ohne Zutun eines Bedieners erfaßt werden. Für diese Art der Erfassung eignen sich besonders das Minutenvolumen der arteriellen Pumpe sowie der »Cardioplegie-Pumpen«, die Blutdrucke des Patienten und die der Herz-Lungen-Maschine (HLM), alle Temperaturen (arteriell und venös an der HLM, rectal, nasopharyngeal usw.), die Geschwindigkeit von Medikamenten-Infusionspumpen soweit an der HLM vorhanden. U.a. werden auf diese Weise die wichtigsten Daten lückenlos dokumentiert, auch wenn der Kardiotechniker sich in prekären Situationen ausschließlich der EKZ zuwenden muß. Auch Labordaten (Blutgasanalysen, Elektrolyte usw.) können so laufend während der EKZ aus dem Labor übernommen werden; selbst die persönlichen Daten des Patienten kann der Rechner on-line aus dem Aufnahmebüro erhalten.
Die Speicherfähigkeit eines Kleinrechners (PC) ist so groß, daß die kontinuierlich anfallenden Daten wie Blutdrucke, Perfusionsvolumen usw. z.B. im 1-Minutentakt über Stunden ohne weiteres registriert werden können.

2. Daten, die nicht on-line übernommen werden können, sei es weil sie sich nicht dafür eignen – z. B. Gabe von Konservenblut oder Medikamenten – oder die technischen Voraussetzungen nicht dafür gegeben sind, werden OFF-LINE, d. h. von Hand über eine Tastatur eingegeben.

3. Aus den aufgenommenen und auf dem Monitor des Computers in geeigneter Form dargestellten Daten können andere Parameter, die ohne Rechner während der EKZ praktisch nicht erstellbar sind, laufend berechnet und angezeigt werden: z. B. peripherer Gefäßwiderstand, Sauerstoffaufnahme, Trendkurven verschiedener Parameter. Dies eröffnet neue Möglichkeiten bei der Führung der EKZ.

4. Alle erfaßten Daten können vom Rechner auf Plausibilität geprüft werden, um sie gegebenenfalls nicht zu akzeptieren, wodurch Fehleingaben weitgehend vermieden werden können. Das betrifft auch »on-line-Daten«, z. B. bei Eichfehlern oder Defekten von Drucktransducern oder Thermosonden.

5. Nachdem am Ende der EKZ der Rechner kontrolliert hat, ob er alle für das Protokoll notwendigen Daten vollständig und gegebenenfalls fehlende Angaben, wie z. B. die Art der Operation, nachgefordert hat, wird das Protokoll in geeigneter und graphisch übersichtlicher Form ausgedruckt. Davor ist es jedoch notwendig, die ungeheure Vielzahl von gespeicherten Daten zu reduzieren, um zu vermeiden, daß das Protokoll zu umfangreich wird. So kann man z. B. mehrere hundert Einzelwerte des minütlich erhobenen Blutdrucks in einer Kurve übersichtlich und platzsparend zusammenfassen oder eine ebensolche Anzahl von Temperaturwerten zu Mittelwerten über jeweils 10 Minuten reduzieren.

6. Um die Daten für eine spätere statistische Auswertung zur Verfügung zu haben, können sie auf einem *Massenspeicher* innerhalb einer *Datenbank* abgelegt werden. Dadurch ist es mittels eines entsprechenden Programms z. B. innerhalb von Minuten möglich, vom Rechner Antworten auf Fragen zu erhalten wie etwa: Wie niedrig war im Mittel bei den letzten 1000 Patienten der Hämatokritwert während der Perfusion? Oder: Welche Beziehung besteht zwischen der Anzahl der während der EKZ gegebenen Blutkonserven und dem Körpergewicht?

7. Obwohl eine computergestützte Dokumentation wesentlich umfangreicher, genauer, zuverlässiger und aussagekräftiger als die konventionelle ist, erfordert sie vom Kardiotechniker während der EKZ weniger Zeit und macht dabei die Führung der Perfusion übersichtlicher.

Hardware- und Software-Voraussetzungen für die computergestützte Dokumentation

Im Mittelpunkt der technischen Voraussetzungen *(= Hardware)* für eine rechnergestützte Dokumentation steht natürlich ein Rechner. In der Regel handelt es sich um einen *Personal Computer (PC)*, der mit einer *Festplatte* (in den PC fest eingebaute Speichermöglichkeit für das Programm *(= Software)* und die Patientendaten) und einem Diskettenlaufwerk versehen ist. Für die on-line-Übermittlung der Daten müssen an den einzelnen Geräten besondere Vorkehrungen getroffen sein:

Zunächst muß in dem jeweiligen Gerät – als Beispiel soll hier die arterielle Pumpe dienen – laufend eine elektrische Spannung erzeugt werden, die sich proportional *(= analog)* zur Umdrehungszahl der Pumpe ändert. Da ein Computer grundsätzlich nur *digitale* Werte (zu Binärmustern codierte Zahlen, d. h. Zahlenreihen bestehend aus Einsen und Nullen) verarbeiten kann, müssen die analogen Werte durch einen *Analog-digital-Wandler* in digitale Werte

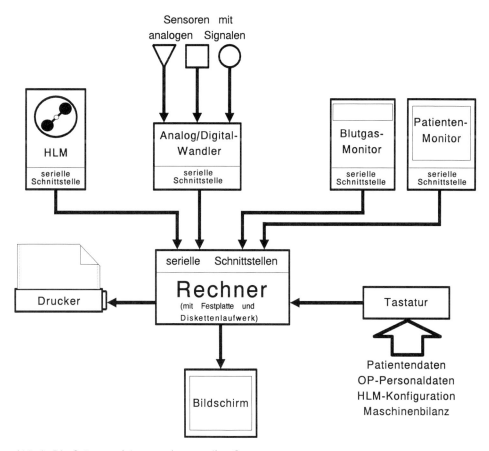

Abb. 1: Die Schemazeichnung eines on-line Systems

umgewandelt werden. Jede so erzeugte Zahl stellt ein *Byte* dar und besteht aus 8 einzelnen Zeichen, den *Bits*. Mittels einer elektronischen Schaltung werden die Bits dann so aufbereitet, daß sie vom PC eins nach dem anderen, also *seriell*, abrufbar sind. Daher wird die Kabelanschlußstelle am jeweiligen Gerät wie am PC als *serielle Schnittstelle* (z. B. RS 232) bezeichnet.
Zusätzlich zu den eigentlichen Meßdaten laufen über die Schnittstelle sog. *Steuerdaten:* Das sind Codes, mit denen der PC die Meßdaten abruft und das Gerät seinerseits dem Rechner seine Bereitschaft dazu mitteilt (in der Fachsprache als *Handshake-Signale* bezeichnet). Durch weitere Codes kann die Art des Meßwertes definiert und die Übermittlungsqualität abgesichert werden.
In Abhängigkeit vom Gerätehersteller und von der Art des Gerätes ist die serielle Schnittstelle sowohl hardwaremäßig (5- bis 15-polig) und softwaremäßig (Codeprogramm) sehr unterschiedlich aufgebaut. In vielen modernen medizinischen Geräten ist eine Schnittstelle serienmäßig vorhanden. Für manche, meist ältere Geräte, muß sie erst nachgerüstet werden (in Abb. 1 bei den »Sensoren mit analogen Signalen« angedeutet), was allerdings nicht immer möglich ist. Da es nach wie vor keine Normierung der Schnittstellen gibt, sind die von den Herz-Lungen-Maschinen-Herstellern angebotenen Dokumentationsprogramme meistens nur mit ihrer eigenen HLM benutzbar. So bereitet deshalb auch das nachträgliche Anhängen von Fremdgeräten an das Programm große Schwierigkeiten oder ist gar unmöglich.
Nachdem die Meßwerte auf die oben beschriebene Art dem Rechner zur Verfügung stehen, können sie durch das Dokumentationsprogramm verarbeitet und auf dem Bildschirm *(Monitor)* in Form von Tabellen und Graphiken dargestellt werden. Über die Tastatur *(Keyboard)* können die einzelnen Daten off-line eingegeben werden. Der Aufruf der einzelnen Funktionen, Datendarstellungen usw. erfolgt *menügesteuert;* d. h. auf dem Monitorbild wird ein »Menü« der aufrufbaren Möglichkeiten angezeigt. Über einen an den Rechner angeschlossenen Drucker wird nach Abschluß der EKZ ein Protokoll ausgedruckt.
Für die on-line-Übernahme von Blutgas- und Gerinnungsanalysen aus den entsprechenden Labors und von Patientendaten, z. B. aus dem Aufnahmebüro, ist neben der Verkabelung aller beteiligten Computer zusätzliche Elektronik, die in Form von Steckkarten in jedem Rechner ergänzt werden kann, notwendig. Ein weiterer, speziell dafür programmierter Computer — ein *File Server* — übernimmt die Regulierung und Kontrolle des Datenverkehrs zwischen den Rechnern. Dieser Computer-Verbund wird als *Netzwerk* bezeichnet. Darüberhinaus muß das jeweilige Dokumentationsprogramm für den Betrieb innerhalb eines Netzwerkes eingerichtet sein, was bisher nicht immer der Fall ist.

Kommerziell erhältliche Systeme

Jahre bevor man computergestützte Dokumentationssysteme käuflich erwerben konnte, haben einzelne Zentren selbst derartige Systeme entwickelt, so z. B. das Deutsche Herzzentrum in München und die Herzchirurgie der Universität Göttingen. Die Entwicklung eines derartigen Computer-Programms und der technischen Voraussetzungen für die on-line-Datenerfassung kann nur mit Hilfe von Ingenieuren und Computerfachleuten betrieben werden und erfordert Jahre, bis das System der konventionellen Dokumentation überlegen ist. Daher sind diese Systeme, unabhängig davon wer sie entwickelt hat, teuer.

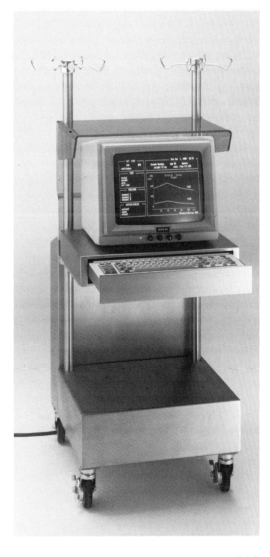

Abb. 2: Das Caps-Monitor-System integriert in einen Edelstahlrollwagen

Inzwischen bietet die Industrie vier brauchbare Dokumentationssysteme an:
CAPS-MONITOR – Fa. Stöckert/München
COMPEC – Fa. Polystan/Kopenhagen (A.D. Krauth, Hamburg)
HELENA – Fa. Cobe/München
STAR – Fa Sarns (3M, Borken)

Das CAPS-System (Computer Aided Perfusion System) umfaßt die Software, einen in einen Edelstahlrollwagen integrierten, der MedGV entsprechenden Rechner mit 40 MB (Mega Byte = Millionen Byte) Festplatte und Farbmonitor sowie einen graphikfähigen Farbdrucker.

Ferner gehört eine dem Rechner vorgeschaltete Anschlußbox (Interface) dazu, in der alle Datenleitungen vereinigt werden. Das System kann nur in Verbindung mit einer Stöckert-HLM betrieben werden; es werden aber inzwischen Anschlußmöglichkeiten für diverse Fremdgeräte (Blutgasgeräte, Patientenmonitore etc.), deren Anzahl allmählich erweitert wird, angeboten. Eine wirkliche Netzwerkfähigkeit bietet das System aber nicht. Die CAPS-Software kann ab Werk eine den Anwendervorstellungen entsprechend veränderte Konfiguration erhalten, die die Gestaltung der Meßwertanzeige, der Diagrammdarstellungen, der Medikamentenliste und der Protokollausdrucke umfaßt. Für manche Anwender ist es sicherlich angenehm, daß Datendarstellung und Betriebsanleitung in deutsch abgefaßt sind. Die anderen Hersteller bieten nur englischsprachige Versionen an.

Das von Polystan angebotene COMPEC-System (Computer Program für Extracorporeal Circulation) ist auch nur zusammen mit der Polystan-HLM

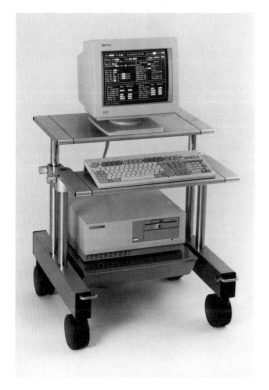

Abb. 3: Das Compec-System auf einem Anwender-PC in dem PC-Rollwagen von Polystan

anwendbar und umfaßt lediglich die Software. Es kann ein Rechner eigener Wahl verwendet werden, der für das Programm keine besonderen Bedingungen erfüllen muß (IBM-kompatibler PC mit 640 kB RAM und Festplatte, Farbmonitor und Matrixdrucker).
Compec verfügt über fünf unterschiedliche Bildschirmdarstellungen, die vom Anwender modifizierbar sind und aufrufbar sämtliche Dateneingaben und -verarbeitungen abdecken. Pumpen-, Druck- und Temperatur-Daten werden on-line übernommen, jedoch scheint Compec nicht netzfähig zu sein.
Das HELENA-System von Cobe besteht auch nur aus einem Software-Paket, für dessen Benutzung eine wesentlich aufwendigere Recheneinheit (IBM-kompatibler Rechner, 20 MHz getakteter 80386 Prozessor, 4 MB RAM) mit einem Laserdrucker erforderlich ist, die beim Anwender vorhanden sein muß. Zu den Vorteilen dieses umfangreichen Systems gehört u. a., daß es über die vorhandene Software leicht an die Schnittstellen der gängigen Herz-Lungen-Maschinen und der meisten in Betracht kommenden Fremdgeräte adaptierbar ist. Vom gleichen Hersteller existiert auch ein on-line Datenerfassungs- und Dokumentationsprogramm für die Anästhesie und die Intensivmedizin. Ein Datenverbund dieser Einheiten ist sicherlich sehr nützlich.
Das für die Sarns-HLM (Sarns 9000 Perfusion System) entwickelte STAR-System (Sarns Touch And Record) setzt sich aus der System-Software, einem

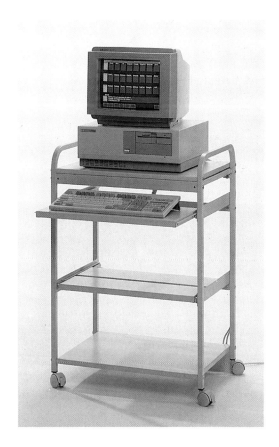

Abb. 4: Das Star-System auf einem den medizinischen Anforderungen entsprechenden Hewlett-Packard-Rechner

für medizinische Zwecke modifizierten Hewlett-Packard-Rechner (HP Vectra) und einem dazu passenden Rolltisch zusammen.
Der HP-Farbmonitor hat einen sog. Touch-Screen. Das Berühren des Bildschirms an einer bestimmten Stelle mit dem Finger oder einem Stift kann vom Rechner registriert und lokalisiert werden. Bei einem entsprechenden Bildaufbau kann so der Bildschirm wie eine Tastatur benutzt werden, was den Aufruf von Unterprogrammen und die off-line-Eingabe von Daten erleichtert. Daneben ist ein normales Keyboard vorhanden. Die Software sieht auch den Anschluß an ein Netzwerk vor.

Ein off-line Datenerfassungs- und Dokumentationssystem

Das Ziel, die Datenerfassung der EKZ und deren Dokumentation mit Hilfe von Rechnern praktikabel zu automatisieren, ist in einem derartigen Umfang erreicht, daß es heute als allgemein erstrebenswert gelten kann, den Betrieb darauf umzustellen. Die allgemeine Verbreitung derartiger Systeme geht wegen der damit verbundenen Anschaffungskosten bislang nur langsam voran. Die Kosten steigen ins Unerschwingliche, wenn die vorhandenen Herz-Lungen-Maschinen noch nicht computer-anschlußfähig sind und daher neue beschafft werden müßten.
Um einerseits diese hohen Investitionskosten zu umgehen, andererseits aber wenigstens die großen Vorteile der statistischen Auswertungsmöglichkeit und eines gedruckten Protokolls nutzen zu können, wurde an der Abteilung für Thorax-, Herz- und Gefäßchirurgie der Universitätsklinik Hamburg-Eppendorf (H. Pokar, Th. Krüger, G. Günther) eine computergestützte Datenerfassung im kompletten off-line-Betrieb entwickelt. Die dafür erforderliche Hardware besteht aus einem PC mit Festplatte und einem Diskettenlaufwerk, Monitor (schwarz-weiß) und Keyboard. Diese Einheit ist auf einem schwenkbaren Ausleger fest an jede HLM adaptiert.
Außerdem ist ein PC mit Festplatte und einem DIN-A3-Drucker für den Ausdruck aller Protokolle und die Archivierung aller Daten in einer Datenbank (Dbase) als stationärer Rechner vonnöten. Zusätzlich ist in diesem Rechner noch ein *Streamer* (Magnetband-Laufwerk zur Datensicherung) vorhanden. Die Investitionskosten betragen nur etwa ein Zehntel von denen der angebotenen on-line-Systeme.
Die Software – HLM-ASSIST – erlaubt die bequeme Eingabe aller notwendigen Daten der Perfusion einschließlich Blutgasanalysen und Medikamente. Daten wie die Körperoberfläche, der Pumpen-Minutenvolumen-Index, der periphere Gefäßwiderstand, die Sauerstoffaufnahme und die verbrauchte Kardioplegiemenge werden automatisch errechnet. Auf dem Standardbild laufen Uhren, die die Dauer der EKZ, Dauer der Ischämie usw. anzeigen. Auf dem stationären Rechner, der auch das Protokoll ausdruckt, können jederzeit die Daten der gespeicherten Perfusionen statistisch aufgearbeitet werden.

Diese Möglichkeit ist bisher nicht in allen erhältlichen on-line-Programmen implementiert. Auflagen des Datenschutzes sind dabei berücksichtigt.

Das System wird seit fast zwei Jahren benutzt und hat die handschriftliche Dokumentation vollständig ersetzt. Die Einarbeitungszeit bis zur vollständigen Abschaffung von »Bleistift und Papier« hat nur zweieinhalb Monate gedauert – auch bei einigen Kardiotechnikern, die bis dahin noch nie mit einem Computer in Berührung gekommen waren.

Die Beschreibung dieser fünf Dokumentationssysteme ist sehr oberflächlich gehalten. Es würde weit über den Rahmen dieses Buches hinausgehen, jedes Programm so anschaulich darzustellen, daß sich der Leser ein klares Bild von den vielfältigen Möglichkeiten der Daten-Eingabe, -Verarbeitung und -Aufbereitung sowie der Bedienerfreundlichkeit der z.T. sehr unterschiedlichen Systeme machen könnte. Auch das dafür als Voraussetzung notwendige, umfangreiche Wissen über den Aufbau und die Funktionsweise der angesprochenen Rechenanlagen ist hier nicht vermittelbar. Daher ist es hier auch nicht möglich, das Preis-Leistungs-Verhältnis der einzelnen Systeme aufzuzeigen.

Dieser kurze Artikel soll nicht mehr, als dem auf diesem Gebiet noch Unkundigen eine gewisse Anregung geben, sich mit dieser Materie zu beschäftigen. Zwar muß man für die Bedienung eines dieser Dokumentationssysteme nicht das Wissen eines Computerspezialisten haben, so wenig wie man zum Autofahren Automechaniker sein muß. Aber es kann außerordentlich nützlich sein, gelernt zu haben, wie man im Falle einer Reifenpanne einen Reifen

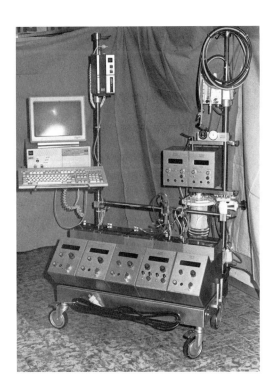

Abb. 5: Die Eigenentwicklung der UKE Hamburg als Beispiel eines off-line-Systems

wechselt; »Reifenpannen« gibt es beim Betrieb eines solchen Systems auch. Je mehr man sich mit diesen Systemen theoretisch und praktisch befaßt, desto größer ist der Nutzen, den man mit ihrer Hilfe erlangt.

Zusammenstellung einiger Begriffserklärungen aus der EDV-Terminologie

Analog-Digital-Wandler (A/D-Wandler): Baustein oder Schaltung, die analoge Eingangssignale (z. B. Meßwerte) in digitale, von einem Rechner verarbeitbare Ausgangswerte umwandelt.

Baud: Ist die Maßeinheit für die Geschwindigkeit, mit der Daten zwischen zwei Systemeinheiten über eine serielle Schnittstelle übertragen werden. 1 Baud entspricht einer Übertragungsrate von einem Bit pro Sekunde.

Betriebssystem: Ist die Bezeichnung für eine Reihe von Programmen, die die Kommunikation mit dem Rechner ermöglichen. Das Betriebssystem ist die Schnittstelle zwischen Anwender und Computer. Es steuert den Betrieb des Rechners, leitet Anweisungen an den Prozessor weiter und steuert den Dialog des Rechners mit Ein- und Ausgabegeräten wie z. B. Disketten- und Festplattenlaufwerken. Das Betriebssystem umfaßt eine Vielzahl von Programmen zur Bearbeitung von Daten. Vereinfacht dargestellt ist es ein Programm, das die gesamten Ausführungen eines Computersystems kontrolliert und koordiniert.

Binärsystem: Ist ein Zahlensystem, das auf den Zahlen 0 und 1 aufbaut. Der Rechner stellt Zahlen und Zeichen intern als Folgen von Nullen und Einsen dar, z. B. 1001 1001. Jeder Stelle dieser Zahlenfolge entspricht der Wert eines Bit. (Siehe auch Bit).

Bit: Ist die Abkürzung für »binary digit« (Binärziffer). Ein Bit ist die kleinste Informationseinheit, die ein Computer erkennen kann. Ein Bit kann den Wert 0 oder 1 annehmen. 8 Bit ergeben 1 Byte.

Byte: Ist die Größenangabe für den Speicherplatz, der zum Speichern eines einzelnen Zeichens erforderlich ist. Ein Byte besteht aus 8 Bits, z. B. 0101 0001.

Datei: Ist der Sammelbegriff für jede Gruppe von Daten und Programmen, die von einem Rechner als eine Einheit unter einem eindeutigen Namen angesprochen wird.

Datenbank: Ist der Fachausdruck für eine elektronische Kartei bzw. ein Programm zur Verwaltung von Daten. Mit einem Datenbank-Programm werden Tausende von Einzelinformationen in einer festen Struktur abgespeichert. Die Daten können dann ausgewählt, verknüpft, zugeordnet, verglichen und auf dem Bildschirm oder einem Drucker ausgegeben werden.

kByte: Ist eine Größenangabe für einen Speicherplatz. Ein kByte entspricht 1024 Bytes oder 1024 × 8 Bit. Eine getippte Schreibmaschinenseite entspricht etwa 1–2 kByte Information.

Kompatibilität: Eigenschaft von verschiedenen Hardware- oder Softwarekomponenten, gegeneinander austauschbar zu sein oder gemeinsam zu einem System zusammengesetzt werden zu können.

Konfiguration: Ist die Gesamtheit aller Hardwarekomponenten, die zu einem Computersystem gehören. Sie müssen dem Rechner genau mitteilen, welche Geräte an das System angeschlossen sind. Diesen Vorgang nennt man Konfiguration.

LAN: Abkürzung für local area network (lokales Netzwerk).

MByte: Ist eine Größenangabe für den Speicherplatz. Ein MByte entspricht 1 048 576 Bytes oder 1 048,576 × 8 Bits.

MS-DOS: Ist das Akronym für MicroSoft Disk Operating System (Microsoft-Plattenbetriebssystem). Dieses Betriebssystem umfaßt die grundlegenden Funktionen zur Verwaltung der Dateien. Mittlerweile ist MS-DOS zu einem Standard geworden, für den eine riesige Software-Bibliothek zur Verfügung steht. MS-DOS wird von IBM als Betriebssystem für Personal Computer verwandt, deshalb werden alle PCs, die unter MS-DOS laufen, auch IBM-kompatibel genannt (s. a. »Kompatibilität«).

multitasking-Betriebssystem: Ein multitasking-Betriebssystem erlaubt die (quasi) gleichzeitige Abarbeitung von mehreren Programmen bzw. unabhängigen Programmteilen (tasks).

Parallele Schnittstelle: Ist der Fachbegriff für eine standardisierte Schnittstelle mit 25 Anschlußstiften (Pins). Diese Schnittstelle wird u. a. für den Anschluß eines Druckers an den Rechner verwendet. Die Daten werden von der parallelen Schnittstelle über mehrere Leitungen gleichzeitig ausgeschickt bzw. empfangen.

Parität: Mit Hilfe der Parität (parity) bzw. des Paritätsbits können einfache Bitfehler bei der Datenübertragung erkannt werden.

Paritätsbit: Zusätzliches Bit zur fehlerfreien Übertragung von Daten. Das Paritätsbit wird einer Gruppe von Bits angefügt und auf 0 oder 1 gesetzt, um vereinbarungsgemäß eine gerade oder ungerade Anzahl von Einsen in einer Bitgruppe zu erhalten (gerade oder ungerade Parität). So läßt sich leicht die Verfälschung eines Bits feststellen.

Paritätskontrolle: Kontrolle, die sich aus der Überprüfung einer Gruppe von Bits ergibt, für die gerade (oder ungerade) Parität vereinbart ist, das heißt, die Anzahl der Einsen in der Gruppe wird von der Übertragung durch ein zusätzliches Bit (Paritätsbit) gerade (oder ungerade) gemacht. Verfälschung von 2, 4 oder 6 Bits ist mit dieser Methode naturgemäß nicht festzustellen. Da nicht überall mit Paritätskontrolle gearbeitet wird, kann sie an Schnittstellen zum Teil zu- oder abgeschaltet werden.

PC: Gebräuchliche Abkürzung für Personal Computer.

Programm: Ist der Fachausdruck für eine logische Abfolge von Anweisungen oder Arbeitsschritten. Ein Programm gibt dem Computer vor, wie er ein Problem lösen bzw. eine Funktion ausführen soll. Bei Programmen unterscheidet man im wesentlichen zwischen Anwendungs-Programmen, Konfigurations-Programmen und Betriebssystemen. Eine vierte Gruppe von Programmen bilden die Programmiersprachen: mit ihnen werden die ersten 3 Programmtypen konzipiert und hergestellt.

Schnittstelle (Interface): Bezeichnet in der EDV jede Verbindungsstelle, über die Daten übertragen oder an die Geräte angeschlossen werden können.

Software: Ist der Sammelbegriff für Programme oder Befehlsfolgen, die Ihrem Rechner mitteilen, welche Funktionen er ausführen soll.

Start-/Stopbit: Sind die Bits, die Anfang und Ende einer Datensequenz bei der seriellen Datenübertragung markieren.

System: Ist die Bezeichnung für eine Zusammenstellung von Hard-, Soft- und Firmwarekomponenten, die als Einheit funktionieren.

Zusammenfassung der möglichen Artikelergänzungen: erörtert am 23. 8. 90

Wissensvoraussetzungen/Anforderungen für die Bedienung von on-line-Systems:
— Kenntnisse und Erfahrung im allgemeinen Umgang mit IBM-kompatiblen Rechnern.
— Grundkenntnisse in der Benutzung des Betriebssystems MS-DOS (sehr wichtig bei eventuellen Systemabstürzen).
— Umfassende Erfahrung mit Datenbanksystemen für die Patientendatenpflege.

Nutzen von on-line-Systems:
— Die automatische Parameter-Erfassung entlastet den Kardiotechniker besonders in den prekären Situationen der Bypassphase.
— Entlastung des Kardiotechnikers von der Akutrechnung, z. B. Hautoberfläche etc.
— Problemfreie Erstellung von informationsaufbereitenden Graphiken.
— Platzsparende Dokumentationslagerung der Patientendaten.
— Einfacherer Zugriff auf gespeicherte Bypassdaten.
— Einspeisung der Protokolldaten ins Klinikdatensystem sowie erleichterter späterer Zugriff durch Ärzte auf diese zurückliegenden Bypassdaten.
— Erleichterte Auswertung der Klinikaktivität unter betriebswirtschaftlichen Aspekten möglich.

Nachteile von on-line-Systems:
— Hohe Investitionskosten.
— Höhere Wissensanforderung an Kardiotechniker, die bei allen Kardiotechnikern vorhanden sein muß.
— Mehrarbeit, die sich aus der notwendigen Datenpflege ergibt.

Neuerungsmöglichkeiten für on-line-Systems:
- Nutzung der gespeicherten Daten mittels Datenbanksystem und Statistik-Systemen.
- Individuell erweiterbare Software-Schnittstellen für die Anknüpfung an andere Software-Systeme (z. B. Graphik, Textverarbeitung etc.).
- Erfassung zusätzlicher Informationen, die bisher vernachlässigt wurden, z. B. Blutlevel im Reservoir, die Anzahl wie oft während der Bypassphase die gesamte Blutmenge des Patienten die HLM passiert hat, etc.
- Anknüpfungsmöglichkeit an klinikeigenes Datennetzwerk.

Sonstiges:
- Notfallbrauchbarkeit der on-line-Systems (Zeitverluste etc.).
- Ersatzrechner zur Reserve notwendig?

Überwachungsgeräte für die extrakorporale Zirkulation

H. Kuttler, E. Struck

Herzchirurgische Klinik
Zentralklinikum Augsburg
Stenglingstr. 2
8900 Augsburg

Die Überwachung der extrakorporalen Zirkulation (EKZ) beinhaltet sowohl Messungen am Patienten (Kreislauffunktion, Temperatur) als auch Messungen an der Herz-Lungen-Maschine. Sie fällt in den Aufgabenbereich aller an der Operation verantwortlich Beteiligten: Anästhesist, Chirurg und Kardiotechniker. Eine gute Zusammenarbeit und Kommunikation zwischen diesen ist deshalb unerläßlich für die sichere Führung der Perfusionsphase.
Die Zahl der zu überwachenden Parameter und Geräte ist groß; der routinierte Kardiotechniker wird sich deshalb ein Programm aneignen, nach welchem er der Reihe nach seine Meßwerte kontrolliert. Ein für alle Kardiotechniker akzeptables Schema gibt es dabei nicht; jeder Einzelne muß sich anhand der örtlichen und individuellen Gegebenheiten sein eigenes Programm festlegen.
Im folgenden werden die zu überwachenden Funktionen und Geräte nach systematischen Gesichtspunkten eingeteilt in solche, die am Patienten, und solche, die an der Herz-Lungen-Maschine erhoben werden, in die Laborüberwachung und in die Überwachung der wichtigsten Organfunktionen. In der Praxis gibt es dabei natürlich keine scharfe Trennung im Zuständigkeitsbereich etwa zwischen Anästhesisten — für die Kontrolle am Patienten — und Kardiotechniker — für die Kontrolle an der Herz-Lungen-Maschine — vielmehr muß der Kardiotechniker während der EKZ alle Meßwerte im Auge behalten, um — evtl. nach Rücksprache mit Anästhesist oder Chirurg — daraus Konsequenzen ziehen zu können.

Überwachung am Patienten

Standard der Kreislaufüberwachung während der Operationen mit der Herz-Lungen-Maschine sind das EKG, der arterielle Blutdruck und der zentrale Venendruck (ZVD). Die Messung dieser Parameter ist während der Narkoseeinleitung sowie während der gesamten Operation und der postoperativen Phase obligat.

Das *EKG* zeigt Veränderungen in der Herzfrequenz sowie im Herzrhythmus an, außerdem können frühzeitig Ischämie- oder Infarktzeichen aus dem EKG entnommen werden. Noch vor der extrakorporalen Zirkulation, z. B. beim Kanülieren, kann es zum Auftreten von Herzrhythmusstörungen, häufig in Form von Vorhofflimmern, kommen. Nach Beendigung der Ischämiephase, wenn das Herz sich langsam wieder füllt und zu kontrahieren beginnt, gelingt es häufig erst über eine Phase des Kammerflimmerns mit interner Defibrillation eine regelmäßige Herzschlagfolge zu erreichen. Viele Herzen schlagen in dieser Phase mit zu langsamer Frequenz, so daß häufig über externe Schrittmacherkabel stimuliert werden muß. Auch beim Abgehen von der extrakorporalen Zirkulation kann es zu Rhythmusstörungen kommen (z. B. in Form von ventrikulären Extrasystolen), die eine längere Reperfusionsdauer ratsam erscheinen lassen. Das ausgedruckte EKG ist wichtig für die Beurteilung frischer Ischämie- oder Infarktzeichen, wobei diese Ereignisse bereits präoperativ, evtl. in der Narkoseeinleitungsphase, aufgetreten sein können oder erst während der EKZ entstanden sind. In jedem Falle empfiehlt es sich, präoperativ einen EKG-Streifen zu schreiben sowie nach Beendigung der Herz-Lungen-Maschinen-Phase bzw. direkt postoperativ, um auffällige Veränderungen dokumentieren zu können. Vorübergehende ST-Streckenveränderungen nach der Ischämiephase oder beim Abgehen von der extrakorporalen Zirkulation können auf Luftembolien im Koronarsystem hinweisen.

Der *arterielle Blutdruck* wird über einen Katheter in der A. radialis oder A. femoralis gemessen. Über einen Druckwandler erfolgt die digitale Anzeige am Monitor, dabei wird der systolische und diastolische Blutdruck sowie der Mitteldruck angegeben. Werte zwischen 40 und 60 mmHg für den arteriellen Mitteldruck gelten als ausreichend, auf jeden Fall sollte der mittlere arterielle Druck nicht längere Zeit unter 30 mmHg fallen. Bei Werten über 30 mmHg ist im allgemeinen eine ausreichende glomeruläre Filtrationsrate und damit eine ausreichende Urinausscheidung gegeben. Zu hohe arterielle Druckwerte können zu einem deutlich erhöhten kollateralen Koronarfluß führen, was sich bei der Koronarrevaskularisation sehr störend bemerkbar macht. Außerdem sollte bedacht werden, daß in der Phase des Abgehens von der extrakorporalen Zirkulation der Sauerstoffverbrauch des Myokards mit der Höhe des systolischen Blutdrucks zunimmt. Da der arterielle Blutdruck vom Herz-Zeitvolumen – bzw. von der arteriellen Pumpenflußrate – sowie vom Gesamtgefäßwiderstand abhängig ist, kann ein überhöhter arterieller Druck auch einen erhöhten systemischen Gefäßwiderstand mit Minderversorgung der peripheren Gefäße anzeigen. Um die Herzarbeit zu verringern und die Koronardurchblutung zu bessern, sollte daher der systolische Blutdruck gesenkt werden bei Aufrechterhaltung des diastolischen Blutdrucks, was durch gefäßdilatierende Medikamente möglich ist. Die exakte kontinuierliche Bestimmung des arteriellen Blutdrucks während der extrakorporalen Zirkulation sowie beim Abgehen von der EKZ und natürlich in der postoperativen Phase ist somit von größter Wichtigkeit.

Der *zentrale Venendruck (ZVD)* wird über einen Venenkatheter gemessen, dessen Spitze in Höhe der Vena cava superior liegt und der über die Vena jugularis interna oder die Vena subclavia eingeführt wird. Über einen Druckaufnehmer wird der Wert digital am Monitor angezeigt. Bezugspunkt für die Messung des ZVD ist der rechte Vorhof. Normalerweise schwankt der Wert zwischen 5 bis 10 mmHg, bei Patienten in Narkose mit Überdruckbeatmung kann er jedoch erhöht sein. Bei Patienten mit Rechtsherzinsuffizienz oder Trikuspidalklappeninsuffizienz findet man Werte von 20 bis 24 mmHg oder höher. Während der extrakorporalen Zirkulation soll der ZVD auf Null fallen. Bei Abknicken der venösen Leine, wie es z.B. bei Koronaroperationen durch Luxieren des Herzens möglich ist, kann er jedoch abrupt ansteigen. Ein anhaltender Anstieg des Druckes in der Vena cava superior kann über eine obere Einflußstauung zu einem Hirnödem führen. Häufig steigt der ZVD allein durch Luxieren des Herzens, ohne daß es dabei klinisch zu einer oberen Einflußstauung kommt. Nach Bypassende gibt der ZVD wichtige Hinweise für den Volumenbedarf des Patienten, wobei es unter entsprechender Volumensubstitution zu einem langsamen Ansteigen des ZVD innerhalb der Normalgrenzen kommt.

Der zentrale Venenkatheter wird meist über eine venöse Schleuse eingeführt, die zugleich die Plazierung eines Pulmonalarterienkatheters erlaubt, über den der *Pulmonalarteriendruck* sowie bei Plazierung eines Swan-Ganz-Katheters in der Peripherie der Pulmonalarterien die Messung des pulmonal-kapillaren Verschluß-Druckes möglich ist. Dieser entspricht weitgehend dem linken Vorhofdruck und gibt damit einen Hinweis auf den linksventrikulären enddiastolischen Füllungsdruck und damit die Kontraktilität des linken Ventrikels. Außerdem kann über einen solchen Swan-Ganz-Katheter auch das Herz-Zeit-Volumen nach der Thermodilutionsmethode bestimmt werden. Bei kritischen Patienten mit eingeschränkter linksventrikulärer Funktion ist es deshalb ratsam, schon vor Beginn der Operation einen Pulmonalis-Katheter zu legen.

Der *linke Vorhofdruck* kann intraoperativ auch durch direkte Punktion des linken Vorhofes gemessen werden. Als Alternative für einen Pulmonaliskatheter kann auch ein Katheter in den linken Vorhof eingelegt werden, der für mehrere Tage postoperativ belassen werden kann. Die Messung des pulmonalarteriellen Druckes oder des linken Vorhofdruckes bietet enorme Vorteile für die differenzierte medikamentöse Behandlung beim Abgehen von der extrakorporalen Zirkulation sowie in der postoperativen Phase im Hinblick auf Volumengabe, Senkung oder Erhöhung von Vor- und Nachlast des Herzens sowie Steigerung der Kontraktilität mittels Katecholamingabe. Der Normalwert für den linken Vorhofdruck bewegt sich zwischen 5 bis 15 mmHg, der pulmonalarterielle Druck sollte systolisch nicht mehr als 25 mmHg und diastolisch nicht mehr als 10 mmHg betragen, der Mitteldruck sollte nicht höher als 15 mmHg sein.

Die *Temperaturmessung* am Patienten sollte zentral und peripher durchgeführt werden. Die zentrale Temperatursonde kommt im Bereich des Nasopharyngealraumes oder des Ösophagus zu liegen, die periphere Temperatur sollte an einem Finger oder einer Zehe abgeleitet werden. In beiden Fällen erfolgt die kontinuierliche Übermittlung digital über den Monitor. Gelegentlich erfolgt die Messung der peripheren Temperatur über eine Temperatursonde im Rektum, welche aber nicht exakt die periphere Körpertemperatur angeben kann. Diese Alternative hat sich aber in der täglichen Routine als durchaus praktikabel erwiesen. Die zentral-periphere Temperaturdifferenz gibt einen direkten Hinweis auf die Gewebsperfusion und eine evtl. bestehende periphere Vasokonstriktion. Diese Aussage ist somit von entsprechender klinischer Bedeutung. Während der kalten Kardioplegiephase und der lokalen Kühlung des Herzens kann die Myokardtemperatur direkt mit einer Nadel in der linksventrikulären Spitze oder im interventrikulären Septum gemessen werden. Dabei lassen sich häufig Werte von unter 15 °C Myokardtemperatur feststellen. Bei Patienten mit vorangeschalteten Koronarstenosen oder Verschlüssen läßt sich dabei aber auch eine ungleichmäßige Kühlung des Myokards nachweisen, so daß in solchen Fällen besonderer Wert auf die lokale Kühlung des Herzens gelegt werden sollte. Eine Senkung der Körpertemperatur auf 28 °C oder weniger während der EKZ bewirkt, daß zwischen dem kalten Herzen und dem umgebenden Gewebe ein geringerer Temperaturgradient besteht, was zu einem langsameren Wiedererwärmen des Herzens durch die Umgebungstemperatur führt. Die Hypothermie erlaubt in bestimmten Situationen eine deutliche Reduzierung der arteriellen Flußrate, wodurch es zu einer Verminderung der koronaren Kollateralzirkulation bei ausreichender metabolischer Versorgung der wichtigen Organe kommt. Außerdem erlaubt dieser Zustand eine Verlängerung der sicheren Kreislaufstillstandzeit bei unvorhergesehenen Zwischenfällen an der Herz-Lungen-Maschine. Es muß aber bedacht werden, daß eine Reduktion der Körpertemperatur auf 28 °C bei normalem Bypass bis zu ca. 30 Minuten dauern kann.

Überwachung am extrakorporalen Kreislauf

Die Überwachung dieser Einheit ist die eigentliche Aufgabe des Kardiotechnikers. Sie erfordert seine ganze Aufmerksamkeit während der Perfusionsphase. Eine mögliche Reihenfolge des »Check up« der verschiedenen Funktionen könnte folgende sein: der Oxygenator, die arterielle Rollerpumpe, die Pumpe für die Kardiotomiesauger und den Vent, das Kardiotomiereservoir, der OP-Tisch, der arterielle Blutdruck, die Temperatur des Patienten und dann wieder der Oxgygenator. Außerdem müssen die Gasregulatoren am Oxygenator sowie die Flußraten an den Rollerpumpen mit einbezogen werden.
Die arterielle *Pumpenflußrate* sollte bei Normothermie 2,2 bis 2,4 Liter/m^2 Körperoberfläche/Min. betragen. Bezogen auf das Körpergewicht sollte sie zwischen 40 und 60 ml/kg Körpergewicht/Min. sein. Eine Reduktion der Körperkerntemperatur auf 28 °C erlaubt bei etwa um die Hälfte verringertem Sauerstoffbedarf eine arterielle Pumpenflußrate von ca. 1,8 Liter/m^2 Körperoberfläche/Min. und damit eine sichere Perfusion. Sowohl in Normothermie als auch in Hypothermie höhere Flüsse zu fahren, ist nicht nur unnötig sondern hat evtl. schädigende Folgen: die mechanische Schädigung der korpuskulären Blutelemente nimmt zu, ebenso die Möglichkeit der Embolisierung durch Mikrobläschen.
Der Sog an den Kardiotomiesaugern und am Vent sollte immer nur so hoch sein, um das Herz leer zu machen und um dem Chirurgen ein übersichtliches Operationsfeld zu gewährleisten. In der Literatur wird immer wieder hingewiesen auf die starke Bluttraumatisierung vor allem durch die Kardiotomiesauger,

indem es durch das Pumpen des Blut-Luft-Gemisches zu einer vermehrten Hämolyse und Eiweißdenaturierung kommen soll. An den Kardiotomiesaugern sollte deshalb möglichst immer eine konstante Blutsäule gefördert werden; ist ein Sauger nicht in Betrieb, so sollte er abgestellt sein.

Die Temperaturüberwachung an der Herz-Lungen-Maschine erfolgt durch Messung der Bluttemperatur nach Verlassen des Wärmeaustauschers am Oxygenator. Zusätzlich muß die Wassertemperatur im Hypothermiegerät gemessen werden. Um die Körpertemperatur auf 28 °C abzukühlen sind bei normalen Flußverhältnissen ca. 30 bis 35 Minuten erforderlich. Die Wiedererwärmung des Patienten kann aber viel längere Zeit in Anspruch nehmen. Die Temperaturdifferenz zwischen Wasser- und Bluttemperatur sollte beim Aufwärmen nicht mehr als 8 °C betragen.

Das *Niveauüberwachungssystem (Low-Level-Detektor)* an der Herz-Lungen-Maschine gibt an, ob das Blutniveau im Reservoir eine festgesetzte Grenze unterschreitet. Das System arbeitet mit einem Ultraschall-Sensor, welcher bei fehlendem Nachweis eines Flüssigkeitsspiegels im arteriellen Reservoir ein Alarmsignal gibt. Der Level-Detektor des S 9000-Perfusions-Systems (Fa. Sarns-3M) gibt bei eingestellter Alarmbereitschaft bei niedrigem Blutspiegel unterhalb der Grenze des Warnfühlers ein Warnsignal, das bei Wiederansteigen des Spiegels von selbst verschwindet. Wenn der erforderliche Spiegel aber weiter unterschritten wird, unter den Level des Alarmfühlers, erscheint ein akustisches und optisches Signal und die arterielle Pumpe wird angehalten.

Luftüberwachungssysteme (Air-Bubble-Detektor) sind konstruiert worden zum Feststellen von Luftblasen in der arteriellen Leitung. Der Luftfühler sollte das letzte Gerät im extrakorporalen Kreislauf vor dem Patienten sein, aber weit genug von diesem entfernt, damit das System genügend Zeit hat, die Pumpe anzuhalten, bevor die Luft den Patienten erreichen kann. Die Luft wird mittels eines Ultraschall-Sensors in der arteriellen Leitung erkannt. Der Bubble-Detektor des S 9000-Perfusions-Systems kann entweder mit einem $\frac{1}{4}$-Zoll-Luftfühler betrieben werden, der Blasen von 0,5 ml Größe oder mehr feststellt (bei einer Durchflußrate von 3 Litern/Minute und einem Hämatokrit von 15 bis 40%), oder mit einem $\frac{3}{8}$-Zoll-Luftfühler, der Blasen von 1,0 ml Größe oder mehr feststellt (bei einer Durchflußrate von 6 Litern/Minute). Stellt der Sensor eine Luftblase entsprechender Größe fest, so gibt das System bei eingestellter Alarmbereitschaft ein optisches und akustisches Signal und die arterielle Pumpe wird gestoppt. Bei Verwendung eines gepulsten dopplersonographischen Systems wird ein piezo-elektrisches Element, das Ultraschallwellen von 1,5 MHz aussendet, an die arterielle Leine angebracht. Damit lassen sich auch kleinere Bläschen (unter einer Größe von 0,5 ml) erkennen.

Außer den beschriebenen Low-Level-Deketor- und Bubble-Detektor-Funktionen bieten moderne computerisierte Herz-Lungen-Maschinen noch andere *integrierte Sicherheitssysteme:* z. B. arterielle Druck-Warnung und automatischer Pumpenstop, Kardioplegie-Druck-Warnung und automatischer Pumpenstop, Temperaturwarnung (bei über 43 °C), Warnung bei niedrigem Sauerstoff-Partialdruck im Perfusionsgas. Außerdem werden Alarme gegeben, wenn der Antriebsriemen der Pumpe rutscht, bei Überdrehzahl der Pumpen, wenn die Pumpe blockiert oder die venöse Klemme geschlossen ist.

Laborüberwachung

Blutgasmessung

Der *arterielle Sauerstoffpartialdruck (paO₂)* sollte zwischen 100 und 200 mmHg gehalten werden. Höhere paO_2-Werte verursachen eine periphere Vasokonstriktion. Ebenso kann es dabei, vor allem bei der Verwendung von Bubble-Oxygenatoren, zu vermehrten Mikrobläschen und damit verbundenen Embolien kommen. Auf der anderen Seite verschiebt ein niedriger paO_2 die Untergrenze der zerebralen Autoregulation auf einen höheren Level.

Die Einstellung des *Blut-pH-Wertes* sowie des *Kohlendioxid-Partial-Druckes im Blut (paCO₂)* ist stark von dem verwendeten Oxygenator abhängig. Im allgemeinen empfiehlt es sich, ein duales System der Gasanschlüsse zu haben, wobei ein System 100%igen Sauerstoff liefert und das zweite System eine Mischung aus 95%igem Sauerstoff und 5%igem Kohlendioxyd.

Die Eintsellung des pH-Wertes und des $paCO_2$-Wertes kann entweder nach dem pH-stat-Regime oder nach dem alpha-stat-Regime durchgeführt werden. pH-stat bedeutet hierbei, daß die bei 37 °C gemessenen Werte für die entsprechende Körpertemperatur korrigiert werden, alpha-stat bedeutet, daß die gemessenen Werte nicht entsprechend der jeweiligen Körpertemperatur korrigiert werden. Die verschiedenen Regime basieren auf der unterschiedlichen, nämlich erhöhten Löslichkeit des Kohlendioxyds während der Hypothermie. Nach der Rosenthal-Gleichung erhöht sich der pH-Wert in einem geschlossenen System bei Abfall der Temperatur um 1 °C um 0,015 Einheiten. Ein Patient, der nach dem alpha-stat-Regime behandelt wird, hat bei Hypothermie eine Verschiebung des pH-Wertes in den alkalischen Bereich, während der Gesamtkohlendioxid-Gehalt des Blutes konstant bleibt. Derselbe Patient, der bei derselben Körpertemperatur nach dem pH-stat-Regime behandelt wird, hat einen relativ niedrigeren extrazellulären pH-Wert bei einem höheren Kohlendioxyd-Partialdruck im Blut. Während der Hypothermie ist es durchaus physiologisch einen relativ alkalischen pH-Wert aufrechtzuerhalten, sowohl im Hinblick auf die Enzymfunktion, auf den CO_2-Gehalt sowie auf das intrazelluläre Wassergleichgewicht. Alpha-stat leitet sich her von dem alpha-Imidazol-Ring des Histidins, dies ist ein wesentlicher Bestandteil der Plasma-Protein-Pufferkapazität des Menschen. Die alpha-Imidazol-Gruppe hält einen stabilen Wasserstoff-Ionen-Gradienten über der Zellmembran aufrecht, indem es den Zellen die Elimination von Kohlendioxyd und sauren Stoffwechselendprodukten ermöglicht. Indem der CO_2-Gehalt des Blutes konstant gehalten wird, kann der pH-Wert in Abhängigkeit zur Temperaturreduktion ansteigen. Dies wird erreicht durch Einstellung des arteriellen Kohlendioxydpartialdruckes, um einen nicht temperaturkorrigierten pH-Wert von 7,4 zu erhalten.

Beim pH-stat-Regime kommt es zu einer Erhöhung des $paCO_2$, was sich nachteilig auf die Autoregulationsfähigkeit der Hirngefäße bemerkbar macht. Bei höheren $paCO_2$-Werten wird diese Autoregulation ausgesetzt und die Hirngefäßdurchblutung erfolgt lediglich druckpassiv. Eine intakte Autoregulation der Hirngefäße erlaubt jedoch, die zerebrale Durchblutung auf ein Maß zu reduzieren, das dem entsprechenden Sauerstoffbedarf entspricht. Bei ausgeschalteter Autoregulation kann es dagegen zu einer Hyperperfusion von Hirnarealen kommen mit dem Risiko von Mikroembolien oder einem evtl. auftretenden zerebralem Ödem.

Der *Bikarbonatgehalt (HCO_3-)* ist ein wichtiger Parameter für die Wirksamkeit der Perfusion. Bei inadäquater Perfusion mit Gewebshypoxie kommt es zu einem Abfall des pH-Wertes sowie des zentral-venösen Sauerstoffpartialdruckes auf unter 25 mmHg und des Bikarbonatgehaltes. Aber auch bei noch guter venöser Sauerstoffspannung kann ein Abfall des Bikarbonatgehaltes eine schlechte Oxygenierung des Gewebes anzeigen, z. B. beim Vorliegen von multiplen arterio-venösen Shuntbildungen. Während der Hypothermiephase darf eine respiratorische Azidose nur über Manipulation des PCO_2 korrigiert werden, nicht durch Bikarbonatgabe, da dieses nur langsam über die Zellmembran transportiert wird und es in der Aufwärmphase zu schweren metabolischen Alkalosen kommen kann.

»On line«-Blutgasmessung

Neben den regelmäßigen Blutentnahmen und den Messungen am Blutgasanalysegerät gibt es seit einigen Jahren auch die Möglichkeit der on-line-Messung der Blutgase. Es sind verschiedene Methoden zur kontinuierlichen Blutgasbestimmung im Blut sowie in verschiedenen Geweben beschrieben worden (polarographische, oxymetrische, massenspektrometrische Bestimmung). Die gaschromatographische Bestimmung hat aufgrund der Komplexität der Methode kaum praktische Verwendung gefunden. Durch die Einführung von Fluoreszenzsensoren findet die on-line-Messung heute immer mehr klinische Anwendung. Bei dieser Messung wird ein chemischer Mikrosensor in den Blutstrom eingeführt. Der Sensor wird durch Licht bestimmter Wellenlänge stimuliert, dabei wird fluoreszierendes Licht verschiedener Intensität erzeugt, die abhängig ist von der Konzentration der an der Sensorspitze gemessenen Substanzen. In der Kardiotechnik ist diese Methode als »Gas--stat« eingeführt worden zur kontinuierlichen Messung von PO_2, PCO_2, pH-Wert und Bluttemperatur, außerdem erfolgt die kontinuierliche Berechnung von Basenüberschuß, Bikarbonat und Sauerstoffsättigung. Während anfänglich noch aufwendige Kalibrierungen durchgeführt werden mußten, haben sich diese in neueren Geräten, z. B. beim System 300 von CDJ oder dem Cardiomet 4000 von Shiley, wesentlich vereinfacht. Dabei können die Blutgaswerte entweder korrigiert oder unkorrigiert angegeben werden, je nachdem ob das pH-stat- oder das alpha-stat-Regime angewandt wird. In klinischen Vergleichen zwischen der on-line-Messung und der konventionellen Messung am Blutgasgerät ergab sich, daß das PCO_2 bei der Messung on line signifikant niedriger lag als bei der Messung am Blutgasgerät. Der pH-Wert lag signifikant höher, wohingegen sich keine Unterschiede ergaben bei der PO_2-Messung. Wesentlicher Nachteil der konventionellen Messung am Blutgasgerät ist die zeitliche Verzögerung; wenn die Blutgaswerte beim Kardiotechniker ankommen, entsprechen sie häufig nicht mehr dem aktuellen Stand, so daß auf eine evtl. eintretende Verschlechterung auch nur mit einer zeitlichen Verzögerung reagiert werden kann. Durch das Abnehmen der Blutproben und getrennte Bestimmung am Blutgasgerät kann es zu Ungenauigkeiten der Meßwerte kommen, z. B. durch Luftblasen oder durch ungenügende Sauerstoffmischung in der Spritze. Trotzdem sollte bei Anwendung der on-line-Messung immer in regelmäßigen Abständen eine Vergleichsmessung am Blutgasanalysegerät durchgeführt werden, die Zahl der Blutentnahmen wird sich aber bei Anwendung der on-line-Messung erheblich reduzieren. Als Weiterentwicklung der on-line-Messung während der extrakorporalen Zirkulation gibt es nun auch die Möglichkeit des intravaskularen Blutgas-Monitorings, ebenfalls als on-line-Messung, bestimmt für die Anwendung im Aufwachraum oder auf der postoperativen Intensivstation. Diese Messung erfolgt nach dem gleichen Prinzip wie die on-line-Messung an der Herz-Lungen-Maschine, dabei wird der Fluoreszenzsensor über einen arteriellen Katheter eingeführt.

Die on-line-Messung der Blutgaswerte bietet Vorteile gegenüber der konventionellen Blutgasmessung durch intermittierende Blutentnahmen. Eine etwas weniger aufwendige Alternative zur on-line-Messung der Blutgase ist die Messung des *zentral-venösen Sauerstoffpartialdruckes (SVO$_2$)* on line, z. B. mit dem Bentley Oxy-SAT Meter. Die Bestimmung des SVO$_2$ dient der Erkennung der Sauerstoffausschöpfung im peripheren Gewebe. Unter normalen Verhältnissen beträgt die Differenz zwischen arterieller und venöser Sauerstoffsättigung ca. 25%. Bei einem stärkeren Abfall der zentral-venösen Sauerstoffsättigung ist die Perfusion inadäquat und muß die Pumpenflußrate erhöht werden. Der SVO$_2$ sollte um oder über 70% betragen.

Hämoglobin Hämatokrit

Durch Verwendung von kristalloiden Priming-Flüssigkeiten kommt es bei der EKZ zu einer isovolämischen Hämodilution, darunter wird der Hämatokrit auf Werte um 25% gesenkt. Trotz der verminderten Sauerstoffkapazität des Perfusates durch die Hämodilution wirkt sich diese bei Hypothermie günstig aus im Hinblick auf den Anstieg der Blutviskosität und der zunehmenden Vasokonstriktion. Durch die Hämodilution können also die nachteiligen Effekte der Hypothermie und der Pumpenoxygenierung auf den Blutfluß, die Sauerstofffreisetzung und die Nierenfunktion ausgeglichen werden. Im allgemeinen sind Hämatokritwerte von 20 bis 25% bei der EKZ mit Hypothermie ausreichend. Zusätzlich zu der durch die Priming-Flüssigkeiten bewirkten Hämodilution wird an einigen Zentren eine direkt präoperative akute isovolämische Hämodilution durchgeführt, wobei das dabei gewonnene Eigenblut nach Abgehen von der Herz-Lungen-Maschine oder direkt postoperativ wieder zurückgegeben wird. In solchen Fällen kann das Hämoglobin bis zu 5 g% abgesenkt werden, dabei muß aber die arterielle Pumpenflußrate erhöht werden. Dieses Verfahren ist aber in der Herzchirurgie problematisch und kann nicht kritiklos bei allen Patienten angewandt werden.

Für die Bestimmung des Hämoglobins im Notfall- oder OP-Labor gibt es einfach zu bedienende Geräte, die das Hämoglobin photometrisch bestimmen.

Durch Ultraschall-Hämolysentechnik sind manuelle Probenvorbereitungen überflüssig. Diese Geräte (z. B. der OSM-II-Hämoximeter) haben einen geringen Probenbedarf bei kurzer Meßzeit und einfacher Bedienung. Zusätzlich wird die Sauerstoffsättigung des Blutes angegeben.

Elektrolyte

Bei der Bestimmung der Elektrolyte während der EKZ ist vor allem das *Kalium (K⁺)* von Bedeutung. Der Kaliumwert sollte immer zwischen 4,5 und 5,5 mval/l gehalten werden. Bei Werten unter 4,5 mval kommt es häufiger zu Arrhythmien, so daß nach der totalen Ischämie entsprechend häufiger defibrilliert werden muß. Erfahrungsgemäß besteht in der Aufwärmphase und bei Beendigung des Bypass häufig ein Kaliumbedarf, so daß Kalium substituiert werden muß.
Die Bestimmung der Serum-Elektrolyte im OP-Labor wird über vollautomatische Elektrolytanalysatoren durchgeführt. Die Messung des Kaliums erfolgt mittels einer ionensensitiven Flüssigkeitsmembrandurchlaufelektrode. Diese Geräte (z. B. der AVL-984) sind ebenfalls einfach zu bedienen und haben eine sehr kurze Meßzeit.
Kalzium und *Magnesium* werden nicht routinemäßig während der EKZ bestimmt. Beide Elektrolyte haben aber einen Einfluß auf die Myokardkontraktilität. Sie lassen sich flammenphotometrisch oder mit ionensensitiven Elektroden auch im OP-Labor bestimmen, was aber im Normalfall nicht nötig ist.

Da es während der EKZ zu starken Blutzuckerschwankungen kommen kann, erfolgen routinemäßig keine Messungen der *Blutzuckerwerte*. Nur bei Patienten mit diabetischer Stoffwechsellage sollten bei längerer Bypassdauer intermittierend einzelne Blutzuckerbestimmungen durchgeführt werden, um stärkere Entgleisungen des Blutzuckers zu erkennen.
Sämtliche oben angeführten Messungen lassen sich ohne weiteres in einem OP-Labor durchführen, das räumlich unmittelbar an den Operationssaal angeschlossen sein sollte. Eine Bestimmung von Blutproben im Zentrallabor bei Operationen mit der Herz-Lungen-Maschine ist im routinemäßigen Betrieb nicht nötig. Nur in Ausnahmefällen zur Bestimmung spezieller Parameter, die im Notfall- oder OP-Labor nicht möglich sind, ist die Einbeziehung des Zentrallabors nötig.

Kolloidosmotischer Druck

In der Literatur gibt es Hinweise für einen Zusammenhang zwischen niedrigem kolloidosmotischem Druck und höherer Mortalität nach Operationen mit der Herz-Lungen-Maschine. Es wurde deshalb u. a. der Einsatz einer kolloidalen Flüssigkeit für die Priming-Lösung empfohlen, was vor allem bei Patienten mit eingeschränkter linksventrikulärer Funktion bei der extrakorporalen Zirkulation eine höhere Sicherheit bringen soll. Die Bestimmung des kolloidosmotischen Druckes im Blut ist keine Routinemaßnahme für die Überwachung der EKZ, sie ist aber unter den obengenannten Gesichtspunkten von wissenschaftlichem Interesse.

Gerinnung

Die Messung der Heparinwirkung im Blut während der EKZ geschieht durch die Bestimmung der *ACT (activated clotting time)*. Dieser Methode liegt die Bestimmung der Blutgerinnungszeit nach Lee-White zugrunde, die bereits 1913 eingeführt wurde. Bei der Messung der ACT wird die Gerinnung durch Zugabe von Kieselalgenerde aktiviert. Mit dieser Untersuchung kann lediglich die Heparinwirkung überwacht werden; es handelt sich nicht um einen physiologischen Test. Es besteht aber eine enge direkte Dosis-Wirkungs-Beziehung zwischen der verabreichten Heparindosis und der Verlängerung der ACT, aus dieser kann nach Beendigung des Bypasses die notwendige Protamindosierung zur Antagonisierung des Heparins berechnet werden. Die ACT ist bei hohen Heparindosierungen (wenn z. B. mehr als 5 mg/kg Körpergewicht für eine adäquate Heparinisierung benötigt wird) sowie unter den Bedingungen der Hypothermie weniger genau, trotzdem hat diese Methode die Überwachung einer adäquaten Antikoagulation während Operationen mit der Herz-Lungen-Maschine wesentlich verbessert. Ein bewährtes Gerät zur Bestimmung der ACT ist das Hämochron-System, das sich aufgrund seiner leichten Handhabung u. a. sehr gut für das OP-Labor eignet. Bei der Messung wird das Hämochron-Teströhrchen mit Blut gefüllt. Dieses wird in eine Vertiefung des Meßgerätes gesteckt, an dessen Boden ein Magnetdetektor sitzt. Das Röhrchen wird um seine eigene Achse gedreht; in dem Röhrchen befindet sich ein Magnetstab, welcher beim Auftreten eines Fibringerinnsels sich mit dem Röhrchen mitdreht und dabei das aufgebaute Magnetfeld zum Verschwinden bringt, was gleichzeitig den Test beendet. Während der EKZ sollte die ACT über 400 Sekunden gehalten werden. Zu Beginn des Bypasses sollte sie zwischen 450 und 500 Sekunden eingestellt werden. Bezüglich der Heparinisierung werden im allgemeinen 300 E/kg Körpergewicht empfohlen, welche eine Verlängerung der ACT um mindestens 400 Sekunden bewirken sollte. Höhere Heparindosierungen sind evtl. bei Kindern, bei Patienten mit infektiöser Endokarditis und bei Patienten mit vorheriger Heparin-Langzeitbehandlung oder vorausgehender längerfristiger intraaortaler Ballongegenpulsation notwendig. Die Höhe der Protamindosierung zur kompletten Antagonisierung des Heparineffektes ist immer wieder eine Diskussionsfrage. Empfohlen werden initiale Protamindosierungen von 0,75 mg Protamin/100 E des initial gegebenen Heparin (das notwendig war um eine ACT über 400 Sekunden zu erreichen), evtl. sollten noch wiederholt kleinere Dosen von Protamin nachgegeben werden. Die Höhe dieser Dosierung sollte dann idealerweise durch direkte Bestimmung des Plasma-Heparin-Spiegels erfolgen. Dieses gegenüber der ACT-Bestimmung wesentlich komplexere System (Hepcon) hat keine Meßungenauigkeit bei hohen Heparinspiegeln oder bei

Anwendung der Hypothermie, sie hat sich jedoch gegenüber dem wesentlich einfacheren und praktikableren Verfahren der ACT-Bestimmung noch nicht durchgesetzt.
In der letzten Zeit sind neuere Hämochron-Geräte mit Batteriebetrieb in den Handel gekommen, die eine Erweiterung der Gerinnungsteste anbieten. Zusätzlich zur Bestimmung der ACT kann eine Messung der aktivierten partiellen Thromboplastinzeit (APTT) sowie der Prothrombinzeit durchgeführt werden.

Überwachung der Organfunktionen

Gehirn

Die Untersuchung der Hirnfunktion und -durchblutung während der EKZ ist ein vielbeachtetes Thema, aufgrund der immer wieder nach Herzoperationen auftretenden fokalen neurologischen Schäden oder neuropsychologischen Veränderungen. Durch Verbesserung der Perfusions- und Operationstechnik haben sich diese in den letzten Jahren erheblich reduzieren lassen. Die am meisten benutzte Methode zur Überwachung der Hirnfunktion während der EKZ ist das *EEG:* Bei einem Abfall des arteriellen Mitteldrucks während des Bypasses kommt es dabei zu einer Abflachung der Hirnstromkurven. Es konnte aber keine eindeutige Korrelation der intraoperativen EEG-Veränderungen zu klinisch evidenten postoperativen neurologischen Schädigungen festgestellt werden. Die Ableitung des EEG sowie von evozierten Potentialen sind in ihrer Aussagekraft stark beeinträchtigt, da auch viele Anästhetika diese Parameter beeinflussen. Aufgrund der immer wieder auftretenden zerebralen Symptomatik nach extrakorporaler Zirkulation stellt sich die Frage nach einem geeigneten Überwachungsgerät oder Laborparameter, der ein diesbezügliches Risiko intraoperativ anzeigen könnte. Auf der Suche nach biochemischen Markern für eine beginnende Hirnschädigung wurden Untersuchungen an der Zerebrospinalflüssigkeit durchgeführt, in der Hoffnung daraus einen Serummarker entwickeln zu können. Tierexperimentell wurden Veränderungen der CPK-Isoenzyme in der Zerebrospinalflüssigkeit während der EKZ untersucht. Diese Bestimmungen sind natürlich sehr umfangreich und nicht für die Praxis geeignet, trotzdem könnten sich daraus einfach zu bestimmende Parameter für die Überwachung der zerebralen Funktion während der EKZ ergeben.
Die *Messung der Hirndurchblutung* zur Überwachung während der EKZ mit der Radioisotopenmethode mit Xenon 133 ist sehr aufwendig und ebenfalls nicht für die Routine geeignet. Mit dieser Methode kann aber die Beeinflussung der zerebralen Durchblutung durch den $paCO_2$ dargestellt werden.
Eine einfachere Methode die Hirndurchblutung zu messen, ist die *transkranielle Dopplerschalluntersuchung* zur Bestimmung der Durchblutung in der A. cerebri media. Diese Methode wurde 1982 eingeführt, dabei wird mit einem Dopplerschallgerät (TC2-64, Fa. EME) mit einer Emissionsfrequenz von 2 mHz

die Frequenzänderung durch die A. cerebri media empfangen, indem die Dopplersonde über dem relativ dünnen Schläfenknochen angelegt wird. Mit dieser Methode lassen sich Mikroembolien, die in den meisten Fällen für neurologische Veränderungen postoperativ verantwortlich zu machen sind, gut nachweisen, die Methode kann jedoch nicht zwischen gasförmigen oder partikulären Embolien unterscheiden. In einer klinischen Studie konnten mit dieser Methode bei Patienten ohne arteriellen Filter erheblich mehr Mikroembolien nachgewiesen werden, als bei Patienten mit arteriellem Filter. Außerdem ergab sich eine auffällige Häufung der Mikroembolien bei der Aortenkanülierung und bei Beginn des Bypasses. Mit der transkraniellen Dopplerschalluntersuchung läßt sich während der EKZ auch bei niedrigen Perfusionsdrucken ein ausreichender Fluß über der A. cerebri media darstellen, sogar bei Vorliegen von extrakraniellen Gefäßstenosen oder -verschlüssen. Dabei kommt es häufig zu Umkehrungen der Flußrichtung in dem Gefäß. Aber auch diese Methode ist für den routinemäßigen Einsatz zu aufwendig.

Eine geeignete Methode zur routinemäßigen Überwachung der Hirnfunktion bei der extrakorporalen Zirkulation gibt es bislang noch nicht. Um das Risiko eines Hirnschadens auf ein Minimum zu reduzieren, sollte vom Chirurgen und Kardiotechniker beachtet werden, daß der Bypass so schnell als technisch machbar durchgeführt wird, es sollte ein arterieller Filter sowie ein Membranoxygenator benutzt werden, der Sog an den Kardiotomiesaugern sollte gering gehalten werden und die Blutgaswerte sollten nach dem alpha-stat-Regime eingestellt werden.

Niere

Außer der Überwachung der Urinausscheidung ist eine spezielle Überwachung der Nierenfunktion während der extrakorporalen Zirkulation nicht notwendig. Bei niedrigem arteriellem Mitteldruck und niedrigen Flußraten kommt es natürlich zu einer schlechteren Urinausscheidung. Eine reduzierte Ausscheidung unter der extrakorporalen Zirkulation bedeutet jedoch nicht gleich eine konsekutive Nierenschädigung. Die Nieren sind in der Lage einen kompletten Durchblutungsstopp bis zu 60 Minuten oder länger zu tolerieren. Sollte bereits präoperativ eine Niereninsuffizienz bestehen, bei der unter der extrakorporalen Zirkulation mit einer weiteren Verschlechterung gerechnet werden muß, so sollte primär ein Hämofilter in den extrakorporalen Kreislauf eingebaut werden, um noch während der extrakorporalen Zirkulation genügend Wasser zu eliminieren. Dies sollte auch der Fall sein bei Patienten, bei denen es aufgrund einer myokardialen Insuffizienz zu einem Lungenödem oder zu peripheren Ödemen gekommen ist.

Tabelle 1: Überwachung der EKZ

	kontinuierlich	intermittierend
Messung am Patienten		
EKG	+	
Art. Blutdruck (A. femoralis, A. radialis)	+	
ZVD (V. cava superior)	+	
Linksventrikuläre Funktion: LA-Katheter	+	
Pulmonaliskatheter	+	
Temperatur: rektal	+	
ösophageal	+	
peripher	+	
Myokard/Septum	+	
Messung am extrakorporalen Kreislauf		
Arterielle Flußrate	+	
Fluß an Kardiotomiesaugern und Vent	+	
Temperatur: art. Auslaß am Oxygenator	+	
Hypo-, Hyperthermiegerät	+	
Niveauüberwachung am art. Reservoir	+	
Bubble-Detektor am art. Schlauchsystem	+	
Laborüberwachung		
Blutgase (pO_2, pCO_2, pH, HCO_3-)		
on-line-Messung am art. Schlauchsystem	+	
Messung am Blutgasgerät		+
Zentralvenöse Sauerstoffsättigung (SVO_2)		
on-line-Messung am venösen Schlauchsystem	+	
Hämoglobin, Hämatokrit (Hb, Hk)		+
Serum-Kalium (K^+)		+
Activated clotting time (ACT)		+
Organüberwachung		
Gehirn: EEG	+	
(evozierte Potentiale)	+	
transkranielle Doppleruntersuchung der A. cerebri media	+	+
Niere: Urinausscheidung		+

Weiterführende Literatur beim Verfasser.

Industrielle Produkte: Überwachungsgeräte

(nur Beispiele)

Die Hilfsmittel, die für die Überwachung sämtlicher relevanter Parameter vor, während und nach der kardiopulmonalen Bypassphase eingesetzt werden, setzen sich zusammen aus EKZ-spezifischen- und den Überwachungssystemen, die auch in der allgemeinen Anästhesie Verwendung finden. Dementsprechend breit ist das Angebotsspektrum und intransparent der Markt.
Die meisten der EKZ-spezifischen Überwachungssysteme sind in die Herz-Lungen-Maschine bzw. deren Kontrollapparatur integriert. Hersteller, die alle oder zumindest große Teile der notwendigen Sensoren und Monitorsysteme für eine Operation mit EKZ in einem Programm anbieten, gibt es nicht.
Eine Zerlegung dieses sehr umfangreichen Produktbereichs in seine einzelnen Funktionsbereiche kann die Marktübersicht erleichtern.

Lieferant	Hersteller	Produkt
AVL	AVL	Blutgssanalyse-Gerät
B. Braun	B. Braun	Atemgas-Monitor
Berlin Heart	Berlin Heart	Pneumatischer Antrieb (Grundgerät, Kompressoreinschub)
Ciba Corning	Ciba Corning	Blutgasanalyse-Gerät
Dideco-Shiley	Pfizer-Gruppe	Blutgasüberwachungs-System
Eppendorf	Eppendorf	Blutgasanalyse-Gerät
Fresenius	Fresenius	Blutzellseparator, Ionometer, Plasmaviskosimeter
Mallinckrodt Medtronic	Mallinckrodt	Blutgas-, Elektrolyt- und Hämatokritanalyse-Gerät
Nova Biomedical	Nova Biomedical	Blutgasanalyse-Gerät
Radiometer	Radiometer	Blutgas- und Hämoglobinanalyse-Gerät
S & W Elektromedizin	S & W Elektromedizin	Blutdruck-, Temperatur-, Puls- und Blutgasüberwachungssystem (EKG-, Telemetrie- und Arrythmieüberwachung als Zusätze)
Typische Systemhersteller wie z. B. Siemens, Hewlett Packard, PPG Hellige oder Spezialisten mit kardiologischem Schwerpunkt wie z. B. Marquette		Überwachungssystem für EKG, Respiration, O_2-Status, Blutdruck, Puls, $pCO_2/tCpO_2$, Cardiac Output etc.
Typische Hersteller von Herz-Lungen-Maschinen mit Peripherie-Integration wie z. B. Stöckert, Cobe, Sarns und Polystan		Sensoren für z. B. Bubbles, Flüssigkeitsstand, Systemdrücke etc.
Typische Systemhersteller wie z. B. Dräger, Datex, Engström		Kapnographie-Monitor und Narkoseparameter-Überwachung etc.

Oxygenatoren

G. Lauterbach

Klinik und Poliklinik für Herzchirurgie
Joseph-Stelzmann-Str. 9
5000 Köln 41

Als Oxygenator wird im Rahmen der extrakorporalen Zirkulation die künstliche Lunge der Herz-Lungen-Maschine bezeichnet. Zur Oxygenierung stehen für den klinischen Gebrauch bis heute drei verschiedene Systeme zur Verfügung.
1. Blut in Gasphase (Filmoxygentor)
2. Gas in Blutphase (Blasenoxygenator)
3. Gas und Blut getrennt (Membranoxygenator)
In der menschlichen Lunge vollzieht sich der Gasaustausch unter idealen Bedingungen. Die Diffusion von Sauerstoff und Kohlensäure erfolgt auf einer großen Oberfläche (50 bis 200 m^2) bei geringster Blutfilmdicke (6 bis 15 Mikron) und ausreichend langer Kontaktzeit zwischen Blut- und Gasphase. Fast die Hälfte des Diffusionswiderstandes entfällt auf Alveolar- und Kapillarmembran. Einen geringen Teil nimmt die Plasmadiffusion, ein Drittel des Diffusionswiderstandes der Erythrozyt selbst in Anspruch. Bei Oxygenatoren ist die dem Gaswechsel ausgesetzte Blutschicht erheblich dicker als in der Lungenkapillare (ca. 200 Mikron). Die Oberfläche eines Oxygenators ist mit 2–10 m^2 ebenfalls erheblich kleiner als die der menschlichen Lunge. Der Nachteil des Oxygenators gegenüber der menschlichen Lunge wird durch eine Verlängerung der Kontaktzeit zwischen Blut- und Gasphase ausgeglichen.
Die Diffusion des Sauerstoffs im Plasma folgt der Fick'schen Gleichung:

$$VO_2 = \frac{P1 - P2}{L} \cdot K \cdot F$$

VO_2 = Sauerstoffdiffusion/Zeit
$P1 - P2$ = Partialdruckdifferenz
K = Diffusionskonstante, Absorpt.-Koeff. (Turbulenz)
F = Oberfläche
L = Schichtdicke.

Hieraus ergeben sich für die künstliche Oxygenierung weitere Möglichkeiten zur Steigerung der Sauerstoffdiffusion.
1. Der Nenner der Gleichung und damit die Sauerstoffaufnahme wird größer durch Zunahme des Partialdruckes P1, d. h. durch höheren Sauerstoffdruck in der künstlichen Lunge.
2. In K geht die Turbulenz der Schicht mit ein, eine Vermehrung der Turbulenz des Blutfilms bringt eine Verbesserung der Diffusion mit sich.

3. Ebenso kann die Sauerstoffaufnahme durch Vergrößerung der Oberfläche (F) gesteigert werden.

Die aufgezeichneten Möglichkeiten zur Steigerung der Sauerstoffdiffusion in künstlichen Lungen wurden bei der Konstruktion von modernen Oxygenatoren entsprechend und erfolgreich genutzt.

1. Filmoxygenatoren

Der Filmoxygenator gehört heute zur Historie. Er muß nach Gebrauch gereinigt und resterilisiert werden und ist deshalb sehr arbeitsintensiv. Durch die starke Zunahme der Operationszahl Anfang der 70er Jahre, vor allen Dingen durch die Koronarchirurgie, war ein weniger arbeitsintensiver Einmal-Oxygenator gefragt. Da vor allen Dingen jüngere Kardiotechniker den Filmoxygenator nicht mehr im klinischen Einsatz erleben konnten, soll an dieser Stelle auf das Funktionsprinzip des Filmoxygenators eingegangen werden. Beim Filmoxygenator wird das zu oxygenierende Blut in einer Gasatmosphäre von 97% Sauerstoff und 3% Kohlensäure zu einem möglichst dünnen großflächigen Film ausgebreitet. Zur Erzeugung des Blutfilmes gibt es zwei Varianten. Einmal den Sieboxygenator (Mayo-Gibbon), zum anderen den Scheibenoxygenator. Beim Sieboxygenator hängen in einer Kammer aus durchsichtigem Kunststoff, in der sich das Gasgemisch befindet, vertikal Edelstahlsiebe. Aus den Hohlvenen fließt das venöse Blut in ein Auffangbecken. Von dort wird es mit einer

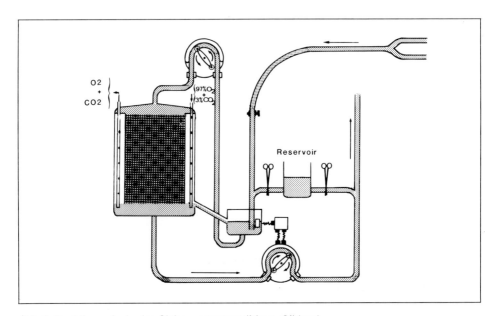

Abb. 1: Funktionsprinzip des Sieboxygenators (Mayo-Gibbon)

Rezirkulationspumpe in ein kleines Sammelbecken am oberen Ende der Gasaustauschkammer gepumpt. Im Boden des Sammelbeckens befinden sich Schlitze über jedem Sieb. Durch diese Schlitze gelangt das Blut auf die Siebe, an denen es nach unten fließt und an beiden Seiten einen Film bildet. Dieser Blutfilm ist dem Gasgemisch in der Gasaustauschkammer ausgesetzt. An den Sieben befinden sich horizontal angeordnet Rippen. Beim Abwärtsfließen des Blutes entsteht an den Rippen eine Turbulenz, die für eine ständige Durchmischung des Blutfilmes sorgt. Das oxygenierte Blut sammelt sich am Boden der Gasaustauschkammer und wird von dort in die arterielle Körperstrombahn zurückgepumpt (Abb. 1). Beim Scheibenoxygenator wird das venöse Blut in eine zylindrische Oxygenierungskammer geleitet, in der sich horizontal eine Achse befindet, auf der mehrere Scheiben angeordnet sind. Sie werden über einen externen Antriebsmotor in Rotation versetzt und laufen zu einem Drittel durch das sich in der Gasgemischkammer befindliche Blut. Durch die Drehbewegung der Scheiben entsteht auf beiden Seiten der Scheiben ein dünner Blutfilm. An diesem Blutfilm findet der Gasaustausch statt. Das oxygenierte Blut wird über eine Pumpe den arteriellen Körperstrombahnen wieder zugeführt (Abb. 2).

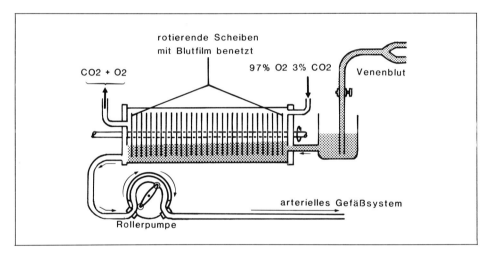

Abb. 2: Funktionsprinzip des Scheibenoxygenators

2. Blasenoxygenatoren

Blasenoxygenatoren bestehen im wesentlichen aus drei unterschiedlichen Abschnitten:
1. dem Oxygenierungsteil
2. dem Entschäumer
3. dem arteriellen Reservoir

In der Oxygenierungssäule wird in das einströmende Venenblut Sauerstoff über eine Diffusorplatte eingeblasen. Der Gasaustausch findet dabei an der Blasenoberfläche statt. Hierbei wird Sauerstoff dem venösen Blut zugeführt und CO_2 entfernt. Da sich bei der geometrischen Form der Kugel der Rauminhalt zur Kugeloberfläche umgekehrt proportional verhält, wird die Gasaustauschfläche vergrößert, wenn die Blasen sehr klein sind. Je kleiner die Sauerstoffbläschen jedoch werden, desto schwerer sind sie wieder aus dem Blut zu entfernen. Die Gasblasen werden im Entschäumerteil vom Blut entfernt. Dies geschieht durch eine möglichst große Oberfläche, die mit einem Entschäumer bedeckt ist. Als Entschäumungsmaterial werden Polypropylenfasern, Polyurethanschaum und andere Substanzen verwendet, die mit schaumhemmendem Silicon beschichtet sind. Im arteriellen Reservoir wird das oxygenierte und entschäumte Blut aufgefangen. Sollte der venöse Rückstrom plötzlich unterbrochen werden, kann aus dem arteriellen Reservoir noch für einige Sekunden Blut entnommen werden. Um zu verhindern, daß zufällig Luft in den Patientenkreislauf gepumpt wird, muß der Volumenspiegel im arteriellen Reservoir eine ausreichende Reaktionszeit gewährleisten. Die Reaktionszeit ist abhängig vom Inhalt des arteriellen Reservoirs und von der Pumpgeschwindigkeit. Dies bedeutet, hält man eine Reaktionszeit von mindestens 15 Sekunden für ausreichend, daß bei einem Blutfluß von 4 Liter/min der Volumenspiegel im arteriellen Reservoir mindestens 1000 ml und bei einem Blutfluß von 2 Liter/min mindestens 500 ml betragen muß.

Um das Risiko einer Luftembolie weiter zu reduzieren, empfiehlt es sich, einen Niveausensor mit akustischem Alarm und automatischem Pumpenstop zu verwenden. Die Funktionen der einzelnen Abschnitte im Blasenoxygenator verteilen sich auf die übrigen Bereiche. So findet ein großer Teil des Gasaustausches bei einigen Oxygenatoren auch im Entschäumerteil statt. Einige arterielle Reservoire sind durch ihren Aufbau infolge hohen hydrostatischen Druckes gute Entschäumer. Die unterschiedlichen Abschnitte können hintereinander oder konzentrisch angeordnet sein. Der konzentrische Aufbau verringert das Füllvolumen und sorgt für einen geringen Wärmeverlust.

2.1 Mikroembolie im Blasenoxygenator

Um eine möglichst große Gasaustauschfläche zu erhalten, ist es erforderlich, die Gasblasen sehr klein zu halten. Kleine Gasblasen sind aufgrund ihres Auftriebes aus dem Blut schwerer zu entfernen. Es ist deshalb wichtig, daß der Entschäumer über eine ausreichend große Entschäumerfläche verfügt. Eine Verringerung der Entschäumersubstanz, die zur Reduzierung des dynamischen Primevolumens wünschenswert wäre, birgt die Gefahr erhöhter Emission von gasförmiger Mikroembolie.

3. Membranoxygenatoren

Die Entwicklung der Membranlunge kann bis auf das Jahr 1812 zurückgeführt werden. Damals unternahm LE GALLOIS die erste extrakorporale Zirkulation und im Jahre 1876 wurde erstmalig eine isolierte Niere mit oxygeniertem Blut perfundiert. In den Anfängen des extrakorporalen Bypass gab es eine große Zahl ähnlicher Experimente. 1944 hatte KOLFF zum erstenmal die Idee, einen Membranoxygenator zu konstruieren. KOLFF beobachtete, daß in seiner künstlichen Niere Blut oxygeniert wurde. Während der Anwendung von Wursthäuten für die Dialyse beobachtete man, daß das Blut, das zum Patienten zurückfloß, gegenüber dem Zufluß die Farbe änderte. Der Sauerstoff auf der Dialyseseite diffundierte über die Dialysemembran zur Blutseite. 1944 kann so als Beginn der Membranoxygenation bezeichnet werden. Im Jahre 1955 wurde der erste Membranoxygenator von KOLFF und BALSER entwickelt, der 1956 erstmals zum klinischen Einsatz kam. Es dauerte aber bis 1969 bis der erste Membranoxygenator im Handel erhältlich war.

3.1 Gasaustausch

Der Membranoxygenator ist ein Oxygenator, der eine gaspermeable Membran zwischen dem Gasstrom und dem Blutstrom besitzt. Eine meßbare physikalische Größe veranlaßt das Gas, über die Membran zu diffundieren. Diese Kraft wird als Diffusionsdruck oder als transmembranärer Druck bezeichnet. Der Diffusionsdruck ist die Differenz der Gasdrucke eines bestimmten Gases zwischen den beiden Seiten der Membran. Durch den Differenzdruck diffundiert das Gas von der Seite der Membran mit hohem Partialdruck zu der Seite mit niedrigem Partialdruck. Die Diffusionsrate ist proportional dem Druckgefälle über die Membran und unabhängig von anderen Gasen, die gelöst sind (Abb. 3). Je größer die Druckdifferenz ist, um so größer ist die Rate des Gasaustausches. Die Gasaustauschrate ist auch abhängig von der Durchlässigkeit (Permeabilität) der Membran für ein bestimmtes Gas. Wenn die Permeabilität der Membran größer ist, nimmt auch die Austauschrate von Gas

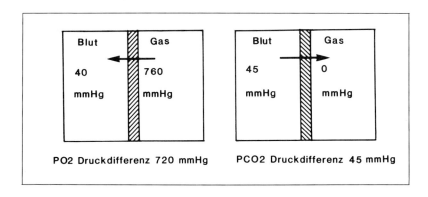

Abb. 3

über die Membran zu. Um die ideale Membran herauszufinden, wurden in der Entwicklungszeit verschiedene Substanzen wie ausgebreitetes Teflon, Silicongummi, Polyethylen und Cellophan als Membranmaterial erprobt. Da bei Verwendung von reinem Sauerstoff das Druckgefälle für O_2 über die Membran sehr hoch ist (das Druckgefälle beträgt normalerweise 720 mmHg), ist es trotz schlechter Permeabilität der genannten Materialien kein Problem, ausreichend Sauerstoff zu transferieren. Anders dagegen verhält es sich beim CO_2. Die Druckdifferenz für CO_2 beträgt normalerweise nur 45 mmHg. Membranoxygenatoren aus der Entwicklungsphase konnten zwar gut oxygenieren, neigten aber häufig dazu, CO_2 zu retinieren. Ein deutlicher Fortschritt bei der Membranoxygenierung wurde durch die Entwicklung einer neuen mikroporösen Polypropylen-Membran erreicht. Der Diffusionswiderstand, der dem Gastransfer entgegensteht, ist bei der mikroporösen Membran nahezu null. Diese Membran kann in großen Mengen produziert werden, und der große Vorteil dieser Membran ist, daß aufgrund des geringen Diffusionswiderstandes der Gastransfer vor allen Dingen von CO_2 deutlich verbessert wurde. Die mikroporöse Polypropylen-Membran wird von der einschlägigen Industrie heute im wesentlichen in zwei Konfigurationen angeboten:
1. Kapillarmembran
2. Plattenmembran

Bei der Kapillarmembran gibt es zwei Möglichkeiten der Oxygenierung. Einmal strömt das Blut in die Kapillare und das Gas befindet sich außerhalb, zum anderen wird die Kapillare von Gas durchströmt und der Blutstrom befindet sich an der Außenseite (Abb. 4).

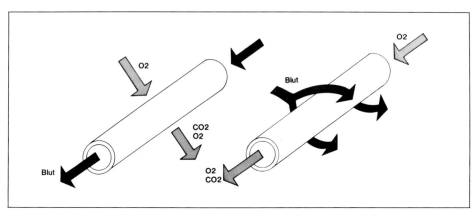

Abb. 4: Kapillarmembran

3.2 Leistung des Gasaustausches bezogen auf die Membranoberfläche

Die treibende Kraft für Sauerstoff über die Membran ist groß genug. Die benötigte Oberfläche der Membran für einen ausreichenden Sauerstofftransfer ist deshalb abhängig von der Dicke des Blutfilmes. Wenn der Blutfilm dicker

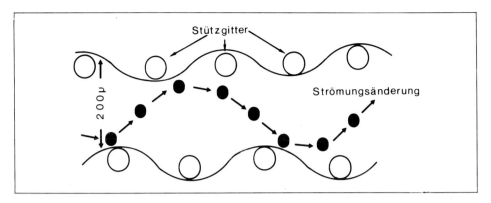

Abb. 5: Strömungsverhalten in der Plattenmembran

wird, nimmt die Wirksamkeit der Oxygenierung ab und umgekehrt. Verschiedene Methoden wurden hierbei angewendet, um die Dicke des Blutfilmes zu verkleinern, wie z. B. aufblasbare Anordnungen, welche den Blutfilm komprimieren. Bei Plattenmembranen kann ein Stützgitter, welches zwischen den Membranen angeordnet ist, für eine ständige Durchmischung des Blutes und Strömungsänderung sorgen. Durch die Strömungsänderungen werden alle Erythrozyten während der Membranpassage für eine bestimmte Zeit in die Membranwandnähe gebracht. Der Grad der Austauschmöglichkeit wird dadurch erhöht (Abb. 5). Wird ein starres Rohr, wie es die Kapillare darstellt, laminar von Blut durchströmt, so bildet sich ein Scherprofil mit unterschiedlichen Fließgeschwindigkeiten. Die höchsten Fließgeschwindigkeiten treten hierbei im Zentrum der Röhre auf und nehmen zur Wand hin ab. Bedingt durch das höhere Durchsatzvolumen im Zentrum ist auch die Anzahl der durchströmenden Erythrozyten im Zentrum am höchsten. Der Grad der Austauschmöglichkeit ist aufgrund der geringen Verweildauer und der relativen Entfernung zur Membranwand im Zentrum am geringsten und nimmt zur Wand hin zu (Abb. 6). Läßt man bei der Kapillarmembran das Gas in der Kapillare strömen,

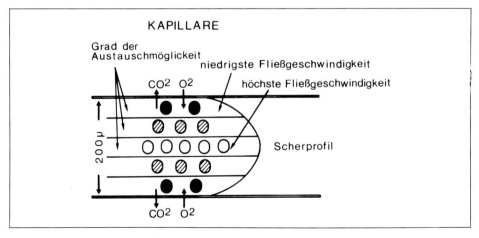

Abb. 6: Scherprofil in der Kapillarmembran

so wird bei entsprechender Anordnung der Kapillaren eine Durchmischung des Blutstromes erreicht. Der Grad der Austauschmöglichkeit kann dadurch erhöht werden. Durch konstruktionsbedingte Fließeigenschaften (Verwirbelung des Blutes) kann die Leistungsfähigkeit bezogen auf die Oberfläche der Membran verbessert werden.

3.3 Gasblender (Mischer)

Bei Membranoxygenatoren wird heute bis auf wenige Ausnahmen der O_2- und CO_2-Transfer mit Hilfe eines sogenannten Gasblenders gesteuert. Das Durchsatzvolumen für das Gas ist hierbei über ein Flowmeter einstellbar. Durch einen Drehregler besteht die Möglichkeit, O_2 und Luft zu mischen. Die Sauerstoffkonzentration (FIO_2-Wert) ist damit von 21 auf 100% regelbar. Der O_2-Transfer wird über den FIO_2 gesteuert. Eine Erhöhung des FIO_2 bewirkt eine Erhöhung der Partialdruckdifferenz zwischen Gas- und Blutseite und damit eine Steigerung der treibenden Kraft für den O_2-Transfer. Eine Erhöhung des FIO_2 bewirkt also eine Steigerung des Sauerstofftransfers und umgekehrt. Der CO_2-Transfer wird über die Durchflußrate des Gases gesteuert. Während der Perfusion diffundiert CO_2 von der Blutseite auf die Gasseite und dieses CO_2 auf der Gasseite der Membran vermindert die Partialdruckdifferenz über der Membran. Durch eine Erhöhung der Durchflußrate des Gases wird CO_2 auf der Gasseite schneller ausgewaschen und damit die Partialdruckdifferenz erhöht. Eine größere Durchflußrate des Gases bewirkt also eine Erhöhung der CO_2-Transferrate. Eine weitere Möglichkeit, den CO_2-Transfer zu steuern, ist, über ein spezielles Flowmeter dem Ventilationsgas CO_2 beizumischen. Das Durchsatzvolumen für das Ventilationsgas wird hierbei konstant gehalten. Der mechanische Gasblender hat eine Genauigkeit von ca. 5%. Eine größere Genauigkeit von etwa 3% ist mit einem elektronischen Gasblender, der von der Firma Stöckert angeboten wird, möglich. Datenübertragung der Gasflußwerte zum Caps-Monitor sind mit dem elektronischen Gasblender ebenfalls möglich. Ein weiterer Vorteil des elektronischen Gasblenders ist der Remote-Control-Betrieb. Die Gasflüsse können dabei von außen gesteuert werden (z.B. Steuerung des Gasflusses in Abhängigkeit des Blutflusses, um konstante Blutgaswerte zu erhalten).

3.4 Druckabfall

Jeder Membranoxygenator hat einen bestimmten Druckabfall über die Membran (ΔP). Dieser Druckabfall entspricht dem Widerstand gegenüber dem Blutfluß, den jeder Membranoxygenator darstellt. Er wird berechnet durch die Subtraktion des Ausgangsdruckes vom Druck am Einlaß. Wenn z.B. der Eingangsdruck 200 mmHg beträgt und der Druck am Auslaß 120 mmHg, dann ist der Druckabfall über die Membran 80 mmHg (Abb. 7). Die Druckdifferenzen in einem kardio-pulmonalen Bypass-Kreislauf sind additiv. Sie können ent-

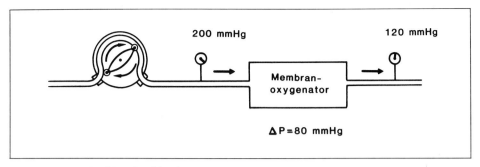

Abb. 7: Druckabfall über den Membranoxygenator

stehen durch verschiedene physikalische Phänomene wie z. B. durch die Länge und die Größe der verwendeten Schläuche, die Größe von Kanülen usw. Auch andere Faktoren beeinflussen den Druckabfall: Wenn die Flußrate ansteigt, nimmt auch der Druckabfall zu. Wenn die Viskosität zunimmt, nimmt ebenfalls der Druckabfall zu. Ein Anstieg des Haematokrit sowie ein Absinken der Temperatur läßt den Druckabfall ebenfalls ansteigen. Es ist deshalb darauf zu achten, daß der Gesamtdruck im Bypass-System den festgelegten Höchstdruck der Membran nicht überschreitet, da dies zu einem Membranleck führen könnte. Der Druckabfall über der Membran darf niemals negativ werden. Ein negativer Druck auf der Blutseite würde bei der mikroporösen Membran zur Luftembolie führen.

3.5 Offenes oder geschlossenes System?

Der Membranoxygenator kann mit einem offenen oder geschlossenen venösen Reservoir gefahren werden. Bei offenem venösen Reservoir handelt es sich in der Regel um ein Hartschalreservoir, in dem sich ein Entschäumer befindet. Als geschlossene venöse Reservoire werden vorzugsweise kollabierbare Beutel benutzt, die am oberen Ende eine Entlüftungsmöglichkeit haben. Bei nicht sachgemäßer Kanülierung der Hohlvenen kann Luft über die venöse Zuleitung ins System gelangen. Beim offenen System wird die Luft durch den Entschäumer entfernt. Beim geschlossenen System sammelt sich die Luft oben im Reservoir und muß über eine Entlüftungslinie mit Hilfe eines Kardiotomiesaugers abgesaugt werden. Die Entlüftung des Systems vor Bypass-Beginn ist bei dem offenen System technisch einfacher. Durch den Entschäumer im venösen Reservoir läßt sich das System leicht und problemlos entlüften. Beim geschlossenen System können Mikroblasen, die sich an der Reservoirwand festsetzen, durch leichtes Klopfen und Ausstreichen des Reservoirs mit der Hand nach oben gebracht und dann über die Entlüftungslinie entfernt werden. Bei Ausbleiben des venösen Rückstromes kollabiert das geschlossene Reservoir und verhindert somit, daß größere Mengen Luft in den Patienten-Kreislauf gepumpt werden können. Beim offenen Hartschalreservoir sollte ein Niveausensor angebracht werden, der bei Abfall des Blutspiegels akustischen Alarm gibt und die Pumpe automatisch stoppt. Hersteller von Membranoxygenatoren mit geschlossenem System argumentieren oft, daß man bei dem geschlosse-

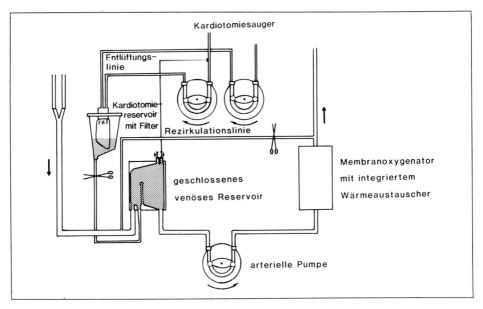

Abb. 8: Geschlossenes System

nen System auf Entschäumungsmaterial verzichten kann. Tausende von Einsätzen mit Blasenoxygenatoren aber haben gezeigt, daß die Verwendung von Entschäumungsmaterial keine nachweisbaren pulmonalen Probleme macht. Die Frage, ob dem offenen oder geschlossenen System der Vorzug gegeben werden soll, ist offen. Der Kardiotechniker sollte nach Abwägung aller Vor- und Nachteile diese Entscheidung selbst treffen. In Abb. 8 wird beispielhaft ein geschlossenes System und in Abb. 9 ein offenes System gezeigt.

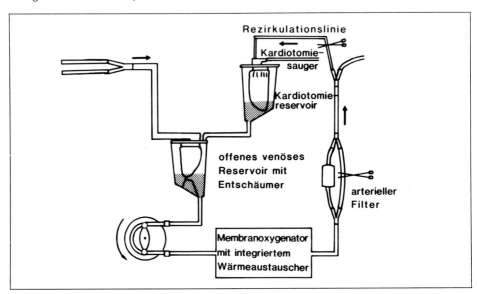

Abb. 9: Offenes System

3.6 Der Membranoxygenator

Der Membranoxygenator kommt der physiologischen Oxygenierung am nächsten. Durch in-vitro-Studien konnte nachgewiesen werden, daß der Membranoxygenator im Vergleich zum Blasenoxygenator eine geringere Traumatisierung des Blutes verursacht. Im klinischen Einsatz mit Bypass-Zeiten unter 2 Stunden ist es schwierig, Unterschiede der Bluttraumatisierung bei verschiedenen Oxygenierungssystemen nachzuweisen. Hier sind neben dem Oxygenator eine Reihe anderer Faktoren für die Traumatisierung des Blutes verantwortlich. So hat z.B. der Kardiotomiesauger einen hohen Anteil an der Bluttraumatisierung. Ein weiterer wichtiger Vorteil des Membranoxygenators ist die Möglichkeit, den O_2- und CO_2-Transfer unabhängig voneinander zu steuern. Durch den Oxygenator verursachte Störungen wie Hyperoxie oder Hyperkapnie können dadurch leichter verhindert werden. Der Einsatz eines Membranoxygenators bei der extrakorporalen Zirkulation ist heute problemlos und sicher. Das Preisniveau eines Membranoxygenators unterscheidet sich heute kaum von dem eines Blasenoxygenators. Der Blasenoxygenator wird zwar heute noch klinisch angewendet, wird aber zunehmend vom Membranoxygenator in der klinischen Anwendung verdrängt.
Oxygenatoren wurden und werden ständig modifiziert und verbessert. Eine Reihe von Verbesserungen erreichte man dadurch, daß Anregungen von Kardiotechnikern aus der Praxis bei der Konstruktion neuer Oxygenatoren berücksichtigt wurden. Einmaloxygenatoren werden heute vollsterilisiert und steril verpackt dem Kardiotechniker geliefert. Bei der Konnektierung des Oxygenators an das Schlauchsystem ist sorgfältiges Vorgehen erforderlich, um Verunreinigungen des Systeminneren zu vermeiden. Ein von der Industrie gefertigtes Komplettset, bei dem der Oxygenator bereits im Schlauchsystem integriert ist, verringert die Gefahr der Kontamination des Systeminneren.

3.7 Membranoxygenatoren in der Zukunft

Wer heute Oxygenatoren klinisch einsetzt und in der Vergangenheit die Entwicklung der Oxygenatorentechnik miterlebt hat, ist natürlich stark daran interessiert, wie die Oxygenatoren in der Zukunft aussehen und in welche Richtung sich diese Technik weiterentwickelt. Will man auf diese Frage eine Antwort finden, sollte man zunächst kurz definieren, was nach heutigem Stand ein guter Oxygenator ist, nämlich: ein guter Kompromiß zwischen unterschiedlichen Anforderungen, die sich unter Umständen gegenseitig negativ beeinflussen. An einem Beispiel soll dies verdeutlicht werden: bei einem modernen Hohlfaser-Membranoxygenator, bei dem Blut die Fasern von außen umspült, sollte der Gastransfer erhöht werden. Dies kann z.B. durch eine Vergrößerung der Membranoberfläche erreicht werden, was den negativen Effekt einer größeren Membranoberfläche und evtl. eines größeren Primevolumens hätte. Dieses einfache Beispiel zeigt, wie schwierig es für den Konstrukteur eines Oxygenators ist, ein Optimum oder besser einen optimalen

Kompromiß zu finden. Der gefundene Kompromiß muß grundsätzlich wirtschaftlich zu fertigen sein, für den Benutzer möglichst einfach zu bedienen sein, ein hohes Maß an Sicherheit bieten und in seinen Parametern konstant sein. Sowohl was den einzelnen Oxygenator während seines Einsatzes betrifft, als auch was die Oxygenatoren eines Typs untereinander betrifft: ein Oxygenator sollte sein wie der andere, die Toleranz also auf ein Minimum reduziert sein. Hinzu kommt, daß bei zukünftigen Generationen von Oxygenatoren Anforderungen gestellt werden müssen, deren Nichtbeachtung in der Vergangenheit noch toleriert werden konnte.
Die steigende Zahl von Langzeitoxygenatoreinsätzen erfordert strömungstechnische Verbesserungen sowie eine Langzeitstabilität der CO_2- und O_2-

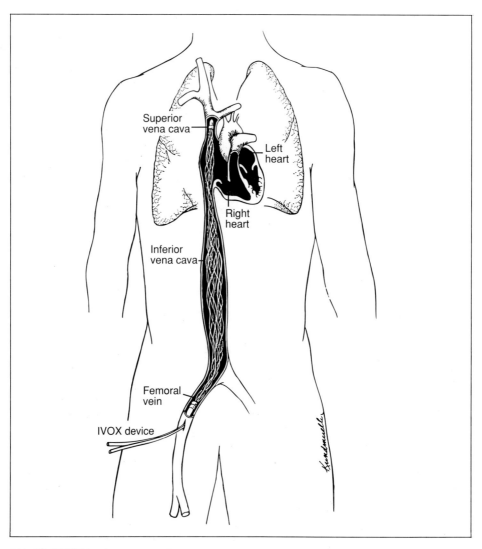

Abb. 10: IVOX Membranoxygenator

Transferraten. Ein großer Teil der heute auf dem Markt erhältlichen Oxygenatoren kann diese Anforderungen nicht erfüllen.

Wenn wir nun zwischen mittel- und langfristigen Entwicklungen unterscheiden, so wird die mittelfristige Entwicklung bei Oxygenatoren so aussehen: für die Langzeitperfusion z. B. bei Lungenversagen wird ein implantierbarer Oxygenator (Ivox), der sich z. Zt. noch im experimentellen Stadium befindet, klinisch verfügbar sein. Bei diesem Oxygenator handelt es sich um einen Hohlvenenfaseroxygenator, der über einen Führungsdraht in die Vena femoralis eingeführt und bis zur Vena cava vorgeschoben wird (Abb. 10). Zum Einführen in die Vene sind die Hohlfasern verzwirbelt. Wenn der Oxygenator richtig plaziert ist, kann der Führungsdraht entfernt werden, und durch eine Drehbewegung entfalten sich die Kapillaren. Die Hohlfasern füllen das Venengefäß dann komplett aus.

Für Routineeingriffe am offenen Herzen werden Membranoxygenatoren mit gutem Kompromiß zwischen Membranfläche, Füllvolumen und Druckverlust entwickelt werden. Die Oxygenatoren werden strömungstechnisch optimiert sein und sowohl mit normaler als auch mit bioaktiver Oberfläche beschichtet angeboten werden. Da sich die grundsätzliche Technologie nicht ändern wird, wird der O_2- und CO_2-Transfer dem heutiger Spitzenprodukte entsprechen. Auch bei der langfristigen Entwicklung der Oxygenatoren zeichnet sich heute noch keine Änderung der Basistechnologie ab. Die z. Zt. erkennbaren Entwicklungstendenzen zielen eher auf eine höhere Integration des Gesamt-HLM-Systems ab.

Es sind Oxygenatoren vorstellbar, in die sowohl die arterielle Blutpumpe als auch alle Sensoren für das Monitoring von der Druck, Temperatur und Gerinnungsmessung bis zur kompletten, für den HLM-Einsatz erforderlichen Blutgasanalyse mit Gasen und Elektrolyten integriert sind. Diese Oxygenatoren werden sicherlich mit bioaktiver Oberfläche angeboten, so daß die erforderlichen ACD-Werte reduziert werden können.

Es sind Modifizierungen an der Hohlfasermembran denkbar, die diese Systeme für den Langzeiteinsatz der Siliconmembran überlegen machen. Erste Versuche mit Sandwich-Hohlfasern laufen bereits sowohl bei Hohlfaserproduzenten als auch in den Labors der Oxygenatorhersteller. Durch die Sandwich-Technik der Hohlfasern könnte eine Langzeitstabilität über mehrere Tage für die O_2- und CO_2-Transferrate erreicht werden. Ein solcher Hohlfaser-Membranoxygenator wäre dann beispielsweise auch für eine ECMO geeignet.

Abschließend ist festzustellen, daß die Evolution des Membranoxygenators für den Patienten mehr Verbesserungen bringen wird, als der revolutionäre Schritt vom Blasen- zum Membranoxygenator.

Industrielle Produkte: Oxygenatoren

Im klinischen Einsatz hat der Membran-Oxygenator aufgrund seines »physiologischeren« Oxygenierungsverfahrens den Blasenoxygenator fast völlig verdrängt.

Der Markt bietet derzeit eine Reihe unterschiedlicher Membran-Oxygenatoren an, deren Leistungsspektren keineswegs so homogen sind, wie das zu wünschen wäre. Neben einer Fülle schwer vergleichbarer individueller Vorteile jedes Oxygenators zeigt der direkte Vergleich der »Kernwerte« wie z. B. die Gastransferrate, die Wärmetauschereffizienz, die Sichtbarkeit des Blutflusses eine starke Streuung der einzelnen Produkte (O_2-Eliminationsrate, Biokompatibilität, Bluttrauma, Priming- und Rückhaltevolumen).

Dabei sollte sich der Kardiotechniker bei der Entscheidung, welchen Oxygenator er einsetzt, immer von den Leistungsdaten dieser primären Aufgaben leiten lassen.

Lieferant	Hersteller	Membran	Blasen	Pädiatrie
AD. Krauth	Polystan	x	x	
Baxter	Bentley*	x	x	x
Cobe	Cobe*	x		x
Dideco-Shiley	Pfizer-Gruppe*	x	x	x
3M Medica	Sarns*	x		
ECO	Macchi	x	x	
HP-medica	BARD*	x	x	x
Jostra	Jostra		x	
Medtronic	Johnson & Johnson	x		
OMNIS	Scimed*	x		x
Sorin	Sorin	x	x	
Terumo	Terumo*	x		

* auch als integrierte Systeme – s. a. Tabelle Reservoire, Seite 288

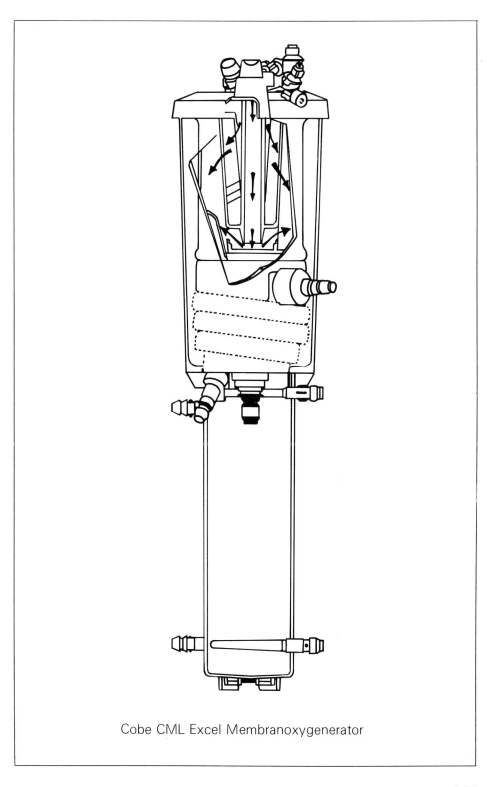

Cobe CML Excel Membranoxygenerator

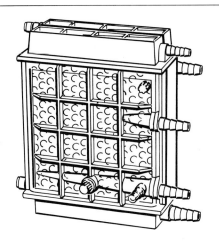

William Harvey HF-5000
Membranoxygenator

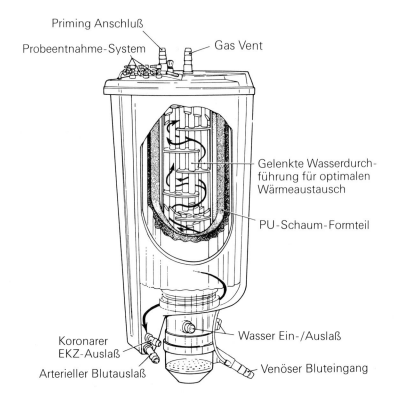

William Harvey H-1700 Hybridoxygenator

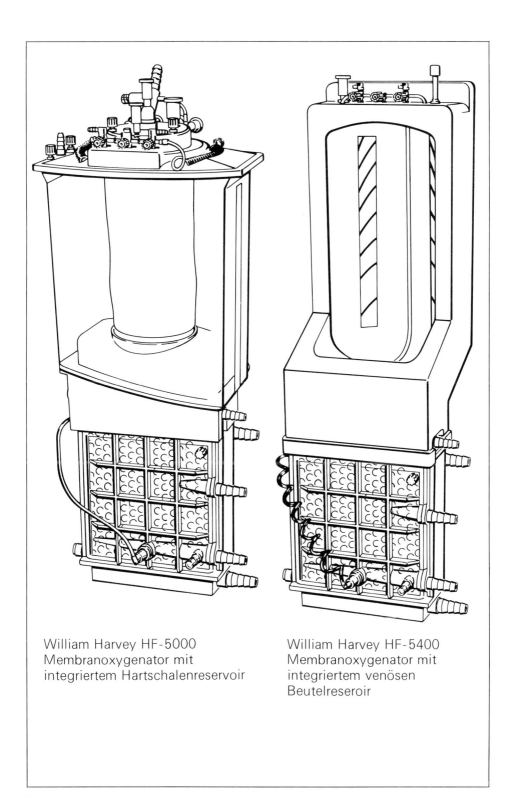

William Harvey HF-5000
Membranoxygenator mit
integriertem Hartschalenreservoir

William Harvey HF-5400
Membranoxygenator mit
integriertem venösen
Beutelreseroir

Klinische Bewertung der Leistungsparameter von 8 handelsüblichen Membranoxygenatoren

D.T. Pearson

Cardiothoracic Unit,
Freeman Hospital
Newcastle upon Tyne, UK

1 Zusammenfassung

Die Gasaustauschrate, Mikroblasenbildung, Hämokompatibilität sowie die Benutzerfreundlichkeit wurde bei acht Gruppen von Membranoxygenatoren untersucht (Bard HF-4000, Bard HF-5000, Cobe CML 2, Bentley BCM 7, Medtronic Maxima, Shiley M 2000, Sorin Oxy 51 und Terumo Capiox-E). Die Studie wurde an 80 Patienten durchgeführt, bei denen wegen koronarer Herzkrankheit oder einer erworbenen Herzklappenerkrankung im Rahmen des vorgesehenen Eingriffs ein kardiopulmonaler Bypass (CPB) in Hypothermie durchgeführt wurde.

Der Kardiotechniker konnte die gewünschten Blutgaswerte (PaO_2 150 mm Hg; $PaCO_2$ 40 mm Hg) bei Verwendung der »Alpha-Stat«-Technik in allen Oxygenatoren entsprechend einhalten. Die Effektivität des Gasaustausches für O_2 hing von der Membranoberfläche ab.

Analysen hinsichtlich der Bildung von Mikrogasembolien (MGE) während eines CPB ergaben, daß diese Erscheinung bei den in der Studie getesteten Membranoxygenatoren nicht durch die typische Eigenarten dieser Oxygenatoren bedingt war. Die MGE-Bildung ist mehreren perfusions- und chirurgisch-technischen Faktoren zuzuschreiben, wobei sich am gravierendsten die aus der venösen Seite mitgezogenen Luft erwies, die während des CPB in den Oxygenator zurückströmt.

Unterschiede hinsichtlich der Plasmahämoglobin- oder der Komplementaktivierung während des CPB ließen sich zwischen Membran- und Bläschenoxygenator nicht erkennen. Der Thrombozytenabfall hatte eine signifikante direkte Beziehung zum Anstieg des Betathromboglobulins und hing bei den Hohlfaser-Membranoxygenatoren sowohl mit dem Material der Membran als auch mit der Membrankofiguration zusammen (je nachdem, ob das Blut innen oder außen um die Hohlfaser geführt wurde).

Diese Studie enthält gleichzeitig auch Daten früherer Untersuchungen über Membran- und Bläschenoxygenatoren, bei denen ein ähnliches Untersuchungsprotokoll durchgeführt wurde. Auch hier bestätigt sich die Überlegenheit der Membranoxygenatoren gegenüber den Bläschenoxygenatoren.

Alle objektiv technischen Daten der acht Membranoxygenatoren wurden mit den subjektiven Daten der Benutzerfreundlichkeit in einem Gesamtvergleich zusammengefaßt. Dieses Verfahren kann dem Kardiotechniker bei der Auswahl eines Oxygenators helfen.

2 Einleitung

Heute werden üblicherweise mehr Membranoxygenatoren (MO) eingesetzt als Bläschenoxygenatoren (BO). Viele Untersuchungen zu diesen zwei Typen von Oxygenatoren lassen deutliche Unterschiede erkennen, wie im folgenden beschrieben:

– Die Fähigkeit des Kardiotechnikers, Blutgase (PaO_2 und $PaCO_2$) sowie Säurebasenhaushalt ($PaCO_2$ und pH) unter Hypothermie zu kontrollieren [1]. Im Vergleich mit dem pH-Stat-Verfahren gewährleistet das Alpha-Stat-Verfahren die Autoregulation des zerebralen Blutflusses (CBF) bei niedrigeren systemarteriellen Drucken und einem besseren physiologischen Verhältnis von CBF und Stoffwechsel [2, 3] und größerer elektrischer Stabilität des Myokards [4, 5]. Die Kontrolle des Sauerstoffpartialdrucks erhät die Autoregulierung des CBF [3].

– Bildung von Mikrogasembolien (MGE). Die MGE-Menge ist bei Bläschenoxygenatoren direkt abhängig vom Sauerstoffpartialdruck [6], Oxygenatorkonstruktion und der Porengröße des Bläschenfilters [7]. Die MGE-Bildung im Membranoxygenator ist zwar von einer geringeren Größenordnung als die in Bläschenoxygenatoren, sie ist jedoch hierbei vielmehr von der Bedienung des Oxygenators abhängig. Diese MGE-Bildung hängt ab von der Koronarsaugung, der Medikamentenapplikation in das Schlauchsystem und von der mitgezogenen Luft auf der venösen Seite [8, 9].

– Veränderungen verschiedener hämatologischer und immunologischer Parameter, die mit der Beschädigung von Erythrozyten und Thrombozyten sowie der Beeinträchtigung der Leukozytenfunktion zusammenhängen [10–17]. Man kann annehmen, daß der direkte Blut-Gas-Kontakt bei Bläschenoxygenatoren die Hauptursache für die Schädigung der Thrombozyten ist, obwohl auch das Ansaugen von Luft über den Koronarsauger eine Rolle spielen kann [12, 18, 19].

In einigen vergleichenden Studien über Oxygenatoren konnte häufig nicht die theoretische Überlegenheit der Membran- über die Bläschenoxygenatoren aufgezeigt werden [13, 17, 20], obwohl andere Studien wiederum die besseren hämatologischen Eigenschaften der Membranoxygenatoren zeigen konnten [11, 15, 16]. In der vorliegenden Untersuchung werden die oxygenatorisch spezifischen Leistungsparameter (Konstanthaltung der Blutgase, Mikrobläschenbildung und Hämokompatibilität) von acht im Handel angebotenen Membranoxygenatoren (Bard HF-4000, Bard HF-5000, Cobe CML 2, Bentley BCM 7, Medtronic Maxima, Shiley M 2000, Sorin Oxy 51 und Terumo Capiox-E) im Rahmen eines herzchirurgischen Eingriffes bei 80 erwachsenen Personen untersucht. Diese Ergebnisse wurden mit denen vergleichbarer früherer Studien über Membran- und Bläschenoxygenatoren in Beziehung gesetzt, bei denen ein ähnliches Untersuchungsprotokoll angewendet war [8, 21, 22]. Dieses Verfahren erlaubt einen direkten Vergleich beider Oxygenator-Typen.

Das Ziel dieser Untersuchung war, den Kardiotechniker mit Daten einer detaillierten klinischen Studie zu versorgen, die ihm bei der Auswahl seines Oxygenators helfen können. Die Studien hatten sämtlich die Zulassung des Ethic Committees der Newcastle Health Authority.

3 Patienten, Oxygenatoren, Materialen und Methoden

3.1 Oxygenatoren

Folgende acht Membranoxygenatoren wurden untersucht: Bard HF-4000, Bard HF-5000, Cobe CML 2, Bentley BCM 7, Medtronic Maxima, Shiley M 2000, Sorin Oxy 51 und Terumo Capiox-E. Von jedem Oxygenatortyp wurden je zehn in den acht Untersuchungsgruppen eingesetzt.

3.2 Patienten

Die Studie wurde an 80 Patienten durchgeführt, die wegen erworbener Herzklappenfehler oder koronarer Herzkrankheit operiert werden mußten. Die Patienten wurden nach einem Randomisierungsplan einer der acht Oxygenatorgruppen zugeteilt. Alle Patienten wurden vom gleichen Anästhesisten mit einer modifizierten Form von Neuroleptanalgesie – ergänzt durch Lachgas und Muskelrelaxantien – behandelt. Die Antikoagulation erfolgte mit Heparin, die beschleunigte Blutgerinnung wurde mit Hilfe eines Hämochromometers auf > 400 Sek. während des gesamten CPB eingestellt.

3.3 Herz-Lungen-Bypass

Die Bewertung der Oxygenatoren erfolgte während der Hypothermiephase (24–28 °C) unter Zusatz kalter Kardioplegie. Das extrakorporale Zirkulationssystem bestand aus Testoxygenator, Kardiotomiereservoir, venösem Reservoir und kundenspezifischem Schlauchsystem. Es war auf einer Pumpenkonsole von Cobe/Stöckert montiert. Im Kreislaufsystem selbst waren keine venösen oder arteriellen Filter montiert. Oxygenator und Schlauchsystem wurden mit 100%igem CO_2 gespült, bevor sie mit dem Priming (Plasmalyt 148/Travenol) gefüllt wurden.

3.4 Perfusionstechnik

Entsprechend der üblichen klinischen Praxis wurde während des CPB ein Blutfluß von 2,4 l/m^2 Körperoberfläche aufrechterhalten und während der Hypothermiephase entsprechend dem Füllstand des Oxygenators und OP-Technik um 25% verringert. Die Blutgase wurden mit On-Line-Elektroden (Cardiomet 4000) gemessen. Der Kardiotechniker sollte den Sauerstoffpartialdruck bei 150 ± 25 mmHg und den Kohlendioxidpartialdruck bei 40 ± 5 mmHg im Alpha-Stat-Verfahren durch Änderung der Gasflußrate und des prozentualen Sauerstoffgehaltes (F_iO_2) konstant halten, ein Mindesblutfluß von 2 l/min war durch das verwendete Sauerstoff/Luft-Mischventil gewährleistet.

3.5 Hämatologische Untersuchungen

Für hämatologische Untersuchungen (Zellzählung) wurden während des CPB Vollblutproben (4 ml) in 5-Minuten-Intervallen entnommen, außerdem wurden Vollblutproben (25 ml) einmal vor extrakorporaler Zirkulation und Heparingabe und nach Beendigung des CPB (vor Protamingabe) entnommen, um zusätzlich Plasmahämoglobin und Thrombozytenaggregation zu messen.
Von jeder Blutprobe wurden 4 ml mit 1,5 mg/m EDTA (Kaliumethylendiamin-Tetra-Essigsäure) versetzt, 2 ml dieses Blutes dienten für die komplette Blutkörperchenzählung einschließlich Ermittlung der Thrombozytenzahl und des mittleren Zellvolumens (MCV) mit Hilfe eines Coulter Modell S+3 (Coulter Electronics). Die Zahl der Blutkörperchen wurde für die Phase der Hämodilution nach der folgenden Formel korrigiert:

$$\frac{\text{gemessene Zellzahl} \times \text{Hämatokrit vor CPB}}{\text{Hämatokrit der Testprobe}}$$

Die anderen 2 ml des mit EDTA versetzten Blutes wurden 10 Minuten mit 2700 g zentrifugiert, das Plasma wurde bei $-20\,°C$ bis zur Messung des Plasmahämoglobins nach der Methode von Standefer und Vanderjagt gelagert [23]. Die Werte für das Plasmahämoglobin wurden für die Phase der Hämodilution nach der folgenden Formel korrigiert:

$$\frac{\text{gemessener Blutwert} \times \text{Hämatokrit vor CPB}}{\text{Hämatokrit der Testprobe}}$$

9 ml des Probenblutes wurden mit 1 ml 0,106 molaren Natriumcitrat angesetzt und bei 170 g 10 Minuten lang zentrifugiert, um thrombozytenreiches Plasma zu gewinnen. Nach Entnahme dieses Plasmas wurde das zurückbleibende Blut bei 2700 g 10 Minuten zentrifugiert, um thrombozytenarmes Plasma zu erhalten. Die Thrombozytenaggregation wurde mit einem Vierkanal-Aggregometer (Helena UK) nach der Born-Methode gemessen [24]. Die Aggregation wurde mit Hilfe von 4 mg/ml einer Kollagensuspension induziert.

Weitere 2 ml Blut wurden mit EDTA und Theophyllin versetzt und bei einer Temperatur von 4 °C bei 2700 g 20 Minuten zentrifugiert. Davon wurden 0,5 ml Plasma bei -20 °C gelagert und später nach Betathromboglobulin und der C3a-Argininfraktion des Komplementsystems mittels Radioimmunoassay untersucht. Die BTG- und C3a-Komplementfraktion wurden gemäß nachstehender Formel für die Hämodilution korrigiert:

$$\frac{\text{gemessener Blutwert} \times \text{Hämatokritwert vor CPB}}{\text{Hämatokrit der Testprobe}}$$

3.6 Postoperativer Blutverlust

Die Menge des Blutes der Thoraxdrainage wurde bei jedem Patienten der acht Oxygenatorgruppen in den ersten 24 Studen postoperativ gemessen. Die Meßwerte wurden auf das Körpergewicht des Patienten bezogen und den Daten der Oxygenatorgruppen zugeordnet.

3.7 Mikrobläschen

Die Mikrobläschen wurden mit einem TMB Microbubble Activity Monitor auf der vom Oxygenator abgehenden arteriellen Seite gemessen. Die Daten wurden computergestützt verarbeitet und lieferten einen Wert für die MGE-Bildung pro Sekunde ($>10\,\mu m$).

3.8 Datenerfassung und -verarbeitung

Die Datenerfassung erfolgte während des gesamten CPB rechnergestützt mit anschließender Abspeicherung auf einer Festplatte für die nachfolgende Auswertung. Die Analogsignale der verschiedenen Meßgeräte wurden in 5-Sekunden-Intervallen erfaßt, für jeden Oxygenator wurden dabei über die gesamte Bypass-Zeit folgende Mittelwerte errechnet: Sauerstoff- und Kohlendioxidpartialdruck (Cardiomet 4000), zentralvenöse Sauerstoffsättigung (Bentley Oxystat), Blutfluß (kalibrierte Stöckert-Pumpe), Gasfluß (Massenspektrometer), F_iO_2 (polarographische PO_2-Elektrode) und Mikrobläschenbildung. Für alle acht Gruppen mit je zehn Oxygenatoren wurden bezüglich dieser Werte Mittelwerte und Standardabweichung berechnet.

Das Diagramm der Streuwerte der Blutgase wurde aus den Mittelwerten der Partialdrucke von Sauerstoff und Kohlendioxid für jeden 5-Minuten-Abschnitt des CPB berechnet (kontinuierliche Messung im Cardiomet 4000).

Wir untersuchten die Werte der verschiedenen hämatologischen Parameter in jeder Oxygenatorgruppe auf statistische Signifikanz mit Hilfe eines gepaarten Rangsummentests. Ein Wert von $p < 0.05$ galt als statistisch signifikant. Außerdem wurde bei jedem einzelnen Patienten die prozentuale Veränderung beim Vergleich der vor und nach dem CPB gemessenen Werte ausgerechnet, woraus sich dann Mittelwert und Standardabweichung für jede Oxygenatorgruppe ergaben.

4 Ergebnisse

Tabelle 1 zeigt Membranaufbau und Material der einzelnen Oxygenatoren. Die anthropometrischen Patientengrunddaten zeigen *Tabelle 2* und *3* einschließlich der CPB-Daten in den einzelnen Oxygenatorgruppen. In den acht Oxygenatortestgruppen waren die durchgeführten Operationstypen (Koronaroperation/Klappenersatz) repräsentativ verteilt *(Tabelle 4)*.

Tabelle 1: Material der Membran und Membranaufbau der einzelnen Oxygenatoren

Oxygenatorgruppe	Membrankonfiguration	Material der Membran
Bard HF-4000	BOF	PE
Bard HF-5000	BOF	PP
Cobe CML2	FP	PP
Bentley BCM7	BIF	PP
Medtronic Maxima	BOF	PP
Shiley M2000	FP	PP
Sorin Oxy51	BIF	PP
Terumo Capiox-E	BOF	PP

BIF: Blut, das innen um die Hohlfaser geführt wurde   PE: Polyethylen
BOF: Blut, das außen um die Hohlfaser geführt wurde   PP: Polypropylen
FP: Flachmembran

Tabelle 2: Anthropometrische Daten aus den acht Oxygenatorgruppen

Oxygenatorgruppe	Patient Gewicht (kg)		Patient Alter (Jahre)		Patient Körperoberfläche (m^2)	
	$\bar{X}$	S	$\bar{X}$	S	$\bar{X}$	S
Bard HF-4000	76	12	58	9	1.87	0.20
Bard HF-5000	68	10	56	10	1.75	0.12
Cobe CML2	76	10	58	12	1.90	0.14
Bentley BCM7	75	11	57	8	1.84	0.17
Medtronic Maxima	69	11	51	14	1.80	0.19
Shiley M2000	74	10	61	8	1.80	0.16
Sorin Oxy51	78	10	61	8	1.88	0.16
Terumo Capiox-E	69	8	60	7	1.78	0.13

Tabelle 3: Daten des CPB für acht Membranoxygenatorgruppen

Oxygenatorgruppe	CPB-Dauer (Min.)		Sauerstoffsättigung venös (%)		Blutfluß (l/Min.)		Hypothermie (°C)	
	$\bar{X}$	S	$\bar{X}$	S	$\bar{X}$	S	$\bar{X}$	S
Bard HF-4000 (n = 10)	95	19	68	4	3.8	0.3	25	1
Bard HF-5000 (n = 10)	89	35	71	3	3.8	0.3	27	2
Cobe CML2 (n = 10)	95	28	69	4	4.0	0.6	24	1
Bentley BCM7 (n = 10)	114	30	67	5	3.8	0.5	24	1
Medtronic Maxima (n = 10)	97	21	70	3	3.7	0.4	25	2
Shiley M2000 (n = 10)	114	21	66	4	3.7	0.3	25	1
Sorin Oxy51 (n = 10)	98	21	68	4	3.9	0.4	26	2
Terumo Capiox-E (n = 10)	98	17	70	3	3.7	0.3	26	3

Tabelle 4: Art der Operation in den acht Oxygenatorgruppen

Oxygenatorgruppe	Art der Operation					
	ACB	ACB+AKE oder MKE	MKE	AKE	MKE+AKE	Sonstiges
Bard HF-4000	7	0	1	1	0	1
Bard HF-5000	5	1	2	1	0	1
Cobe CML2	4	0	0	2	2	2
Bentley BCM7	6	0	4	0	0	0
Medtronic Maxima	6	0	1	1	1	1
Shiley M2000	6	0	1	1	1	1
Sorin Oxy51	7	0	0	3	0	0
Terumo Capiox-E	9	0	0	1	0	0

ACB: Aortakoronarer Bypass
MKE: Mitralklappenersatz
AKE: Aortenklappenersatz

4.1 Blutgaswerte

Tabelle 5 enthält Mittelwerte von $PaCO_2$, PaO_2, F_IO_2 und den Ableitwert $D(A-a)O_2$ (PO_2-Gradient über Membran) für jede Oxygenator-Gruppe. Die meisten PaO_2-Mittelwerte liegen an der Obergrenze des vorgegebenen Bereiches, während die Mittelwerte von $PaCO_2$ unter diesem Bereich liegen. Die Streuung der Werte ist geringfügig, der Varianzkoeffizient beträgt 10% für $PaCO_2$ (Bereich 5–16%) und 7% für PaO_2 (Bereich 5–9%).

Tabelle 5: Blutgaswerte für acht Membranoxygenatoregruppen

Oxygenatorgruppe	PaO_2 (mm Hg)		$PaCO_2$ (mm Hg)		FIO_2 (%)		$AaDO_2$ (mm Hg)	
	$\bar{X}$	S	$\bar{X}$	S	$\bar{X}$	S	$\bar{X}$	S
Bard HF-4000	180	10	32	5	40.8	4.9	125	38
Bard HF-5000	170	15	34	4	40.0	7.4	131	65
Cobe CML2	176	12	36	2	48.0	10.1	185	81
Bentley BCM7	158	15	37	2	52.5	12.9	242	83
Medtronic Maxima	174	14	31	4	57.2	10.3	255	85
Shiley M2000	179	13	32	4	54.0	7.8	227	61
Sorin Oxy51	165	12	35	5	53.9	7.6	245	46
Terumo Capiox-E	176	10	34	2	49.1	7.2	192	53

$AaDO_2$: Gradient des Sauerstoffpartialdruckes über Membran

Abbildung 1 zeigt das Verteilungsmuster der 5-Minuten-Werte der Partialdrucke von Sauerstoff und Kohlendioxid für den Oxygenator Bard HF-5000 in Relation zu den Sollwerten der Blutgase. Das Verteilungsmuster dieser Partialdrucke in der Membranoxygenatorgruppe Bard HF-5000 ist typisch für alle getesteten Oxygenatorgruppen. Die Abweichung der Partialdrucke von Sauerstoff und Kohlendioxid, ausgedrückt in Prozenten der Änderung, variiert jedoch im Verhältnis zu den angestrebten Bereichen *(Abbildung 2* und *Tabelle 7)*. Die geringe Anzahl von Werten im Bereich hoher Sauerstoffpartialdrucke in jeder Testgruppe trat zu Beginn jedes CPB auf und hing mit der Ansprechzeit der PO_2-Elektrode und dem Beginn der Steuerung der Blutgase durch den Kardiotechniker zusammen. Es besteht ein umgekehrtes Verhältnis zwischen der transmembranösen Sauerstoffdruckdifferenz und der Größe der Membranoberfläche in den Membranoxygenatoren, mit einer Plattenmembran oder Blutfluß außen um die Hohlfasermembran. Diese statistische Korrelation war signifikant (r = − 0.97), mit p < 0.01.

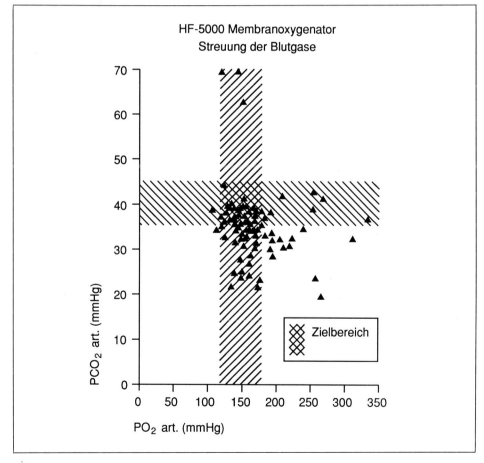

Abb. 1: Streuung der Blutgase beim Bard HF-5000 Membranoxygenator (schraffierter Bereich = vorgeschriebener Zielbereich der Blutgaseinstellung).

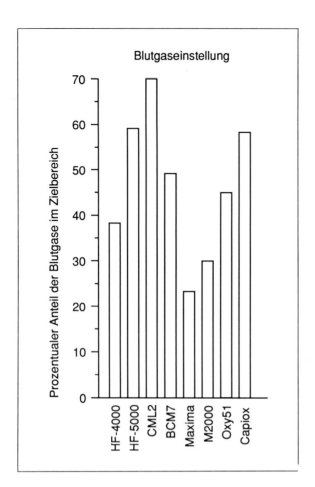

Abb. 2: Prozentuale Häufigkeitsverteilung der Blutgaswerte im Zielbereich.

4.2 Hämatologie

Veränderung der Zahl der Thrombozyten, ihrer Aggregation sowie ihres mittleren Volumens, der weißen Blutkörperchen, der Komplementfraktion C3a sowie des Plasmahämoglobin kann *Tabelle 6* entnommen werden. Beim Vergleich der Werte vor und nach dem CPB zeigen HF-4000, BCM 7 sowie Oxy 51 eine statistisch signifikante Abnahme der Thrombozytenzahl ($p < 0.05$) über die Gesamtzeit des CPB *(Tabelle 7* und *Abbildung 3)*. Außer beim Capiox besteht bei allen Oxygenatoren eine signifikante Verringerung der Thrombozytenaggregation. Das mittlere Thrombozytenvolumen nahm signifikant bei Oxy 51 und Capiox ab. Keines dieser Ergebnisse standen in sicherem Zusammenhang mit dem postoperativen Blutverlust.

Außer dem HF-4000 zeigten alle anderen Oxygenatorgruppen einen signifikanten Anstieg der weißen Blutkörperchen, und alle Oxygenatorgruppen wiesen einen signifikanten Anstieg des Plasmahämoglobins auf, wenn die Werte vor nach dem Bypass miteinander verglichen wurden. Die gemessenen

Tabelle 6: Ergebnisse der Werte vor (=A) und nach (=B) CPB aus Thrombozytenzahl, Thrombozytenvolumen, Komplement C3a und Anzahl weißer Blutkörperchen in den acht untersuchten Oxygenatorgruppen. Die gerasterten Bereiche bezeichnen signifikante Unterschiede ($p < 0.05$) im Vergleich der Werte vor und nach CPB.

			Membranoxygenatortyp							
			HF-4000 (n=10)	HF-5000 (n=10)	CML2 (n=10)	BCM7 (n=10)	Maxima (n=10)	M2000 (n=10)	OXY51 (n=10)	Capiox (n=10)
Thrombozyten- zahl	A	$\bar{X}$	192	223	211	240	222	233	212	217
		S	35	65	53	70	31	61	47	67
	B	$\bar{X}$	155	234	216	208	227	242	153	228
		S	25	85	69	71	42	76	75	75
Thrombozyten- aggregation	A	$\bar{X}$	89	96	92	84	91	85	94	83
		S	21	5	10	26	9	10	14	27
	B	$\bar{X}$	55	74	68	54	64	59	65	71
		S	24	11	28	25	19	21	24	30
Komplement C3a	A	$\bar{X}$	1226	838	1436	1224	1164	1128	772	575
		S	719	372	960	443	652	684	234	195
	B	$\bar{X}$	4385	2016	4735	3565	3728	4620	3070	4951
		S	1702	346	1784	929	1405	1875	1287	2171
Anzahl weißer Blutkörperchen	A	$\bar{X}$	5.4	6.1	6.7	6.0	6.1	5.6	6.0	5.3
		S	1.3	1.7	2.7	1.8	1.5	1.4	2.3	1.2
	B	$\bar{X}$	6.0	11.4	13.4	14.2	8.8	11.2	11.8	10.9
		S	2.8	7.7	7.6	7.1	3.6	5.8	3.8	3.4
Plasma- hämoglobin	A	$\bar{X}$	10	13	13	19	18	21	22	14
		S	3	5	6	11	6	22	21	11
	B	$\bar{X}$	25	46	38	46	61	53	108	33
		S	15	22	20	14	36	35	168	13
Mittleres Thrombozyten- volumen	A	$\bar{X}$	9.7	9.6	10.0	9.4	9.4	9.2	10.0	10.0
		S	1.6	1.0	1.4	1.1	1.0	1.2	1.5	1.0
	B	$\bar{X}$	8.8	9.0	9.6	8.3	8.9	8.8	8.1	9.0
		S	1.4	0.9	1.7	0.9	1.0	1.0	0.8	0.9

Tabelle 7: Ergebnisse der prozentualen Änderung der Thrombozytenzahl aus Werten vor und nach CPB, Mikrogasembolie-Bildung (MGE), prozentualer Anteil der Blutgaswerte im Zielbereich der acht untersuchten MO-Gruppen im Vergleich zu zehn MO- und BO-Gruppen aus vorausgegangenen Untersuchungen mit vergleichbarem Protokoll

Oxygenatorgruppe	Steuerungsverfahren während des CPB: Alpha-Stat bzw. pH-Stat (s. Text)	MGE-Bildung (Anzahl pro Sek.)		Thrombozytenabfall in Prozent der Änderung vor und nach CPB		Prozentualer Anteil der Blutgaswerte im Zielbereich
		$\bar{X}$	S	$\bar{X}$	S	
Blasenoxygenator						
Polystan	pH	48	21	−31	10	31
Bard H-1700	pH	111	86	−16	12	36
Bentley B1010	pH	127	67	−24	14	3
Gambro 10	pH	165	70	−7	13	17
Shiley S100A	pH	267	113	−19	17	20
Bentley 10B	Alpha	57	56	−32	12	11
Bentley IOPlus	Alpha	190	65	−24	22	14
Bard H-1700	Alpha	139	110	−18	13	15
Membranoxygenator						
Cobe CML	pH	1	1	−2	9	33
Bard HF-4000	pH	1	1	−25	18	51
Cobe CML2	Alpha	2	3	3	20	70
Terumo Capiox-E	Alpha	8	14	5	11	58
Bard HF-4000	Alpha	2	0	−18	7	38
Bard HF-5000	Alpha	3	3	4	16	59
Shiley M2000	Alpha	2	0	6	24	30
Medtronic Maxima	Alpha	2	1	2	8	23
Bentley BCM7	Alpha	2	0	−15	14	49
Sorin Oxy51	Alpha	7	13	−30	24	45

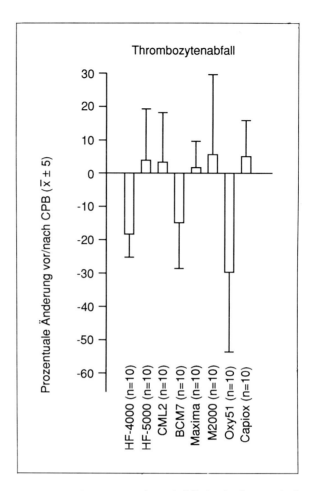

Abb. 3: Prozentuale Änderung der Thrombozytenzahl im Vergleich vor und nach CPB der acht Oxygenatorgruppen.

Hämoglobinwerte während der Untersuchung wurden als klinisch akzeptabel betrachtet.

Abbildung 4 zeigt die hämatokritkorrigierten Thrombozytenwerte (Mittelwerte aller Oxygenatorgruppen) der alle 5 Minuten entnommenen Blutproben. Die etwas auseinanderlaufende Erscheinung der Endabschnitte dieses Diagramms nach ungefähr 90 Minuten CPB-Dauer ist auf die unterschiedliche CPB-Dauer innerhalb der Testgruppen zurückzuführen sowie die anbehmende Anzahl der Werte bezüglich der Mittelwertbestimmung.

Auf den initialen Thrombozytenabfall innerhalb der ersten 5 Minuten des CPB (Mittel 22,2%, Bereich 1,8 bis 42,6%) folgt eine Erholung in allen Oxygenatorgruppen mit Ausnahme beim HF-4000, BCM 7 und Oxy 51. Die prozentuale Thrombozytenänderung beim Vergleich der Werte vor und nach CPB für alle hier untersuchten Membranoxygenatoren deutet auf signifikante Unterschiede zwischen den Membranoxygenatoren bezüglich der Membrankonfiguration hin *(Abbildung 5)*. Der Thrombozytenabfall ist signifikant geringer bei den Plattenmembran-Konstruktionen sowie der Hohlfasermembran, wenn das Blut außen um die Fasern fließt, als wenn es innen durch die Hohlfasermembran fließt.

263

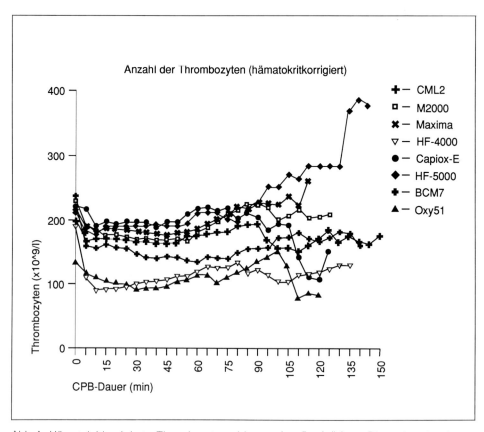

Abb. 4: Hämatokritkorrigierte Thrombozytenzahl, aus den 5-minütigen Blutproben bestimmt. Jeder Punkt repräsentiert den Mittelwert jeder getesteten Oxygenatorgruppe.

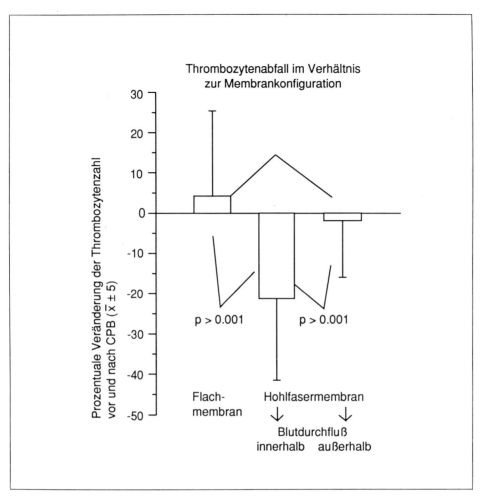

Abb. 5: Prozentuale Veränderung der Thrombozytenzahl, gemessen vor und nach CPB im Verhältnis zu den drei Membrankonfigurationen.

4.3 Postoperativer Blutverlust

Den postoperativen Blutverlust zeigt *Abbildung 6*. Es besteht kein Zusammenhang zwischen Blutverlust und Thrombozytenabfall, der Abnahme der Thrombozytenaggregation oder des Anstiegs des Beta-Thromboglobulin-Spiegels in jeder der acht Membranoxygenatorgruppen.

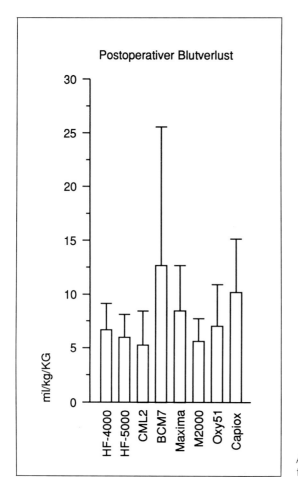

Abb. 6: Postoperativer Blutverlust für jede der acht Oxygenatorgruppen.

4.4 Mikrobläschenbildung

Diese Daten der acht Oxygenatorgruppen zeigen *Tabelle 7* und *Abbildung 7*. Es bestehen erhebliche Unterschiede zwischen den acht Membranoxygenatorgruppen, jedoch ist das Ausmaß der Mikrogasembolisation beträchtlich geringer im Vergleich zu Bläschenoxygenatoren [8, 21]. In der Untersuchung konnte auch gezeigt werden, daß die primäre Quelle der Mikrobläschenbildung, gemessen auf der arteriellen Seite, die »chirurgische Beimischung von luftdurchsetztem Blut« auf der venösen Seite (Koronarsaugung) ist. Venöses Reservoir/Oxygenatorsystem konnten dies offensichtlich vollständig korrigieren.

5 Vergleich zwischen Bläschen- und Membranoxygenatoren

Die *prozentualen* Ergebnisse der Änderungen von Thrombozytenzahl bezüglich der Vor- und Nach-CPB-Werte, Mikrobläschenbildung und Prozentzahl der Blutgaswerte im angestrebten Zielbereich wurden in Zusammenhang mit den in dieser Studie untersuchten acht Membranoxygenatoren und vorausgegangenen Untersuchungen gebracht, bei denen zehn Membran- und Bläschenoxygenatorgruppen in einem vergleichbaren Studienansatz untersucht

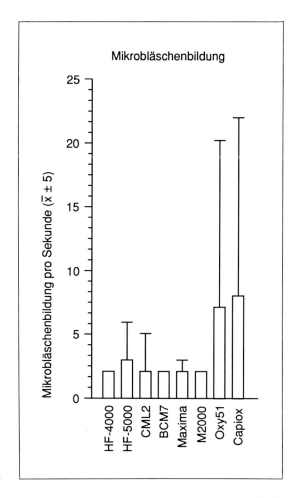

Abb. 7: Verteilungsmuster der Mikrobläschenbildung (Ereignis pro Sekunde), gemessen auf der arteriellen Seite der acht Oxygenatorgruppen.

worden waren. Die Ergebnisse dieser drei wichtigen Leistungsmerkmale von Oxygenatoren zeigt *Tabelle 7* auf, die Gesamtzahl der untersuchten Oxygenatoren beträgt dabei 180.

Während der gesamten Bypass-Zeit war ein deutlicher Unterschied im mittleren prozentualen Abfall der Thrombozytenzahl im Bläschen- und Membranoxygenator zu verzeichnen *(Abbildung 7)*. Der Thrombozytenabfall in der BO-Gruppe betrug $21{,}3 \pm 8{,}2\%$ und in der MO-Gruppe $7{,}2 \pm 13{,}7\%$ ($p < 0.01$) Die prozentuale Änderung des Betathromboglobulin-Spiegels im Vergleich der Werte vor und nach CPB ist signifikant größer in der BO-Gruppe mit $327 \pm 38\%$ als in der MO-Gruppe mit $193 \pm 80\%$ ($p < 0.01$). Faßt man die Daten aller Oxygenatorgruppen zusammen, dann findet man in der prozentualen Veränderung der Thrombozytenzahl in Zusammenhang mit der prozentualen Änderung des Betathromboglobulin-Spiegels einen statistisch signifikanten Zusammenhang ($r = 0.73$; $p < 0.01$).

Der prozentuale Anteil der Partialdrucke von Kohlendioxid und Sauerstoff innerhalb des Zielbereiches kann dem Streuungsverhalten der einzelnen Oxygenatoren entnommen werden und als Index hinsichtlich der Leichtigkeit betrachtet werden, die Blutgase zu steuern. Bezüglich der MO-Gruppe lagen die Blutgaserte bei $45 \pm 15\%$ im Zielbereich, bei der BO-Gruppe nur bei $18 \pm 11\%$ ($p < 0.001$) (siehe *Abbildung 8*).

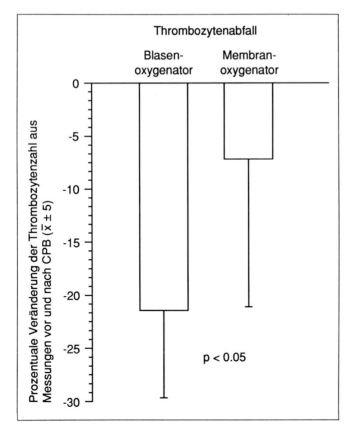

Abb. 8: Verteilungsmuster der prozentualen Änderung der Thrombozytenzahl aus Messungen vor und nach CPB, bestimmt bei 100 Membranoxygenatortypen und bei vergleichbarem Untersuchungsprotokoll.

Die Höhe der Mikrobläschenbildung betrug in den Membranoxygenatorgruppen etwa 3 ± 2 pro Sekunde und lag in der BO-Gruppe bei 138 ± 71 pro Sekunde (p < 0.001).
Es bestand kein signifikanter Unterschied zwischen dem postoperativen Blutverlust der MO-Gruppe (7,8 ± 2,6 ml/kg/KG) und dem in der BO-Gruppe (8,2 ± 1,5 ml/kg/KG).
Die Daten für insgesamt 180 Oxygenatoren mit den drei wichtigen Oxygenator-Leistungsmerkmalen sind *Tabelle 7* zu entnehmen.

6 Diskussion

Bei 80 erwachsenen Patienten wurden die Leistungsparameter acht handelsüblicher Membranoxygenatoren nach einem standardisierten Untersuchungsschema bewertet. Alle 8 Oxygenator-Typen funktionierten im klinischen Einsatz gut, der Kardiotechniker konnte unter Verwendung der Alpha-Stat-Technik die Blutgase auf die gewünschten Zielwerte einstellen. Meistens lagen die Werte des Kohlendioxidpartialdruckes unter den Zielwerten, was

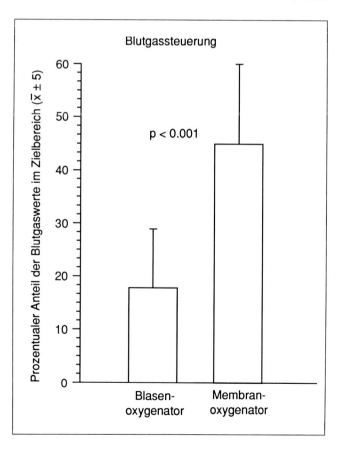

Abb. 9: Verteilungsmuster des prozentualen Anteils der Blutgaswerte im Zielbereich, bestimmt bei 100 Membran- und 80 Bläschenoxygenatoren mit 18 Oxygenatorentypen und bei vergleichbarem Untersuchungsprotokoll (siehe Text für Zielbereiche und Tabelle 7 für die angewandte Steuertechnik zur Konstanthaltung der Blutgase).

damit zusammenhängt, daß aus technischen Gründen in Zusammenhang mit dem Sauerstoff/Luft-Mischer der Blutfluß nicht unter 2 l/min gesenkt werden konnte. Im Untersuchungsprotokoll war die Beimischung von Kohlendioxid nicht gestattet und vorgesehen, was im Zweifelsfall die Regulierung des Kohlendioxidpartialdruckes ermöglicht hätte. Die umgekehrt proportionale Beziehung von transmembranöser Sauerstoffpartialdruck-Differenz und der Membranoberfläche überrascht zwar nicht, weist jedoch auf die Leistungsreserven des Oxygenators bezüglich des Sauerstofftransfers, was unter Umständen von Bedeutung sein kann, wenn dieser in größeren Höhen angesetzt wird. Diese Beziehung bestand jedoch nicht bei den Membranoxygenatoren, bei denen das Blut innen durch die Hohlfasermembran floß.

Bezüglich der Ergebnisse des Thrombozytenabfalls während CPB erwiesen sich nicht alle Membranoxygenatoren gleichermaßen hämokompatibel, HF-4000, BCM 7 und Oxy 51 wiesen einen signifikanten Abfall der Thrombozytenzahl auf. Der postoperative Blutverlust wird vielen Faktoren zugeschrieben einschließlich einer unzureichenden chirurgischen Blutstillung, er stand jedoch nicht in nachfaßbarem Zusammenhang mit dem Thrombozytenabfall oder der Abnahme der Thrombozytenaggregation.

Verschiedene Verteilungsmuster des Thrombozytenabfalls während CPB können den Eigenarten des Blutflusses durch Hohlfasermembran zugeschrieben werden. Bei Hohlfasermembranen, bei denen der Flutfluß außen um die Fasern herum erfolgte, war der Throbmozytenabfall signifikant geringer als bei den Membrantypen, bei denen der Fluß innen durch die Fasern erfolgte. Man ist versucht, den signifikanten Thrombozytenabfall beim HF-4000 dem Polypropylen der Membran zuzuschreiben. Die hämatologischen Ergebnisse beim HF-4000 könnte man der Komplementaktivierung zuschreiben, aber die Ergebnisse unterstützen diese Theorie nicht.

Die MGE-Bildung war in allen untersuchten Oxygenator-Gruppen dieser Studie niedrig, insbesondere wenn man sie mit den Bläschenoxygenatoren früherer gleichartiger Studien vergleicht. Der Nachweis der MGE-Bildung hatte kein kontinuierliches Ausmaß und hing mit bereits bekannten Faktoren (siehe oben) zusammen; überwiegend und signifikanterweise kam sie auf der venösen Seite durch das Einmischen von luftdurchsetztem Blut zustande.

Der Membranoxygenator zeigt im Vergleich zum Bläschenoxygenator eine geringere Mikrobläschenbildung, eine bessere Hämokompatibilität sowie eine überlegene Steuerung der Blutgase. Für den klinischen Einsatz während des CPB ist daher unbedingt der Membranoxygenator derjenige der Wahl. Der Kardiotechniker selbst hat nun die Qual der Wahl, den besten Membranoxygenator aus einer Reihe von handelsüblichen Geräten auszuwählen, deren Eigenschaften sich meistens gleichen.

Die Testergebnisse dieser Untersuchung der 8 Membranoxygenatoren können dem Kardiotechniker dabei helfen, den für seine Belange am besten geeigneten Oxygenator auszusuchen.

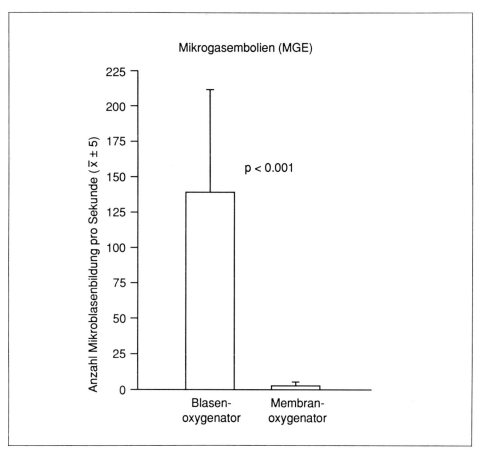

Abb. 10: Verteilungsmuster der MGE-Bildung, bestimmt bei 100 Membran- und 80 Bläschenoxygenatoren mit 18 Oxygenatortypen und bei vergleichbarem Untersuchungsprotokoll.

7 Gesamtvergleich der Oxygenatoren

Wir haben diesen Gesamtvergleich der 8 Membranoxygenatoren durch die Summierung der bewerteten subjektiven und objektiven Ergebnisse dieser Untersuchung hergestellt. Dabei haben wir 18 Bewertungskriterien aufgestellt, um innerhalb dieses Gesamtvergleiches eine Reihenfolge zu ermitteln *(Abbildung 11)*. Die objektiven Daten wurden in drei Hauptgruppen eingeteilt, nämlich Gasaustausch, Hämokompatibilität und Anwender-/Benutzerfreundlichkeit.

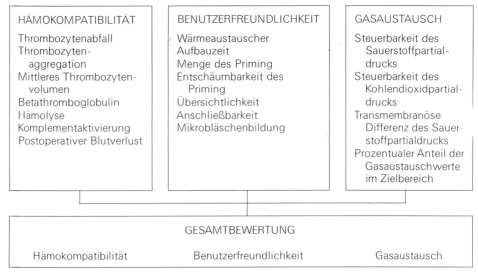

Abb. 11: Diagramm, das die Gesamtbewertung bezüglich Hämokompatibilität, Benutzerfreundlichkeit und Gasaustausch aufzeigt.

7.1 Gasaustausch

1. Differenz der Mittelwerte des Kohlendioxidpartialdrucks zum Zielbereich.
2. Differenz der Mittelwerte des Sauerstoffpartialdrucks zum Zielbereich.
3. Prozentuale Häufigkeit der Gaspartialdrucke im Zielbereich.
4. Transmembranöser Gradient des Sauerstoffpartialdrucks.

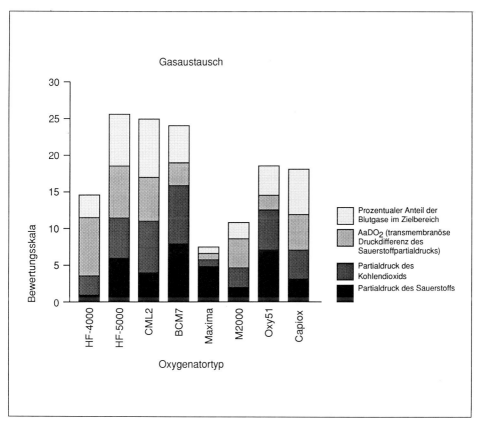

Abb. 12: Verteilungsmuster der Bewertung (unzensiert) der Gasaustauschwerte in den acht untersuchten Oxygenatorgruppen.

7.2 Hämokompatibilität

1. Durchschnitt des postoperativen Blutverlustes
   Prozentuale Änderung der Werte vor und nach CPB bei jeder Oxygenatorgruppe bezüglich
2. Thrombozyten
3. Betathromboglobulin
4. Thrombozytenaggregation
5. Komplementfraktion C3a
6. Hämoglobin
7. Mittleres Thrombozytenvolumen

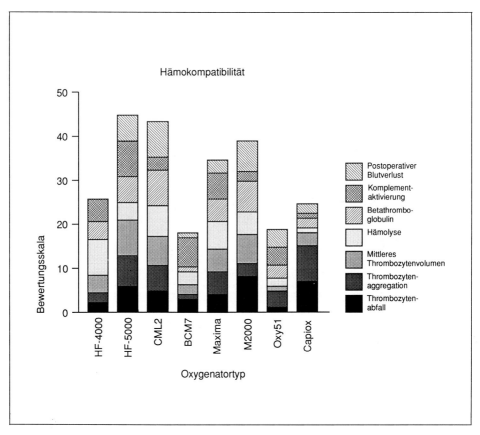

Abb. 13: Verteilungsmuster der Bewertung (unzensiert) der hämatologischen Ergebnisse in den acht untersuchten Oxygenatorgruppen.

7.3 Benutzerfreundlichkeit

1. Leistungsfähigkeit des Wärmeaustauschers
2. Priming-Volumen
3. Mikrobläschenbildung
4. Übersichtlichkeit während der Anwendung
5. Zugänglichkeit der Anschlüsse
6. Leichtigkeit der Entschäumung des Priming
7. Aufbaudauer

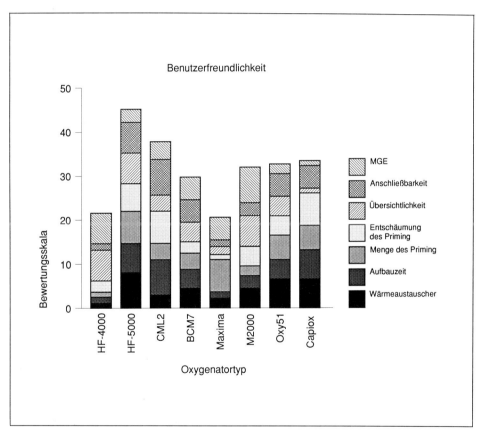

Abb. 14: Verteilungsmuster der Bewertung der Benutzerfreundlichkeit (unzensiert) in den acht untersuchten Oxygenatorgruppen.

Nach der Einzelbewertung folgte die Gruppenbewertung, die dann in allen Parametern aufaddiert wurde, um eine vergleichende Rangliste der untersuchten Membranoxygenatoren zu erstellen (je höher die Gesamtbewertung, desto besser).

Die gesamtvergleichende Bewertung *(Abbildung 15)* kann dem Kardiotechniker als Hilfsmittel dienen, den Oxygenator seiner Wahl für seine spezifische Anwendung zu ermitteln.

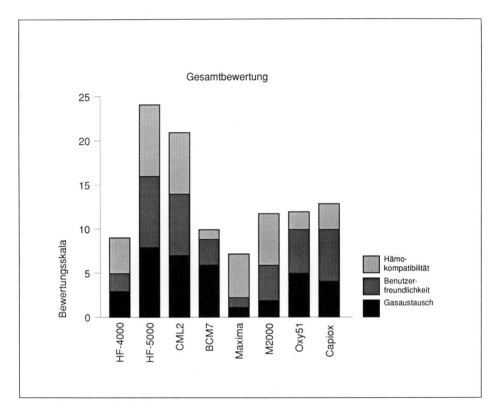

Abb. 15: Zusammenfassendes Verteilungsmuster der Gesamtbewertung (unzensiert) aus Hämokompatibilität, Benutzerfreundlichkeit und Gasaustausch der acht untersuchten Oxygenatorgruppen.

8 Literatur

1. Pearson, D.T.: Blood gas control during cardiopulmonary bypass. Perfusion 1988; 3: 113–133.
2. Murkin, J.M.: CBF, $CMRO_2$ and $PaCO_2$ during CPB. The influence of acidbase management on cerebral blood flow and metabolism during cardiopulmonary bypass. Proc. Amer. Acad. Cardiovasc. Perf. 1986; 7: 121–123.
3. Henriksen, L.: Brian luxury perfusion during cardiopulmonary bypass in humans. A study of the cerebral blood flow response to changes in CO_2, O_2 and blood pressure. J. Cerebral. Blood Flow and Metabolism 1986; 6: 366–378.
4. Swain, J.A., White, F.N., Peters, R.M.: The effect of pH on the hypothermic ventricular fibrillation threshold. J. Thorac. Cardiovasc. Surg. 1984; 87: 445–451.
5. Kroncke, G.M., Nichols, R.D., Mendenhall, J.T., Mycrowitz, P.D., Starling, J.R.: Ectothermic philosophy of acid-base balance to prevent fibrillation during hypothermia. Arch. Surg. 1986; 121: 303–304.
6. Pearson, D.T., Holden, M.P., Poslad, S.J., Murray, A., Waterhouse, P.S.: A clinical of the gas transfer characteristics and gaseous microemboli production of two bubble oxygenators. Life Support Systems 1984; 2: 252–266.
7. Pearson, D.T.: Gaseous microemboli and bubble oxygenator gas disperser pore size. Perfusion 1987; 2: 227–229.
8. Pearson, D.T., Holden, M.P., Poslad, S.J., Murray, A., Waterhouse, P.S.: A clinical evaluation of the performance characteristics of one membrane and five bubble oxygenators: gas transfer and gaseous microemboli production. Perfusion 1986; 1: 15–26.
9. Pearson, D.T., Holden, M.P., Waterhouse, P.S., Clark, J.I.: Gaseous microemboli during open heart surgery: detection and prevention. Proc. Amer. Acad. Cardiovasc. Perf. 1983; 4: 103–109.
10. Pierce, E.C. II: The membrane versus bubble oxygenator controversy. Ann. Thorac. Surg. 1980; 29: 497–499.
11. Van den Dungen, J.J.A.M., Karlicek, G.F., Brenken, U., Homan van der Heide, J.N., Wildevuur, C.R.H.: Clinical study of blood trauma during perfusion with membrane and bubble oxygenators. J. Thorac. Cardiovasc. Srug. 1982; 83: 108–116.
12. De Jong, J.C., Smit Sibinga, C.Th., Wildevuur, C.R.H.: Platelet behaviour in extracorporeal circulation (ECC). Transfusion 1979; 19: 72–80.
13. Edmunds, L.H. Jr., Ellison, N., Colman, R.W. et al.: Platelet function during cardiac operations. Comparison of membrane and bubble oxygenators. J. Thorac. Cardiovasc. Surg. 1982; 83: 805–812.
14. Dutton, R.C., Edmunds, L.H. Jr., Hutchinson, J.C., Roe, B.B.: Platelet aggregate emboli produced in patients during cardiopulmonary bypass with membrane and bubble oxygenators and blood filters. J. Thorac. Cardiovasc. Surg. 1974; 67: 258–265.
15. Van Oeveren, W., Kazatchkine, M.D., Descamps-Latscha, B. et al.: Deleterious effects of cardiopulmonary bypass. A prospective study of bubble versus membrane oxygenation. J. Thorac cardiovasc. Surg. 1985; 89: 888–889.
16. Boers, M., van den Dungen, J.J.A.M., Karlicek, G.F., Branken, U., Homan van der Heide, J.N., Wildevuur, C.R.H.: Two membrane oxygenators and a bubbler. A clinical comparison. Ann. Thorac. Surg. 1983; 35: 455–462.
17. Sade, R.M., Bartles, D.M., Dearing, J.P., Campbell, L.J., Loadholt, C.B.: A prospective randomised study of membrane and bubble oxygenators in children. Ann. Thorac. Surg. 1980; 29: 502–511.

18. Boonstra, P.W., van Imhoff, G.W., Eysman, L. et al.: Reduced platelet activation and improved hemostasis after controlled cardiotomy suction during clinical membrane oxygenator perfusions. J. Thorac. Cardiovasc. Surg. 1985; 89: 900–906.
19. Brown, C.H. III, Leverett, L.B., Lewis, C.W., Alfrey, C.P. Jr., Hellmus, J.D.: Morphological, bichemical and functional changes in human platelets subjected to shear stress. J. Lab. Clin. Med. 1975; 86: 462–471.
20. Trumbull, H.R., Howe, J., Mottl, K., Nicoloff, D.M.: A comparison of the effects of membrane and bubble oxygenators on platelet counts and platelet size in elective cardiac operations. Ann. Thorac. Surg. 1980; 30: 52–57.
21. Pearson, D.T., Clayton, R., Murray, A., McArdle, B.: A clinical evaluation of the Bentley 10B and Bentley 10Plus bubble oxygenators. Perfusion 1988; 3: 55–63.
22. Pearson, D.T., McArdle, B., Poslad, S.J., Murray, A.: A clinical evaluation of the performance characteristics of one membrane and five bubble oxygenators: haemocompatability studies. Perfusion 1986; 1: 81–98.
23. Standefer, J.C., Vanderjadt, D.: Use of tetramethylbenzidine in plasma haemoglobin estimation. Clin. Chem. 1977; 23: 749–751.
24. Born, G.V.R.: Aggregation of blood platelets by adenosine diphosphate and its reversal. Nature 1962: 194; 927–929.
25. Pearson, D.T.: Bleeding following opern-heart surgery. Perfusion 1990; 5: 53–56.

Unser besonderer Dank gilt dem Direktorat für Beschaffung des NHS für die finanzielle Unterstützung, wodurch diese Arbeit ermöglicht wurde.
Wir danken den Herstellern für die Oxygenatoren, die sie uns für die Studie zur Verfügung gestellt haben.
Unsere Anerkennung gilt der technischen Hilfe durch die Mitarbeiter der Regional Medical Physics Unit, Haematology und Perfusion Department, des Freeman Hospitals.

Kardiotomiereservoir

G. Lauterbach

Klinik und Poliklinik für Herzchirurgie
Joseph-Stelzmann-Str. 9
5000 Köln 41

Die Funktion des Kardiotomiereservoirs besteht im wesentlichen darin, Blut aufzufangen, das über die Kardiotomiesauger aus dem Operationssitus abgesaugt wird. Gleichzeitig dient das Kardiotomiereservoir üblicherweise als Volumendepot, aus dem bei Bedarf Volumen dem Kreislauf zugeführt oder entnommen werden kann. Moderne Kardiotomiereservoire sollten für die Kurz- und Langzeitanwendung geeignet sein. Sie sollten deshalb übermäßige Hämolyseraten vermeiden und über ein geringes dynamisches Primevolumen verfügen. Da bei einigen Eingriffen, zum Beispiel Mitralklappenersatz, größere Mengen Blut anfallen können, sollte das Fassungsvermögen des Kardiotomiereservoirs mindestens 2 Liter oder mehr betragen. Über die Kardiotomiesauger wird neben Blut zwangsweise auch Luft angesaugt. Um Schaumbildung im Kardiotomiereservoir zu verhindern, ist ein Entschäumer erforderlich. Als Entschäumungsmaterial wird heute in der Regel Polyorythanschaum verwendet. Bei möglichen gasförmigen Embolien ist entscheidend, welchen Ursprung diese Embolien haben. Mikrobläschen, die beispielsweise in einem Blasenoxygenator freigesetzt werden und aus 100%igem Sauerstoff oder einem Sauerstoff/Kohlendioxyd-Gemisch bestehen, sind aufgrund der geringen Oberflächenspannung leicht löslich. Dies gilt nicht mehr, wenn Stickstoff, der sich zu 80% in der angesaugten Luft befindet, in den Kreislauf gelangt. Es sollte deshalb streng darauf geachtet werden, daß keine Luft über das Kardiotomiereservoir in den Kreislauf gelangt. Dies kann durch wechselweises Abklemmen und Öffnen des Auslasses am Kardiotomiereservoir erreicht werden, so daß immer ein Restvolumen von mindestens 100 ml im Kardiotomiereservoir verbleibt. Vorteilhaft wäre hierbei natürlich ein Ventil, welches dies automatisch regelt. Eine weitere Möglichkeit besteht darin, das Kardiotomiereservoir so anzubringen, daß der Minimalspiegel des Kardiotomiereservoirs sich auf der Höhe des Arbeitsspiegels des venösen Reservoirs oder des Oxygenatorreservoirs befindet. Besonders wichtig ist es, darauf zu achten, daß die Entlüftung am Kardiotomiereservoir geöffnet ist, so daß das Reservoir nicht unter Druck geraten kann. Es besteht sonst die Gefahr, daß Luft direkt in den Kreislauf gepumpt wird. Kardiotomiereservoire werden heute mit und ohne integriertem Filter angeboten. Da über die Kardiotomiesauger auch korpuskuläre Bestandteile wie Fettpartikel, Gewebetrümmer, Zellaggregate usw. angesaugt werden, sollte das Saugerblut auf jeden Fall gefiltert werden. Will man kein Kardiotomiereservoir mit integriertem Filter verwenden, so besteht auch die Möglichkeit, einen Blutfilter in die Linie zwischen Kardiotomiereservoir und venösem Reservoir einzusetzen.

Industrielle Produkte: Reservoire

Kardiotomiereservoire und venöse Reservoire mit ihrer Funktion als Blutvolumendepot und -entschäumer werden mit und ohne integrierte Flächen- und/oder Tiefenfilter von den meisten Oxygenatorherstellern angeboten.
Neben den offenen oder geschlossenen Systemen hat der Kardiotechniker die Wahl zwischen separat wirkendem oder in den Oxygenator integriertem Reservoir. Die Bewertung der individuellen Vorteile der Produkte ist hier auch von den individuellen Auswahlkriterien des Kardiotechnikers abhängig.
Anbieter mit einem alle Alternativen erfassenden Reservoir-Programm müssen dem beginnenden Kardiotechniker eine detaillierte Darstellung der verschiedenen Verfahren bieten. Ansonsten s. a. Kapitel »Oxygenatoren«, Seite 233.

Lieferant	Hersteller	Hartschale	Beutel
AD. Krauth	Poystan		x
Baxter	Bentley*	x	
Cobe	Cobe	x	
Dideco-Shiley	Pfizer-Gruppe*	x	
HP-medica	BARD	x	x
Jostra	Jostra	x	x
Medos	Elektro-Medics	x	x
Medtronic	Medtronic	x	
OMNIS	Scimed*	x	x
Sorin	Sorin*	x	x
Terumo	Terumo	x	

* auch mit integriertem venösen Reservoir

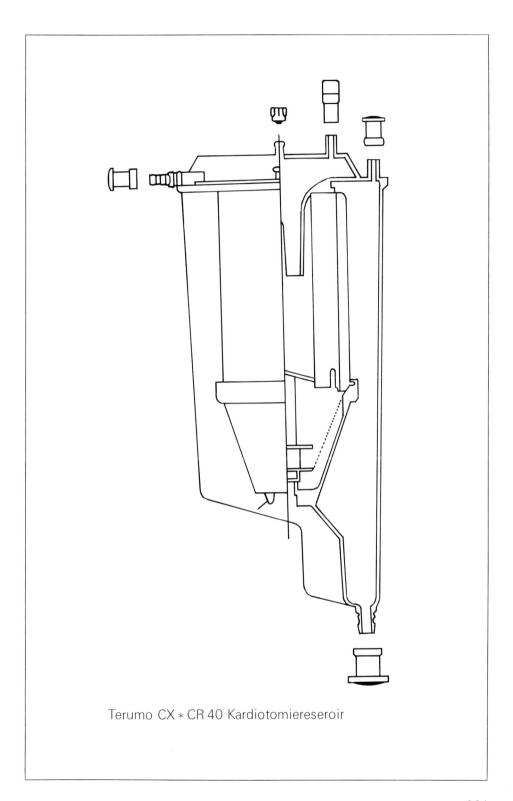

Terumo CX ∗ CR 40 Kardiotomiereseroir

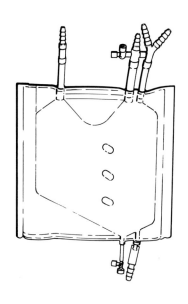

William Harvey H-2000 VR
venöses Beutelreservoir
mit geführter Entlüftung

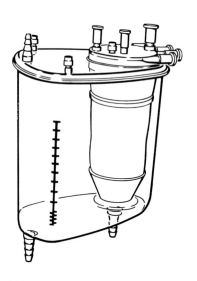

William Harvey H-4700 VR
Hartschalenreservoir mit
Kardiotomiereservoir-
Funktion

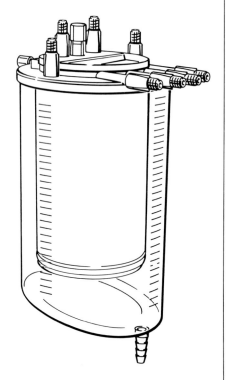

Jostra HC 2800
Kardiotomie-Reservoir

Blutfiltration während der Extrakorporalen Zirkulation

G. Günther, H.-J. Krebber

Universitätskrankenhaus Hamburg Eppendorf
Abteilung für Thorax-, Herz- und Gefäßchirurgie
Martinistr. 52
2000 Hamburg 20

Seit der klinischen Anwendung der Herz-Lungen-Maschine ist das Problem der Mikroembolie bekannt. Diese gelangen als Fibringerinnsel, als abgeschilferte Plastikpartikel von den Oberflächen der Schläuche und denen des Oxygenators oder als Gasblasen aus dem Oxygenator in den Organismus. Durch Blockade der Mikrostrombahn stören sie die Funktion lebenswichtiger Organe, insbesondere des Gehirns.
Studien von Branthwaite 1973 und Patterson 1974 sowie Aberg u. Kihlgren 1977 zeigten, daß Gasembolien einen signifikanten Einfluß auf den neurologischen Status kardiochirurgischer Patienten haben. Mit der Entwicklung geeigneter Filter und deren Anwendung während der extrakorporalen Zirkulation konnte das Embolierisiko deutlich verringert werden.

Die Entwicklung des Bypass-Filters

Der erste klinisch verwendbare Filter wurde in den sechziger Jahren von R. L. Swank an der Universität Oregon entwickelt. Er bestand aus dichtgepackter Dacron-Wolle. Anlaß für die Entwicklung gab die Feststellung, daß die Viskosität von gelagertem Blut durch die Entwicklung von langsam wachsenden Fibrin- und Thrombozytenaggregaten ständig zunahm. Durch Filter sollten diese Mikroaggregate aus den Blutkonserven entfernt werden. Gleichartige Mikroaggregate fanden sich auch im Perfusat der Herz-Lungen-Maschine und ließen sich mit eben diesen Filtern weitgehend entfernen.
Spätere Studien an Patienten nach Operationen am offenen Herzen bewiesen tatsächlich einen Rückgang von zerebro-vaskulären Embolien mit positiver Wirkung auf den neurologischen Status des Patienten (Hill 1970).
Parallel hierzu machte H. Patterson an der Cornwell Universität in New York die Beobachtung, daß Mikrogasblasen aus dem Oxygenator zur Verlegung der Mikrostrombahn bei Patienten nach offenen Herzoperationen führen. Durch Verwendung eines mikroporösen Netzfilters in der arteriellen Linie konnte er in Tierversuchen diese Mikroembolien weitgehend verhindern. Leider konnte der von ihm verwendete Filter klinisch nicht eingesetzt werden, da er bei höheren Flüssen eine hohe Hämolyserate verursachte. Die ersten klinisch verwendba-

ren Filter für die extrakorporale Zirkulation waren der Dacron-Woll-*Tiefenfilter* von Swank und der *Netzfilter* der Firma Pall Biomedical (Polyester-Mesh Screen-Filter).

Tiefenfilter

Der Tiefenfilter besteht entweder aus dicht gepackten wolleartigen Kunststofffasern oder aus einem mikroporösen Plastikschaum. Durch diese Bauart entstehen lange, enge und gewundene Passagewege, in denen kleine Partikel hängen bleiben, größere Teilchen werden schon auf der äußeren Oberfläche abgefangen. Außerdem werden Partikel auf der sehr großen, benetzten inneren Oberfläche durch Adhäsion festgehalten. Während der Funktion wird so die Oberfläche zunehmend mit Fibrin und Partikeln besetzt, so daß sich die Filterleistung stetig verringert, bis es schließlich zur sog. Filtersättigung kommt. Durch stetige Abnahme der adhäsiven Kapazität können dann Partikel, die größer sind als das ursprüngliche Filterdesign – z.B. 40 μ – den Filter ungehindert passieren. Dieses Phänomen wird als Sättigungsdurchbruch bezeichnet und ist ein Maß für die Effektivität und Kapazität eines Tiefenfilters.

Der Netz-Filter (Screen-Filter)

Im Gegensatz zum Tiefenfilter hat der Netz- oder Flächenfilter kaum adsorbierende Kräfte. Er besteht aus einem gewobenen Netz aus Kunststoffäden, dessen Porengröße schon bei der Fabrikation festgelegt wird. Die Partikelfiltration ist im Gegensatz zum Tiefenfilter lediglich von dieser Porengröße abhängig. Um bei großer Filterkapazität die Abmessung des Filters und damit auch sein Füllvolumen möglichst klein zu halten, ist das Filternetz gefaltet. Da sich der Blutdurchfluß auf die gesamte Filterfläche verteilt, nehmen seine Stromgeschwindigkeit und damit auch die Scherkräfte erheblich ab, wodurch es zu einer geringeren Schädigung der zellulären Blutbestandteile kommt. Außerdem wird die Druckdifferenz über den Filter vermindert. Daher werden Netzfilter vornehmlich in der arteriellen Linie verwendet, die Tiefenfilter bevorzugt im Kardiotomiereservoir.
Eine weitere Anwendung des Netzfilters ist der Prebypass-Filter. Dieser feinporige, einfach konstruierte Filter soll Schmutzpartikel, die bei der Produktion und Montage von Oxygenatoren zwangsläufig anfallen, abfiltern. Diese Partikel bewegen sich in einer Größenordnung von 5–500 μ und bestehen im wesentlichen aus Plastikfragmenten, Staub, Haaren und anderen nicht definierbaren Bestandteilen. Da der Prebypass-Filter so ausgelegt ist, daß er Partikel über 5 μ herausfiltert, wird er nur zum Füllen des Oxygenators benutzt und muß vor der Zugabe von Blut, spätestens aber vor dem Beginn der extrakorporalen Zirkulation entfernt werden.
Neben den korpuskulären Embolien spielen jedoch auch Gasembolien eine wichtige Rolle. In der arteriellen Linie von Bubble-Oxygenatoren findet man regelhaft Mikrogasblasen in unterschiedlicher Menge und Größe, dieses gilt unter bestimmten Voraussetzungen auch für Membran- und Kapillaroxygena-

toren. Außerdem werden dem Oxygenator gelegentlich große Luftblasen über die venöse Linie zugeführt. Geringe Anteile dieser Luft können ihn durchlaufen und ebenfalls in Form von Mikrogasblasen die arterielle Linie erreichen. Sowohl Netz- als auch Tiefenfilter sind dazu geeignet, neben der Eliminierung korpuskulärer Elemente auch diese Blasen zu entfernen.

Das Prinzip der Blasenelimination durch diese Filter beruht auf folgenden physikalischen Grundlagen:

Die in diesen Filtern verwendeten Kunststoffasern haben eine hydrophile Oberfläche, d.h. sie sind mit wässrigen Flüssigkeiten leicht benetzbar. Damit verbunden sind *adhäsive* Kräfte, die einen dünnen Flüssigkeitsfilm an der Oberfläche binden. Andererseits besitzt die durch den Filter strömende Flüssigkeit *cohäsive* Kräfte, die sie zusammenhält, wodurch sie gewissermaßen auf dem Oberflächenfilm gleitet. Unter diesen Bedingungen sind Gasblasen nicht in der Lage, die Flüssigkeit aus den Filterporen zu verdrängen. Erst wenn die Druckdifferenz über dem Filter zu groß wird, treten Blasen durch die Poren. Diese kritische Druckdifferenz ist berechenbar und wird als Blasendruckpunkt bezeichnet. Beide Filter, Tiefen- wie Netzfilter, funktionieren nach diesem Prinzip, jedoch ist der Blasendruckpunkt bei den Tiefenfiltern nicht korrekt berechenbar, da ihre Porengröße nicht genau definierbar ist. U.a. werden deshalb Netzfilter in der arteriellen Linie bevorzugt.

Weiterführende Literatur beim Verfasser.

Industrielle Produkte: Filter

Filter sind bei der Fülle der Geräte für die extrakorporale Zirkulation zwar ein eher unscheinbarer Bestandteil, dennoch aber für das Gesamtsystem von großer Wichtigkeit. Dem Kardiotechniker fällt die Aufgabe zu, die verfügbaren objektiven Daten der angebotenen Filter zu prüfen und zu vergleichen. Hierzu werden normalerweise folgende Punkte berücksichtigt:
Erforderliche Fließraten, verfügbarer Druck (vor dem Filter, nach dem Filter, maximal zulässiger Differentialdruck), Anforderungen an das Filtrationssystem (zu filtrierendes Gesamtvolumen, Grad der Verunreinigung der zu filtrierenden Lösung, Rückhalterate, Filterfläche, Füllvolumen). Speziell bei den arteriellen Blutfiltern sind darüberhinaus folgende Punkte wichtig: Entlüftungseigenschaften, geringer Druckabfall auch bei hohen Flußraten, keine Steigerung der Hämolyserate des Gesamtsystems.

Lieferant	Hersteller	Blutfilter (arterielle)	Prebypass-Filter	Luftfilter und Sonstige
Baxter	Bentley	×		×
Cobe	Cobe	×	×	×
Dideco-Shiley	Pfizer-Gruppe	×		
Gelman	Gelman			×
HP-medica	BARD	×		
Jostra	Jostra	×		
Medtronic	Medtronic	×		
Pall	Pall	×	×	×
Sartorius	Sartorius	×	×	×
Schleicher & Schüll	Schleicher & Schüll			×
Terumo	Terumo	×		

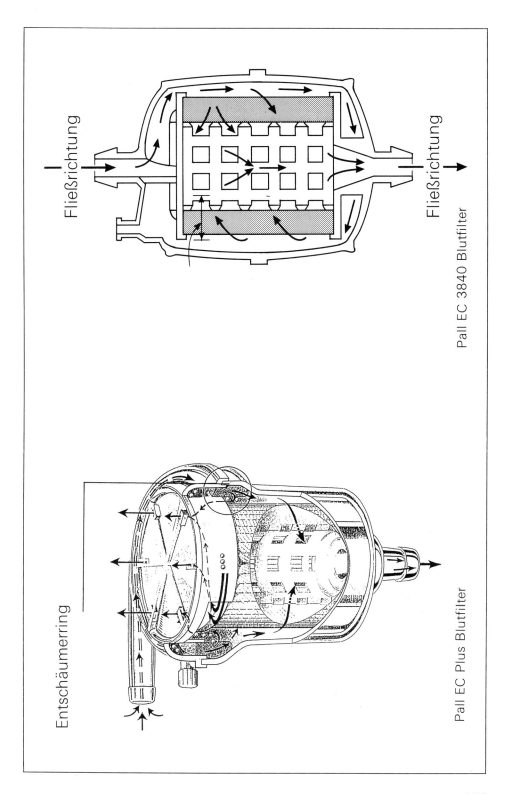

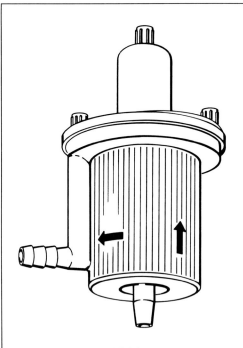

Sartorius SM 40066
Arterielles Blutfilter

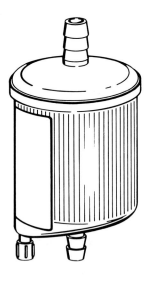

Sartorius SM 40065
Pre-Bypass-Filter

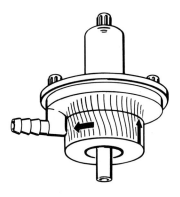

Sartorius SM 40063
Arterielles Blutfilter

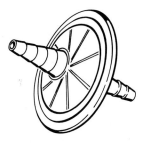

Sartorius SM 40062
Kardiovent-Einwegfilter

Kardioplegie und Myokardprotektion

V. Döring, H. Dose, H. Pokar

Universitätskrankenhaus Hamburg Eppendorf
Abteilung für Thorax-, Herz- und Gefäßchirurgie
Martinistr. 52
2000 Hamburg 20

Der Begriff »Kardioplegie« bezeichnet jede Form der pharmakologisch induzierten Herzlähmung. Der Begriff »Myokardprotektion« umfaßt darüberhinausgehend alle Maßnahmen, die den Zustand des operierten Herzens vor, während und nach dem Eingriff optimieren helfen.
Die operative Korrektur eines erworbenen oder angeborenen Herzfehlers soll die Funktion des Herzmuskels verbessern. Das Auftreten einer postoperativen myogenen Herzinsuffizienz mit der Notwendigkeit einer medikamentösen oder gar apparativen Unterstützung des Herzmuskels zeigt jedoch, daß von Zeit zu Zeit die Bedingungen der Operation das Herz zusätzlich schädigen. Wenn ein chirurgischer Fehler ausgeschlossen werden kann, ist eine Schädigung des Myokardstoffwechsels wahrscheinlich.
Die perioperativ entstandene metabolische Myokardschädigung kann durch zahlreiche Faktoren hervorgerufen werden. Sie umfassen u. U. auch eine unzureichende Prämedikation, eine mit Mängeln behaftete Narkoseeinleitung und -führung mit hypotonen oder hypertonen, mit tachykarden oder bradykarden Phasen, sowie ein ungesteuertes Aufwachintervall. Ein unvorsichtiges Präparieren oder Luxieren des Herzens vor dem Anschluß an die Herz-Lungen-Maschine kann Rhythmusstörungen oder gar eine mechanische Beschädigung der Herzkranzgefäße hervorrufen. Alles dieses sind Faktoren, die entweder den Sauerstoffbedarf des Myokards auf kritische Werte ansteigen oder aber die Myokardperfusion auf kritische Werte absinken lassen können.
Für viele Herzoperationen ist es notwendig oder wünschenswert, die Koronarzirkulation zu unterbrechen und das Herz stillzustellen. Als Folge dieses Durchblutungsstillstandes kann es zu einer verzögerten Erholung oder gar zu einer irreversiblen Schädigung der Herzmuskelzelle kommen.
Die Vorgänge, die zum Untergang der Herzmuskelzelle während einer Ischämie führen, sind komplex. Die Myokardzelle – im Gegensatz zum Skelettmuskel oder zum Myokard des tauchenden Säugetieres – kann während des Sauerstoffmangels nur noch aus einem einzigen Stoffwechselweg, dem Glykogenabbau, für kurze Zeit und mit unzureichender Ausbeute Energie gewinnen. So entstehen aus einem Glukosemolekül in Anwesenheit von Sauerstoff 38 Moleküle Adenosintriphosphat (ATP), welches der Hauptenergieträger der Zelle ist. In Abwesenheit von Sauerstoff entstehen durch Abbau der Glukose zu Milchsäure dagegen nur zwei Moleküle ATP. Zusätzlich wird diese

letzte Möglichkeit der Energieproduktion durch die sich rasch entwickelnde intrazelluläre Milchsäureazidose gedrosselt. In der Zelle kommt es einerseits zu einem Nährstoff- und Energiemangel und andererseits zu einer Übersäuerung des Zellmilieus, wodurch die Stoffwechselbalance zusammenbricht. Es resultieren Kontraktionsinsuffizienz, schließlich Zellödem, Muskelstarre und Autolyse – die Selbstauflösung der Zellorganellen.

Es ist das Ziel der sog. intraoperativen Myokardprotektion, die energetische Situation des Myokards während der Ischämie zu verbessern, d. h. die erwähnten negativen Einflüsse zu antagonisieren. Daher müssen alle Maßnahmen dahin zielen, den Energieverbrauch während der Ischämie zu drosseln. Zu den energieverbrauchenden Faktoren des Myokards zählen vor allem die intramyokardiale Spannungsentwicklung, die Kontraktilität, die Herzfrequenz und der Basalstoffwechsel. Durch eine Unterbrechung der elektrischen und mechanischen Aktivität des Herzens werden die ersten drei Faktoren ausgeschaltet, so daß nur noch Energie für den Basalstoffwechsel der Herzmuskelzelle benötigt wird. Diese Unterbrechung wird durch die pharmakologische Herzlähmung, die Kardioplegie erzielt. Die Kardioplegie kann die Überlebensmöglichkeiten des Herzmuskels während einer Ischämiephase wesentlich verbessern, sie muß es aber nicht zwangsläufig. So hatte die kardioplegische Lösung nach Melrose aus dem Jahre 1955, eine hochprozentige Kaliumzitrat-Lösung, verheerende Auswirkungen auf die Feinstruktur des Herzens: Die Wiederbelebbarkeit war im Vergleich zum ischämisch induzierten Herzstillstand durch einfache oder intermittierende Aortenabklemmung wesentlich verschlechtert.

Die einfache oder intermittierende Aortenabklemmung war in der Folgezeit die gebräuchlichste Methode zur Erzielung des intraoperativen Herzstillstandes: Ein vor allem in Normothermie aus biochemischer Sicht sehr bedenkliches Verfahren, da es bei entsprechender Dauer zu einer sukzessiven Verarmung des Myokards an energiereichen Phosphatverbindungen führt. Nicht vorhersehbar können so nach der Wiederbelebung insbesondere vorgeschädigte Herzen (z. B. Operationen im Status anginosus) die Kreislaufarbeit wegen einer myogenen Herzinsuffizienz oder einer Herzkontraktur nicht mehr übernehmen.

Moderne kardioplegische Verfahren verringern einerseits über einen Eingriff in biochemische Stoffwechselvorgänge den Energieumsatz der Zelle und verlangsamen andererseits durch eine Temperaturerniedrigung physikalisch-chemisch die Geschwindigkeit energieverbrauchender Prozesse. Sie fallen damit unter den umfassenderen Begriff der intraoperativen Myokardprotektion.

Das erste moderne Kardioplegikum, die Lösung nach Bretschneider, wurde 1967 in Aarhus durch Søndergaard klinisch eingeführt. Die Wirkung beruht auf der sog. Membranstabilisierung, der Unterdrückung der energieverbrauchenden elektrischen Vorgänge an der Zellmembran durch Procain und durch eine Reduktion der extrazellulären Natriumkonzentration. Kurze Zeit später erfolgte die routinemäßige Anwendung der Magnesium-Procain-Injektionskardioplegie nach Hölscher und Kirsch durch Rodewald in Hamburg. Ab 1973 fand die Kardioplegie auch in den USA mehr und mehr Verbreitung. Die von Gay und Ebert beschriebene kardioplegische Lösung hat als Wirkprinzip eine hohe Kaliumkonzentration. Sie wurde in der Folgezeit von zahlreichen angelsächsischen Autoren modifiziert (Stanford-Lösung, Buckberg-Verfahren, Kirklin-Lösung).

In Hamburg wurde ein sauerstoffhaltiges kardioplegisches Koronarperfusat entwickelt, mit dem es möglich ist, auch während des Herzstillstandes einen normalen Energiestoffwechsel zu unterhalten. Es ist sowohl für die initiale Kardioplegieeinleitung mit Herzkühlung als auch die kardioplegische Langzeitperfusion bei der Operation vorgeschädigter Herzen oder komplexer Vitien geeignet. Die nutzbare Kardioplegiezeit konnte mit diesem Verfahren erstmals intraoperativ auf über vier Stunden verlängert werden, ohne daß mit einer postoperativen myogenen Herzinsuffizienz gerechnet werden muß.

Bretschneider entwarf eine neue kardioplegische Lösung, die neben den kardioplegischen Komponenten Histidinpuffer in hoher Konzentration enthält. Hierdurch werden die während der Ischämie beim Glucoseabbau erzeugten Wasserstoffionen (Acidose) extrazellulär abgepuffert. Eine Zellacidose wird damit vermieden, die Energiebereitstellung durch den Glykogenabbau verbessert. Jynge, Hearse u. Braimbridge entwickelten in London am St. Thomas-Hospital ein Kardioplegikum, dessen Wirkung auf einer erhöhten Kalium- und Magnesiumkonzentration beruht.

Alle diese Perfusate werden vorgekühlt in die Aortenwurzel oder die selektiv kanülierten Koronarostien gepumpt und senken die Myokardtemperatur in den Bereich der tiefen Hypothermie ab. Die modernen Kardioplegika verlängern bei korrekter Anwendung die Ischämietoleranz des Myokards durch Absenkung des Energiebedarfs beträchtlich.

Während der Sauerstoffverbrauch des *leerschlagenden* Herzens etwa 3 ml/min/100 g Herzgewicht, der des *flimmernden* Herzens 4–7 ml/min/100 g beträgt, sinkt er im kardioplegisch stillgestellten Herzen je nach Art des Kardioplegikums auf 0,6–1,0 ml/min/100 g Herzgewicht ab. Bei weiterer Absenkung des Energiebedarfs durch Unterkühlung in den Bereich der tiefen Hypothermie von 17 °C beträgt er nur noch 0,1–0,2 ml/min/100 g. Die Ischämietoleranz kann so auf drei bis vier Stunden gesteigert werden – zumindest unter den definierten Bedingungen des Tierexperiments.

Beim chronisch kranken Herzen kann die Wirksamkeit der Kardioplegie durch den Auswascheffekt von Blut beeinträchtigt oder gar aufgehoben werden. Das Blut gelangt durch extraanatomische Kollateralgefäße in das Herz, wäscht die kardioplegische Lösung aus den Koronargefäßen aus und läßt die Myokardtemperatur ansteigen. Dieser extracoronare Blutzufluß in das kardioplegische Myokard ist besonders ausgeprägt bei chronisch ischämischen Herzerkrankungen: Während er bei Mitralklappenvitien im Mittel nur 0,4 ml/min betrug, wurde während der Bypass-Chirurgie ein mittlerer Fluß von 3 ml/min mit einem Maximalwert von 14,7 ml/min gemessen (Hetzer et al.).

Die unbemerkte Wiederaufwärmung des Herzens während des Stillstandes ist eng mit dem extracoronaren Blutfluß gekoppelt. Sie ist ein gefährliches Phänomen: Die Aufhebung der kardioplegischen Wirkung durch Blut steigert bereits den myokardialen Sauerstoffbedarf von 0,2 ml/min/100 g Herzgewicht bei 17° C auf etwa 1 ml/min/100 g Herzgewicht; zusätzlich verdoppelt sich dann der Energiebedarf noch bei einer Aufwärmung um jeweils 10 °C.

Es ist also erforderlich, das Myokard initial hinreichend lange mit der kardioplegischen Lösung zu äquilibrieren, um eine gleichmäßige Verteilung der pharmakologisch wirksamen Substanzen zu erreichen und um das Herz homogen abzukühlen. Hierbei ist es besonders günstig, wenn die kardioplegische Lösung mit Sauerstoff aufgesättigt ist und Nährsubstrate wie Glucose enthält. So kann das Herz auch noch in der Kühlphase Energie gewinnen. Erst bei Abbruch der kardioplegischen Perfusion beginnt dann die Herzischämie bei einem normalen Gehalt an energiereicher Phosphatverbindung. Ist ein länger dauernder Herzstillstand vonnöten, dann sollte die kardioplegische Perfusion in regelmäßigen Abständen wiederholt werden, um einer Wiedererwärmung und Übersäuerung des Myokards entgegen zu wirken.

Länger dauernde und/oder wiederholte kardioplegische Perfusionen mit erythrozytenfreien Lösungen können zu einem interstitiellen Ödem führen, wenn nicht Maßnahmen zur Ödemprophylaxe getroffen werden. Nach dem Starling'schen Gesetz der Filtration und Reabsorption von Flüssigkeiten in Geweben entsteht ein Ödem, wenn der Perfusionsdruck den kolloidosmotischen Druck überschreitet. Das kardioplegisch ruhende Herz ist besonders ödemanfällig, da der Abtransport von Lymphflüssigkeit eingeschränkt ist. Da die meisten Kardioplegika kristalloide Lösungen sind und keine kolloidosmotisch wirksamen Substanzen enthalten (Ausnahmen: Blutkardioplegie, kardioplegische Lösung Hamburg-Eppendorf), ist besonders bei ihrer Anwendung – wenn sie länger dauert oder häufiger wiederholt wird – auf eine Drucklimitierung durch Druckmessung zu achten, wenn nicht das Risiko eines Myokardödems in Kauf genommen werden soll. Dieses entsteht vor allem, wenn die Zellmembran eine ischämieinduzierte Schädigung aufweist.

Technische Durchführung

Die kardioplegischen Lösungen werden in der Regel bei 4 °C aufbewahrt. Um die Kühlkette nicht zu unterbrechen, können die Lösungen im Operationssaal vor und auch während der Anwendung im Eisbad stehen. Vor Einleitung des Herzstillstandes kann das Schlauchsystem mit der kardioplegischen Lösung vorgekühlt werden. Das linke Herz wird durch den kardio-pulmonalen Bypass – nötigenfalls zusätzlich mit einer linksventrikulären Drainage – maximal entlastet. Nach Aortenabklemmung wird die kardioplegische Lösung entweder durch Schwerkraft aus einer hoch aufgehängten Infusionsflasche oder mittels eines Druckbeutels (wie zur Bluttransfusion) über eine weitlumige Kanüle in die Aortenwurzel appliziert. Aufwendiger ist die Anwendung einer druckgesteuerten Rollenpumpe, die häufig in die Herz-Lungenmaschine integriert ist. Der Vorteil der Verwendung einer Pumpe liegt darin, daß gleichzeitig mit einem gewählten Perfusionsdruck auch immer der erzielte Fluß bekannt ist. Der Perfusionsdruck kann entweder direkt in der Aortenwurzel oder im aortennahen Teil der Kardioplegiekanüle über einen Druckaufnehmer gemessen werden. Nach Beendigung der kardioplegischen Perfusion kann die Kardioplegiekanüle als linksventrikuläre Drainage benutzt werden.

Im Fall einer Schlußunfähigkeit der Aortenklappe erfolgt die kardioplegische Coronarperfusion meistens über die selektiv kanülierten Koronarostien (siehe Abb. 1). Die Applikation der kardioplegischen Lösung kann in diesem Fall nicht über die Aortenwurzel erfolgen, da sie erstens zu einer Überdehnung des linken Ventrikels führen kann und zweitens der Fluß der kardioplegischen Lösung in die Koronargefäße unkontrollierbar ist. Um die Eröffnung der Aorta

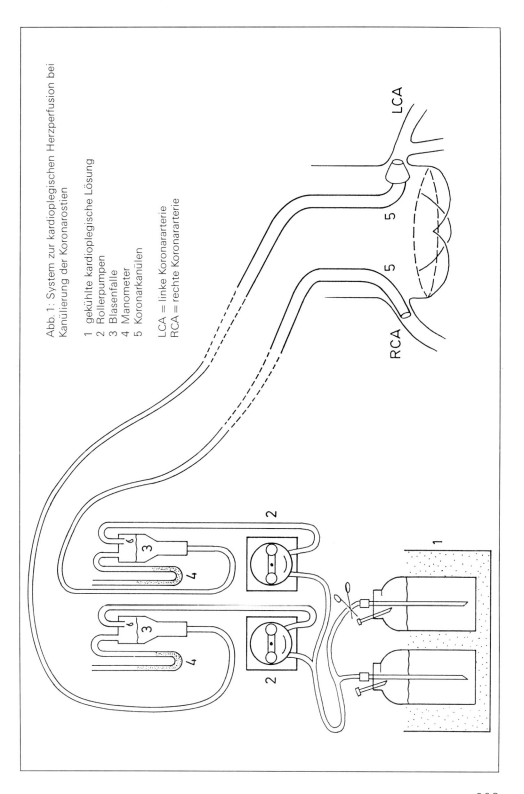

Abb. 1: System zur kardioplegischen Herzperfusion bei Kanülierung der Koronarostien

1 gekühlte kardioplegische Lösung
2 Rollerpumpen
3 Blasenfalle
4 Manometer
5 Koronarkanülen

LCA = linke Koronararterie
RCA = rechte Koronararterie

zu vermeiden, kann der Operateur im Notfall versuchen, durch manuelle Kompression des linken Ventrikels die kardioplegische Lösung in die Koronarostien zu »dirigieren«.

Bei selektiver Kanülierung der Koronarostien ist eine direkte Messung des Perfusionsdruckes nur mittels aufwendiger Spezialkanülen möglich. Der Perfusionsdruck braucht in diesem Fall nicht direkt im Koronararteriensystem gemessen zu werden, wenn man sich zu folgendem Vorgehen entschließt: Zunächst wird bei nicht kanüliertem Koronarostium der Perfusionsdruck im Schlauchsystem bei einem frei gewählten Fluß (z.B. 100 ml/min) bestimmt. Dann wird das Koronarostium kanüliert und der Fluß so lange gesteigert, bis der Druck im Schlauchsystem um den gewünschten Betrag des koronaren Perfusiondruckes (z.B. 40 mmHg) angestiegen ist. Bei sehr dünnlumigen Kanülen kann der Strömungswiderstand so hoch sein, daß die üblicherweise verwendeten Manometer nicht ausreichen.

Um bei selektiver Kanülierung beider Koronarostien ein zweites Pumpsystem zu vermeiden, wird die Perfusion beider Koronararterien häufig über eine Y-Verzweigung durchgeführt. Aufgrund der unterschiedlichen Strömungswiderstände in der dünnlumigen Kanüle für die rechte Kranzarterie einerseits und in der weitlumigen Kanüle für die linke Kranzarterie andererseits ist der Perfusionsdruck durch eine indirekte Messung dann nicht mehr bestimmbar.

Nach Durchströmung der Koronararterien fließt die kardioplegische Lösung zum größten Teil aus dem Koronarvenensinus in den rechten Vorhof. Der weitere Verbleib der Lösung hängt von der gewählten venösen Kanülierungsart ab. Bei getrennter Kanülierung der Hohlvenen mit angezogenen Tourniquets wird sie direkt mit dem OP-Sauger abgesaugt. Mit dieser Methode können systemische Wirkungen des Kardioplegikums nahezu ausgeschlossen werden (z.B. Hyperkaliämie nach Gabe größerer Mengen einer kardioplegischen Lösung mit hohem Kaliumgehalt). Nachteilig ist der nicht zu vermeidende Blutverlust, da sich trotz geschlossener Tourniquets immer eine gewisse Menge Blut im rechten Vorhof ansammelt. Bei offenen Tourniquets oder bei Kanülierung mit einer Zweistufenkanüle fließt die Lösung zusammen mit dem venösen Blut in die Herz-Lungen-Maschine und damit in den Systemkreislauf ab. Hierdurch wird ein Blutverlust ausgeschlossen, jedoch kann es bei Verwendung größerer Mengen kardioplegischer Lösung (2–3 Liter) zu einer nicht mehr tolerablen Verdünnung des Patientenblutes kommen und den Einsatz der Hämofiltration während der extrakorporalen Zirkulation nötig machen.

Nach der Installation der kardioplegischen Perfusion wird diese so lange durchgeführt, bis das gesamte Myokard homogen mit der kardioplegischen Lösung äquilibriert und auf ca. 15–20 °C abgekühlt ist. Die hierzu benötigte Zeitdauer wird vom Fluß der Koronarperfusion, der Masse der Herzmuskulatur sowie dem Ausmaß etwa vorhandener Koronarstenosen bestimmt. Der intraoperativ am einfachsten zu bestimmende Parameter für die Homogenität der Kardioplegie ist die Temperaturmessung in verschiedenen Herzarealen mittels feiner Einstichthermistorsonden. Wie systematische Temperaturmessungen an großen Patientenkollektiven zeigen, ist es immer möglich, ein Herz homogen zu äquilibrieren, auch wenn hochgradige Koronarstonosen oder eine Herzhypertrophie vorliegen. Dieses gilt insbesondere auch für kardioplegische Lösungen, die kolloidosmotisch wirksame Substanzen enthalten und deshalb eine erhöhte Viskosität aufweisen (Blutkardioplegie, kardioplegische Lösung Hamburg-Eppendorf).

Die tiefe Herzhypothermie durch interne Kühlung mit kardioplegischer Lösung kann durch eine zusätzliche Oberflächenkühlung mit isotonen Lösungen oder Eisbrei verstärkt und aufrechterhalten werden. Verwendet man eine isotone Lösung zur externen Kühlung, so muß sie laufend abgesaugt werden, womit gewisse Blutverluste verbunden sind. Deshalb wurden Rezirkulationssysteme entwickelt, bei denen die Kühllösung im Perikard wieder aspiriert, in ein Kühlsystem gesogen und dann auf 4 °C abgekühlt zurück auf die Herzoberfläche gepumpt wird.

Die Oberflächenkühlung mit Eis wird mit einem dünnflüssigen Eisbrei durchgeführt, der auf das in Kompressen gehüllte Herz gegeben wird. Die im rechts- und linkslateralen Perikard zum Zwerchfell ziehenden Nn. phrenici sollten mit Kompressen oder Schaumstofflagen abgestopft werden, damit es nicht zu einem Kälteschaden der Nerven mit Zwerchfellähmung kommt.

Mit dem Öffnen der Aortenklemme wird das Koronarsystem wieder durchblutet und die Kardioplegie aufgehoben. In dieser ersten Phase, in der das noch kalte und kardioplegisch relaxierte Herz keinen eignen Tonus besitzt, kann es durch Überdehnung innerhalb weniger Sekunden irreversibel in seinem Gefüge zerstört werden. Daher öffnet der Operateur die Aortenklemme mit sehr großer Vorsicht, um einen Reflux aus der Aorta in den Ventrikel unbedingt zu vermeiden.

Während der Ischämie kommt es zu funktionellen Störungen des Zellstoffwechsels, von denen sich das Herz in der nachfolgenden Reperfusionsphase erholen muß. Z.B. müssen intra- und extrazelluläre Elektrolytverschiebungen rückgängig gemacht und pH-Änderungen normalisiert werden. Für die Erholung benötigt das Myokard eine Reperfusionszeit, die nach klinischer Erfahrung etwa 30–40% der myokardialen Ischämiezeit entspricht. Ist aufgrund des prä- und intraoperativen Verlaufs mit einer myogenen Herzinsuffizienz zu rechnen, wird von vornherein eine prolongierte Reperfusion geplant.

Auch wenn das Herz nach Abstellen der Herz-Lungen-Maschine seine Tätigkeit zufriedenstellend wieder aufgenommen hat, kann man nicht davon ausgehen, daß der Herzstoffwechsel sich schon vollkommen normalisiert hat. So kann es z.B. etliche Stunden dauern, bis die abgesunkenen Vorräte an energiereichen Phosphatverbindungen wieder aufgefüllt sind.

Tab. 1: Faktoren, die eine erfolgreiche Myokardprotektion durch Kardioplegie beeinträchtigen können

1. Unbemerkte Wiederaufwärmung
2. Überschreiten der tolerablen Ischämiezeit
3. Zu hoher Perfusionsdruck (Myokardödem)
4. akute Koronarokklusion
5. Myokardüberdehnung (z.B. bei Wiedereröffnung der Aorta)
6. Extrakoronarer Blutüberlauf
7. Zu kurze Reperfusion
8. Unkontrollierte Koronarperfusion bei Aorteninsuffizienz
9. Zu kurze kardioplegische Perfusion (z.B. bei hypertrophem Ventrikel)

Retrograde Kardioplegie

Das Wirksamwerden einer Myokardprotektion durch Kardioplegie setzt voraus, daß die kardioplegische Lösung bei der kardioplegischen Koronarperfusion auch tatsächlich an den Ort ihrer Wirkung, nämlich an die Herzmuskelzelle gelangt. Daß diese Situation nicht immer gegeben ist, machen folgende Beispiele deutlich: a) Bei einer akuten Myokardischämie z. B. im Rahmen eines Myokardinfarktes oder nach einer Dissektion bei einer Koronarangioplastie sistiert augenblicklich der Blutfluß in das nachgeschaltete Myokardareal. Wird eine sofortige Revaskularisierung unter Verwendung der Kardioplegie angestrebt, kann dieses akut ischämische Areal durch eine orthograde kardioplegische Herzperfusion über die Herzkranzgefäße nicht erreicht werden. b) Bei der Operation eines kalzifizierten kombinierten Aortenklappenfehlers unter Einbeziehung der Koronarostien in Form von hochgradigen Ostiumstenosen kann eine kardioplegische Perfusion häufig nicht durchgeführt werden, da die engen Koronarostien durch Koronarkanülen nicht intubierbar sind. c) Bei Vorliegen einer hochgradigen Stammstenose der linken Kranzarterie mit schlechter Kollateralisierung kann nicht immer davon ausgegangen werden, daß die über die Stenose erzielten Flußvolumina ausreichen, um eine ausreichende Myokardprotektion durch Kardioplegie zu erzielen. d) Entwickelt sich bei einem Patienten in den Jahren nach einer aorto-coronaren Bypassoperation ein zu operierendes Aortenklappenvitium, so müßten während der zweiten Operation nach Aortotomie zur Einleitung des kardioplegischen Herzstillstandes nicht nur die beiden Koronarostien, sondern zusätzlich die Ostien der Bypassgefäße intubiert und perfundiert werden. e) Die Problematik einer kardioplegischen Perfusion über die Aortenwurzel bei Vorliegen einer mäßiggradigen Aortenklappeninsuffizienz ist bereits oben besprochen worden.

In den angeführten Fällen besteht nun die Möglichkeit, die kardioplegische Lösung nicht orthograd über die Koronararterien, sondern retrograd über die Koronarvenen an die Myokardzelle heranzuführen. Dieses kann durch drei Verfahren erreicht werden:

Die einfachste Methode ist die indirekte retrograde kardioplegische Perfusion über den rechten Herzvorhof. Bei venösem Anschluß der Herz-Lungen-Maschine an die obere und untere Hohlvene und Verschluß derselben durch Tourniquets sowie nach Abklemmung der Aorta ascendens und der Pulmonalarterie wird die kardioplegische Lösung über das kanülierte rechte Herzohr in den rechten Vorhof gepumpt. Es baut sich im rechten Vorhof und im rechten Ventrikel ein Perfusionsdruck auf, durch den über den Koronarvenensinus und die Herzvenen das Myokard retrograd perfundiert wird. Die verbrauchte kardioplegische Lösung wird über eine Kanüle in der Aortenwurzel wieder abgesaugt. Diese Form der indirekten retrograden Kardioplegie muß unter besonders sorgfältiger Kontrolle des niedrig zu haltenden Perfusionsdrucks erfolgen, damit das kardioplegische relaxierte rechte Herz durch den Druck der kardioplegischen Perfusion nicht überdehnt wird. Dieses indirekte Verfahren hat deshalb nur eingeschränkte Verbreitung erlangt.

Beim zweiten, direkten Verfahren zur Durchführung der retrograden Kardioplegie wird nach Hohlvenenkanülierung und Verschluß derselben durch Tourniquets der rechte Vorhof auf etwa 3 cm eröffnet. Mit einem Ballonkathe-

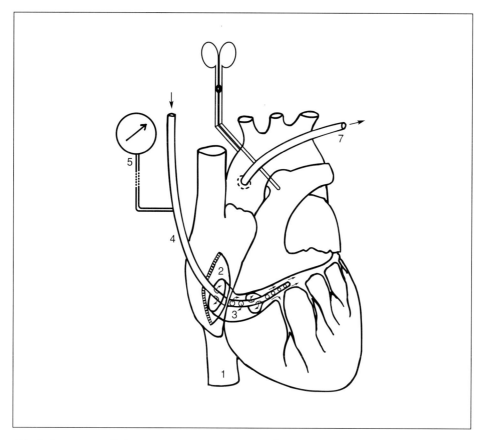

Abb. 2: System zur direkten retrograden Kardioplegie über den Koronarvenensinus

1 Obere und untere Hohlvene (Hohlvenenkanülierung nicht eingezeichnet)
2 Eröffneter rechter Vorhof
3 Koronarvenensinus (Herzhinterwand)
4 Kardioplegiekanüle mit selbstentfaltendem Ballon im Koronarvenensinus
5 Druckmessung
6 Aorta ascendens
7 Saugung

ter wird der Koronarvenensinus intubiert und eine druckgesteuerte retrograde Kardioplegie über die Koronarvenen durchgeführt. Das verbrauchte Perfusat wird wiederum aus der Aortenwurzel abgesaugt. Diese Methode war längere Zeit dadurch in Mißkredit geraten, daß es bei Verwendung ungeeigneter Ballonkatheter zu einer Ruptur des Koronarvenensinus kam. Seit der Entwicklung von weichen Ballonkathetern, bei denen der Ballon durch den Perfusionsdruck der kardioplegischen Lösung selbst entfaltet wird, ist diese Komplikation nicht mehr zu befürchten. Die Durchführung ist in Abb. 2 dargestellt.
Eine Weiterentwicklung und Vereinfachung dieses Verfahrens stellt die dritte Applikationsform der retrograden Kardioplegie dar. Hier kann auf die Kanülie-

rung beider Hohlvenen verzichtet werden, der venöse Rückfluß der extrakorporalen Zirkulation erfolgt durch eine Zweistufenkanüle im rechten Vorhof und in der unteren Hohlvene. Über eine Tabaksbeutelnaht im rechten Vorhof wird der mit einem Trocar zu versehende Ballonkatheter zur kardioplegischen Perfusion unter digitaler Führung und Austastung des Koronarvenensinus blind in diesen eingeführt. Der Trocar wird entfernt, das System zur kardioplegischen Perfusion angeschlossen und die druckgesteuerte Perfusion durchgeführt.

Ein Großteil der so in das Myokard transvenös perfundierten kardioplegischen Lösung drainiert über die thebesischen Venen in den rechten und linken Ventrikel, der Rest fließt aus den Koronararterien retrograd in die Aortenwurzel. Die Wirksamkeit der retrograden kardioplegischen Perfusion kann — ebenso wie bei der orthograden kardioplegischen Perfusion — am einfachsten durch eine myokardiale Temperaturmessung kontrolliert und dokumentiert werden.

Häufig wird die orthograde kardioplegische Perfusion mit der retrograden kombiniert, indem die Perfusionen nacheinander durchgeführt werden.

Aufgrund der gänzlich anderen Filtrationsverhältnisse im Bereich der kapillären venösen Strombahn bei Anwendung der retrograden Kardioplegie, kann sich ein Myokardödem noch leichter entwickeln als bei der orthograden kardioplegischen Perfusion. Der Perfusionsdruck sollte deshalb deutlich unter dem bei der orthograden Perfusion angewandten Druck liegen, um eine Überperfusion oder ein Myokardödem zu vermeiden.

Kardioplegie zur Herzkonservierung vor der Herztransplantation

Die Herztransplantation ist ein neues Therapiekonzept bei der Behandlung der terminalen Myokardinsuffizienz. Seit Einführung des Medikamentes Cyclosporin in die immunsuppressive Therapie haben sich die Langzeitergebnisse nach Herztransplantation deutlich verbessert, so beträgt die Einjahresüberlebensrate heutzutage 70–90% und die Dreijahresüberlebensrate 60–80%. Diese günstige Entwicklung ist auch bei der Transplantation anderer Organe wie Lunge, Leber, Nieren und Pankreas zu verzeichnen. Für alle diese Organe ist die Transplantationsfrequenz stark angestiegen, so daß eine ausgesprochene Verknappung von Spenderorganen besteht. Die Multiorganentnahme bei einem Organspender ist deshalb zur Regel geworden. Die einvernehmliche Tätigkeit von 3–4 Explantationsteams in einem Operationssaal ist aufeinander abzustimmen und zu koordinieren.

Von den beiden möglichen Methoden zur Konservierung des Herzens, nämlich einerseits der kontinuierlichen Perfusion oder andererseits der initialen Kurzperfusion mit anschließender Lagerung bei tiefer Hypothermie, hat sich nur die letztere als klinische Routinemethode etablieren können. Hiermit sind — weitgehend unabhängig von der verwandten Konservierungslösung — maximale Konservierungszeiten von 5–6 Stunden möglich. Die zur Herzkonservierung

verwandten kardioplegischen Lösungen entsprechen denen in der konventionellen Herzchirurgie gebräuchlichen, d. h. es werden u. a. eingesetzt:
– Kardioplegische Lösung HTK
– Kardioplegische Perfusionslösung Hamburg-Eppendorf
– Kardioplegische Lösung St. Thomas
– Verschiedene hyperkaliämische kardioplegische Lösungen wie z. B. die kardioplegische Lösung Stanford.

Einige Zentren wenden auch die für die Nierenkonservierung entwickelte modifizierte Euro-Collins Lösung an.
Die günstigste Konservierungstemperatur liegt zwischen 5 °C und 10 °C. Wegen der Veränderung von Zellmembranlipiden sollte dieser Temperaturbereich nicht unterschritten werden, ein Unterschreiten des Gefrierpunktes ist deletär.

Ablauf der Herzentnahme

Bei dem hirntoten Organspender wird eine mediane Längssternotomie vorgenommen, die nach distal als mediane Längslaparotomie bis zum Schambein fortgesetzt wird. Zunächst werden die zu entnehmenden Abdominalorgane präpariert, dann wird das Perikard eröffnet. Das Herz wird eingehend auf äußerlich sichtbare pathologische Veränderungen untersucht und dann als Spenderorgan akzeptiert. Die Aorta ascendens bis zum Truncusabgang, die Arteria pulmonalis bis zu Bifurkation, die untere Hohlvene sowie die obere Hohlvene bis zur Einmündung der Vena azygos werden mobilisiert und angeschlungen. Es erfolgt die Antikoagulation mit 300 IE Heparin/kg. Nach Legen einer Tabaksbeutelnaht wird eine Kardioplegiekanüle in die distale Aorta ascendens eingebracht und fixiert. Die obere Hohlvene wird deutlich distal des Bereichs des Sinusknotens doppelt ligiert. Die untere Hohlvene wird durchtrennt, die Durchtrennung erfolgt bei gleichzeitiger Leberentnahme dicht am rechten Herzvorhof. Das venöse Blut wird durch großlumige OP-Sauger abgesaugt. Bei Absinken des Blutdruckes wird die Aorta ascendens abgeklemmt, diese Abklemmung sollte nicht zu früh erfolgen, um eine Überdehnung des Herzens zu vermeiden. Die Konservierungsperfusion mit 2–4 °C kalter kardioplegischer Lösung wird gestartet. Danach beginnen auch die Perfusionen zur Konservierung der Abdominalorgane.
Die technische Durchführung der kardioplegischen Konservierungsperfusion entspricht genau dem Vorgehen zur Einleitung des kardioplegischen Herzstillstandes bei konventionellen Herzoperationen, es wird deshalb auf die vorhergehenden Abschnitte verwiesen.
Die kardioplegische Perfusion wird so lang durchgeführt, bis jede elektrische und mechanische Aktivität erloschen ist und das Herz ebenmäßig in allen Abschnitten auf 5–10 °C abgekühlt ist. Eine zusätzliche externe Herzkühlung mit kalter Ringerlösung ist von Vorteil. Im Zweifelsfall kann eine intramyokardiale Temperaturmessung mit Einstichsonden durchgeführt werden. Die kardioplegische Perfusion wird abgebrochen, wenn das Herz auf die erwünschte Temperatur abgekühlt ist.

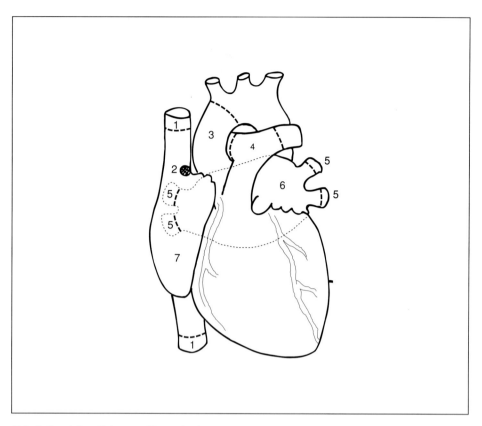

Abb. 3: Resektionslinien zur Herzentnahme

1 Obere und untere Hohlvene
2 Bereich des Sinusknotens
3 Aorta ascendens
4 Pulmonalarterie
5 Lungenvenen
6 Linker Vorhof
7 Rechter Vorhof

Die obere Hohlvene wird distal der Ligatur durchtrennt, desgleichen die vier Lungenvenen, die Aorta ascendens am Truncusabgang sowie die A. pulmonalis jenseits der Bifurkation. Die Dissektionslinien sind in Abb. 3 dargestellt.
Das excidierte Herz wird in zwei sterile Plastikbeutel überführt, die mit kalter Ringerlösung oder kalter Konservierungslösung gefüllt sind und die jeweils fest verschnürt werden. Diese werden in einen dickwandigen, mit kalter Ringerlösung gefüllten Transport-Plastikbeutel überführt. Nach festem Verschluß desselben wird das Herz in einem Styropor-Container in schmelzendem Eis aufbewahrt.
Kardioplegische Reperfusionen während des Transportes oder vor Implantation des Herzens bringen nach klinischen Erfahrungen keinen zusätzlichen Vorteil. Bei der Implantation sollte lediglich auf eine wirksame externe Herzkühlung geachtet werden. Über einen Perfusionskatheter im linken Herzohr

kann auch eine interne Herzkühlung mit kalter Ringer-Lösung durchgeführt werden. Damit wird gleichzeitig die Entlüftung des Herzens eingeleitet.
Auf die Möglichkeit, den Multiorganspender vor der Organentnahme mit einer Herz-Lungen-Maschine in den Temperaturbereich der tiefen Ganzkörperhypothermie abzukühlen, sei hier nur hingewiesen.

Ergebnisse einer Umfrage zur Handhabung der Kardioplegie an den Herzchirurgischen Kliniken der BRD

(Ermittlungszeitraum: Februar bis Juni 1987)
Im Februar 1987 wurde eine Umfrage begonnen, in der 30 Herzchirurgische Kliniken in der BRD gebeten wurden, anhand eines Fragebogens ihre Art der Myokardprotektion zu beschreiben.
Alle 30 Zentren haben geantwortet, jedoch wurde nicht jede einzelne Frage von allen beantwortet, so daß die hier dargestellten Ergebnisse nicht immer repräsentativ für die gesamte Herzchirurgie der BRD sind. Die wichtigsten Ergebnisse dieser Befragung werden kurz dargestellt.
Alle 30 Zentren verwenden zur Myokardprotektion eine kardioplegische Lösung, ein Zentrum allerdings nur gelegentlich. Welche Lösungen in welcher Häufigkeit verwendet werden, zeigt die folgende Tabelle:

Tab.: 2

Name der kardioplegischen Lösung	Wie viele Zentren wenden sie an?
1. Kardioplegische Lösung-HTK® (Bretschneider)	14
2. St. Thomas'-Lösung	7
3. Kardioplegische Lösung® (Hamburg-Eppendorf)	5
4. Lösung nach Kirklin	1
5. LK352®	1
6. Verfahren nach Buckberg	1
7. Eigenprodukt	1
	30

In allen Zentren wird die kardioplegische Lösung im Kühlschrank aufbewahrt, während der Anwendung aber nur in 10 von 26 OP's weiter gekühlt (9mal durch Eis, 1mal durch ein Kühlaggregat). Die übrigen 16 Anwender halten eine Kühlung der Lösung während der kardioplegischen Perfusion für nicht notwendig. 8 von 20 Zentren benutzen ein Filter im Perfusionssystem.
Die Temperatur, mit der die Lösung ins Koronarsystem gelangt, liegt bei 18 von 25 Anwendern zwischen 2° und 6 °C, bei 7 zwischen 7° und 10 °C.
Neben der kardioplegischen Kühlung wird das Herz in 22 von 26 Zentren zusätzlich perikardial mit kalter Lösung und/oder Eis (19 Zentren) oder mit einem geschlossenen System (3 Zentren) gekühlt. 4 Zentren halten eine perikardiale Kühlung für nicht notwendig.
Die durch die Kühlung des Herzens (kardioplegische Perfusion plus perikardiale Kühlung) angestrebte und von etwa der Hälfte der Zentren gelegentlich

gemessene Myokardtemperatur bewegt sich zwischen 7° u. 20 °C; die Mehrzahl der Angaben (8 von 13) liegt unter 15 °C.
Die für die Kardioplegie verwendete Lösungsmenge beträgt bei der:

Kardioplegischen Lösung-HTK®   ~30 ml/kg Körpergewicht,
(Bretschneider)   (1000–4000 ml)
St. Thomas'-Lösung   ~20 ml/kg Körpergewicht,
    (800–2500 ml)
Kardiopleg. Perfusionslösung®   ~13 ml/kg Körpergewicht,
(Hamburg-Eppendorf)   (400–1800 ml)

Die vergleichsweise niedrigen Mengen bei Verwendung der »Hamburger Lösung« sind weitgehend durch ihre höhere Viskosität bedingt.
In 15 von 30 Einheiten fließt die kardioplegische Lösung per Schwerkraft ins Koronarsystem, 13 benutzen eine Pumpe und zwei verwenden Druckbeutel. Bei elektiver Kanülierung der Koronarostien – z.B. bei Aortenklappenersatz – werden in jeweils 12 Zentren entweder beide Koronarien aus einem gemeinsamen System über ein Y-Stück oder aus zwei separaten Systemen perfundiert.
10 Zentren (von 25) messen regelmäßig den koronaren Perfusionsdruck. Die im Mittel angestrebten Drücke liegen zwischen 30 und 80 mmHg, wobei 7mal Drücke >50 mmHg angegeben werden.
Der angestrebte Perfusionsfluß beträgt 10mal (von 16 Angaben) 200 ml/min. Die Dauer der kardioplegischen Perfusion liegt bei 12 (von 27 Zentren) ≤ 5 min., Wiederholungsperfusionen werden von 11 Anwendern (17 Angaben) nach ≤30 min durchgeführt, von 6 nach mehr als 30 min, einmal wird als Intervall 70 min angegeben. Zwei Zentren reperfundieren nur, wenn das EKG Aktivitäten zeigt oder Herzaktionen beginnen.
Nach den vorliegenden Angaben wird die kardioplegische Lösung in 13 der 30 Zentren gesondert abgesaugt. Von einigen wird das mit der Lösung abgesaugte Blut mit einem Cellsaver wieder zurückgewonnen. In 11 Zentren gelangt die Lösung grundsätzlich in den Systemkreislauf. Wenn dabei gelegentlich der Hämatokritwert zu stark absinkt, so wird er durch eine Hämofiltration bis zum Ende der EKZ wieder angehoben. Bei 6 Anwendern wird die Lösung je nach Kanülierungsart und/oder Menge der benötigten Lösung entweder abgesaugt oder gelangt in den Kreislauf.

Zusammensetzung einiger gebräuchlicher kardioplegischer Lösungen

1. Kardioplegische Lösung-HTK® (nach Bretschneider)

Natriumchlorid	=	15,0 mmol/l
Kaliumchlorid	=	9,0 mmol/l
Kaliumhydrogen-2-oxoglutarat	=	1,0 mmol/l
Magnesiumchlorid ($6H_2O$)	=	4,0 mmol/l
Histidin * HCl (H_2O)	=	18,0 mmol/l
Histidin	=	180,0 mmol/l
Tryptophan	=	2,0 mmol/l
Mannit	=	30,0 mmol/l

2. Kardioplegische Lösung St. Thomas
Natriumchlorid = 110,0 mmol/l
Natriumhydrogencarbonat = 10,0 mmol/l
Kaliumchlorid = 16,0 mmol/l
Magnesiumchlorid = 16,0 mmol/l
Calciumchlorid = 1,2 mmol/l

3. Kardioplegische Perfusionslösung® (Hamburg-Eppendorf)
Poly(O-2-hydroxyethyl)stärke = 60,0 g/l
D, L-Magnesiumaspartat (4 H_2O) = 2,0 mmol/l
Procainhydrochlorid = 4,0 mmol/l
Calciumchlorid (2 H_2O) = 0,5 mmol/l
Natriumchlorid = 25,0 mmol/l
Kaliumchlorid = 5,0 mmol/l
Glucose-Monohydrat = 10,0 mmol/l
Mannit = 200,0 mmol/l
Vor der Anwendung wird dazugegeben:
Natriumhydrogencarbonat = 25,0 mmol/l
6-Methylprednisolon = 250,0 mg/l
Danach Äquilibrierung mit Carbogen (95% O_2/5% CO_2)

4. Kardioplegische Lösung nach Kirklin
$Natrium^+$ = 110,0 mmol/l
$Kalium^+$ = 30,0 mmol/l
$Chlorid^-$ = 85,0 mmol/l
$Bicarbonat^-/Carbonat^{--}$ 5:1 = 27,0 mmol/l
Calcium = 0,5 mmol/l
Glucose = 28,0 mmol/l
Mannitol = 54,0 mmol/l

5. LK 352®
Natriumhydrogencarbonat = 12,0 mmol/l
Kaliumaspartat = 8,5 mmol/l
Magnesiumaspartat = 1,0 mmol/l
Sorbit = 274,5 mmol/l

Kardioplegie-Sets oder einzelne Komponenten können heute praktisch von jedem Hersteller, der EKZ-Produkte in seinem Programm hat, geliefert werden.
Dem Herzzentrum stehen dabei eine Vielzahl von Möglichkeiten zur Verfügung, so daß an dieser Stelle lediglich einige Beispiele gezeigt werden können.

Weiterführende Literatur beim Verfasser.

Industrielle Produkte: Kardioplegie

Die erhältlichen Kardioplegie-Systeme vereinfachen den Kühlvorgang und dienen der Erhöhung von Präzision (Temperatur, Druck, Fluß) und Sicherheit (Mikrobubbles) sowie der besseren Kontrolle der Infusionsphase.
Kardioplegie-Filter befreien dabei die Lösung von Verunreinigungen durch Feststoffpartikel, die Vasokonstriktionen hervorrufen können, bzw. von Gasbläschen und bakteriellen Kontaminationen.

Lieferant	Hersteller	Kardioplegie-Systeme
Baxter	Bentley	x
Cobe	Cobe	x
Dideco-Shiley	Pfizer-Gruppe	x
3M Medica	Sarns	x
Jostra	Jostra	x
Medos	Medos	x
Pall	Pall	x

Technische Aspekte bei der Anwendung der Blutkardioplegie

H. Keller, F. Beyersdorf

Klinik für Thorax-, Herz- und Gefäßchirurgie
Johann Wolfgang Goethe Universität Frankfurt am Main
Theodor-Stern-Kai 7
6000 Frankfurt am Main 70

Die Protektion des Myokards während der extrakorporalen Zirkulation ist eines der wichtigsten Themen, mit denen sich der Kardiotechniker beschäftigt.
In diesem Artikel werden die Blutkardioplegielösung und das Blutkardioplegieverfahren nach BUCKBERG beschrieben.
Im Gegensatz zu kristalloiden Kardioplegielösungen ist das oxigenierte Blut aus der Herzlungenmaschine Träger der Kardioplegielösung, die somit während der Aortenabklemmung jederzeit zur Verfügung steht.

Zusammensetzung der Lösung

In zwei Infumixbeuteln wird jeweils eine kristalloide Lösung vorbereitet, die sich lediglich in ihrer Kaliumkonzentration unterscheiden.
Die Lösungen bestehen aus jeweils:
250 ml   Glucose 5%
200 ml   THAM 0,3 mol (1 Amp. THAM à 20 ml in 180 ml NaCl 0,9%)
 50 ml   ACD Blutstabilisator
250 ml   Natriumaspartat (13 mmol) und
          Natriumglutamat (13 mmol)
 60 mval Kaliumchlorid (7,45%) in Lösung I
 40 mval Kaliumchlorid in Lösung II
Der Inhalt der beiden Beutel wird täglich neu hergestellt, und die Beutel bis zu ihrer Anwendung in Eiswasser aufbewahrt.

Aufbau des Kardioplegiesystems an der Herzlungenmaschine

Durch zwei in eine Rollerpumpe eingelegte Schläuche unterschiedlicher Durchmessers (4:1), die wiederum in einen Y-Verbinder münden, fließen Blut aus dem arteriellen Reservoir des Oxygenators und kardioplegische Lösung im Verhältnis vier Teile Blut und ein Teil kardioplegische Lösung im Y-Verbinder zusammen. In das Entnahmesystem der kristalloiden kardioplegischen Lösung ist ein 0,2 µm-Filter eingebaut.
Das so entstandene Perfusat wird durch eine in Eis liegende Kühlspirale und von dieser über eine Luftfalle durch die Kardioplegienadel in die Aortenwurzel, bzw. direkt in die Koronarien gepumpt.
Im Kardioplegiesystem befindet sich vor der Luftfalle ein Temperaturmeßkonnektor. Der Systemdruck wird über einen separaten Ausgang an der Luftfalle gemessen.
Mit o. g. Methode erreicht man Perfusattemperaturen von 4–12 °C. Bei vierzig elektiv operierten Patienten haben wir dadurch das Myokard auf durchschnittlich 16 °C kühlen können.
Das von uns entwickelte Schlauchsystem ist in Abb. 1 dargestellt.

Applikation der Kardioplegielösung

Nach Beginn der extrakorporalen Zirkulation muß ein Totalkollaps der Pulmonalarterie vorliegen.
Nach Aortenabklemmung erfolgt dann die initiale Gabe der Blutkardioplegie mit einem Flow von 300 ml/Min. mit Lösung I bis zum Eintritt der Asystolie. Um ein Myokardödem zu vermeiden, werden der Flow nach Erreichen der Asystolie auf 200 ml/Min. reduziert und die Koronarien für insgesamt 5 Minuten mit Lösung II perfundiert.
Nach dieser Induktion erfolgen spätestens alle 20 Minuten multiple Reinfusionen in die Aorta und Venenbypässe mit einem Flow von 200 ml/Min. für 2 Minuten mit Lösung II. Bei hochgradigen Koronarstenosen oder technischen Schwierigkeiten bei der Kanülierung der Koronarostien kann die Blutkardioplegie auch retrograd durch Kanülierung des Sinus Coronarius angewandt werden.
Kurz vor Lösen der Aortenklemme wird eine warme (37 °C) Blutkardioplegie–Reperfusion mit Lösung II bei einem Flow von 200 ml/Min. für 3 Minuten durchgeführt (sog. »hot shot«).

Labor

Durch die 4:1 Mischung Blut : kristalloide Lösung wird folgende Zusammensetzung der Blutkardioplegie erreicht, die in die Aortenwurzel, bzw. die Bypässe infundiert wird:
Der pH-Wert liegt (bei 37 °C) im Mittel bei 7,8. Dadurch wird der intrazellulären Milchsäureazidose während der Ischämie vorgebeugt, die zur Übersäuerung des Zellmilieus und schließlich zum Zellschaden führt.
Der pO_2-Wert beträgt im Durchschnitt 300–320 mmHg; das Myokard wird also ausreichend mit Sauerstoff durch das Perfusat versorgt (pCO_2 beträgt 15–20 mmHg).
Die Kaliumkonzentration ist in der Blutkardioplegie mit Lösung I 20 mval/l, mit Lösung II 16 mval/l. Der Natriumwert liegt im Normbereich, das Kalzium ist mit 1,7 mmol/l erniedrigt, das ionisierte Kalzium beträgt 0,9 mmol/l.
Glukose liegt im Mittel bei 417 mg/dl, d. h. es liegt eine ausreichende Energieversorgung des Herzens während der Perfusion mit Blutkardioplegie vor, da aus einem Glukosemolekül in Anwesenheit von Sauerstoff 38 Moleküle ATP entstehen, welches der Hauptenergieträger der Zelle ist. Glukosegabe führt außerdem zur Erhöhung der Osmolarität, die im Perfusat 350–370 mosm/l beträgt.
Buckberg beschreibt die Zugabe von Vorstufen des Krebszyklus (Glutamat/Aspartat) als zusätzlich verfügbare Energieträger während Kardioplegiegabe.

Zusammenfassung

Als Ergebnis der genannten Fakten und beschriebenen Methodik erfüllt die Blutkardioplegielösung nach Buckberg die von uns gestellten Forderungen an ein myokardprotektives Verfahren:
- es kommt zu einem schnellen Herzstillstand, um Myokardschäden durch Energiemangel zu verhindern,
- Träger der Kardioplegielösung ist Blut zur Versorgung des Myokards mit Sauerstoff und Substraten,
- die Kühlung des Herzens erfolgt rasch und anhaltend,
- die Lösung ist optimal gepuffert, um eine Gewebsazidose zu vermeiden,
- während der Gabe der Kardioplegie besteht keine Ischämie,
- die Gabe von Vorstufen des Krebszyklus erhöht die verfügbare Energie während Induktion und Reperfusionen,
- das Verfahren ermöglicht lange Aortenabklemmzeiten ohne nennenswerte Hämodilution durch die Kardioplegielösung (der Volumenzuwachs beträgt bei 5-minütiger Perfusion 200 ml Lösung, bei 2-minütiger Perfusion 80 ml Lösung),
- das Verfahren ist technisch gut durchführbar und einfach in seiner Anwendung.

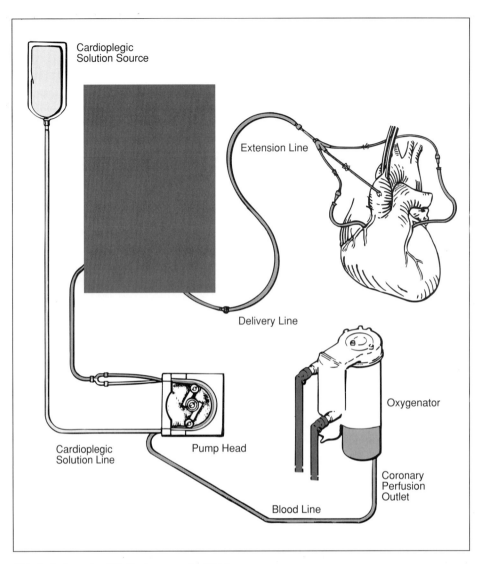

Abb. 1: Aufbau des CP-Systems an der HLM

Literatur

1. Follette, D.M., Mulder, D.M., Maloney, J.V. Jr., Buckberg, G.D.: Advantages of blood cardioplegia over continuous coronary perfusion and intermittent ischemia. J. Thorac. Cardiovasc. Surg. 76 (1978), 604–617
2. Buckberg, G.D.: A proposed »solution« to the cardioplegic controversy. J. Thorac. Cardiovasc. Surg. 77 (1979), 803–815
3. Buckberg, G.D.: Strategies and logic of cardioplegic delivery to prevent, avoid and reverse ischemic and reperfusion damage. J. Thorac. Cardiovasc. Surg. 93 (1987), 127–139
4. Beyersdorf, F., Krause, E., Sarai, K., Sieber, B., Deutschländer, N., Zimmer, G., Mainka, L., Probst, S., Zegelman, M., Schneider, W., Satter, P.: Clinical Evaluation of Hypothermic Ventricular Fibrillation, Multi-Dose Blood Cardioplegia and Single-Dose Bretschneider Cardioplegia in Coronary Surgery. Thorac. cardiovasc. Surgeon 38 (1990), 20–29

Wiedererwärmung von Unterkühlten mit der Herz-Lungen-Maschine

K. H. Leitz

Zentralkrankenhaus Links der Weser
Senator-Wessling-Straße 1
2800 Bremen 61

Einleitung

Betrachtet man im Tierreich das Verhalten der Körpertemperatur, fällt auf, daß es zwei Gruppen von Lebewesen gibt. Bei der einen Gruppe, z. B. den Fischen und Reptilien, ist die Wärmebildung gering, die Körpertemperatur ist damit den Schwankungen der Umgebung unterworfen, man spricht von wechselwarmen oder poikilothermen Tieren. Bei der zweiten Gruppe von Lebewesen, zu denen auch der Mensch gehört, wird die Körpertemperatur infolge höherer Wärmebildung konstant gehalten, man bezeichnet diese Lebewesen als homoiotherm. Aber auch bei ihnen besteht ein Temperaturgefälle, die oberflächlichen Körperteile haben eine niedrigere Temperatur als die zentralen. Man spricht von der Körperschale und dem Körperkern. Für klinische Zwecke wird die Rektaltemperatur als repräsentativ für die Körperkerntemperatur angesehen. Der Meßpunkt sollte 2–5 cm oral des Analsphinkters liegen (4). Daneben kommen die Sublingualgegend, der Naso-Pharyngealraum, die Speiseröhre oder Axillarregion als Meßpunkte der Körpertemperatur in Frage. Die normale Körperkerntemperatur des Menschen wird mit 37 °C angegeben, doch findet sich beim Menschen morgens ein Temperaturminimum, im Verlaufe des Tages ein Maximum (4). Die Amplitude der tagesrhythmischen Schwankungen beträgt im Mittel ca. 1 °C (4).
Fällt die Körperkerntemperatur unter 35 °C, spricht man von Hypothermie. Iatrogen gewollt kann die Hypothermie z. B. beim Herzeingriff sein. Dabei unterscheidet man in der Herzchirurgie zwischen milder Hypothermie (35 bis 33 °C), der leichten Hypothermie (32–26 °C) und der tiefen Hypothermie (25–15 °C). Bei allen Formen der unbeabsichtigten Senkung der Körperkerntemperatur spricht man von accidenteller Hypothermie. Bei der accidentellen Hypothermie kann der Abkühlungsvorgang schneller, also über Stunden, oder langwierig über Tage, z. B. bei Intoxikationen, sein. Man unterscheidet demnach zwischen akuter und chronischer Form der accidentellen Hypothermie.

Der Meßbereich normaler Krankenhausthermometer endet bei 35 °C. Deshalb müssen an Stellen, an denen Unterkühlte behandelt werden, zumindest Frühgeborenenthermometer mit einem Meßbereich bis 26 °C vorgehalten werden (Abb. 1). Günstiger sind aber Temperatursonden mit elektronischer Temperaturanzeige, da hierbei der Meßbereich größer ist (Abb. 2).

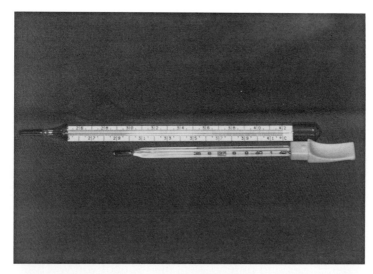

Abb. 1:
Zur Diagnose einer Hypothermie eignet sich das normale Krankenhausthermometer nicht. Frühgeborenenthermometer haben eine Meßskala, die bis 26 °C reicht.

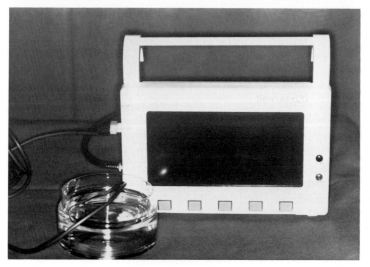

Abb. 2:
Temperaturen unter 26 °C lassen sich nur durch Temperatursonden mit elektronischer Temperaturanzeige messen. Beispiel des Sirecust 630 (Siemens), der sich bei uns in der Notfallmedizin bewährt hat.

Für den Abkühlungsvorgang gilt prinzipiell das Newton'sche Gesetz, das in seiner einfachsten Form besagt: Der Wärmeabstrom ist direkt proportional der Differenz zwischen Körper- und Umgebungstemperatur (29). Das bedeutet, daß ein Körper um so schneller auskühlt, je tiefer die Umgebungstemperatur ist. Es bedeutet aber auch, daß die Abkühlung um so langsamer fortschreitet, je tiefer die Temperatur gefallen ist. Es handelt sich also um einen sich selbst

verlangsamenden Prozeß. Da bei Kindern die Oberfläche größer ist als bei Erwachsenen, sind Kinder generell stärker von einer Hypothermie gefährdet als Erwachsene (29). Schließlich hängt der Abkühlungsvorgang von der Wärmeleitfähigkeit des Umgebungsmediums ab (29). Da die Wärmeleitfähigkeit für Wasser nahezu 25mal so hoch ist wie für Luft, besteht in kaltem Wasser ein extrem hohes Unterkühlungsrisiko. Speziell wenn das Wasser in Bewegung ist, kann der Abkühlungsvorgang noch schneller sein.
Zentral wirkende Pharmaka, aber auch Alkohol, können die Wärmebildungsreaktion des Organismus wie Muskelzittern unterdrücken und beschleunigen so den Abkühlungsvorgang (29). Kleidung, erhöhte Muskelmasse sowie dickes subkutanes Fettpolster schützen hingegen vor der Auskühlung. Lawinenopfer sollen 3 °C ihrer Körpertemperatur pro Stunde in der Lawine, außerhalb der Lawine, wenn also die Wärmeleitfähigkeit mit ins Spiel kommt, 6 °C pro Stunde verlieren (9). Je höher die Windgeschwindigkeit, desto schneller die Abkühlung, was man bei der Bergung von Unterkühlten speziell mit Hubschraubern bei laufenden Rotoren bedenken sollte.
Ätiologisch sind immer folgende Situationen auf Hypothermie verdächtig:
1) Unfälle im kalten Wasser.
2) Lawinenunfälle.
3) Unzureichende Kleidung in kalter Umgebung. Ein besonderer Gefährdungsgrad besteht bei gleichzeitiger Erschöpfung und Aufenthalt in Höhenlagen (Bergunfälle).
4) Personen mit stark eingeschränkter Bewegungsmöglichkeit.
5) Alte Patienten.

Bei alten Patienten läßt die Fähigkeit der Wärmeproduktion durch Muskelzittern nach, was in Kombination mit einer nachlassenden Kreislaufanpassung zu vermehrtem Auftreten von hyopthermen Zuständen führen soll.

Klinik der Hypothermie

Klinisch unterscheidet man vier Phasen der Hypothermie (29). Das erste Stadium bei einer Körperkerntemperatur zwischen 36 und 33 °C wird als Erregungsstadium (Exzitation) bezeichnet und ist von der maximalen Kältegegenregulation gekennzeichnet. Muskelzittern, Tachypnoe, Tachykardie bei maximaler peripherer Vasokonstriktion bestimmen das klinische Bild. Die Vigilanz ist gesteigert, die Patienten wirken überdreht.
Daran schließt sich bei einer Körperkerntemperatur zwischen 33 und 30 °C die zweite Phase an, in der die Gegenregulation von der zunehmenden Abkühlung überwunden wird. Man spricht von dem Erschöpfungsstadium. Der Muskeltonus nimmt ab, es zeigt sich eine Bradykardie, schließlich kommt es zur zentralen Atemdepression, die anfängliche Erregung geht in Apathie über mit Desorientierung und oft zu beobachtenden paradoxen Reaktionen, wie z. B. dem Ausziehen der schützenden Kleidung.

Fällt die Körperkerntemperatur unter 30 °C ab, spricht man vom Lähmungsstadium. Es kommt zu Bewußtlosigkeit und Reflexverlust. Auf Schmerzreize erfolgt keine Reaktion, die Pupillen sind weit und reagieren anfangs träge, später überhaupt nicht mehr auf Lichtreize. Kardial zeigen sich supraventrikuläre Rhythmen, aber auch AV-Blockierungen. Die Viskosität des Blutes nimmt zu und damit kommt es zur Widerstandserhöhung, auch wenn die Vasokonstriktion nachgelassen hat.

Bei Körpertemperaturen unter 27 °C tritt der Scheintod ein, das Herz zeigt Kammerflimmern oder eine Asystolie. Typisch für das hypotherme Kammerflimmern ist, daß es plötzlich und ohne stärkere Deformation des QRS-Komplexes auftritt. Allein die von Osborn beschriebene und nach ihm benannte j-Welle stellt ein diskretes prämonitorisches Zeichen dar (25) (Abb. 3). Es handelt sich dabei um eine kleine positive Zacke am Übergang vom QRS-Komplex zur ST-Strecke (junction wave). In diesem Stadium ist man geneigt, klinischen und biologischen Tod gleichzusetzen, was aber zu falschen Schlußfolgerungen führen kann, wie viele Einzelbeispiele belegen. Erst nach einem erfolglosen Wiedererwärmungsversuch darf der biologische Tod festgestellt werden.

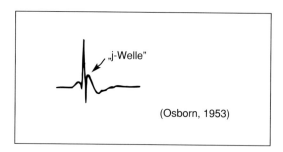

Abb. 3: Beispiel der von Osborn (25) beschriebenen j-Welle (junction wave)

Ursache dieser Diskrepanz ist die Schutzfunktion der Kälte, die man sich z. B. bei der Organprotektion zu Nutze macht, die aber auch für den Gesamtorganismus gilt. Allgemein gesprochen heißt das: Die Ischämietoleranz wird durch die Kälte erhöht. Grund dieses Phänomens ist die Temperaturabhängigkeit aller biologischen Reaktionen, was van't Hoff und Arrhenius schon im vorigen Jahrhundert gefunden haben (29). Man spricht von der RGT-Regel, wobei für einen Temperatursprung von 10 °C die Stoffwechselreduktion bei 50–30% des Ursprungswertes liegt (29). Folglich sinkt auch der Gesamtsauerstoffverbrauch des Organismus, was Bigelow erstmals gezeigt hat (2). Damit nimmt die Möglichkeit der Wiederbelebung zu (31).

Neben der Verlangsamung aller Stoffwechselvorgänge spielen sich noch andere biologische Effekte bei Hypothermie ab, was biologisch zum Teil bei den Poikilothermen, aber auch bei den Winterschlaf haltenden Tieren beobachtet werden kann.

Bekanntlich ändert sich der Blut-pH je nach Temperatur und verschiebt sich bei Abkühlung parallel zum Neutralpunkt des Wassers ins Alkalische. Diese pH-Veränderungen wurden erstmals von Rosenthal untersucht, wobei der nach ihm genannte Faktor 0,015 beträgt, was bedeutet, daß bei Abkühlung eines poikilothermen Tieres z. B. um 10 °C der pH-Wert von 7,4 auf 7,55, also ins Alkalische, ansteigt (26). Prinzipiell gleiche Änderungen erfahren die pK-

Werte sämtlicher intra- und extrazellulärer Puffersysteme. Im Gegensatz zu dem pH-Verhalten von poikilothermen Tieren ändert sich überraschenderweise die Wasserstoffionenkonzentration im Blut von Winterschlaf haltenden Tieren nicht in Hypothermie. Der Blut-pH bleibt bei Körpertemperaturen unter 10 °C bei ungefähr 7,4, die zu erwartende temperaturbedingte Alkalisierung des Blutes bleibt also aus. Die biologisch divergierenden Befunde führen also zu der Frage nach dem optimalen pH-Wert bei Hypothermie, die bis heute nicht endgültig beantwortet ist (15).

Unter 10—15 °C versagt aber plötzlich die oben erwähnte Schutzfunktion der Kälte. Zwar lassen sich die metabolischen Vorgänge weiter bremsen, der energetische Bedarf für die Strukturerhaltung kann aber nicht mehr gedeckt werden, so daß der Zelltod die unausweichliche Folge ist. Eine Verlängerung der Wiederbelebungszeit ist damit nicht mehr möglich, wie Thauer nachgewiesen hat (31). Man hat vom Kältetod gesprochen, der zwischen 10—15 °C eintreten soll. Die Ursache des Kältetodes soll nach Brendel in einer Hirnschwellung bestehen, die aufgrund der Drosselung der aktiven Pumpmechanismen auftritt (3).

Therapie

Nach den üblichen Kriterien — wie weite Pupillen, Puls- und Atemlosigkeit, aufgedunsene Haut mit fahlem Hautkolorit — sind unterkühlte Patienten tot. Bei dieser Feststellung muß man sich aber vor Augen halten, daß der Tod nur bei normaler Körpertemperatur festgestellt werden kann. Klinischer und biologischer Tod sind somit bei Unterkühlten nicht identisch. Prägnant wurde es von Moss ausgedrückt: No one is dead until warm and dead (23). Demnach muß jedes unterkühlte Opfer reanimiert und aufgewärmt werden.

Die Reanimationsverfahren sind in Tab. 1 zusammengefaßt. Auf Einzelheiten soll nicht eingegangen werden. Freilich sollte das unterkühlte Opfer vor weiterer Auskühlung bewahrt werden. Hierzu eignen sich Isolierfolien oder Hibler-Packungen (14).

Da eine geordnete Körperfunktion für den homoiothermen Menschen nur bei 37 °C möglich ist, muß die Wiedererwärmung der Reanimation als nächster Schritt folgen.

Tabelle 1: Reanimationsmaßnahmen bei Unterkühlten

1) Intubation
2) Externe Herzmassage
3) Urinkatheter
4) Zugänge
   Punktion zentraler Venen, eventuell Medikamentenapplikation translingual oder transbronchial
5) Pufferung
6) Vor weiterer Auskühlung schützen

Zwei Möglichkeiten stehen für die Wiedererwärmung zur Verfügung:

1) Externe Wärmeapplikation in Form von warmen Tüchern, Heizmatten oder Bad in warmem Wasser.
2) Interne Erwärmung mit Anhebung der Körperkerntemperatur. Dazu sind folgende Methoden vorgeschlagen worden:
   - Mediastinallavage (5)
   - Peritonealdialyse (17)
   - Ventilation mit warmen Gasen (20)
   - Magenspülung oder Einläufe mit warmen Lösungen (23)
   - Herz-Lungen-Maschine (16)

Welche der genannten Methoden die beste ist, ist auch heute noch nicht endgültig entschieden, doch wird allgemein die externe Wärmeapplikation wegen des Kreislaufkollaps, verursacht durch freiwerdende saure Metabolite, verworfen. Außerdem dauert der Aufwärmprozeß zu lange.

Historisch dürfte die Mediastinallavage die erste interne Methode zur Anhebung der Körperkerntemperatur gewesen sein. Coughlin berichtete von einem auf 23 °C Abgekühlten, bei dem nach Thorakotomie das Mediastinum mit 40 °C warmer Kochsalzlösung gespült wurde (5). Bei 28 °C konnte die Kardioversion durchgeführt werden, der Patient überlebte.

Auf die klinische Anwendung der anderen Methoden der internen Erwärmung soll in diesem Rahmen nicht eingegangen werden.

Ideal zur Anhebung der Körperkerntemperatur scheint die Herz-Lungen-Maschine mit integriertem Wärmeaustauscher zu sein. Der Aufwärmprozeß geht schnell, die Oxygenierung ist optimal und der Wärmekollaps kann leicht abgefangen werden. Außerdem kann ein Teil der Druckarbeit des Herzens in einer oft instabilen Phase, in der die sauren Metabolite zur negativen Inotropie des Herzens führen können, durch eine künstliche Pumpe ersetzt werden.

Auch vom theoretischen Standpunkt spricht vieles für die Aufwärmung mit der Herz-Lungen-Maschine. Bekanntlich berechnet sich die Wärmemenge, die einem Organismus zugeführt werden kann, aus dem Produkt von Temperaturdifferenz und Fluß multipliziert mit der spezifischen Wärme (10). Vergleicht

Tabelle 2: Vergleich der Wärmemenge (Kcal), die pro Stunde mittels verschiedener interner Aufwärmverfahren zur Verfügung gestellt werden kann

Verfahren	ΔT	spez. Wärme*	Fluß	Kcal/h	Bemerkungen
Herz-Lungen-Maschine	3 °C	0,84 Blut*	2 l/min.	302	Kinderperfusion
Herz-Lungen-Maschine	3 °C	0,84 Blut*	3 l/min.	453	Leistenperfusion
Peritonealdialyse	12 °C	0,99 Wasser**	2 l/20 min.	71	Einlaßtemp. 38 °C Auslaßtemp. 26 °C

*   Angaben aus Galletti, Brecher (10)
** Angaben aus Hinzpeter (13)

man diese verfügbaren Wärmemengen für die einzelnen internen Aufwärmungsverfahren (Tab. 2), fällt klar die große Effizienz der Herz-Lungen-Maschine auf. Der Vorteil der Herz-Lungen-Maschine liegt in der hohen Flußrate, wobei die Temperaturdifferenz aus Gründen der Gefahr der Blasenbildung nur maximal 3 °C betragen soll (10). Günstiger schneidet bei der Temperaturdifferenz die Peritoenaldialyse ab, da 38–40 °C warme Dialyseflüssigkeit in das Abdomen gebracht werden kann. Die Flußraten bei diesem Verfahren sind aber gering, so daß nur wenig Wärmemenge zur Verfügung steht. Steigert man die Flußraten bei der Peritonealdialyse über 6 Liter/Stunde, wird der Eiweißverlust zu hoch, so daß dadurch Komplikationen entstehen können.

Methodik der Aufwärmung

Erwachsene sollten über periphere Kanülierungsstellen aufgewärmt werden. Am geeignetsten sind die Leistengefäße, die natürlich durchgängig sein müssen. Perkutan einführbare Systeme (z. B. von DLP oder Bard) eignen sich bei unterkühlten Patienten weniger, da die Kreislauffunktion meist zusammengebrochen ist und damit die Gefäße schwer zu punktieren sind, obwohl Erfolge mit diesem Verfahren auch bei Unterkühlten angegeben wurden (18).

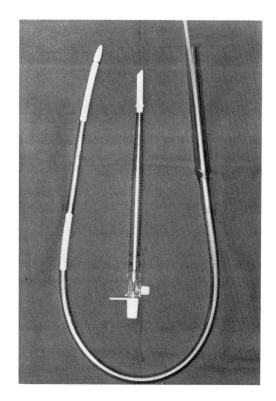

Abb. 4: Beispiel eines venösen und arteriellen Katheters zur Leistenperfusion (Stöckert): Der venöse Katheter hat seitliche Öffnungen zur Drainage des Blutes aus der oberen und unteren Hohlvene. Durch einen Obturator wird verhindert, daß es während des Einlegens zu einem größeren Blutverlust kommt.

Wir führen die Leistenfreilegung chirurgisch durch. Als venösen Katheter empfehlen wir die lange venöse Kanüle von Stöckert, die die Drainage aus oberer und unterer Hohlvene erlaubt (28 French, $^1/_2$" Anschluß, 900 mm lang) (Abb. 4). Damit lassen sich bequem Flußraten von 3–4 l erreichen (27). Als arteriellen Einlaß in die Arteria femoralis benutzen wir je nach Größe übliche Katheter. Bevor die Katheter plaziert werden, sollte der Patient heparinisiert werden (300 Einheiten/kg). Als arterielle Pumpe kann eine Roller-Pumpe oder eine Zentrifugalpumpe empfohlen werden, wobei letztere vielleicht weniger traumatisierend ist. Um die Traumatisierung bei diesen kritischen Patienten minimal zu halten, würden wir zu dem Einsatz eines Membranoxygenators raten (Abb. 5).

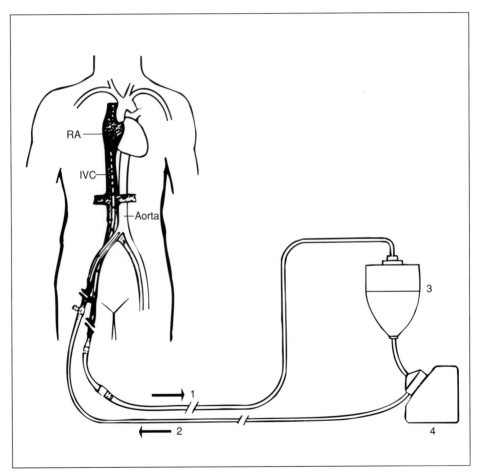

Abb. 5: Beispiel eines femo-femoral arbeitenden Herz-Lungen-Maschinen-Bypasses (RA = rechter Vorhof, IVC = untere Hohlvene)
1 venöse Leitung
2 arterielle Leitung
3 Oxygenator mit integriertem Wärmeaustauscher
4 Zentrifugalpumpe

Da bei Kindern über die Leistengefäße zu geringe Flußraten zu erzielen sind, sollte diese Patientengruppe sternotomiert und über einen aortalen und einen rechtsatrialen Katheter aufgewärmt werden.

Um Blasenbildungen nicht zu provozieren, sollte die Wassertemperatur im Aufwärmgerät 3 °C höher liegen als die Bluttemperatur. Spezifische Aufwärmlösungen stehen noch nicht zur Verfügung. Der Eiweißgehalt des Perfusats sollte hoch sein, um der Ödemneigung entgegenzuwirken. Eventuell sollte Humanalbumin-Lösung benutzt werden, dessen Wasserbindungskapazität bekanntlich höher liegt als die der Plasmaersatzmittel. Eine Hämodilution empfiehlt sich zum Ausgleich der kältebedingten Viskositätszunahme. Ringer-Lactat-Lösungen sollten dazu nicht benutzt werden, da die endogenen Lactat-Spiegel aufgrund des Kreislaufzusammenbruches sowieso erhöht sind. Bei der Kaliumsubstitution sollten die massiven intrazellulären Kaliumverluste berücksichtigt werden (3). Der erhöhte Magnesiumgehalt im Blut soll in Hypothermie physiologisch sein und erfordert keine künstliche Senkung, doch ist die Beurteilung des Verhaltens der proteingebundenen zweiwertigen Elektrolyte in Hypothermie methodisch noch nicht exakt untersucht (29). Bei der Korrektur des Blut-pH sollte keine abrupte Verschiebung vorgenommen werden. Die Normalisierung sollte langsam erfolgen unter entsprechender Umrechnung auf die Körpertemperatur. Ein Teil der Autoren begünstigt für die Aufwärmphase den sogenannten alpha-stat-Modus, da er die Funktionsbereitschaft und Leistungsbreite der Organe fördern soll (12, 29).

Die Wiedererwärmung sollte mindestens bis 37 °C durchgeführt werden. Ein Abgehen von der extrakorporalen Zirkulation schon bei 34,5 °C ist nicht ratsam, da es leicht zur sekundären Hypothermie kommen kann, wenn sequestriertes noch kaltes Blut aus weniger durchbluteten Organen am Gesamtkreislaufgeschehen wieder teilnimmt (23). Sekundäre Auskühlung durch tiefe Raumtemperaturen im Operationssaal oder durch große Wundflächen sollten ebenfalls vermieden werden. Das Aufwärmen der Atemgase, die Benutzung vorgewärmter Infusionen und die Einschaltung von Wärmematten ist zu empfehlen.

Eigene Ergebnisse

Von März 1988 bis Februar 1990 sahen wir fünf kindliche Ertrinkungsunfälle mit tiefer Hypothermie (Tab. 3). Es handelte sich um fünf Jungen im Alter von fast 2–3$^1/_2$ Jahren. Zwei Gartenteiche und Wassergräben und ein Fischteich wurden ihnen zum Verhängnis. Die Zeit, die die Kinder wirklich unter Wasser waren, ist schwer zu ermitteln, Anhaltszahlen sprechen von 20–75 Minuten (Tab. 4). Alle fünf Kinder wurden von einem Elternteil aus dem Wasser gezogen, der auch den Hausarzt verständigte. Von den Hausärzten wurden auch in allen fünf Fällen die Reanimationsmaßnahmen eingeleitet. Die mittlere rektale Körperkerntemperatur aller Jungen betrug 22,4 °C und bewegte sich von 18,4 °C bis 27 °C (Tab. 5). Alle Kinder wurden mittels Herz-Lungen-

Tabelle 3: Überblick über die behandelten Patienten

Nr.	Alter	Geschecht	Verunglückt im
1	2 $^9/_{12}$	m	Gartenteich
2	3 $^6/_{12}$	m	Fischteich
3	1 $^{10}/_{12}$	m	Wassergraben
4	2 $^7/_{12}$	m	Wassergraben
5	1 $^{10}/_{12}$	m	Gartenteich

Tabelle 4: Aufnahmedaten der behandelten Patienten

Nr.	Zeit unter Wasser	Zeit von Bergung bis Reanimation
1	ca. 45 Min.	ca. 15 Min.
2	ca. 20 Min.	ca. 15 Min.
3	ca. 20 Min.	ca. 15 Min.
4	ca. 75 Min.	ca. 15 Min.
5	unbekannt	11 Min.

Tabelle 5: Daten zum klinischen Verlauf der behandelten Patienten

Nr.	Körpertemperatur bei Ankunft LdW	pH bei HLM Beginn	Aufwärmzeit mit HLM
1	20,0 °C	6,70	60 Min.
2	18,4 °C	7,06	125 Min.
3	24,0 °C	6,39	120 Min.
4	27,0 °C	6,70	187 Min.
5	22,4 °C	6,71	205 Min.
m	22,4 °C	6,71	139 Min.

LdW = Zentralkrankenhaus Links der Weser
HLM = Herz-Lungen-Maschine

Maschine, die nach Sternotomie über Aorta und rechten Vorhof angeschlossen war, aufgewärmt. Der mittlere pH bei Start der Maschine lag bei 6,71, die Aufwärmzeit dauerte im Mittel 139 Minuten (Tab. 5).
Bis auf Kind 2 blieben bei allen überigen Kindern die Pupillen nach der Aufwärmphase weit und reagierten nicht auf Licht (Tab. 6). Allein bei Kind 2 war die hämodynamische Situation nach der Herz-Lungen-Maschine stabil. Es

Tabelle 6: Ergebnis der behandelten Patienten

Nr.	Pupillen nach HLM	Kreislauf nach HLM	Ergebnis	
1	weit	instabil	verstorben 36 Std. n. HLM	Crush Nieren Verbrauchskoagulopathie Darmnekrose
2	eng	stabil	lebt	
3	weit	instabil	verstorben 8 Std. n. HLM	Blutungen
4	weit	instabil	verstorben 2 Std. n. HLM	massives Lungenödem
5	weit	instabil	verstorben 6 Std. n. HLM	Blutungen Gerinnungsstörungen Hautnekrosen

HLM = Herz-Lungen-Maschine

Tabelle 7: Höchste gemessene CPK- und Myoglobinwerte bei den ersten beiden aufgewärmten Kindern als Grad der allgemeinen Zellschädigung

Nr.	CPK-Wert normal < 70 U/l	Myoglobin im Serum normal < 86 ng/l
1	17.072 U/l	422.758 ng/l
2	16.430 U/l	8.120 ng/l
3	—	—
4	—	—
5	—	—

war leider auch nur unser einziger Langzeitüberleber. Die anderen vier Kinder starben 2–36 Stunden nach der Aufwärmphase. Bei allen kam es zu Oxygenierungsproblemen mit unterschiedlichen Graden von Lungenödem. Auch Gerinnungsstörungen mit massiven Blutungen waren allen Fällen gemeinsam. Bei Kind 1 zeigte sich eine totale Darmnekrose. Den Grad der Zellschädigung zeigt gut der CPK- und Myoglobingehalt, den wir bei den ersten beiden Kindern im Blut bestimmten (Tab. 7).

Abb. 6 demonstriert die Blutgasentwicklung bei Kind 2. Bei 35 °C war die Blutgassituation noch nicht stabil, der Base Excess war nach wie vor im pathologischen Bereich trotz massiv stattgehabter Pufferapplikation. Das Herz ließ sich bei 27,5 °C defibrillieren und schlug von da an im Sinusrhythmus.

Zeit	Temperatur rektal	PH	PCO$_2$	B.E.	PO$_2$	
20.08	18.4					HLM gestartet
20.15	22.3	7.061	65.1	-14.2	136.2	
20.40	27.5	7.175	33.0	-16.1	83.4	Defibrillation des Herzens
21.05	31.4	7.173	42.7	-13.5	112.3	
21.20	32.9	7.160	38.3	-15.1	182.0	
21.45	35.0	7.242	39.5	-10.3	420.0	
22.13	37.0					HLM abgeschaltet

Abb. 6: Verlauf der Blutgasentwicklung bei Kind 2 während des Aufwärmvorgangs
HLM = Herz-Lungen-Maschine

Die nach der Aufwärmphase angefertigte Röntgen-Thorax-Aufnahme zeigte ein massives Lungenödem (Abb. 7a).
Im weiteren Verlauf waren aber die Herz-Kreislauf-Situation sowie die Nierenfunktion weitgehend stabil. Am 7. Tag konnte das Kind extubiert werden. Vorsichtshalber wurden 10 Tage lang Antibiotika verabreicht. Am auffälligsten war die neurologische Entwicklung. Am 11. postoperativen Tag reagierte

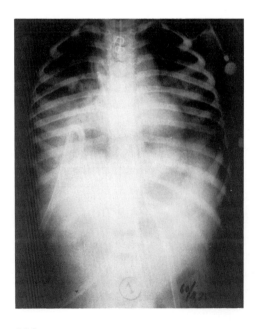

Abb. 7a: Röntgen-Thorax-Aufnahme von Kind 2 nach der Wiedererwärmung bei Übernahme auf die pädiatrische Intensivstation.

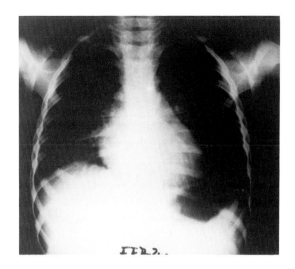

Abb. 7b: Ambulante Röntgen-Thorax-Kontrollaufnahme von Kind 2 14 Tage nach Entlassung aus stationärer Behandlung.

das Kind auf Ansprache der Mutter, am 13. fing es zu sprechen an und am 16. postoperativen Tag zu laufen. Die Röntgen-Thorax-Aufnahme 14 Tage nach Entlassung war unauffällig, das Lungenödem hatte sich zurückgebildet (Abb. 7b).

Ergebnisse aus der Literatur

Bis jetzt wurde in der Literatur von 25 hypothermen Patienten berichtet, die mittels Herz-Lungen-Maschine aufgewärmt wurden. Die mittlere Temperatur dieser Kranken lag bei 24,4 °C (Tab. 8). In der überwiegenden Zahl der Fälle erfolgte die Aufwärmung über die chirurgisch freigelegten Leistengefäße. Die Dauer der Aufwärmung war im Mittel 66,8 Minuten und 72% (18 Patienten) überlebten den hypothermen Zustand. Sie sind als Langzeitüberlebende zu betrachten (Tab. 9).
Welches das erfolgversprechendste Aufwärmverfahren ist, ist zur Zeit noch nicht entschieden. Einigkeit besteht darin, daß die internen Verfahren den externen überlegen sind. In einem Tiermodell waren Peritonealdialyse und Herz-Lungen-Maschine ebenbürtig (24). Allerdings muß dabei berücksichtigt werden, daß bei der Peritonealdialyse sehr hohe Flußraten bis 12 Liter über zwei Katheter benutzt wurden, die klinisch wegen des hohen damit verbundenen Eiweißverlustes wohl nicht in Frage kommen. Auch war die Dialyseflüssigkeit auf 55 °C erwärmt, was wohl in klinischer Praxis unrealistisch ist, da man bei Patienten wohl doch damit Verbrennungen induzieren kann. Von den meisten Nephrologen werden Spülflüssigkeiten mit einer Temperatur von höchstens 38–40 °C empfohlen (21).
Zusammengefaßt soll festgehalten werden: Bei Patienten mit einer Hypothermie sind immer Reanimationsmaßnahmen einzuleiten. Diese Patienten

Tabelle 8: Überblick über Patienten, die die accidentelle Hypothermie dank der Aufwärmung mittels Herz-Lungen-Maschine überlebt haben

	Anzahl Pat.	mittl. Temp.	Anzahl überlebt
Kugelberger et al. (16)	1	21,0	1
Davies et al. (6)	1	34,0	1
Fell et al. (8)	1	29,0	1
Towne et al. (32)	1	25,0	1
Truscott et al. (33)	1	22,0	1
Wickstrom et al. (34)	2	22,5	1
Dorsey (7)	1	26,0	1
Althaus et al. (1)	2	21,5	2
Splittgerber et al. (30)	6	22,0	3
Maresca u. Vasko (22)	2	24,5	2
Laub et al. (18)	1	24,0	1
Schistek et al. (28)	6	21,2	3
	25	24,4	18

Tab. 9: Überblick über Kanülierungstechnik und Dauer des Herz-Lungen-Maschinen-Einsatzes

	Kanülierungstechnik	Dauer der HLM
Kugelberger et al. (16)	fem.-fem.	72
Davies et al. (6)	fem.-fem.	70
Fell et al. (8)	atrial-aortal	40
Towne et al. (32)	fem.-fem.	45
Truscott et al. (33)	fem.-fem.	93
Wickstrom (34)	fem.-fem.	40
Dorsey (7)	fem.-fem.	30
Althaus et al. (1)	fem.-fem.	20
Splittberger et al. (30)	fem.-fem.	70
Maresco u. Vasko (22)	atrial-aortal und fem.-fem.	135
Laub et al. (18)	fem.-fem.	90
Schistek et al. (28)	fem.-fem.	97
		66,8

sollten unverzüglich in Zentren gebracht werden, in denen mit internen Aufwärmverfahren Erfahrung besteht und in dem die weitere Versorgung und Intensivmöglichkeit gewährleistet sind. Ist die Kerntemperatur wieder normal, entscheidet sich die weitere Prognose des unterkühlten Ertrinkungsopfers. Lungenödem, Hirnödem, excessive Hämolyse, Hämoglobinämie sowie Infektionen gilt es, mit konventionellen intensivmedizinischen Methoden zu beherrschen.

Literatur

1. Althaus, U., Aeberhard, P., Schüpbach, P., Nachbur, B.H., Mühlemann, W.: Management of profound accidental hypothermia with cardiorespiratory arrest. Ann. Surg. 195, 492, 1982
2. Bigelow, W.G., Lindsay, W.K., Harrison, R.C., Gordon, R.A., Greenwood, W.F.: Oxygen transport and utilisation in dogs at low body temperatures. Am. J. Physiol. 160, 125, 1950
3. Brendel, W., Reulen, H.J., Aigner, P., Messmer, K.: Elektrolytveränderungen in tiefer Hypothermie IV. Die Kälteschwellung des Gehirns beim Winterschläfer. Pflügers Arch. 292, 83, 1966
4. Bück, K.: Wärmehaushalt und Temperaturregulation. In: Schmidt, R.F. und Thewes, G.: Physiologie des Menschen, 23. Aufl., Berlin–Heidelberg–New York, Springer 1987, 660–682
5. Coughlin, F.: Heart warming procedure. N. Engl. J. Med. 290, 326, 1973
6. Davies, D.M., Millar, E.J., Millar, J.A.: Accidental hypothermia treated by extracorporeal blood warming. Lancet 1, 1036, 1967
7. Dorsey, J.S.: Venoarterial bypass in hypothermia. JAMA 244, 1900, 1980
8. Fell, R.H., Gunning, A.J., Bardhan, K.D., Triger, D.R.: Severe hypothermia as a result of barbiturate overdose complicated by cardiac arrest. Lancet 1, 392, 1968
9. Foray, J., Segantini, P., Durrer, B.: Unterkühlung und Erfrierung. Praktische Sporttraumatologie und Sportmedizin 2, 52, 1988
10. Galletti, P.M., Brecher, G.A.: Heart lung bypass, principles and techniques of extracorporeal circulation. Grune and Stratton, New York, London 1962, 293
11. Graf, D., Meier, P., Güse, H.G., Leitz, K.H., Bachmann, H.J.: Lang dauernder Ertrinkungsunfall mit tiefer Hypothermie und Aufwärmung mittels extrakorporaler Zirkulation. Monatsschr. Kinderheilkd. 137, 415, 1989
12. Hellige, G., Schoetensack, U.: Vorbereitung und Steuerung der EKZ aus physiologischer Sicht. Thorac. Cardiovasc. Surg. 38, Supp. I, 44, 1990
13. Hinzpeter, A.: Physik für Studierende der Medizin und Biologie. Vandenhoeck und Rupprecht, Göttingen, 1952, 168
14. Hirsch, W.D.: Diagnostik und präklinische Therapie beim Kältetrauma. Notfallmedizin 14, 101, 1988
15. Kirklin, J.W., Barrat-Boyes, B.: Cardiac Surgery. Wiley, New York, Toronto, Singapore 1986, 48
16. Kugelberg, J., Schuller, H., Berg, B., Kalbau, B.: Treatment of accidental hypothermia. Scand. J. Thorac. Cardiovasc. Surg. 1, 142, 1967
17. Lash, R.F., Burdette, J.A., Ozdil, T.: Accidental profound hypothermia and barbiturate intoxication. JAMA 201, 123, 1967

18. Laub, G.W., Banaszak, D., Kupferschmid, J., Magovern, G.J., Young, J.C.: Percutaneous cardiopulmonary bypass for the treatment of hypothermic circulatory collapse. Ann. Thorac. Surg. 47, 608, 1989
19. Leitz, K.H., Tsilimingas, N., Güsc, H.G., Mcicr, P., Bachmann, H.J.: Unfall durch Ertrinken mit extremer Unterkühlung — Wiedererwärmung mittels extracorporaler Zirkulation. Chirurg 60, 352, 1989
20. Lloyd, E.L.: Accidental hypothermia treated by central rewarming through the airway. Br. J. Anaesth. 45, 41, 1973
21. Lonning, P.E., Skulberg, A., Abyholn, F.: Accidental hypothermia — review of the literature. Acta Anaesthesiol. Scand. 30, 601, 1986
22. Maresca, L., Vasko, J.S.: Treatment of hypothermia by extracorporeal circulation and internal rewarming. J. Trauma 27, 89, 1987
23. Moss, J.: Accidental severe hypothermia. Surgery Gynecology, Obstetrics 162, 501, 1986
24. Moss, J., Haklin, M., Southwick, H.W., Roseman, D.L.: a model for the treatment of accidental severe hypothermia. J. Trauma 26, 68, 1986
25. Osborn, J.J.: Experimental hypothermia: respiratory and blood pH changes in relation to cardiac function. Ann. J. Physiol. 175, 389, 1953
26. Rosenthal, T.B.: The effect of temperature on the pH of blood and plasma in vitro. J. Biol. Chem. 173, 25, 1984
27. Scheld, H.H., Hammel, D., Görlach, G.: A newly designed venous cannula for use during total cardiac bypass in the closed chest by femoro-femoral perfusion. Eur. J. Cardio-Thorac. Surg. 4, 114, 1990
28. Schistek, R., Antretter, H., Chemelicek, F., Unger, F.: Reanimation unterkühlter Patienten mit der Herz-Lungen-Maschine. Thorac. Cardiovasc. Surg. 38, Suppl. I, 47, 1990
29. Singer, D.: Wärmehaushalt, Pathophysiologie der accidentellen Hypothermie, im Druck
30. Splittgerber, F.H., Talbert, J.G., Sweezer, W.P., Wilson, R.F.: Partial cardiopulmonary bypass for core rewarming in profound accidental hypothermia. Am. Surg. 52, 407, 1986
31. Thauer, R., Brendel, W.: Hypothermie. Progr. Surg. 2, 73, 1962
32. Towne, W.D., Geiss, W.P., Yanes, H.O., Rahimtoola, S.H.: Intractable ventricular fibrillation associated with profound accidental hypothermia — successful treatment with partial cardiopulmonary bypass. N. Engl. J. Med. 287, 1135, 1972
33. Truscott, D.G., Firor, W.B., Clein, L.J.: Accidental profound hypothermia: successful resuscitation by core rewarming and assisted circulation. Arch. Surg. 106, 216, 1973
34. Wickstrom, P., Renz, E., Lilja, G.P.: Accidental hypothermia: core rewarming with partial bypass. Am. J. Surg. 131, 622, 1976

Blutsparende Maßnahmen in der Herzchirurgie: Hämodilution, Hämoseparation, Autotransfusion

J.A. Richter, P. Mitto, W. Dietrich

Institut für Anästhesiologie, Deutsches Herzzentrum München
Lothstraße 11
8000 München 2

Seit den Anfängen der Herzchirurgie stellt der Bedarf an Fremdblut ein bedeutendes Problem dar. Von 1953 bis 1960 wurde zur Füllung der Herz-Lungen-Maschine und als Ersatz verlorengegangenen Volumens ausschließlich Spenderblut verwendet. Das führte bei einigen Patienten zu einem Gesamtblutverbrauch von mehr als 10 Litern mit den entsprechenden Komplikationen. Ab 1960 wurde die Vorfüllung der Herz-Lungen-Maschine mit homologem Blut teilweise oder vollständig durch Kristalloide und/oder Kolloide ersetzt. Die daraus resultierende Verdünnung des Blutes, die Hämodilution, verringerte sowohl den intraoperativen Blutbedarf als auch die perioperativen Blutverluste erheblich. Trotzdem wurden 1963 in den USA im Durchschnitt pro Herzoperation immer noch 8 Konserven Fremdblut verbraucht. Dies hätte, wie Roche und Stengle rechneten und publizierten, bei weiterem Ansteigen der Operationen am offenen Herzen dazu geführt, daß bereits 1976 das gesamte, in den USA verfügbare Fremdblut für die Herzchirurgie verwendet worden wäre. So war es nicht erstaunlich, daß Blutspartechniken, wie die Hämodilution, Hämoseparation und die Autotransfusion, in den letzten Jahren enorm an Bedeutung gewonnen haben. Ungeachtet dieser, durch die Entwicklung verschiedener Blutsparmethoden erzielten Verbesserung des Durchschnittsblutverbrauches erhöht die steigende Zahl von Operationen am offenen Herzen den Bedarf an Blut und Blutderivaten weiter.

Gefahren homologer Blutübertragung

Neben dem Problem der quantitativen Versorgung spielen auch die Risiken der homologen Blutübertragung eine gewichtige Rolle. Sie umfassen Immunreaktionen gegen rote Blutkörperchen, weiße Blutkörperchen, Thrombozyten und Eiweißbestandteile. Zu den weiteren Risiken zählen die Hämolyse, die disseminierte intravasale Gerinnung sowie das Auftreten von Gerinnungsstörungen nach Bluttransfusionen. Die Möglichkeit, bei der Transfusion von Warmblut infektiöse Krankheiten, wie Lues, Malaria, Cytomegalievirus und neuerdings auch AIDS zu übertragen, wird immer noch weit übertroffen von der erschreckenden Häufigkeit von Hepatitiden nach Operationen am offenen Herzen, da eine gesicherte Nachweismethode der Hepatitis-Non-A-Non-B-Infektion trotz intensivster Bemühungen in den letzten Jahren noch nicht gefunden werden konnte.

Abgesehen von den gesundheitlichen Konsequenzen einer Posttransfusionshepatitis für den einzelnen Erkrankten stellen die hohen jährlichen Kosten durch Erkrankungsfälle und Folgeerscheinungen (durchschnittlich 40000–60000 DM pro Fall) einen erheblichen volkswirtschaftlichen Faktor dar und sollten damit ein zusätzlicher Antrieb für die Durchführung von Blutsparmaßnahmen zur Reduzierung des Fremdblutverbrauches bei Operationen in der Herzchirurgie sein.

Geschichtliche Entwicklung der Autotransfusion

Die erste klinische Anwendung der Autotransfusion erfolgte im Jahr 1918 durch John Blundel, der 10 Frauen mit schweren postpartalen Blutungen das durch Gaze gefilterte Vaginalblut mit einer Spritze retransfundierte, worauf 5 Frauen überlebten. Ähnliche Techniken wurden in den nächsten 20 Jahren von einigen Autoren berichtet. Mit Einrichtung der ersten Blutbanken ab 1935 verloren die Autotransfusionsverfahren zunächst an Bedeutung, und die homologe Bluttransfusion trat mehr und mehr in den Vordergrund. Erst wieder während des 2. Weltkrieges mußte man im Rahmen der Kriegschirurgie immer wieder, mangels homologer Blutvorräte, auf die Autotransfusion zurückgreifen. Verbesserte Operations- und Narkosetechniken ermöglichten immer ausgedehntere operative Eingriffe, auch an Patienten extremer Altersgruppen. Dies und die rapide fortschreitende Entwicklung der Herzchirurgie führten zu einem erheblichen Anstieg des Fremdblutbedarfes und erzwang geradezu die Entwicklung differenzierter Blutspartechniken.

Die maschinelle Autotransfusion

1968 stellte Klebanoff ein maschinelles Autotransfusionsgerät vor, das aus dem Bentley-Kardiotomiereservoir entwickelt worden war. Das vom Patienten abgesaugte Blut wurde bei diesem System von einer DeBakey-Rollerpumpe in ein Reservoir gepumpt, dort gefiltert und über 2 Standardtransfusionssysteme, die beide mit einem 140 mµ-Filter versehen waren, rücktransfundiert. Voraussetzung für die Anwendung dieses Gerätes war allerdings die systemische Antikoagulation des Patienten mit Heparin oder eine Vorfüllung des Reservoirs mit 300 ml ACD- oder CPD-Lösung. Mit diesem System, dem Bentley ATS100 bzw. ATS200, wurden in den 70er Jahren zunächst gute Erfahrungen gemacht. Technische Unzulänglichkeiten des Systems führten jedoch zu einigen tödlichen Komplikationen, die durch Luftembolien unter Drucktransfusion entstanden waren, so daß das System nach Bekanntwerden dieser Zwischenfälle inzwischen wieder vom Markt genommen wurde. Neben der Schwierigkeit, dieses Gerät sicher zu handhaben, wies auch das damit gewonnene Blut im Hinblick auf osmotische Resistenz, Hämatokrit und freies Hämoglobin eine stark verminderte Qualität auf.

Die Einführung der *Zellseparation*, wie sie mit dem Cell Saver von Haemonetics oder Dideco möglich ist, hat die intraoperative autologe Transfusion entscheidend gebessert. Latham entwickelte aus dem Cohn'schen Blutfraktionator, der ursprünglich für die Gewinnung von Thrombozyten konzipiert war, einen Zellseparator, aus dem durch Modifikation die Haemonetics M15-Waschzentrifuge entstand. Die Kombination dieser Zentrifuge mit dem Bentley ATS durch Orr und Gilcher führte 1976 zur Entwicklung des Haemonetics Cell Savers, dessen Arbeitsweise im nachfolgenden näher beschrieben werden soll:

Beschreibung und Arbeitsweise eines Zellseparators »Cell Saver«

Die Geräteeinheit besteht aus einer Zentrifuge, einer Rollerpumpe und 3 automatischen Klemmen, welche die Zufuhr bzw. das Abpumpen des Blutes regulieren. Bei entsprechender Einstellung laufen die einzelnen Arbeitsvorgänge bei diesem Gerät mikroprozessorgesteuert automatisch ab. Eine bakterielle Kontaminierung wird durch die Verwendung von getrennt abgepackten, sterilen Einmalsets für die Teile, die mit dem Patientenblut in Berührung kommen, weitgehend vermieden. Bei Verwendung eines Heparinsaugers kann das im OP-Gebiet anfallende Blut über ein doppellumiges Saugersystem mit heparinisierter Natriumchloridlösung (15000 IE Heparin auf 500 ml Natriumchlorid 0,9%) vermischt und in das mit einem Filter versehene Reservoir gesaugt werden. Nach dessen ausreichender Füllung pumpt die bis 300 ml pro Minute stufenlos regulierbare Rollerpumpe das Blut in die rotierende Zentrifugenglocke. Sobald das Blut über den Einfüllstutzen in die Zentrifugenglocke gelangt, wird es mit 4800 Umdrehungen pro Minute zentrifugiert. Aufgrund ihres höheren Gewichtes sondern sich die Erythrozyten an der Außenseite der Zentrifugenglocke ab. Das leichtere Plasma wird durch die Erythrozytenschicht in der Glocke nach oben gedrängt und schließlich über die Auslaßöffnung in den Abfallbeutel gedrückt. Ein Photosensor schaltet vom Füll- auf den Waschvorgang über, nachdem der erforderliche Füllungszustand der Glocke erreicht ist. Der nachfolgende Waschvorgang erfolgt mit physiologischer Kochsalzlösung, wobei Plasma, Zellfragmente, freies Hämoglobin, aktivierte Gerinnungsfaktoren, aber auch Heparin zum größten Teil aus dem Erythrozytenkonzentrat herausgewaschen werden. Nach Beendigung des Waschvorganges wird das Erythrozytenkonzentrat in den Transfusionsbeutel gepumpt, womit, abhängig vom Dilutionsgrad, nach einem Zeitaufwand von 5 bis 10 Minuten, eine gewaschene Erythrozytenkonserve von 225 ml zur Verfügung steht.
Bei der Anwendung in der Herzchirurgie kann der Cell Saver routinemäßig für die Hämokonzentration, Hämoseparation und den Zellwaschvorgang beim im Oxygenator verbliebenen Restvolumen eingesetzt werden. Der Gefahr, durch Retransfusion des nicht aufbereiteten Oxygenatorinhaltes unerwünschte Bestandteile, wie Heparin, Zellfragmente, aktivierte Gerinnungsfaktoren und freies Hämoglobin, zu übertragen, wird durch Zentrifugieren und Waschen erfolgreich begegnet.

Postoperative Retransfusion von Mediastinaldrainagenblut

Die postoperative Retransfusion des Drainageblutes aus dem Thorax wird seit einigen Jahren als ergänzende Blutsparmaßnahme propagiert. Als System wurde von den meisten Autoren das *Sorenson-Rezeptal*, eine Variante des Sorenson-Autotransfusionssystems, oder das Solcotrans-System verwendet, dessen Handhabung nicht unumstritten ist. Im Deutschen Herzzentrum München findet postoperativ das während der extrakorporalen Zirkulation im OP vorbenutzte Kardiotomiereservoir Verwendung. Die Retransfusion des im Kontakt mit dem Perikard weitgehend defibrinierten Blutes, dessen hämatologische Parameter (Hämoglobin, Hämatokrit, Thrombozytenzahl) quantitativ bei 50 bis 65% im Vergleich zum Patientenblut liegen, erfordert keine Antikoagulierung und führt in der durchschnittlichen Größenordnung von 2–3 retransfundierten Einheiten auch nicht zu einer signifikanten Verschlechterung der Gerinnungswerte. Äußerste Sorgfalt muß dabei auf die Vermeidung einer bakteriellen Kontaminierung verwendet werden, weshalb die Rücktransfusion nur bis zu 6 Stunden postoperativ und bei einer Blutmenge von mindestens 200 ml erfolgen sollte. Bei allen Verfahren sollte ein Blutmikrofilter integriert sein.

Klinische Relevanz der Blutsparmaßnahmen in der Herzchirurgie

Die Anwendung der Hämoseparation, Hämokonzentration, einer maschinellen Autotransfusionstechnik sowie die postoperative Retransfusion des Drainagenblutes nach Chirurgie am offenen Herzen war Gegenstand einer Reihe von wissenschaftlichen Untersuchungen im eigenen Institut. Es konnte eindeutig nachgewiesen werden, daß durch separate oder kombinierte Anwendung dieser Techniken Fremdbluteinsparungen von weit über 50% erzielt werden können. Wesentlich dabei ist es, daß durch Retransfusion von im Zellseparator aufgearbeiteten autologen Erythrozyten nach Beendigung der extrakorporalen Zirkulation und in den ersten Stunden auf der Intensivstation das Hämoglobin und der Hämatokrit deutlich und schneller anzuheben ist. Es konnten keine Hinweise dafür gefunden werden, daß die Qualität der aufgearbeiteten und retransfundierten Erythrozyten durch den Zellseparator wesentlich beeinträchtigt worden wären.

Die in unseren Untersuchungen nachgewiesene Effektivität des routinemäßigen Einsatzes eines Zellseparators in der Koronarchirurgie kann durch die Kombination mit anderen Blutspartechniken, wie präoperativer limitierter Hämodilution und postoperativer Retransfusion des Mediastinaldrainageblutes, zu einer noch größeren Verringerung des Fremdblutverbrauches führen, so daß die Mehrzahl herzchirurgischer Patienten ohne Fremdbluttransfusion operiert werden kann.

Weiterführende Literatur:

1. Klövekorn W.P. et al.: Akute präoperative Hämodilution – eine Möglichkeit zur autologen Bluttransfusion. Chirurg 45: 452–458, 1974
2. Harke H. et al.: Einfluß und Rückwirkungen einer präoperativen Thrombozytenseparation auf Aggregatbildung und Blutverlust nach Eingriffen mit extrakorporaler Zirkulation. Anaesthesist 26: 64–71, 1976
3. Kettler D. et al.: Hämodynamik, Sauerstoffbedarf und Sauerstoffversorgung des Herzens unter isovolämischer Hämodilution. Anaesthesist 25: 131–136, 1976
4. Kieninger G. et al.: Die intraoperative Autotransfusion. Prakt. Anästhesie 11: 203, 1976
5. Martin E. et al.: Gerinnungsveränderungen bei Anwendung verschiedener Dilutionslösungen bei präoperativer isovolämischer Hämodilution. Anaesthesist 25: 181–184, 1976
6. Böttger P. et al.: Homologer Blutverbrauch bei Herzoperationen mit und ohne Einsatz des Haemonetics Cell Saver. Kardiotechnik Heft 1: 20, 1983
7. Dietrich W. et al.: Reduzierung des Fremdblutverbrauches in der Koronarchirurgie durch Hämoseparation und isovolämische Hämodilution. Anaesthesist 32: 427–432, 1983
8. Homann B.: Zur Autotransfusion mit dem Sörensen-Gerät. Anaesthesist 32: 538–544, 1983
9. Paravicini D., Lawin P.: Intraoperative Autotransfusion – gestern, heute, morgen. Anaesthesiologie und Intensivmedizin 24: 137–144, 1983
10. Dietrich W. et al.: Reduzierung des Fremdblutverbrauchs in der Koronarchirurgie durch Hämoseparation und isovolämische Hämodilution. Anaesthesist 32: 427–432, 1983
11. Lawin P., Paravicini D.: Hämodilution und Autotransfusion in der perioperativen Phase. INA-Band 49 (ISBN 3136686012), 1984
12. Homann B.: Autotransfusion mit dem Sörensen-Gerät. Kardiotechnik Heft 1: 42, 1984
13. Dietrich W. et al.: Intraoperative Autotransfusion in der Herzchirurgie – Fremdbluteinsparung durch Einsatz eines Zellseparators. Kardiotechnik 8: 37–41 (1985)
14. Dietrich W. et al.: Verfahren zur Reduzierung des Fremdblutverbrauches in der Herzchirurgie. In: Proteolyse und Proteinaseninhibition in Herz- und Gefäßchirurgie. Eds. Dudziak/Reuter/Kirchhoff/Schumann. Schattauer Stuttgart-New York, 1985
15. Mitto P. et al.: Verminderung des Fremdblutverbrauches in der Koronarchirurgie durch präoperative isovolämische Hämodilution. Anaesthesiologie und Intensivmedizin 192: 74–78, Springer Berlin-Heidelberg-New York (1986)

Anwendung von Aprotinin und Desmopressinacetat in der Herzchirurgie

R. Henze, G. Dilthey, J. A. Richter

Institut für Anästhesiologie, Deutsches Herzzentrum München
Lothstraße 11
8000 München 2

Seit einiger Zeit werden große Anstrengungen unternommen, die in der Herzchirurgie bestehende Blutungsneigung, die vor allem nach präoperativer Einnahme von Salicylsäure-Präparaten (Aspirin u. a.) sehr ausgeprägt ist, mit pharmakologischen Mitteln zu reduzieren. Neben Dipyridamol, Adenosin, Prostacyclin und e-Aminocapronsäure sind es vor allem das DDAVP (Minirin®) und das Aprotinin (Trasylol®), welche in den letzten Jahren genauer untersucht wurden.

Aprotinin, ein in der Rinderlunge natürlich vorkommender Enzyminhibitor, ist ein kleines Polypeptid, welches erstmals 1930 isoliert wurde. Es kann konzentrationsabhängig verschiedene Proteasen wie Trypsin, Plasmin, Plasma- und Gewebskallikrein, Elastase, Urokinase u. a. hemmen (7). Vor allem Plasmin und Plasmakallikrein entstehen im Plasma eines Patienten während der extrakorporalen Zirkulation (EKZ), da beim Kontakt des Blutes mit den fremden Schlauchoberflächen der Herz-Lungenmaschine die Vorstufen Plasminogen und Prekallikrein aktiviert werden. Das Plasmin ist der Auslöser der Fibrinolysereaktionskette, an deren Ende die Wiederauflösung eines bereits gebildeten Thrombus steht. Das Kallikrein, die im Zusammenhang mit Aprotinin vermutlich entscheidende Substanz, hat ein breiteres Wirkungsspektrum: Es gehört zu einer Gruppe biologisch hochaktiver Peptide, die neben ihrer Aktivierungsfähigkeit des Gerinnungssystems Bedeutung als »Entzündungsstoffe« und als Regulatoren von Weite und Durchlässigkeit von Gefäßen (Schockzustände) haben. Die Aktivierung dieser Peptide wird für die Entwicklung der Entzündungs- bis Schockreaktion verantwortlich gemacht, die man während und nach Anwendung der EKZ beobachten kann. Trotz intraoperativer Anwendung von Heparin vermag wohl das Kallikrein die Gerinnungskaskade und indirekt auch die Thrombozytenaggregation zu stimulieren und dadurch teilweise Gerinnungsfaktoren und Thrombozyten zu »verbrauchen«, so daß sie nach der EKZ nicht mehr ausreichend zur Verfügung stehen. Konserviert man gewissermaßen das Gerinnungs- und Thrombozytensystem durch Aprotinin während der EKZ, hat man nach EKZ und Protamingabe eine bessere Hämostase, das heißt Blutstillungskapazität. Dieser Effekt kommt vor allem bei Reoperationen mit Eröffnung vieler kleinster Blutgefäße und bei Operationen mit langer Bypasszeit zum Tragen.

Das 1987 von Roysten et al. (6) vorgeschlagene Dosierungsschema findet auch heute noch größtenteils Anwendung: Es werden zu Beginn der Operation 2 Millionen Einheiten Trasylol injiziert, gefolgt von einer kontinuierlichen Gabe von 500000 Einheiten pro Stunde bis EKZ-Ende. Zu Beginn der EKZ werden weitere 2 Millionen Einheiten in den Oxygenator gegeben. Damit sollen vor allem während der EKZ Aprotininplasmaspiegel erreicht werden, die zur Hemmung des Plasmakallikreins ausreichend sind.

Zahlreiche Studien haben die blutungsreduzierende und damit fremdblutsparende Wirksamkeit dieses Regimes belegt, die durchschnittliche Fremdbluteinsparung beträgt je nach Zusammensetzung der Prüfgruppe 40 bis 80% (1–6).

Ein modifiziertes Dosierungsschema wird in der Chirurgie der angeborenen Herzfehler angewandt, es werden 15000 Einheiten nach Narkosebeginn als Bolus und die gleiche Dosis ins priming der HLM gegeben. Hierbei scheint das Aprotinin eine noch ausgeprägtere Schutzwirkung zu entfalten, was auf die noch ungünstigeren EKZ-Bedingungen bei diesen Patienten zurückzuführen ist (z.T. sehr lange EKZ-Zeiten, z.T. sehr tiefe Hypothermie, bei Neugeborenen eventuell noch unreifes Hämostasesystem).

Zur Kostenproblematik: Die Aprotiningabe ist angesichts der hohen notwendigen Dosierung eine relativ teure Behandlung [Kosten pro Patient durchschnittlich DM 200,– bis 250,– (Stand Mitte 1990)], vom betriebs- und volkswirtschaftlichen Aspekt aber durchaus günstig, wenn man die Einsparungen durch den verminderten Blutverbrauch und infolgedessen das verminderte Auftreten von Transfusionshepatitiden berücksichtigt.

Neben Aprotinin gewann in den letzten Jahren ein weiteres Medikament an Bedeutung hinsichtlich des Blutsparens in der Herzchirurgie: *Desmopressinacetat*. Diese Verbindung (1-desamino-[8-D-arginin]-vasopressin; DDAVP) ist ein synthetisches Analog des Hypophysenhinterlappenhormons Vasopressin und unter dem Handelsnamen Minirin® auf dem Markt.

Das natürliche Vasopressin (antidiuretisches Hormon, ADH) hat durch seine Wirkung auf die Niere große Bedeutung für den Flüssigkeitshaushalt. In den distalen Tubuli und den Sammelrohren fördert es die Wasserrückresorption. In höherer Dosierung stimuliert es die glatten Muskelzellen aller Gefäße (Arterien, Kapillaren und Venen) und führt somit zu einer Vasokonstriktion mit konsekutiver Hypertonie (8).

Bei dem synthetischen Vasopressinanalog DDAVP ist die vasokonstriktorische Komponente stark herabgesetzt, die antidiuretische Wirkung hingegen verstärkt. Diesen Effekt macht man sich zunutze in der Therapie zentraler Formen des Diabetes insipidus. Außerdem beeinflußt DDAVP auch das Gerinnungssystem. Es bewirkt eine Freisetzung verschiedener Komponenten des Faktor VIII/von Willebrand Faktor Systems (FVIII:vWF), wahrscheinlich aus Gefäßendothelzellen. Dies führt zu einer verbesserten Interaktion von Thrombozyten mit dem subendothelialen Bindegewebe geschädigter Gefäßwände (9) und somit zu einer schnelleren Blutstillung. Deshalb wird DDAVP eingesetzt zur Therapie milderer Formen der Hämophilie A (ursächlich Faktor-VIII-Mangel) sowie bei Thrombozytopathien wie v.-Willebrand-Erkrankung oder bei Urämie (10).

Aufgrund der Überlegung, daß die gesteigerte Blutungsneigung nach Anwendung der EKZ z.T. auch auf eine reduzierte Thrombozytenfunktion zurückzuführen ist (11), untersuchten Salzmann und Mitarbeiter 1986 den Einfluß von DDAVP auf den Blutverlust bei größeren herzchirurgischen Eingriffen (12). Eine Dosis von 0,3 µg/kg — 5 min nach Beendigung der Protaminapplikation über 15 min infundiert — führte zu einer Reduktion des intra- und postoperativen Blutverlustes um ca. 50%. Czer et al. (13) fanden zwar keinen Unterschied hinsichtlich des postoperativen Blutverlusts, erzielten aber mit DDAVP beträchtliche Einsparungen von Fremdblutprodukten (Erythrozyten- und Thrombozytenkonzentrate). Reduzierten intraoperativen, jedoch unveränderten Gesamtblutverlust fanden Rocha et al. (14). Andere Autoren konnten diese Befunde jedoch nicht bestätigen, weder bei Erwachsenen (15) noch bei Kindern (16).

Koronarchirurgische Patienten sind oft mit Thrombozytenaggregationshemmern (z. B. Aspirin) vorbehandelt, was bei nicht rechtzeitigem Absetzen dieser Medikation (z. B. bei Notfalleingriffen) zu verstärkter intra- und postoperativer Blutungsneigung führt (17). Da die Ursache hierfür in einer reduzierten Thrombozytenfunktion zu suchen ist, untersuchten wir den Einfluß von DDAVP auf den Fremdblutverbrauch bei Patienten, die innerhalb der letzten 5 präoperativen Tage noch mit Thrombozytenaggregationshemmern behandelt worden waren (18). Im Vergleich zu einem Kontrollkollektiv fanden wir sowohl intra- als auch postoperativ eine Reduktion des Fremdblutverbrauchs um ca. 50%. Als wesentliche Nebenwirkung zeigten eine Reihe von Patienten einen Blutdruckabfall von ca. 15–25%, der jedoch in allen Fällen mit Volumen und bzw. oder Vasopressorengabe beherrschbar war. Hingegen scheint die Nierenfunktion nicht beeinträchtigt zu werden, wie die unveränderte Diurese im Vergleich zur Kontrollgruppe zeigt.

Aufgrund des Wirkungsmechanismus des Präparates scheinen vor allem Patienten nach Einnahme von Salicylsäurepräparaten (Aspirin u. a.) von einer DDAVP-Therapie zu profitieren. Dies gilt gleichermaßen für Patienten mit anderen Thrombozytopathien (v.-Willebrand-Erkrankung, Urämie). Außerdem kann DDAVP eine sinnvolle Alternative zu Aprotinin darstellen, falls dieses kontraindiziert ist.

Literatur

1. Royston, D. et al., Reduction in blood loss following open heart surgery: benefical effect of high dose aprotinin. Anaesth. Intensivmed. 17 (1986) 20
2. Oeveren van, W. et al., Effects of aprotinin on hemostatic mechanisms during cardiopulmonary bypass. Ann. Thorac Surg. 44 (1987) 640
3. Bidstrup, B. P. et al., Reduction in blood loss and blood use after cardiopulmonary bypass with high dose aprotinin (Trasylol). J. Thorac Cardiovasc. Surg. 97 (1989) 364
4. Dietrich, W. et al., Reduction of homologous blood requirement in cardiac surgery by intraoperative aprotinin application — clinical experience in 152 cardiac surgical patients. Thorac Cardiovasc. Surgeon 37 (1989) 92

5. Henze, R. et al., Verminderter Blutverbrauch in der Herzchirurgie durch intraoperative Aprotininapplikation. Anästhesist 38 Suppl. (1989) FV 25.1
6. Royston, D. et al., Effect of aprotinin on need for blood transfusion after repeat open-heart surgery. Lancet (1987) 1289
7. Fritz, H. et al., Biochemistry and applications of aprotinin, the kallikrein inhibitor from bovine organs. Drug Res. 33 (1983) 479
8. Tausk, M., Vasopressin. In: Pharmakologie der Hormone. Stuttgart, Thieme 1979
9. Sakariassen, K.S. et al., DDAVP enhances platelet adherance and platelet aggregate growth on human artery subendothelium. Blood 64 (1984) 229
10. Manucci, P.M. et al., 1-Desamino-8-D-arginine vasopressin: A new pharmacological approach to the management of hemophilia and von Willebrand's disease. Lancet 1 (1977) 869
11. Harker, L.A., Bleeding after Cardiopulmonary Bypass. N. Eng. J. Med. 314 (1986) 1446
12. Salzmann, E.W. et al., Treatment with desmopressin acetate to reduce blood loss after cardiac surgery: A double-blind, randomized trial. N. Eng. J. Med. 314 (1986) 1402
13. Czer, L.S.C. et al., Treatment of severe platelet dysfunction and hemorrhage after cardiopulmonary bypass: Reduction in blood product usage with desmopressin. J. Am. Coll. Cardiol. 9 (1987) 1139
14. Rocha, E. et al., Does desmopressin acetate reduce blood loss after surgery in patients on cardiopulmonary bypass? Circulation 77 (1988) 1319
15. Hackmann, T. et al., A trial of desmopressin to reduce blood loss in uncomplicated cardiac surgery. N. Eng. J. Med. 321 (1989) 1437
16. Seear, M.D. et al., The effect of desmopressin acetate (DDAVP) on post-operative blood loss after cardiac operations in children. J. Thorac Cardiovasc. Surg. 98 (1989) 217
17. Ferraris, V.A. et al., Preoperative aspirin ingestion increases operative blood loss after coronary artery bypass grafting. Ann. Thorac Surg. 45 (1988) 71
18. Dilthey, G. et al., Einfluß von Desmopressinacetat (DDAVP) auf den Fremdblutverbrauch bei mit Thrombozytenaggregationshemmern vorbehandelten koronarchirurgischen Patienten. Anästhesist 38 Suppl. (1989) FV 25.4

Industrielle Produkte: Autotransfusion

Die industriellen Produkte, die eine Versorgung des Patienten mit autologem Blut ermöglichen, reichen von einfachen Einmal-Autotransfusions-Reservoiren bis zum blutaufbereitendem Autotransfusionssystem.
Während es sich bei den einfachen Systemen um entsprechend modifizierte Kardiotomie-Reservoire handelt, umfassen die Autotransfusionssysteme die Funktionen Sammeln, Filtern, Waschen und Anpassen der Blutzellenkonzentration.
Dabei geschieht das Herausfiltern von unerwünschten Stoffen wie z.B. Zellgewebe, Plättchen, aktivierte Koagulansfaktoren, extrazelluläres Kalium, freies Hämoglobin etc. sowie die Anpassung der Blutkonzentration mittels einer integrierten rechnergesteuerten Zentrifuge. Neuere Konzepte ermöglichen die abschließende vollautomatische Qualitätskontrolle des aufbereiteten Erythrozytenkonzentrates.

Lieferant	Hersteller	Autotransfusionssysteme
Althin	Elektro Medics	×
HP-medica	BARD	×
Baxter	Bentley	×
Cobe	BRAT	×
Dideco-Shiley	Pfizer-Gruppe	×
Haemonetics	Haemonetics	×
Jostra	Jostra	×
Medtronic	Solco	×

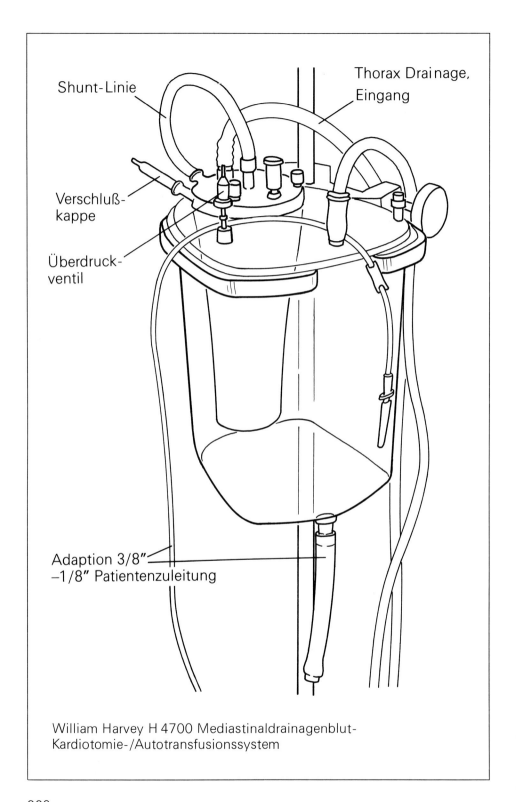

William Harvey H 4700 Mediastinaldrainagenblut-Kardiotomie-/Autotransfusionssystem

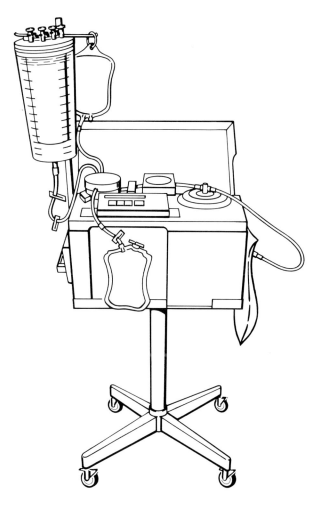

Cell Saver® Haemolite® 2
Autotransfusionssystem

Blutpumpen

H. Plechinger

HP-medica GmbH
Bahnhofstr. 30
8900 Augsburg

Verzeichnis der medizinischen Abkürzungen

ABP	arterieller Blutdruck
AF = EF	Auswurffraktion
AMI	akuter Herzinfarkt
AOP = AP	Aortendruck
APP = PAP	Pulmonalarteriendruck
ATZ = ET = LVET	Austreibungszeit
AWK	aortaler Windkessel
BASH	herzsynchrone Körperbeschleunigung
BSA	Körperoberfläche (wichtige Normierungsgröße)
BVB	biventrikulärer Bypass
CI	Cardiac Index = Herzminutenvolumen/Körperoberfläche
CO = HMV	Cardiac Output
CPB	kardiopulmonaler Bypass
DAP	diastolischer Aortendruck
DAP	dynamischer Aortenflicken
DBP	diastolischer Blutdruck
ECC	extrakorporaler Kreislauf
ECMO	extrakorporale Membranoxygenierung
ECP	Extremitätenkompression
EDP = LVEDP	enddiastolischer Druck
EF = AF	Ejection Fraction = Schlagvolumen · 100%/enddiast. Vol.
EKG = ECG	Elektrokardiogramm
ET = ATZ = LVET	Ejection Time
FDA	amerikanische Gesundheitsbehörde (Food and Drug Administration)
HK = HCT	Hämatokrit
HLM	Herz-Lungen-Maschine
HMV = CO	Herzminutenvolumen
IABP	intraaortale Ballonpumpe

IAV	interaortaler Ventrikel
LA	linkes Atrium
	(wird den anderen Abkürzungen vorangesetzt)
LAP = PLA	Druck im linken Vorhof
LOS = LCO	stark verminderter Blutauswurf (Low Output Syndrom)
LV	linker Ventrikel
	(wird den anderen Abkürzungen vorangesetzt)
LVAD	Links-Herz-Unterstützungssystem
MOF	gleichzeitige Funktionsstörung verschiedener Organe
NYHA	New York Heart Association
OP	Operation
OUAH	orthotopes univentrikuläres künstliches Herz
PAP = APP	Pulmonalarteriendruck
PAD	pulsierendes Unterstützungssystem
PLA = LAP	Druck im linken Vorhof
PLV = LVP	Druck im linken Ventrikel
PRA = RAP	Druck im rechten Vorhof
PRV = RVP	Druck im rechten Ventrikel
RA	rechtes Atrium
	(wird den anderen Abkürzungen vorangesetzt)
RV	rechter Ventrikel
	(wird den anderen Abkürzungen vorangesetzt)
SBP	systolischer Blutdruck
SV	Schlagvolumen
TAH	vollständiges künstliches Herz
TCA	kurzzeitige Herzunterstützung
TPR	totaler peripherer Widerstand = (arterieller Mitteldruck− mittlerer Druck im rechten Vorhof)/Herzminutenvolumen
VAB	venös-arterieller Bypass
VAD	ventrikuläres Unterstützungssystem

1 Einleitung

Noch in den 50er Jahren wurde die Operation am offenen Herzen zur klinischen Routine. Verstärkt durch die Zunahme von Herz-Kreislauf-Erkrankungen entstanden daraufhin vermehrt Aktivitäten zur Entwicklung von Blutpumpen, die neben der extrakorporalen Verwendung (z.B. Herz-OP und künstliche Niere) der Unterstützung des natürlichen Herzens dienen sollten. Die Medizin wandte sich – insbesondere an den Universitäten – zunehmend auch technischen Fragestellungen zu. Die Medizintechnik entwickelte sich zur eigenständigen Disziplin. Die außerordentlich große Zahl von möglichen Anwendungsfällen für die Herzunterstützung ließ diese Aktivitäten auch volkswirtschaftlich als erforderlich erscheinen. In einigen hochtechnisierten Ländern – besonders in den USA – wurde diese Entwicklung durch Forschungsprogramme finanziell erheblich gefördert. Inzwischen wird davon ausgegangen, daß allein in den USA jährlich etwa 1500 Patienten postoperativ einer mechanischen Herzunterstützung bedürfen [B 8.9]. Nach anderen Angaben kann die ventrikuläre Unterstützung bei Patienten, die nach akutem Herzinfarkt einen kardiogenen Schock entwickeln (ca. 168 000 Patienten pro Jahr weltweit bei einer Mortalität von bis zu 87%) verwendet werden oder bei Patienten, die nicht von der Herz-Lungen-Maschine entwöhnt werden können (ca. 1–2% aller Patienten, die sich einer Herzoperation unterziehen) oder die auf eine Herztransplantation warten (ca. 17 000 bis 35 000 Patienten pro Jahr) [Z 40].

Für den extrakorporalen Kreislauf wurden zunächst und bis heute Rollenschlauchpumpen verwendet. Generell ist eine Blutpumpe als Vorrichtung zu verstehen, die der Förderung von Blut dient. Die Einsatzmöglichkeiten sind vielfältig. Ihre Konstruktion und Ausführung orientiert sich an herkömmlichen Prinzipien und Erfahrungen der Strömungstechnik. So diente die Rollenschlauchpumpe in der Verfahrenstechnik seit langem der Förderung von verschmutzten oder aggressiven Flüssigkeiten.
Vorgaben für die konkrete Ausführung der Pumpe ergeben sich andererseits aus dem Einsatzzweck und den Anschlußbedingungen zur Pumpe in Bezug zum natürlichen Kreislaufsystem. Bauvolumen, Form, Anschlußtechniken und andere Vorgaben lassen sich daraus ableiten.
Unter dem Gesichtspunkt der Wechselwirkung zwischen natürlichem System und Pumpsystem für den partiellen oder auch vollständigen Funktionsersatz des natürlichen Herzens lassen sich folgende Fördertechniken für das Blut unterscheiden:

— Extrakorporale Förderung des Blutes (z. B. in der Herz-Lungen-Maschine) mit einer selbständig arbeitenden Pumpe
— Gegenpulsatorische Förderung unter Ausnutzung der Funktion wenigstens eines der natürlichen Ventile des Herzens mit Synchronisation zum Herzrhythmus (z. B. Aortale Ballonpulsation)
— Parakorporale oder intrakorporale Förderung des Blutes durch selbständig fördernde, meist zum Herzen synchron arbeitende Pumpen zur Entlastung einer oder beider Herzkammern
— Doppelpumpe zum vollständigen Ersatz beider Herzkammern (Künstliches Herz)

Aus klinischer Sicht wird ferner zwischen invasiven und nicht invasiven Unterstützungsmethoden und nach der chirurgischen Anschlußtechnik unterschieden.
Die Entwicklung von Blutpumpen bedarf wegen der Empfindlichkeit des zu fördernden Blutes besonderer Sorgfalt hinsichtlich der Strömungsführung und der Werkstoffwahl. Ein hohes Maß an Blutverträglichkeit aller blutführenden Teile und Baugruppen ist anzustreben.

Neben der überwiegend stationären, also nicht pulsierenden Förderung des Blutes in extrakorporalen Systemen (Künstliche Niere, Herz-Lungen-Maschine etc.) wird für die Unterstützung des Herzens aus hämodynamischen Gründen meist eine pulsierende Förderung angestrebt. Ferner wird vielfach auf einen Vorteil der Pulsation des Blutes für den Stoffwechsel hingewiesen. Dementsprechend findet man heute sowohl stationär als auch pulsierend fördernde Blutpumpen. Dabei lassen sich die stationär fördernden teils durch entsprechende Antriebsregelung auch intermittierend betreiben, so daß auch mit diesen eine pulsierende Förderung erreicht werden kann.

Der vorliegende Beitrag behandelt nach den Fragen der Indikation und einem kurzen historischen Rückblick auf die Entwicklung von Blutpumpen den Aufbau, Funktions- und Strömungsprinzipien, Antriebsarten und Betriebsweise verschiedener Pumpen. Als Grundlage dienen dabei wissenschaftliche Veröffentlichungen über den Entwurf und den Einsatz solcher Pumpen sowie Herstellerunterlagen und Berichte über technische Daten und den klinischen Einsatz. Auf detaillierte Ausführungen zur Werkstofftechnik wird hier wegen der außerordentlichen Breite des Problemkreises, der durchaus unabhängig vom Einsatzort Blutpumpe behandelt werden kann, verzichtet.

2 Indikation

Die Förderung von Blut mittels technischer Vorrichtungen dient entweder der Behandlung des Blutes in einem extrakorporalen System oder der mechanischen Entlastung bzw. dem Ersatz der Förderfunktion des natürlichen Herzens. Im Falle der Blutbehandlung tritt zur Pumpe ein natürlicher oder technischer extrakorporaler Organersatz (Künstliche Niere, Oxygenator etc.) hinzu.
Für den Funktionsersatz des Herzens, der partiell oder vollständig, vorübergehend oder langfristig ausgerichtet sein kann, kommt eine Reihe unterschiedlicher klinischer Zielrichtungen in Frage. Hierzu gehören:

— Entlastung des Herzens bei akuten Schwächezuständen oder im kardiogenen Schock
— Entlastung oder Ersatz der Funktion des Herzens nach extrakorporaler Zirkulation, sofern die Erholung des natürlichen Herzens zur Entwöhnung von der Herz-Lungen-Maschine (HLM) nicht ausreicht
— Entlastung des Herzens nach chirurgischen Eingriffen bis zur Wiedergewinnung eigener hinreichender Leistungsfähigkeit des Herzens
— Entlastung des Herzens bis zum chirurgischen Eingriff
— Entlastung oder Ersatz der Funktion des Herzens bis zur Implantation eines Spenderherzens
— Dauerhafter Ersatz der Funktion des Herzens bei schweren Infarkten oder schwerem irreparablem Leistungsmangel des Herzens
— Dauerhafter Ersatz der Funktion des Herzens, falls eine Herztransplantation nicht möglich ist [B 8.20]

Jede mangelhafte Blutzufuhr kann die Funktionstüchtigkeit der Organe beeinträchtigen und bedeutet eine zusätzliche Gefährdung des erkrankten Herzens, sodaß die Entwöhnung von der HLM kritisch wird. Auch heute ist die Haupttodesursache nach Herzoperation das zu geringe Schlagvolumen (Low Output Syndrom, LOS). Der Patient kann jedoch postoperativ nicht ohne besonderes Risiko mehrere Stunden an der HLM belassen werden, da infolge der erforderlichen Vollheparinisierung die Blutungstendenz zu hoch ist [Z21]. Dieser Zustand kann durch lange Reperfusionsphasen (partieller Bypass bei schlagendem, nicht volumenbelastetem Herzen), durch pharmakologische Behandlung mit positiv inotropen Substanzen und Vasoaktiva sowie durch die intraaortale Ballonpumpe (IABP) therapiert werden. Reichen diese Maßnahmen nicht aus, so wird eine wirksame mechanische Herzunterstützung erforderlich.

Die meisten Verfahren für den mechanischen Funktionsersatz des Herzens können einen oder beide Herzventrikel betreffen. Dagegen entlasten die Verfahren der Gegenpulsation vornehmlich das linke Herz. Diese Verfahren unterstützen das Herz durch in Serie geschaltete Systeme, die maximal eine Effektivität von 25% besitzen und die auf einen moderaten Kreislaufzustand angewiesen sind. Bei starker Einschränkung der Herzfunktion oder Fibrillation arbeiten diese Systeme nicht [B8.3]. Für die Einsatzfähigkeit der IABP wird ein auf die Körperoberfläche bezogenes Herzminutenvolumen (Cardiac Index, CI) von mindestens $1,2 \, l/min \, m^2$ vorausgesetzt [D4].

Die angestrebte Entlastungsdauer durch mechanische Systeme richtet sich nach der Erholungsfähigkeit des Herzens oder der Verfügbarkeit eines geeigneten Spenderherzens. Sie wird jedoch meist durch die Verträglichkeit des Verfahrens begrenzt, die sich durch Nebenwirkungen wie Veränderungen im Blut mit peripheren Embolien und Störungen im Stoffwechsel verschiedener Organe bemerkbar macht.

Nachstehend sind Voraussetzungen für die Anwendung einer Links-Herz-Unterstützungspumpe (LVAD) aufgeführt [B6.1, B6.4, B8.3, B8.10, Z21, Z25, Z48]:

— Herzschwäche nach offener Herzchirurgie, sodaß keine Entwöhnung vom kardiopulmonalen Bypass möglich ist
— Kardiogener Schock nach myokardialem Infarkt
— Geringer Auswurf (LOS)
— Hypotension
— Systolischer Blutdruck (SBP) kleiner 80 mmHg (bzw. 70 mmHg nach [B6.4] und 90 mmHg nach [Z21])
— Linker Vorhofdruck (LAP) größer 20 mmHg (bzw. 25 mmHg nach [B8.10])
— Cardiac Index (CI) kleiner $2,0 \, l/min \, m^2$ (bzw. $1,8 \, l/min \, m^2$ nach [Z21])
— Arterio-venöse Sauerstoffdifferenz größer als 7,0 vol.%
— Urinausscheidung kleiner 20 ml/h
— Systemwiderstand größer $2100 \, dyn \, sec/cm^5$ ($1,58 \, mmHg \, s/cm^3$)
— Linksventrikulärer enddiastolischer Druck (LVEDP) größer 20 mmHg

- Zentraler venöser Druck größer 20 mmHg mit rechtsventrikulärer Schwäche
- Überdehnung des rechten oder linken Ventrikels
- Herzmuskelschwächen trotz pharmakologischer Behandlung und keine Besserung trotz zweistündiger Therapie mit der IABP
- Andauernde Schwäche des rechten Herzens trotz adäquater Links-Herz-Funktion
- Hohes Risiko gegenüber genereller Chirurgie

Für die Anwendung der Herzunterstützungssysteme sind folgende Forderungen an den Patienten zu stellen [Z21]:

- Alter 15 bis 70 Jahre
- Keine bakterielle Endokarditis oder Sepsis
- Kein chronisches Nierenversagen
- Keine schwere Funktionsstörung der Leber
- Ansonsten gewöhnlich guter Gesundheitszustand
- Keine weiteren bedeutenden Komplikationen oder kontraindizierenden Krankheiten
- Keine anderweitige kardiologische Gefährdung während der Operation

Die Genehmigungs- bzw. Zustimmungspflicht von Seiten des Patienten oder dessen Verwandtschaft ist zu berücksichtigen.

Die Verwendungsmöglichkeit eines Unterstützungssystems wird auch durch das System selbst bestimmt. So darf die »Hemopump« bei Patienten

- in Erwartung einer Herztransplantation
- mit einer künstlichen Aortenklappe
- mit bedeutender Blutdyskrasie (fehlerhafte Blutzusammensetzung)
- mit bekanntem oder verdächtigem Aneurysma (lokalisierte Arterienerweiterung)
- mit einer tödlichen Krankheit im Endstadium
- mit krankhafter Aortenwand
- mit einer Femoralarterie, die die Einführung einer 21-French-Kanüle nicht zuläßt
- mit Aortenklappenstenose oder -insuffizienz
- mit Beteiligung an anderen klinischen Verfahren

nicht eingesetzt werden [Z48].

Hinzukommende rechtsventrikuläre Herzfehler, wie sie bei den meisten Patienten auftreten, erfordern eine wohldosierte Gabe von Isoproterenol, damit eine ausreichende Füllung des Pulmonalkreislaufes ermöglicht wird. Ist der Patient nicht für eine massive Behandlung mit Isoproterenol geeignet, so bleibt als letzte Lösung nur noch der biventrikuläre Bypass durch Hinzufügen des rechten Kunstventrikels.

Der Rechts-Ventrikel-Bypass wird – u. U. zusammen mit der IABP im Falle leichter linksventrikulärer Schwächen – bei schweren Schäden am rechten

Ventrikel, wie sie nach Mitralklappenoperationen vorliegen können, eingesetzt [B 1.2].

In den letzten Jahren wurde die mechanische Herzunterstützung vielfach erfolgreich als Brücke zur Herztransplantation (»Bridging«) eingesetzt. Zur zeitlichen Überbrückung bis zur Transplantation werden folgende Verfahren angewandt [Z 3]:

— Orthotopes künstliches Herz mit vollständigem Kreislaufersatz
— Heterotopes künstliches Herz mit totalem oder teilweisem Kreislaufersatz
— Extrakorporale Membranoxygenierung (ECMO)
— IABP

Die mechanische Herzunterstützung ist in dieser Verwendung nicht nur gerechtfertigt, sondern nach Ansicht verschiedener Autoren im Rahmen eines Herztransplantationsprogramms sogar zwingend erforderlich [P32, B8.3]. Einige Indikationen zur Verwendung eines Unterstützungssystems als Brücke sind nachstehend aufgeführt [Z16]:

— akute Lebensgefahr (Minuten oder Stunden)
— Keine Kontraindikation gegen eine spätere Herztransplantation
— Spenderherz mit hoher Wahrscheinlichkeit verfügbar

3 Kreislauf-Anschlußtechniken

Anknüpfend an die oben genannten Fördertechniken zur Einbringung der Strömungsenergie in das Gefäßsystem läßt sich eine Reihe verschiedener Anschlußtechniken zur Verbindung der Pumpeinheit mit dem natürlichen Kreislaufsystem angeben. Unter anderem beeinflußt die Unterstützungsdauer die Positionierung der Pumpe. So wird in der Regel bei kurzzeitiger Anwendung (Temporary Cardiac Assistance, TCA) die Pumpe parakorporal plaziert [B8.5], wobei der Anschluß einen geringeren Aufwand als bei einem implantierbaren System erfordert.

Bei den nicht-invasiven Verfahren ist kein perkutaner Zugang zum Gefäßsystem erforderlich. Die mechanische Energie wird entweder durch Kompression der Extremitäten (External Compression Pumping, ECP, Abb. 3/1) oder durch herzsynchrone periodische Beschleunigung des gesamten Körpers (Body Accelerating Synchronous Heart beat technique, BASH) in das Blutgefäßsystem eingeleitet [B6.1]. Die übrigen Verfahren bedürfen des perkutanen Zuganges zum Gefäßsystem mit an die Positionen von Pumpeinheit und Durchtritt der Gefäßwand angepaßtem Schlauchsystem.

Der Gefäßzugang erfolgt bei der arteriellen Gegenpulsation, der intraaortalen Ballonpulsation, den Verfahren der Gegenpulsation durch externe Pumpen

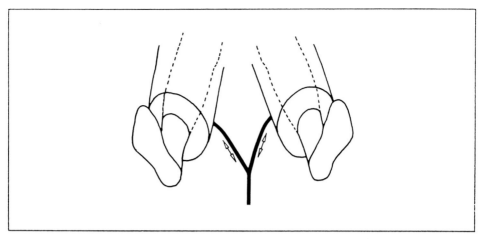

Abb. 3/1: Externe Gegenpulsation [B 6.1]

sowie bei dünnen, schlauchförmigen, gefäßinternen Pumpen (z. B. Schnekkenpumpe) gewöhnlich über eine relativ kleine Öffnung in der Oberschenkelarterie (Femoralarterie). Ähnlich geringe Eingriffe erfordert der Anschluß von Pumpen zur partiellen Unterstützung des Kreislaufes durch externe Pumpen oder zur Blutwäsche (Dialyse, Abb. 3/2, Diafiltration, Abb. 3/3). In allen anderen Fällen ist ein erheblich größerer Eingriff zum Anschluß der Pumpe erforderlich.

Unger unterscheidet neben der bereits erwähnten IABP (Abb. 3/4) folgende invasive Herzunterstützungsverfahren, die jeweils unterschiedlich anzuschließen sind [B 6.1]:

— Dynamischer Aortenflicken (Dynamic Aortic Patch, DAP, Abb. 3/5)
— Pulsierende Aortenmanschette
— Pulsierendes Unterstützungsgerät (Pulsatile Assist Device, PAD, Abb. 3/6)
— Aortenwindkessel-Ventrikel mit Steuerballon (Aortic Windkessel ventricle with guiding balloon, AWK, Abb. 3/7)
— Interaortaler Ventrikel (IAV, Abb. 3/8)

In der Anschlußtechnik für selbständig fördernde Unterstützungspumpen lassen sich zwei verschiedene Zuordnungen zum Herzen unterscheiden:

— Serielle Anordnung, bei der der gesamte Blutstrom durch das natürliche Herz geführt wird (reine Druckentlastung, keine Volumenentlastung)
— Parallele Zuordnung (Bypass), bei der das Herz nur einen Teil des Herzzeitvolumens zu fördern hat (Volumenentlastung)

Dazu gehören folgende Anschlußtechniken:
Parallel geschaltete Systeme (Bypass) entlasten das Herz, indem sie Blut vor oder in der Kammer entnehmen und es in das Arteriensystem rückführen (z. B. atrio-aortic left ventricular assist device, AA-LVAD, left ventricular assist

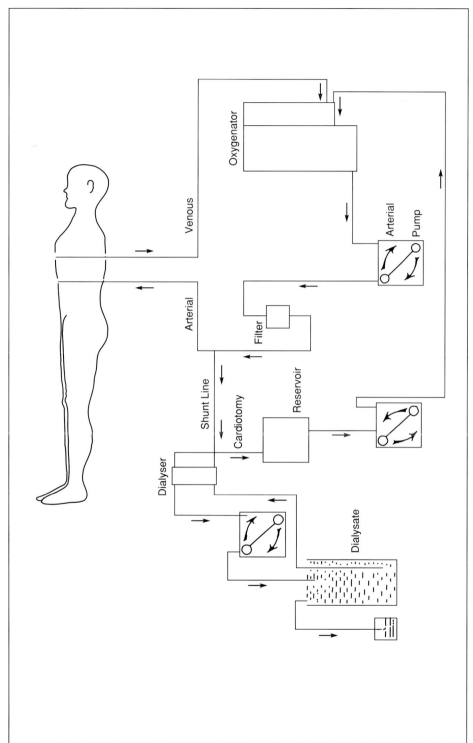

Abb. 3/2: Hämodialysekreislauf mit kardiopulmonalem Bypass [B 5.11]

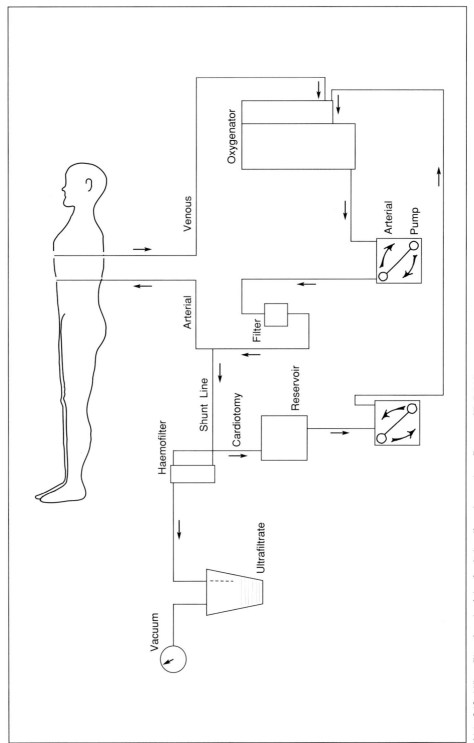

Abb. 3/3: Hämofiltrationskreislauf mit kardiopulmonalem Bypass [B.5.11]

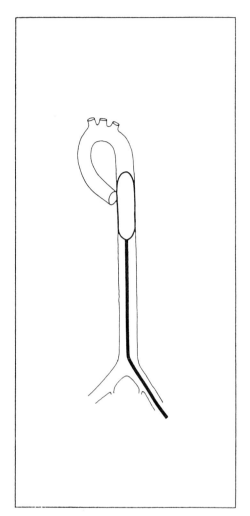 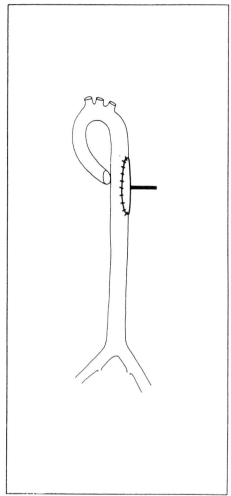

Abb. 3/4: Intraaortale Ballonpulsation (IABP) [B 6.1]

Abb. 3/5: Dynamischer Aortenflicken (DAP) [B 6.1]

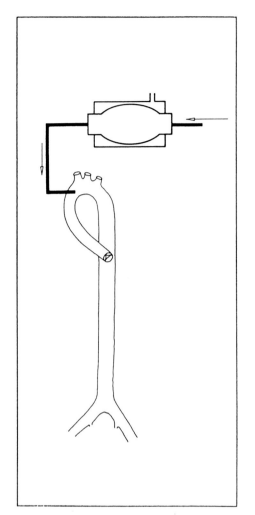
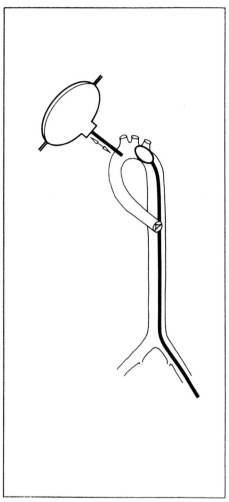

Abb. 3/6: Pulsierend förderndes Unterstützungssystem (PAD) [B 6.1]

Abb. 3/7: Aortaler Windkessel mit unterstützendem Ballon (AWK) [B 6.1]

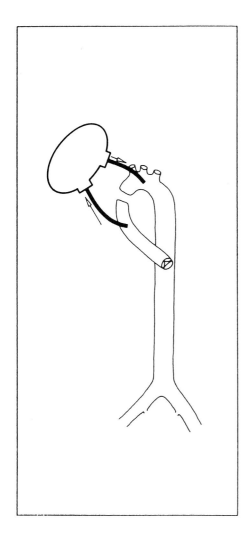

Abb. 3/8: Interaortaler Ventrikel (IAV) [B 6.1]

device, LVAD). Der venös-arterielle Bypass (VAB) umgeht das gesamte Herz und bewirkt so eine Volumenentlastung für die linke und die rechte Kammer.

Im einzelnen werden folgende Anschlußkombinationen unterschieden [B 6.2]:
— linker Vorhof   Aszendierende Aorta (Abb. 3/9)
                       Femoralarterie (Abb. 3/10)
— linker Ventrikel   Aszendierende Aorta (transapical, Abb. 3/11)
                       Thorakale Aorta (Abb. 3/12)
                       Abdominale Aorta (Abb. 3/13)
                       Femoralarterie (Abb. 3/14)
                       Aszendierende Aorta (transatrial, Abb. 3/15)
                       Femoralarterie (transaortal, Abb. 3/16)

- venös-arteriell Aszendierende Aorta (Abb. 3/17)
  Femoralarterie (Abb. 3/18)
- Kombination aus kardiopulmonalem Bypass (CPB),
  intraaortaler Ballonpulsation (IABP) und
  pulsierendem Unterstützungssystem (PAD, Abb. 3/19)
- Intraventrikulärer Ballon (Abb. 3/20)
- Rechts-Herz-Bypass (Abb. 3/21)
- Biventrikulärer Bypass (BVB, Doppelpumpe) (Abb. 3/22)

Eine ähnliche Einteilung wird auch von anderen Autoren vorgenommen [B 8.2].

Das Verlegen der Absaugkanüle erfolgt entsprechend den genannten Anschlußtechniken in den Vorhof, rückwärtig durch die Aortenklappe in die linke Kammer oder über die Herzspitze in die linke Kammer. Eine Zusammenstellung verschiedener Anschlußtechniken für Blutpumpen am menschlichen Körper enthält Abb. 3/23.

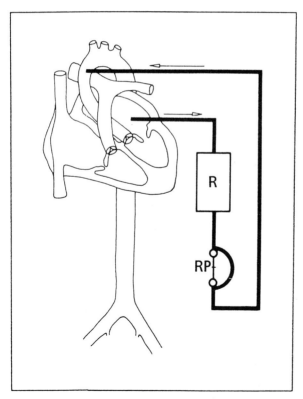

Abb. 3/9: Linksventrikuläres Unterstützungssystem (LVAD) zwischen linkem Atrium und aszendierender Aorta mit Rollenschlauchpumpe (RP) und Reservoir (R) [B 6.2]

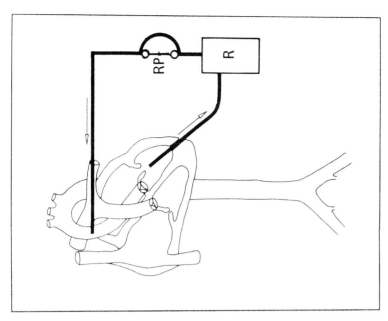

Abb. 3/11: LVAD mit transapical-aortalem Anschluß mit Rollenschlauchpumpe (RP) und Reservoir (R) [B6.2]

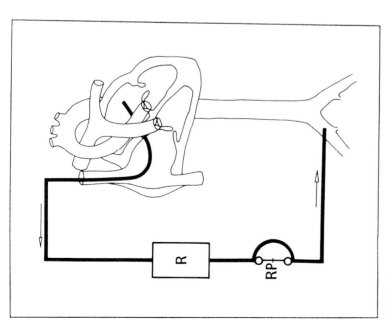

Abb. 3/10: Linksventrikuläres Unterstützungssystem (LVAD) zwischen rechtem Vorhof und Femoralarterie (AA-LVAD) mit Rollenschlauchpumpe (RP) und Reservoir (R) [B6.2]

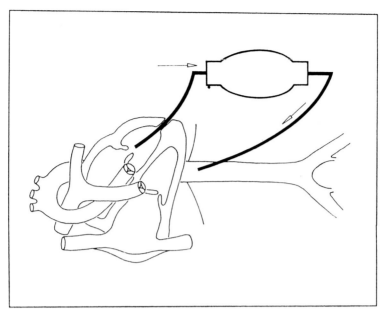

Abb. 3/13: LVAD mit transapical-aortalem (abdominale Aorta) Anschluß und axialsymmetrischer Bypasspumpe (A-LVAD) [B6.2]

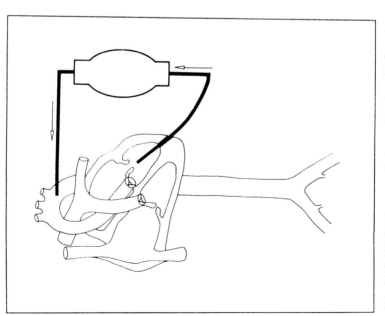

Abb. 3/12: LVAD mit transapical-aortalem Anschluß und axialsymmetrischer Bypasspumpe [B6.2]

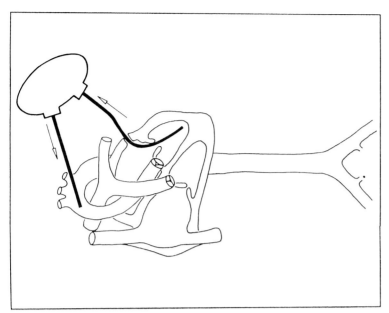

Abb. 3/15: LVAD mit transatrikal-aortalem Anschluß und Ellipsoidherz (E-LVAD) [B 6.2]

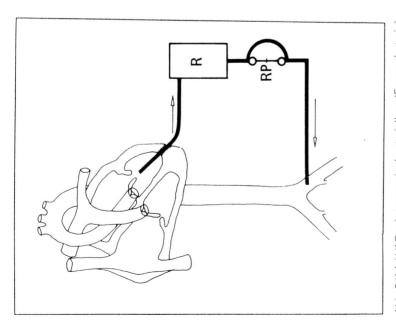

Abb. 3/14: LVAD mit transapical-arteriellem (Femoralarterie) Anschluß mit Rollenschlauchpumpe (RP) und Reservoir (R) [B 6.2]

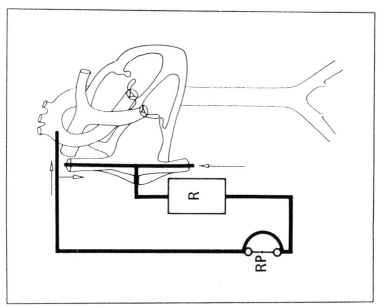

Abb. 3/17: Venös-aortaler (aszendierende Aorta) Bypass mit Rollenschlauchpumpe (RP) und Reservoir (R) [B 6.2]

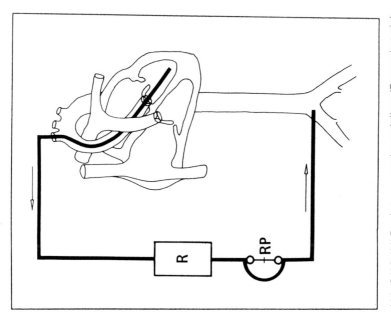

Abb. 3/16: LVAD mit transaortal-arteriellem (Femoralarterie) Anschluß mit Rollenschlauchpumpe (RP) und Reservoir (R) [B 6.2]

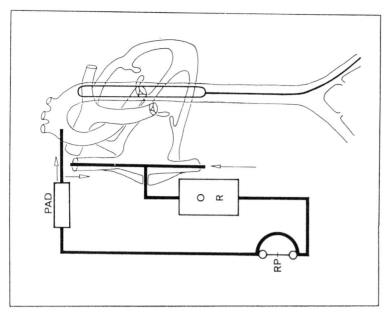

Abb. 3/19: Kombination aus kardiopulmonalem Bypass (CPB) und intraaortaler Ballonpulsation (IABP) oder pulsierendem Unterstützungssystem (PAD) [B 6.2]

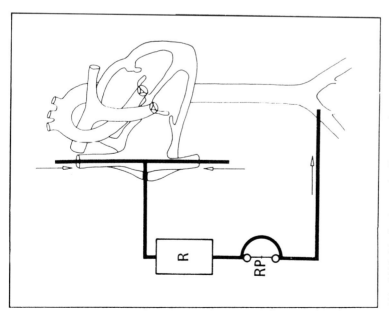

Abb. 3/18: Venös-femoraler Bypass mit Rollenschlauchpumpe (RP) und Reservoir (R) [B 6.2]

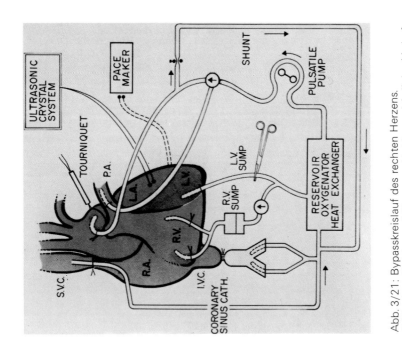

Abb. 3/21: Bypasskreislauf des rechten Herzens.
SVC: obere Hohlvene, IVC: untere Hohlvene, LA: linker Vorhof,
RA: rechter Vorhof, LV: linker Ventrikel, PA: Pulmonalarterie
[B5.10]

Abb. 3/20: Intraventrikulärer Ballon [B6.2]

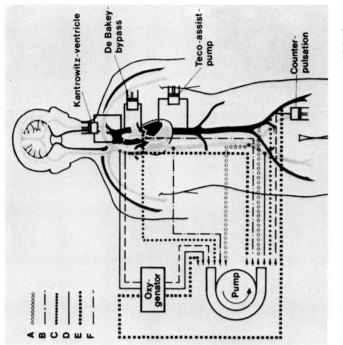

Abb. 3/23: Anwendungsmöglichkeiten von Blutpumpen [B 3.1]

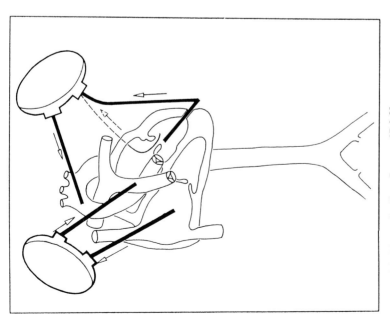

Abb. 3/22: Biventrikulärer Bypass [B 6.2]

4 Vorgaben für die technische Entwicklung

Zur Auslegung und Entwicklung von Blutpumpen lassen sich folgende Grundforderungen aufstellen:
1. Hinreichende hämodynamische Leistung
2. Anpassung der Strömungsgrößen an den physiologischen Rahmen
3. Hinreichend blutschonende Förderung
4. Unbedenklichkeit bezüglich medizinischer Nebenwirkungen
5. Erfüllung der klinisch vorgegebenen Anschlußbedingungen
6. Gute Handhabung
7. Hohe Betriebssicherheit
8. Sterilisierbarkeit wiederverwendbarer Teile
9. Kostenverträgliche Gesamtlösung

Aus diesen Grundforderungen läßt sich eine Reihe einzelner Konstruktionsvorgaben ableiten, die das Gesamtkonzept, die Strömungsführung, die Werkstoffwahl und die werkstoff- und formabhängige Dauerfestigkeit betreffen. Letzteres gilt vor allem für pulsierend arbeitende Bauteile.

Einige Beispiele für diese Einzelvorgaben sind:
— Strömungsführung ohne Strömungsablösung und Turbulenz
— Glatte blutbenetzte Oberflächen
— Guter Spüleffekt mit geringen Verweilzeiten in kritischen Zonen
— Vermeidung von Kavitation, indem der Sättigungsdruck nicht unterschritten wird
— Scherspannungen im Strömungsfeld sollen die für Blutkörperchen kritischen Werte nicht überschreiten
— Blutführende Teile aus hinreichend blutverträglichem Werkstoff
— Quetschvorgänge zwischen blutbenetzten Flächen sind zu vermeiden
— Anschlüsse implantationsgerecht, dauerhaft, infektionssicher und dicht
— Zweckmäßige und dauerhafte Funktionskontrolle
— Hinreichend gute Regelbarkeit des Antriebes

Die Notwendigkeit der Pulsation wird bis heute widersprüchlich bewertet. Sie hängt unter anderem von der Einsatzdauer der Pumpe ab. Die pulsierende Förderung begünstigt die Mikrozirkulation und fördert den Stoffwechsel zumindest isolierter Organe. Andererseits erfordert sie komplizierte technische Lösungen bei verringerter Betriebssicherheit und bringt höhere Belastungen für Bauteile und Blut mit sich.

In der von Petry et al. durchgeführten Studie konnten keine Vorteile der pulsierenden Durchströmung auf die Leistungsfähigkeit des Herz-Kreislauf-Systems — zumindest bei kurzen Bypasszeiten — nachgewiesen werden. Die pulsierende Bypass-Steuerung wird insgesamt wegen des erhöhten technischen Aufwandes nicht empfohlen, zumal auch bei kurzfristig auftretenden Unterdrücken auf der arteriellen Seite die Gefahr der Bildung kleinster Luftbläschen besteht [Z60].

Aus klinischen Messungen an Patienten während und nach Anwendung der Herz-Lungen-Maschine mit und ohne Pulsation, die auf den Nachweis von Unterschieden der Funktion von Leber und Bauchspeicheldrüse zielten, geht hervor, daß — ohne signifikanten Unterschied im Plasma-Hämoglobin-Spiegel —

die Patienten mit stationärer Perfusion erheblich erhöhte Plasmaglukose-Werte aufwiesen. Dagegen waren bei den Patienten mit pulsierender HLM der Insulin-Spiegel und der Serum-Cholinesterase-Spiegel signifikant erhöht [B 5.20]. Dies spricht für einen Vorteil der pulsierenden Perfusion bereits bei Kurzzeitanwendung von Blutpumpen. Andererseits wird berichtet, daß pulsierend fördernde Pumpen eine um den Faktor 1,3 bis 2,7 höhere Hämolyserate bewirken als stationär fördernde. Diese sei jedoch für die extrakorporale Perfusion hinnehmbar [B 5.19].

Ferner wird berichtet, daß bei Durchblutungsraten von mehr als 110 ml/min kg (100%) in beiden Fällen kein Widerstands-Acidose-Syndrom auftritt. Einen geringen Vorteil bietet die Pulsation bei über 50%iger Durchblutung, während bei Durchblutungsraten unter 50% sowohl die stationäre als auch die pulsierende Durchblutung der Organe zum Hypoperfusionssyndrom führe [B 5.2].

Der Einfluß der Pulsation auf Hirndurchblutung, Hirnstoffwechsel und die Inzidenz neurologischer Störungen ist ebenfalls untersucht worden. Dieser ist von Bedeutung, weil zerebrale Funktionseinschränkungen zu den am meisten gefürchteten Komplikationen nach Operation mit ECC gehören. Die Ursachen sind hierbei noch nicht geklärt. In Untersuchungen an Patienten konnte kein Unterschied zwischen der Therapie mit nicht pulsierendem und mit pulsierendem Durchfluß festgestellt werden [Z 59].

Vorgaben für den pulsierenden Betrieb ergeben sich aus den Daten der normalen Hämodynamik und den Anschlußbedingungen am Patienten. Es werden folgende Richtwerte angegeben [D 5]:

— Pumpfrequenz: 60 bis 160 Schläge/min
— Minutenvolumen: 1,5 bis 15 l/min
— Maximaler Förderdruck: 200 mmHg
— Ausreichende Füllung der Pumpkammer in jedem Betriebszustand
— Druck im natürlichen Vorhof: kleiner 16 mmHg
— Hinreichende Kapazität des Einlaufspeichers der Pumpe, damit zu starkes Einsaugen von Blut aus den Venen vermieden wird

Vom Pumpantrieb kann auch ein aktives Saugen
— bei nicht hinreichend schneller Entfaltung der Pumpkammer
— bei hohem Durchflußwiderstand der Zulaufklappe der Pumpe
— bei Höhenunterschied zwischen Pumpkammer und kanüliertem Gefäß
erforderlich werden [D 5].

Die Brauchbarkeit einer Blutpumpe ist vor dem klinischen Einsatz tierexperimentell zu prüfen. Dabei sind neben der Förderleistung vor allem Thrombogenität und Hämolyserate von Bedeutung. Der über mehrere Wochen beim Hund noch tolerierte Hämoglobin-Spiegel wird mit 1 mgHb/kg Körpergewicht angegeben. Daraus wird eine maximal zulässige Hämolyserate einer Blutpumpe, die das gesamte HMV zu fördern hat, von 0,1 gHb/100 Liter gepumptes Blut abgeleitet [B 6.11].

5 Rückblick zur Entwicklung von Blutpumpen

Die Entwicklung von Systemen zum Ersatz der Förderfunktion des Herzens ist über 150 Jahre alt. Zunächst ging es jedoch nicht um die Unterstützung oder den Ersatz des kranken menschlichen Herzens, sondern um die Perfusion isolierter Organe zwecks deren Präservation. So beschreibt Jacobj 1880 ein mit einer Blutpumpe versehenes Oxygenierungssystem zur Perfusion isolierter Nieren.

Die Anfänge der Entwicklung zur heute täglich eingesetzten Rollenschlauchpumpe gehen vermutlich auf diese Zeit zurück (siehe Tabelle 5.1). Dale und Schuster stellten 1928 die später vielfach verwendete Diaphragma-Pumpe zur Blutförderung vor. Im Jahre 1939 beschreibt Gibbs eine mechanische Herzkammer, die aus einem Kautschukbeutel besteht [D 5].

In den 30er Jahren zielten die Entwicklungen vornehmlich auf den temporären Herz-Lungen-Bypass als Grundlage für die Operation am offenen Herzen ab. Am 6. 5. 1953 gelingt Gibbon erstmals der Einsatz eines Pump-Oxygenators mit Rollenschlauchpumpe am Patienten.

Tabelle 5.1 gibt eine Übersicht zur geschichtlichen Entwicklung von Blutpumpen einschließlich einiger Daten zur Links-Herz-Unterstützung (Left Ventricular Assist Device, LVAD) und zur Implantation eines vollständigen Kunstherzens (Total Artificial Heart, TAH) [B 8.2].

Seit dem Ende der 50er Jahre wird ausgehend von den USA – und zunehmend weltweit – an der temporären mechanischen Herzunterstützung sowie am temporären und totalen Ersatz des Herzens gearbeitet. Vorläufig spektakulärster Höhepunkt war der 1969 am Menschen durch D.A. Cooley durchgeführte Einsatz eines in den Herzbeutel eingebrachten vollständigen Kunstherzens (vgl. Tabelle 5.1). Ziel war die Überbrückung der Wartezeit des Patienten bis zum Einsatz eines Spenderherzens. Nach ca. 70 Stunden mußte Cooley den Tod des Patienten hinnehmen. Ebenfalls 1969 veröffentliche Kolff eine bedeutende Arbeit über Blutpumpen für den Herzersatz [D 5].

Die folgenden Bilder zeigen Beispiele aus der Entwicklungsgeschichte der Blutpumpen aus technischer Sicht mit verschiedenen Antriebs- und Fördermechanismen. Abbildung 5/1 enthält das Schema eines Kunstherzens mit vier Anschlüssen für zwei Vorhöfe und zwei große Arterien, das nach dem Prinzip der Rollenschlauchpumpe arbeitet. Ebenso nach dem Verdrängerprinzip fördert der in Abbildung 5/2 dargestellte Ventrikel, der mittels Exzenterhebel und Pendelverdränger arbeitet.

Ein Spulenantrieb (Solenoid-Konverter) mit Spannfeder und mechanischem Bewegungsverstärker in Kompaktbauweise ist in Abbildung 5/3 dargestellt. Er ist als implantierbarer Schiebeplattenantrieb für die Links-Herz-Unterstützung vorgesehen und mehrfach tierexperimentell eingesetzt worden. Die blutführende Pumpkammer wird oben (im Bild nicht dargestellt) unmittelbar angeflanscht.

Einen Schnitt durch den Prototypen einer Links-Herz-Unterstützungspumpe mit Schlauchventrikel zeigt Abbildung 5/4. Das Gerät wird zwischen Herzspitze und deszendierender Aorta angeschlossen und im Bauchraum (abdominal) implantiert. Zulauf- und Ausflußventile sind Scheibenhubklappen. Die Pulsationsenergie wird pneumatisch zugeführt.

Tabelle 5.1: »Meilensteine« in der Entwicklung von Pumpen [B 8.2]

Jahr	Forscher	Ereignis
1812	LeGallois	Forderungen zum externen Schutz zur Organpreservation einschließlich Herz
1855	Porter und Bradley	Erstmaliger Anschluß eines Patienten an eine Rotationspumpe zur Injektion
1884	von Frey und Gruber	Erfindung der ersten Herz-Lungen-Maschine
1887	Allen	Erstmaliger Anschluß eines Patienten an eine modifizierte Rollenpumpe zur Bluttransfusion
1891	Truax	Erstmaliger Anschluß eines Patienten an eine regulierbare Rollenpumpe
1893	Jacobj	Einsatz eines Gummiballons als Pumpkammer, der durch zwei Holzbretter komprimiert Perfusat fördert
1903	Brodie	Kolbenpumpe
1905	Embly und Martin	Kolbenpumpe
1905	Richards und Drinker	Kolbenpumpe
1910	Hooker	Kolbenpumpe
1922	Dixon	Spritzenkolbenpumpe zur subkutanen Anwendung von Flüssigkeiten
1924	Beck	Einsatz einer Pumpe zur Bluttransfusion
1928	Dale und Shuster	Hydraulische Pumpe: Kompression eines gekapselten flexiblen Schlauches, der sich in einer starren Kammer befindet, durch Wasserdruck
1930	Gibbs	Anschluß eines künstlichen Herzens an interperikardiale, große Gefäße bei Katzen und Hunden unter Verwendung der Lungen der Tiere zur Sauerstoffaufnahme
1932	Van Allen	Metallrollenpumpe: Kompression eines Gummischlauches zur Förderung durch manuellen oder mechanischen Antrieb
1933	Barcroft	Elektrisch angetriebene Rotationspumpe: Einsatz einer Zentrifugalpumpe zur Durchblutung in Hunden mit Kanülierung der großen Gefäße
1934	DeBakey	Rollenpumpe für kontinuierliche Förderung des Perfusats
1935	Lindbergh	Pulsierende Durchströmung von ganzen Organen
1937	Gibbon	Rollenpumpe für extrakorporalen Kreislauf
1948	Bjork	Rollenpumpe mit künstlichem Oxygenator
1950	Sewell und Glenn	Funktioneller Ersatz des rechten Herzens bei einem Hund mit einer Rollenpumpe mit einem maximalen Minutenvolumen von 4,7 l
1953	Gibbon	Erster erfolgreicher klinischer Einsatz einer Herz-Lungen-Maschine
1957	Stuckey et al.	Einsatz der Herz-Lungen-Maschine bei schwerer Mitralklappeninsuffizienz und kardiogenem Schock
1958	Kusserow	Erster experimenteller Einsatz eines RVAD
1960	Saxton und Andrews	Experimenteller Gebrauch einer Zentrifugalpumpe
1963	Liotta et al.	Erste klinische Implantation eines pulsierenden LVAD
1969	Cooley et al.	Erster Einsatz eines TAH als Brücke zur Transplantation (HTx)
1978	Turina et al.	Erster erfolgreicher klinischer Einsatz eines BVAD
1978	Norman et al.	Erster Einsatz eines LVAD als Brücke zur Transplantation
1978	Norman et al.	Erster Einsatz eines ALVAD als Brücke zur Htx
1985	Copeland und Mitarb.	Erster erfolgreicher Einsatz eines TAH als Brücke bis zur HTx

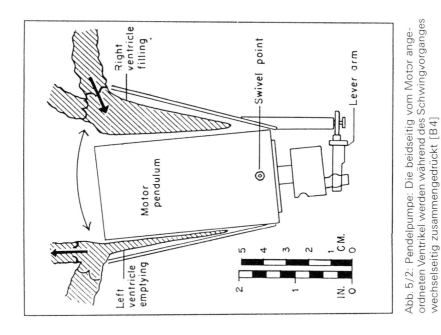

Abb. 5/2: Pendelpumpe: Die beidseitig vom Motor angeordneten Ventrikel werden während des Schwingvorganges wechselseitig zusammengedrückt [B4]

Abb. 5/1: Rollenschlauchpumpe als künstliches Herz [B2]

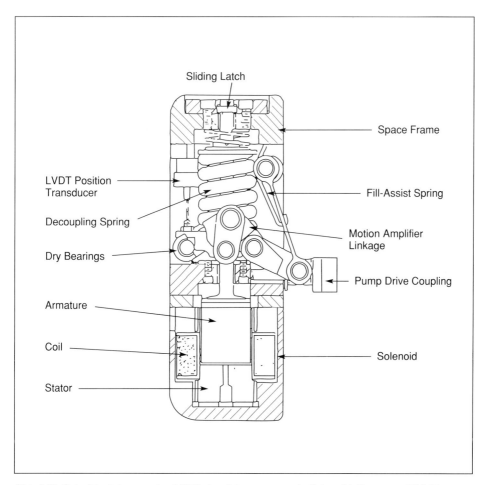

Abb. 5/3: Schnittzeichnung des MK19-Antriebssystems mit Solenoid-Konverter [B 6.7]

Ein pneumatischer Servoantrieb mit Schlauchpumpe zur Herzunterstützung ist in Abbildung 5/5 schematisch dargestellt. Zur Optimierung von Strömungsführung und Speicherfähigkeit des zunächst hutförmigen künstlichen Vorhofes zeigt Abbildung 5/6 eine Wasserwannenaufnahme der Modellströmung und ein verbessertes Vorhofmodell.
Verschiedene Ausführungsformen eines künstlichen Sackventrikels mit Kugelzulaufventil sind in Abbildung 5/7 dargestellt. Die Pumpe ist für die Langzeitunterstützung des linken Herzens vorgesehen. Drei verschiedene Verformungsarten des flexiblen Polyurethan-Beutels infolge unterschiedlicher Fixierung des Beutels sind im Bild zu unterscheiden.
Aus Detailstudien des Aerodynamischen Institutes Aachen zum Verhalten von künstlichen Klappen im Herzen und in Blutpumpen zeigt Abbildung 5/8 ein elastisches und transparentes Modell der linken Herzhälfte.
In Abbildung 5/9 ist der Prototyp einer Kreiselpumpe, die für stationäre und pulsierende Förderung zur Kreislaufunterstützung vorgesehen ist, dargestellt.

Die weitere Entwicklung von Blutpumpen hat sich in der Folgezeit vor allem auf die Verringerung von Blutschädigung und Thrombosierungen, auf die Erhöhung der Lebensdauer von Membranen und anderen Bauteilen sowie – im Falle des implantierbaren Gesamtherzens – auf die Miniaturisierung und die Körperverträglichkeit der Energiequelle konzentriert. Der heutige Stand der Pumpenentwicklung ist den beiden folgenden Kapiteln zu entnehmen.

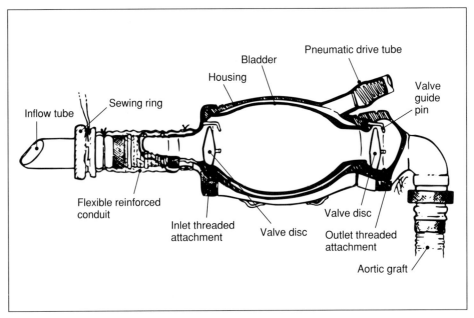

Abb. 5/4: Abdominales linksventrikuläres Unterstützungssystem (A-LVAD) in Schnittdarstellung [B 6.4]

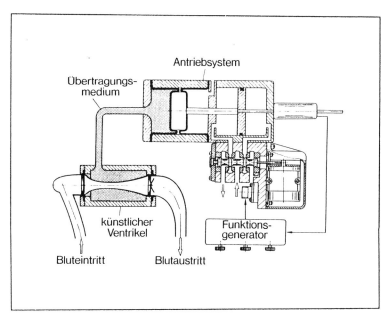

Abb. 5/5: Pulswellenerzeugende Schlauchpumpe: Schematische Darstellung des künstlichen Ventrikels mit Pulsator (Antriebszylinder und Servoventil) und Steuerung (Funktionsgenerator mit Wegaufnehmer) [Z56]

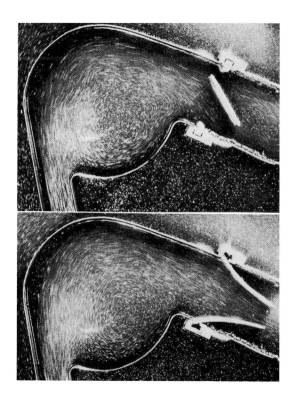

Abb. 5/6: Stationäre Durchströmung eines linsenförmigen Vorhofmodells mit Pendel- und Taschenklappe. Gute Strömungsführung im Vorhof, schlechte Wandbespülung hinter dem Ventilring (oben) und hinter den Taschen (unten) [Z57]

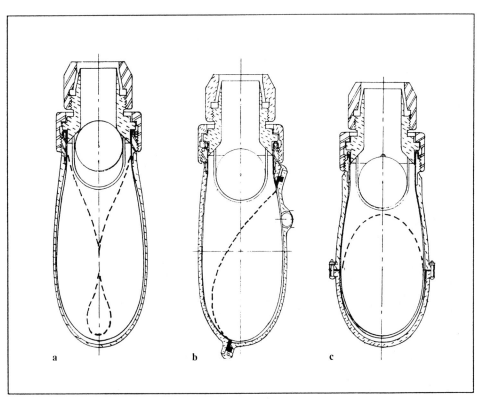

Abb. 5/7a–c: Schnittdarstellungen dreier älterer Ausführungen einer Links-Herz-Unterstützungspumpe für Langzeitanwendung (Schnittebene auf Höhe der Einlaßklappe): a) Beutel, b) längs fixierter Beutel, c) transversal fixierter Beutel. Die gestrichelte Linie zeigt die Bewegung des flexiblen Beutels [B 6.6]

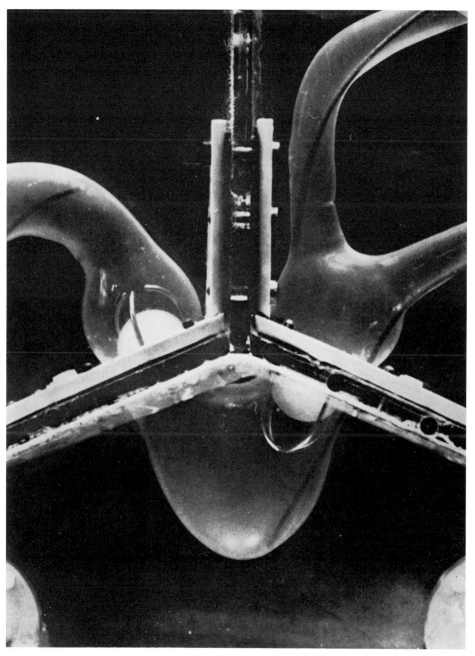

Abb. 5/8: Pulsierend arbeitendes, elastisches und transparentes Strömungsmodell der linken Herzhälfte mit zwei künstlichen Herzklappen. Untersuchung der Klappendynamik im Aerodynamischen Institut Aachen [Z58]

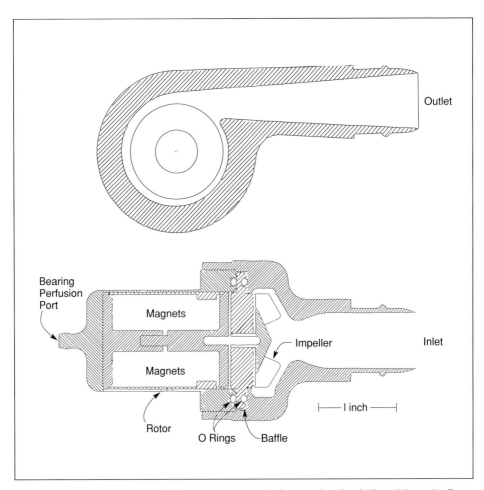

Abb. 5/9: Pumpenmodell von 1974 mit verbesserter Leistungscharakteristik, pulsierender Formänderung, verbessertem Laufrad und einem Anschluß für die Kühlflüssigkeit zur Temperaturregelung. (Trans. Am. Soc. Artif. Int. Organs, Volume 20, 1974) [B 6.11]

6 Funktionsprinzip und Aufbau von Blutpumpen

Blutpumpen lassen sich nach verschiedenen Gesichtspunkten unterscheiden. Für eine technische Gliederung sind sowohl wichtige Funktionsmerkmale der Pumpe als auch die Hauptbaugruppen zu berücksichtigen. Folgende Merkmale sind in der bisherigen Entwicklung von Blutpumpen aufgetreten:

Energiequelle
— biologisch: muskelmechanisch, biochemisch
— pneumatisch
— elektrisch
— kerntechnisch

Energiewandler
— mechanisch (Druckplatte)
— hydraulisch
— pneumatisch
— pneumatisch-mechanisch (Druckplatte)
— elektro-mechanisch
— magnetisch
— thermodynamisch
— piezoelektrisch

Strömungsprinzip
— Verdrängerprinzip: Hubkolben, Peristaltik, Rotationskolben, Membran, Ventrikel
— Kreiselprinzip: mit Schaufelrad; ohne Schaufeln (Reibung)
— Schneckenprinzip: rotierende Schnecke in Gehäuse oder Kanüle

Strömungsrichtung
— axial: Kolben, Schnecke, Schlauchventrikel
— zentrifugal: mit und ohne Schaufeln
— umgelenkt: U-förmig, Sackventrikel
— tangential: Ellipsoid-Ventrikel, Verdränger-Rollen, Schlauch-Druckplatte

Förderzustand
— stationär fördernd
— instationär fördernd

Betriebsweise und Regelung
— stetig (kontinuierlich)
— unterbrochen (intermittierend)

Hill teilt die Blutpumpen in drei Kategorien ein [Z16]:
— Zentrifugalpumpen (z.B. Biomedicus, 3M-Sarns, Medtronic)
— Orthotope künstliche Ventrikel (z.B. Jarvik, Penn State Heart, Utah Heart, Unger Heart, Berlin Heart)

- Heterotope künstliche Ventrikel (z. B. Abiomed, Novacor, Symbion, Thermedics, Thoratec)

In der Anwendung wird hauptsächlich zwischen stationär fördernden und pulsierend fördernden Pumpen unterschieden. Zu den stationär fördernden gehören unter anderen folgende Typen: Rollenschlauchpumpe, 3M-Sarns, Biomedicus, Affeld, Bramm, Schistek, Hager, Quian. Pulsierend fördernd sind u. a. die Typen nach De Bakey, Kantrowitz, Bernhard, Gredel, Kwan-Gett,

Tabelle 6.1: Übersicht derzeit auf dem Markt angebotener Pumpen

Stichwort		Antriebsart				Strömungsprinzip				Strömungsrichtung				Förderzustand		Betrbsweise	
						Verdr.											
		pneumatisch	elektrisch	magnetisch	mechanisch	Rollen-Schlauch	Membran/Ventr.	Kreisel/Reibung	Kreisel/Schaufel	axial	tangential	zentrifugal	gemischt	stationär fördernd	instationär fördernd	kontinuierlich	intermittierend
GAMBRO	klinische Rollenpumpe		×		(×)	×					×			×		×	
ISMATEC	Labor-Rollenpumpe		×			×					×			×		×	
STÖCKERT	klin. Rollenpumpe, auch intermitt.		×			×					×			×		×	×
BIO-MEDICUS	flügellose Kreiselpumpe		×		(×)			×				×		×		×	
CENTRIMED	Zentrifug. Schaufelpumpe		×		(×)				×			×		×		×	×
SARNS	Weiterentw. der Centrimed-Pumpe		×		(×)				×			×		×		×	×
HEMOPUMP	Archimed. Rad in Katheter		×	×					×	×				×		×	
ABIOMED	Doppel-Schlauch-Ventrikel	×					×				×				×	×	
SYMBION	Membran-AVAD	×					×						×		×	×	
THORATEC	Pierce-Donachy-Pump	×					×						×		×	×	
TOYOBO	Membran-Ventrikel	×					×						×		×	×	
XEMEX	Sack-Ventrikel	×					×						×		×	×	
ARIES	Zentrifugal-Schaufelpumpe		×						×			×		×		×	
BERLIN-HEART	Membran-Ventrikel	×					×						×		×	×	

Pierce, Portner, Hill, Unger, Jarvik (pneumatisch betrieben) und Portner, Frazier, Whalen (elektrisch getrieben) [B 8.4].
Tabelle 6.1 enthält eine Übersicht zu derzeit auf dem Markt angebotenen Pumpen mit Konstruktions- und Betriebsmerkmalen. Die Tabelle ist aus vorliegenden Unterlagen der entsprechenden Entwicklungsgruppen oder Hersteller zusammengestellt. Sie erhebt weder Anspruch auf Vollständigkeit noch darauf, den letzten Stand der Entwicklung darzustellen.

Anwendung		Technische Daten											
klinisch	Labor	Rollenzahl	Ventiltyp	Zahl der Kanäle	Ausführung	Schlagvolumen/ml	Schlagrate/min^{-1}	Intermitt.-Frequ./min^{-1}	Systolenanteil/%	Druck-/Vakuumltg./mmHg	Herzzeitvol./ml·min^{-1}	Druck/mmHg	Drehzahl/U·min^{-1}
×		2		1	Box						50–500		5–50
(×)	×	4; 6; 8		mehr.	Kassetten						0,1–194		20–200
×		2		mehr.	einf.+dopp.			keine Angabe			0–2000/10000		0–250
×											1000–6000	bis 750	<4500
×								60			0–9900	0–750	0–3600
×								50			0–9900	0–700	0–3600
×											500–3500	bis 220	bis 25000
×			Polyur.Kl										
×			2×BSm			70	35–195		15–95	−70–+280	<7000		
×			2×BSm Delr.			65	20–180		20–70	−100–+250	1300–6500	<200	
×						70	≈100		10–40	≤180	<7000		
×			2×BSm			60	40–160		15–55	−100–+300	<7000	<160	
×											0–9900	0–800	50–3500
×						50, 60, 80							

In den Abbildungen 6/1 bis 6/8 sind stationär fördernde Pumpen dargestellt. Die Rollenschlauchpumpe (Abb. 6/1, Stöckert-Pumpe) führt die Strömung tangential in einem starren Gehäuse mittels peristaltischer Verdrängung durch einen Schlauch. Die Pumpe wird einfach und als Doppelpumpe ausgeführt. Bei Drehzahlen bis 250 U/min erreicht sie einen Volumenstrom bis 10 l/min. Die Pumpe kann auch intermittierend betrieben werden, sodaß eine pulsierende Strömung erzeugt wird.

Ohne Verdränger arbeitet die in Abbildung 6/2 dargestellte Kreiselpumpe »Bio Pump« der Firma Biomedicus. Das Blut strömt axial zu und tangential ab. Bei Drehzahlen bis 4500 U/min fördert sie ein Volumen bis 10 l/min. Die Förderwirkung wird ohne Schaufeln erzeugt. Durch das Haften des Blutes an den Wänden des Rotors und seine Zähigkeit wird das Blut tangential beschleunigt und erfährt abhängig von Drehzahl und jeweiligem Radius eine Zentrifugalbeschleunigung, die zum Druckaufbau und zur Förderung führt. Der zu erreichende Druck wird vom Hersteller mit 750 mmHg angegeben. Auch diese Pumpe kann intermittierend betrieben werden. Sie zeichnet sich durch blutschonende Förderung aus und ist deshalb auch für den Langzeiteinsatz vorgesehen.

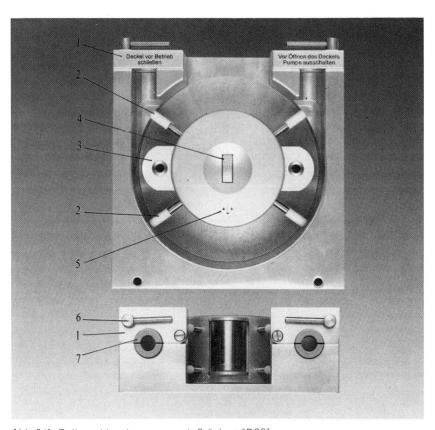

Abb. 6/1: Rollenschlauchpumpe nach Stöckert [P 30]

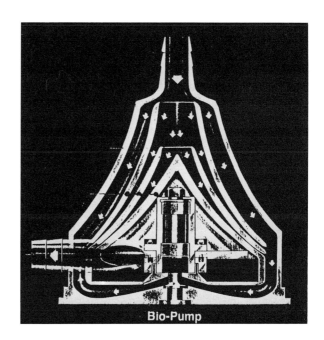

Abb. 6/2: Zentrifugalpumpe
»Bio-Pump«
von Biomedicus [P21]

Eine ähnliche Pumpe, jedoch mit Beschaufelung des Laufrades, ist in den Abbildungen 6/3 und 6/4 (3M-Sarns-Pumpe) dargestellt. Bei Drehzahlen bis 3600 U/min wird ein Förderstrom bis 10 l/min erreicht. Der maximale Förderdruck ist mit 700 mmHg angegeben. Betrieben wird die Pumpe stationär oder pulsierend mit 50 Impulsen pro Minute. In Abbildung 6/4 ist die Pumpe mit einer Handkurbel für den Noteinsatz versehen dargestellt.
Abbildung 6/5 zeigt ebenfalls eine Zentrifugalpumpe mit Beschaufelung des Laufrades (Aries Medical). Die möglichen Betriebszustände entsprechen bis auf den um 100 mmHg höheren maximalen Förderdruck denen der Pumpe von Sarns [P31].
Eine Kanülen-Schneckenpumpe »Hemopump« ist in den Abbildungen 6/6 und 6/7 dargestellt. Sie ist vorgesehen für die akute Unterstützung des Herzens im Falle des kardiogenen Schocks, des Herzinfarktes oder nach Herzoperationen, sofern die Entwöhnung von der HLM sonst nicht gelingt.
Eine biegsame Welle treibt durch eine Kanüle eine zweigängige Förderschnecke an, die sich am Kanülenende in der Nähe von Saugöffnungen befindet. In Zusammenwirken mit nachgeschalteten Leitschaufeln kommt es zur axialen Förderung des Blutes aus der Aorta oder der Kammer durch den Ringraum zwischen Welle und Kanülenwand. Die Drehzahl beträgt maximal 25000 U/min. Der Volumenstrom wird mit 3 l/min bis 3,5 l/min und die erreichbare Förderhöhe mit 220 mmHg angegeben.
Abbildung 6/8 zeigt eine Spindelpumpe, die nach dem gleichen Prinzip arbeitet, jedoch derzeit nur für die extrakorporale Anwendung – z. B. Herzentlastung – eingesetzt wird. Bei einer Drehzahl von 4740 U/min bis 4980 U/min fördert sie 4 l/min bis 6 l/min gegen einen Druck von 130 mmHg [B 8.14].

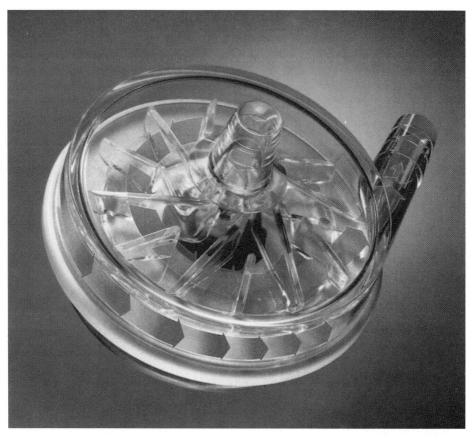

Abb. 6/3: Zentrifugalpumpe nach Sarns [P 24]

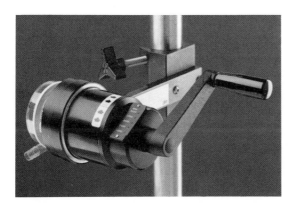

Abb. 6/4: Zentrifugalpumpe »Centrimed« mit Handkurbel [P 6]

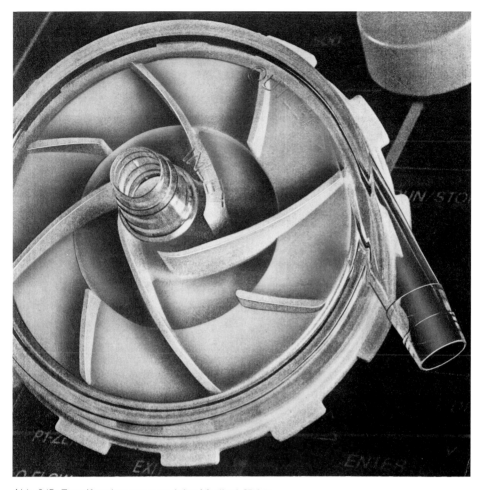
Abb. 6/5: Zentrifugalpumpe von Aries Medical [P 31]

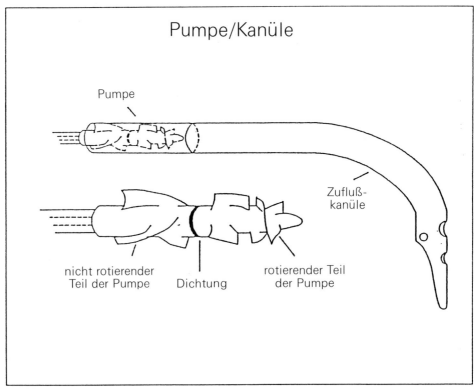

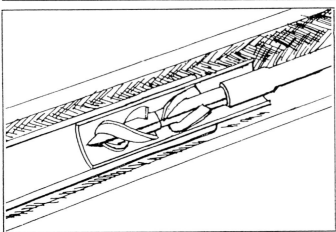

Abb. 6/6: Kanülen-Schneckenpumpe »Hemopump«; Aufbau (oben) [P5] und Lage im Gefäß (unten) [P4]

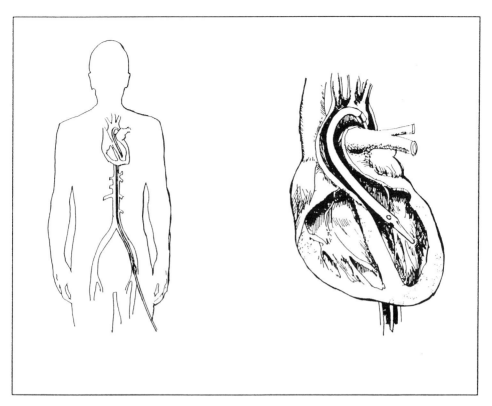
Abb. 6/7: Einführung der »Hemopump« durch die Femoralarterie in den linken Ventrikel [P 4]

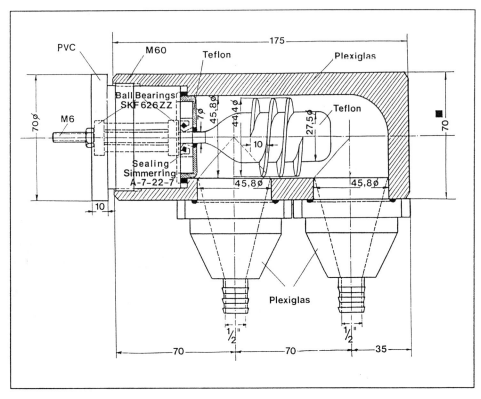

Abb. 6/8: Spindelpumpe zur Herzentlastung [B 8.14]

Einen pneumatisch betriebenen Kunstventrikel mit Verdrängermembran zeigt Abbildung 6/9 (Fa. Symbion). Er ist vorgesehen für die akute Herzentlastung. Das Schlagvolumen beträgt 70 ml bis 100 ml bei einer Schlagfrequenz von 35/min bis 195/min. Das erreichbare Minutenvolumen wird mit 6,2 l/min bis 6,9 l/min angegeben [P 2].

Das »Philadelphia Heart System« (PHS, Abb. 6/10) besteht aus zwei orthotop implantierbaren künstlichen Ventrikeln, die pneumatisch betrieben werden. Es zeichnet sich durch mehrschichtige Verdrängermembranen und Textil-Anschlußstutzen aus, in die die vier Klappenprothesen eingenäht werden. Dadurch sollen die Nachgiebigkeit der natürlichen Herzbasis simuliert und die Ablagerung von Blutbestandteilen im Klappenbereich vermieden werden. Ferner ist die Gefahr der Verdrängung oder Verformung natürlicher Organe oder Gefäße bei der Implantation durch die flexiblen Anschlüsse verringert. Als Ventile werden handelsübliche Herzklappenprothesen verwendet [B 8.18].

Ebenfalls pneumatisch betrieben ist die in Abbildung 6/11 abgebildete Ventrikel-Unterstützungspumpe (Xemex, Nippon Teon). Als Ventile werden Björk-Shiley-Monostrut-Klappen verwendet. Das Gehäuse ist transparent, der Pumpbeutel aus medical grade PVC [B 6.10].

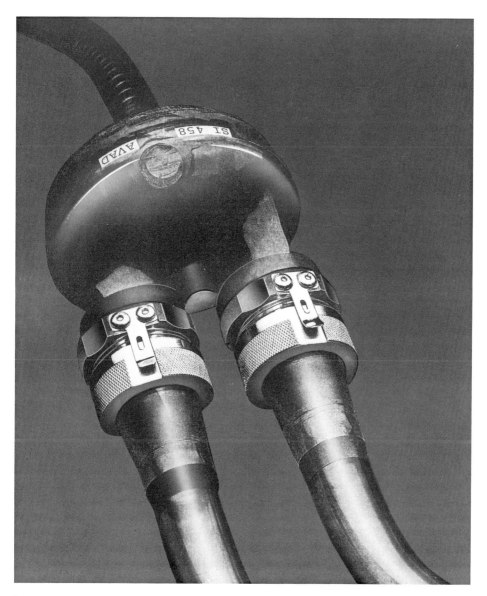

Abb. 6/9: Unterstützungssystem (AVAD) von Symbion [P 2]

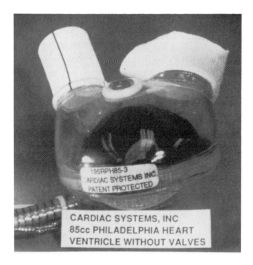

Abb. 6/10: Philadelphia Herz-System [B 8.18]

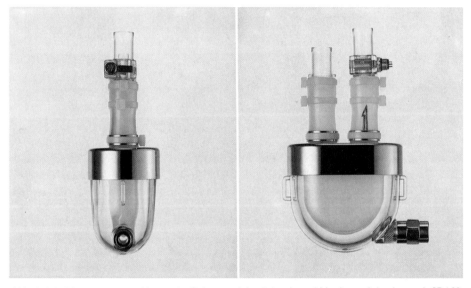

Abb. 6/11: Blutpumpe von Xemex in Seitenansicht (oben) und Vorderansicht (unten) [P19]

In Abbildung 6/12 sind die Luftkammer- und die Blutkammerseite eines pneumatisch betriebenen Unterstützungssystems dargestellt (Berlin Heart). Es werden drei verschiedene Pumpkammern mit den Schlagvolumina 50, 60 und 80 ml zur Auswahl für den Patienten angeboten [P32].

Zum pneumatisch betriebenen Unterstützungssystem der Arbeitsgruppe aus Rostock (Abb. 6/13a) gehören zwei Pumpkammern mit 60 und 80 ml Schlagvolumen und Kanülen mit 12,7 mm Durchmesser. Die Steuerung erfolgt über Messung des Luftvolumenstromes im Treibschlauch mittels Hitzdrahtanemometer. Dadurch wird eine nicht invasive – und damit den Patienten weniger belastende – Überwachung des Schlagvolumens mit einem Meßfehler kleiner 8% ermöglicht [Z63].

Auch das in Abbildung 6/13b dargestellte Unterstützungssystem (Pennsylvania State University Pump) ist pneumatisch betrieben und für beide Herzkammern zur Unterstützung geeignet. Es wird parakorporal angewendet. Der Pumpbeutel besteht aus segmentiertem Polyurethan und ist in einem starren Gehäuse aus Polysulphon untergebracht. Als Einlaß- und Auslaßventile dienen Björk-Shiley-cc-Klappen mit Delrinscheiben. Über einen Näherungssensor (Hall-Effekt-Schalter) im Pumpgehäuse wird eine einfache Volumenkontrolle ermöglicht [B 8.6].

Ähnlich aufgebaut ist das in Abbildung 6/14 dargestellte Ventrikel-Unterstützungssystem (Thoratec), das auch parakorporal angewendet wird. Das Pumpvolumen wird vom Hersteller mit 65 ml, das Minutenvolumen bei 100 Schlägen pro min mit 6,5 l/min angegeben. Bei herzsynchronem Betrieb wird die Pumpe vom EKG getriggert, bei asynchronem Betrieb — wie bei der Pennsylvania State Pumpe — über einen Näherungssensor im Pumpengehäuse. Dieser ermöglicht eine einfache Volumenkontrolle [P15, P18].

Das relativ neue pulsierend fördernde Unterstützungssystem »Abiomed« arbeitet ähnlich dem Thoratec-System. Die Strömungsrichtung ist jedoch rein axial. Den Einstrom treibende Kräfte sind der Druck im Vorhof und die Höhendifferenz zwischen Vorhof des Patienten und Pumpenvorhof, die durch Befestigung der Pumpe an einem Ständer variiert werden kann [Z17].

Die Abbildungen 6/15 bis 6/20 zeigen Doppelpumpen für den orthotopen Totalherzersatz, die teils klinisch mit folgenden Daten eingesetzt wurden:
— Utah-100 TAH mit Zylinderform, SV: 100 ml, Abb. 6/15
— Akutsu III TAH, SV: 100 ml, Abb. 6/16
— Jarvik-7 TAH, SV: 70 ml, Abb. 6/17
— Ellipsoid-Herz, Wien, SV: 100 ml, 16 l/min, Abb. 6/18
— TNS BRNO VII, Brünn, SV: 80 ml, Abb. 6/19
— RTAH, Rostock, SV: li. 95 ml, re. 85 ml, Abb. 6/20a
— Poisk-10M, Moskau, SV: 95 ml, 13 l/min, Abb. 6/20b

Neben den hier genannten rein pneumatisch betriebenen Kunstventrikeln sind auch durch Druckplatten betriebene Ventrikelpumpen entwickelt worden (Abb. 6/21, 6/22). Sie bringen den Vorteil genauerer Volumensteuerung, der vor allem im Dauerbetrieb von großer Bedeutung ist. Ferner kann unmittelbar elektrische Energie in hydraulische umgesetzt werden (Abb. 6/22; Novacor-Ventrikel mit eingesetzten Bioklappen).

Gleiches gilt für den in Abbildung 6/23 dargestellten Doppelventrikel mit Spindelantrieb und Druckplatte (State University Pennsylvania).

Die Abbildungen 6/24 und 6/25 verdeutlichen schematisch den Anschluß von Kunstventrikeln zur Herzunterstützung sowie den Ersatz des Herzens durch eine Prothese im Brustraum.

Aufbauend auf Erfahrungen von Takoma et al. beschäftigt sich die Arbeitsgruppe um Liotta mit dem orthotopen Ersatz nur eines Herzventrikels. Es soll so bei geringerem technischen Aufwand der Organismus des Patienten im Vergleich zum Totalherzersatz weniger belastet werden. Abbildung 6/26 zeigt eine Skizze zur Implantation eines »Orthotopen univentrikulären künstlichen Herzens« (OUAH) mit pneumatischer Energiezufuhr [B 8.24].

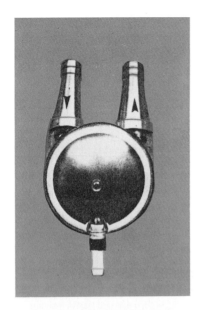

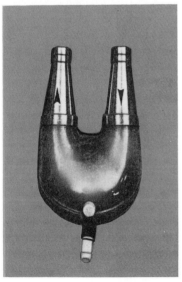

Abb. 6/12: Pneumatisch getriebenes Unterstützungssystem Berlin Heart mit Luftkammer (oben) und Blutkammer (unten) [P32]

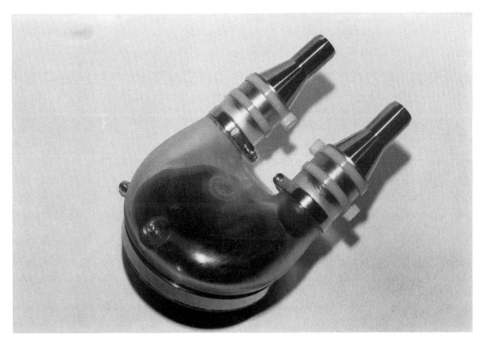

Abb. 6/13a: Pneumatisch getriebenes Unterstützungssystem der Universität Rostock [Z63]

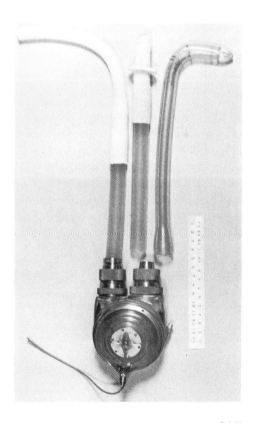

Abb. 6/13b: Pneumatisch getriebenes
Unterstützungssystem der Pennsylvania
State University [B 8.6]

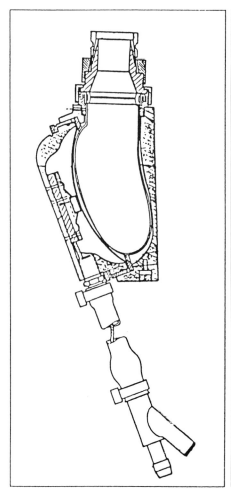 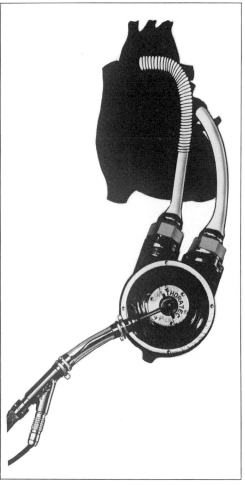

Abb. 6/14: Blutpumpe »Thoratec« im Schnitt (links) [P18] und Vorderansicht (rechts) [P15]

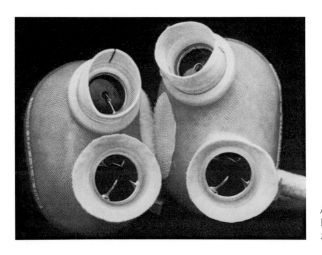

Abb. 6/15: Totales künstliches Herz (TAH) »Utah-100« mit zylindrischer Form [B8.19]

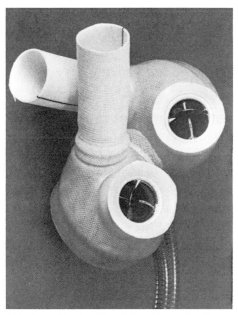
Abb. 6/16: Totales künstliches Herz »Jarvik-7« [B 8.25]

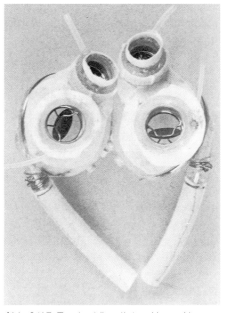
Abb. 6/17: Totales künstliches Herz »Akutsu-III« [B 8.25]

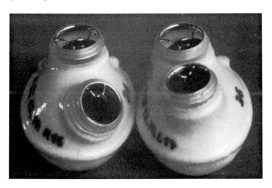

Abb. 6/18: Erstes europäisches Herz »Ellipsoid Herz« (oben) zur Überbrückung bis zur Transplantation mit Schnittzeichnung in enddiastolischer Position (unten links) und endsystolischer Position (unten rechts) [B 8.17]

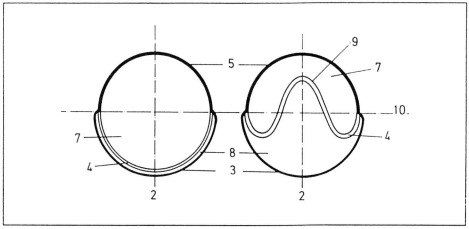

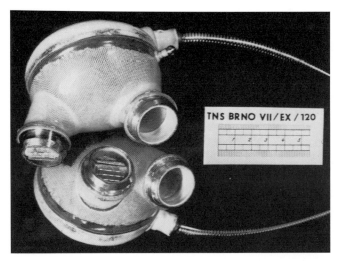

Abb. 6/19: Totales künstliches Herz »TNS-BRNO VII/EX/120« mit einer 120 ml großen Pumpkammer [B 8.21]

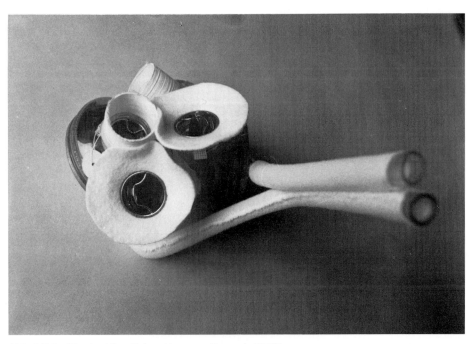

Abb. 6/20a: Totales künstliches Herz aus Rostock [Z63]

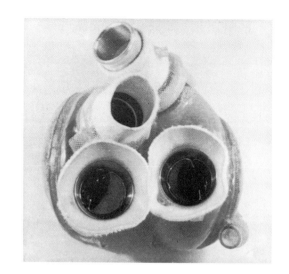

Abb. 6/20b: Totales künstliches Herz »POISK-10M« [B 8.22]

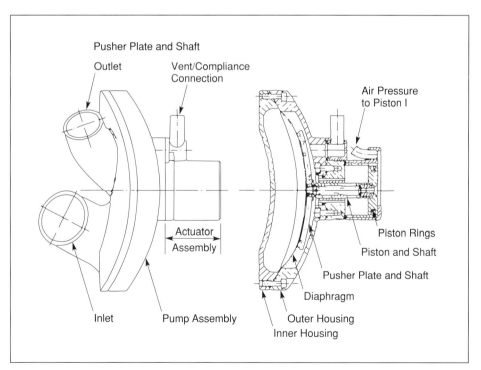

Abb. 6/21: Schnittzeichnung des LVAD »Cast Epoxy Pump« mit Druckplatte und pneumatischem Antrieb [B 7.2]

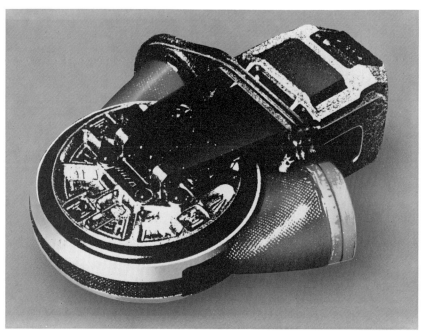

Abb. 6/22: Implantierbares künstliches Unterstützungssystem »Novacor LVAS« mit Blutsack, Doppeldruckplatte und Solenoid-Konverter [Z42]

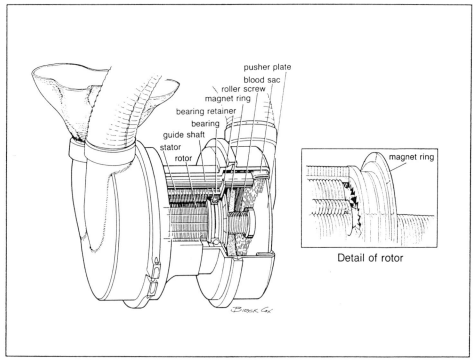

Abb. 6/23: Schnittzeichnung eines totalen künstlichen Herzens mit Rollenschraube, zwei Blutsäcken und zwei Druckplatten [B8.23]

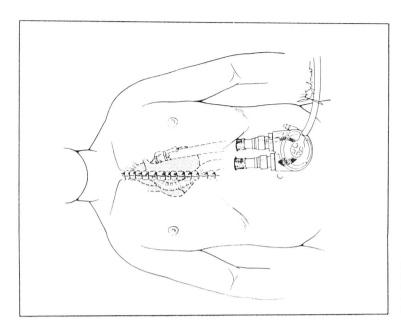

Abb. 6/24 b

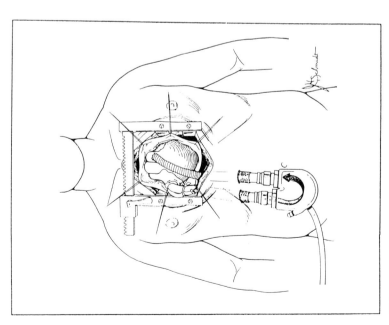

Abb. 6/24 a

Abb. 6/24: Unterstützungssystem der Pennsylvania State University für die linksventrikuläre a und die rechtsventrikuläre b Unterstützung. Das Blut strömt vom linken bzw. rechten Vorhof in die aszendierende Aorta bzw. Pulmonalarterie [B 8.6]

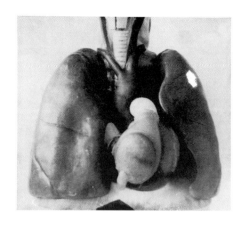

Abb. 6/25: Position des totalen künstlichen Herzens »Poisk-10M« in der menschlichen Brusthöhle [B 8.22]

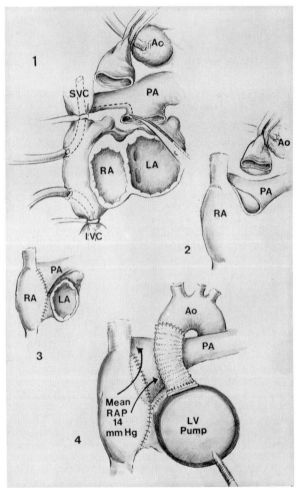

Abb. 6/26: Skizze zur Implantation eines »Orthotopen univentrikulären künstlichen Herzens« (OUAH) mit pneumatischer Energiezufuhr [B 8.24]

7 Anwendung von Blutpumpen

Zur tierexperimentellen Erprobung und klinischen Anwendung von Blutpumpen seien vier Gesichtspunkte unterschieden:
— Ablagerungen an den blutbenetzten Oberflächen
— Blutschädigung
— tierexperimentelle Ergebnisse zur mechanischen Unterstützung
— klinische Statistiken
Auf Untersuchungen zur Werkstofftechnik und Probleme der Dauerfestigkeit, die weitgehend im technischen Labor abgeklärt werden können, soll hier nicht weiter eingegangen werden.

7.1 Ablagerungen an blutbenetzten Oberflächen

Für die Entwicklung von Blutpumpen und insbesondere die Vorklärung von Fragen zur Ablagerung und Thrombosierung blutbenetzter Bauteile sind Versuche im Strömungslabor und Tierexperimente erforderlich. Sie geben Anhaltspunkte zu den Risiken, die mit der Anwendung oder Implantation eines Prototypen hinsichtlich des Embolie-Risikos und der Funktionsbeeinträchtigung durch Thrombosen verbunden sind.
Von den zahlreichen Arbeitsgruppen, die sich mit der Entwicklung von Blutpumpen beschäftigen, ist in den letzten beiden Jahrzehnten eine Vielzahl von Veröffentlichungen vorgelegt worden, die sich mit Ablagerungen in Blutpumpen auseinandersetzen. Anhand einiger Beispiele aus tierexperimentellen Studien und klinischen Anwendungen sollen Problematik und Fortschritte verdeutlicht werden.
Bei der Benetzung einer künstlichen Oberfläche mit Blut schlägt sich in wenigen Minuten eine Eiweißschicht aus dem Blut nieder, auf der sich je nach Grundwerkstoff und Strömungsbedingungen Blutkörperchen anlagern. Erwünscht ist die Bildung einer Neointima (neue Gefäßinnenhaut), die dauerhaft die Aktivierung von Blutplättchen verhindert und so die Anlagerung von weiteren Eiweißen, Blutkörperchen und anderen Blutbestandteilen unterbindet. Auch der Entstehung von Vegetation an der Kunststoffoberfläche wird so entgegengewirkt. Besonders bei Langzeitanwendungen tritt das Problem der Verkalkung von Klappen und Membranen hinzu. Die Kalzifizierung ist unterschiedlich in Intensität und Aussehen und begrenzt den permanenten Ersatz.
Aus einem Langzeitexperiment der Arbeitsgruppe aus Brünn mit Totalherzersatz beim Kalb über 147 Tage stammt die elektronenmikroskopische Abbildung 7/1 [B8.21]. Der präparierte Schnitt zeigt die Polyurethan-Membranoberfläche mit mineralischen Ablagerungen, die aus Calcium-Phosphaten bestehen. Diese haben die Oberfläche uneben gemacht und sind teils in die Membran eingewandert. Durch solche Ablagerungen kann die Pumpmembran versteift und schließlich rissig werden. Mineralische Partikel können ferner zu Embolien in peripheren Organen führen.

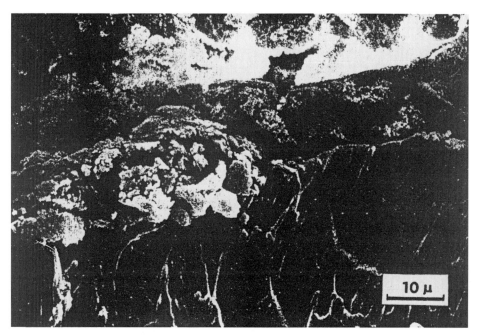

Abb. 7/1: Elektronenmikroskopische Aufnahme der Pumpmembran nach 147-tägigem Einsatz in einem Kalb. Die Oberfläche ist verkalkt [B 8.21]

Abbildung 7/2 zeigt die Innenfläche von linker und rechter Pumpkammer eines späteren Tierversuches nach 218 Tagen Pumpdauer. Trotz starker Verkalkung der Membranen blieben diese funktionstüchtig. Kalzifizierte Mikroembolien konnten nicht nachgewiesen werden. Das Experiment wurde durch eine technische Ursache beendet [B 8.21].
Zu Beginn der Entwicklung von Blutpumpen benutzte man Pumpmembrane mit möglichst glatter Oberfläche. Neben Silikonen und Polyurethanen wurden blutverträgliche Mischpolymerisate entwickelt. Probleme brachten jedoch – besonders bei Langzeitanwendungen – Ablösungen der Neointima von den blutbenetzten Oberflächen und die Begrenzung des Dickenwachstums der Neointima mit sich. Es wurde deshalb durch Aufbringen von kurzen Dacron-Fiberstäbchen auf die Oberfläche versucht, diese Probleme zu verringern.
Abbildung 7/3 zeigt die blutseitige Oberfläche eines mit Dacron-Stäbchen behandelten Pumpschlauches nach 8-tägiger Anwendung zur Herzunterstützung beim Patienten. Obwohl der Patient keine Antikoagulantien erhalten hat, sind weder Thromben noch andere Ablagerungen an der Membran gefunden worden. Abbildung 7/4 zeigt die zugehörige elektronenmikroskopische Aufnahme. Sie läßt eine sehr dünne Fibrinschicht erkennen und dazu Blutplättchen und weiße Blutkörperchen, die sich an den Polyester-Stäbchen angelagert haben [B 6.3].

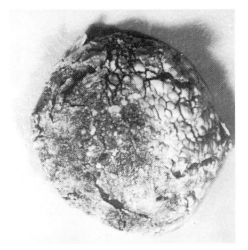
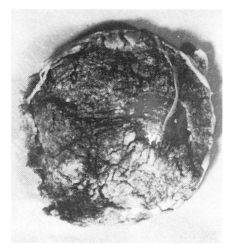

Abb. 7/2: Linke (rechts) und rechte (links) Pumpmembran nach 218-tägigem Einsatz in einem Kalb. Trotz extensiver Verkalkung starb das Tier nicht an einer Mikroembolie, sondern infolge eines technischen Versagens [B 8.21]

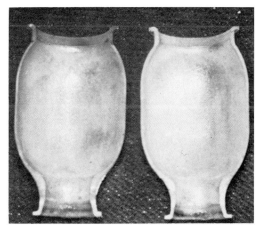

Abb. 7/3: Aufgeschnittene Pumpkammer nach 8-tägigem Betrieb. Obwohl der Patient nicht antikoaguliert wurde, lassen sich auf der Oberfläche aus Dracon keine Thromben feststellen [B 6.3]

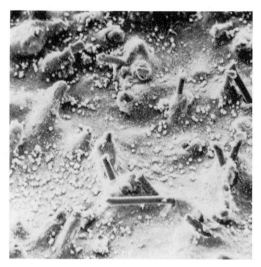

Abb. 7/4: Elektronenmikroskopische Aufnahme der Oberfläche der Pumpkammer nach Abb. 7/3 mit sehr dünnen Fibrinschichten, vereinzelten weißen Blutzellen und Plättchen, die an den Polyesterfibrillen angelagert sind; [B 6.3]. 150-fache Vergrößerung

7.2 Blutschädigung

Die Schädigung des Blutes infolge der nicht natürlichen Blutförderung stellt ein weiteres Problem in der Anwendung von Blutpumpen dar. Dem Trend nach typische Verläufe für den Hämatokrit- (Hct), den Hämoglobin- (Hb) und den Plasmahämoglobin-Spiegel (PHb) sowie für den Lactat-Dehydrogenase-Spiegel (LDH) über die Implantationsdauer eines Kunstherzens beim Kalb zeigt Abbildung 7/5 [B 8.19]. Charakteristisch ist der Abfall des Hct zu Beginn der Implantationszeit bei gleichzeitigem Anstieg von LDH. Entsprechend dürfte sich z. B. die K^+-Ionen-Konzentration verhalten, die auf eine Schädigung roter Blutkörperchen hindeutet.

Den Verlauf des Plasmahämoglobin-Spiegels über die ersten 24 Stunden nach Übergang von der Rollenschlauchpumpe zur mechanischen Links-Herz-Unterstützung verdeutlicht Abbildung 7/6. Der durch die extrakorporale Zirkulation stark überhöhte Plasma-Hb-Wert fällt nach Anschluß der Unterstützungspumpe schnell ab, um sich dann auf einem tolerierbaren Niveau einzupendeln [B 6.4].

Generell kommt es zur Blutschädigung, wenn das Blut unmittelbar mit künstlichen Oberflächen in Kontakt kommt oder im Strömungsfeld hohen Schubspannungen oder starker Saugwirkung ausgesetzt wird. Diese Belastungen für das Blut sind bei geeigneter mechanischer Ventrikelunterstützung geringer als in der Herz-Lungen-Maschine.

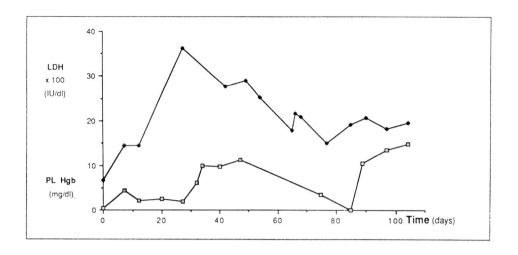

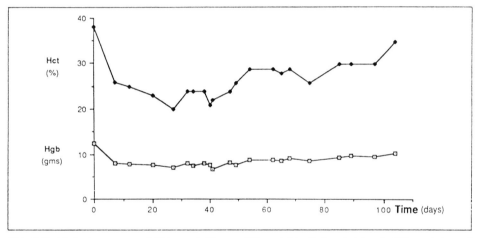

Abb. 7/5: Veränderung von LDH- und Plasma-Hämoglobin-Spiegel (oben), Hämatokrit und Hämoglobin-Spiegel (unten) durch Implantation des Kunstherzens »TAH Utah-100« im Kalb abhängig von der Zeit [B 8.19]

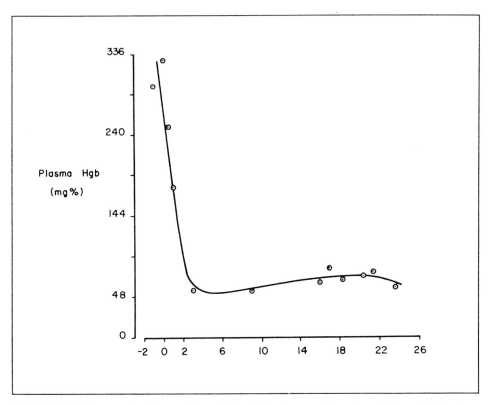

Abb. 7/6: Veränderung des Plasma-Hämoglobin-Spiegels vor, während und bis zu 24 Stunden nach Entwöhnung von der HLM mit anschließender mechanischer Links-Herz-Unterstützung (A-LVAD) [B 6.4]

7.3 Einige tierexperimentelle Ergebnisse zur mechanischen Herzunterstützung

In den ersten Jahren der Experimente mit LVAD starben viele Tiere infolge technischer oder mechanischer Fehler der Pumpsysteme. Weitere häufige Todesursachen waren pulmonale Insuffizienz, unzureichender Blutauswurf (Low Cardiac Output, LCO) und Thromboembolien. Mitunter wurden auch Embolien mit Biomaterial registriert. Bei Anwendungen zwischen drei und sechs Monaten wurden Fehlfunktionen der Systeme durch Brüche der mechanischen Klappen oder Verkalkung der biologischen Klappen oder der Pumpkammer verursacht [B 8.5].

Das Verhalten der »Hemopump« (Abb. 6/6) in Tierversuchen mit Schweinen [Z 45] und Holstein-Kälbern [Z 48] zeigt deren positive Wirkung auf die Hämodynamik. Im kardiogenen Schock konnten der myokardiale Sauerstoffverbrauch und LVEDP gesenkt und der Wirkungsgrad erhöht werden. Die Funktion von Leber, Niere und Lunge wurden nicht beeinträchtigt, gute anatomische Kompatibilität war vorhanden. Es wurde eine geringe Thrombenbildung festgestellt, die durch Zugabe von Heparin adäquat vermieden werden konnte.

Über Erfahrungen mit der Spindelpumpe nach Abbildung 6/8 in Kälbern berichten Hager et al. [B 8.14]. Die Pumpe entlastet komplett den linken Ventrikel und ermöglicht partiell funktionellen Herzersatz. Sie verursacht Thrombenbildung und insbesondere Hämolyse, deren Ursache nicht die Geschwindigkeit, sondern der Saugeffekt der Pumpe ist. Durch konstruktive Änderung der Spindel konnte die Hämolyse auf ein tolerierbares Maß beschränkt werden. Der Eingang der Spindelachse wird kontinuierlich umspült, sodaß keine Zonen mit langen Verweilzeiten entstehen. Dadurch ist auch eine bessere Wärmeabfuhr gewährleistet [B 14, Z 62].

In Tabelle 7.1 sind Ergebnisse von sieben Versuchen mit Kälbern zum Totalherzersatz mit Lebensdauer von 31 bis 128 Tagen zusammengestellt (Philadelphia TAH, vgl. Abb. 6/10). Es fällt auf, daß als Todesursache in vier von sieben Fällen eine Blutung angegeben wird. Dies dürfte auf ein hohes Maß der Antikoagulation zurückzuführen sein, die bei der Verwendung von vier Klappenprothesen (hier St. Jude-Medical) zur Vermeidung von Thrombosen angezeigt ist.

Über das Verhalten des elliptischen künstlichen Herzens Poisk-10M (Abb. 6/20b) berichten Shumakov und Zimin [B 8.22]. Dieses TAH kann pericardial voll implantiert werden. Mit adäquater Antikoagulation konnte in Tierversuchen Thrombogenese in der Pumpkammer mit Ausnahme an den inneren Klappen vermieden werden. Geringe Hämolyse war vorhanden, LAP, RAP sowie SV waren gut.

Tabelle 7.1: Ergebnisse von sieben langzeitüberlebenden Kälbern nach Implantation eines künstlichen Herzens und Antikoagulation mit Coumadin [B 8.18]

Versuchstier (Kälber)	Überlebenszeit (Tage)	Todesursache	Gewicht (kg)	Niereninfarkt (alt/neu)	Thrombus (makroskopisch)	
					Klappe	Ventrikel
Val	128	Beendet als Folge von Diaphragmaversagen	154	Keiner/ Einer	Eindeutig mit Pseudoneointima	Thrombus, links
Ch	104	Elektivtod	202	Wenige/ Keiner	Pannus	Eindeutig
Wa	64	Gehirnblutung	95	Keiner/ Mehrere	paravalvulär	ein kleiner Thrombus, rechte Seite
Ph	61	Zervixblutung	95	Keiner/ Einer	Eindeutig	Bildung von Blutklümpchen im linken Atrium u. Ventrikel
Tor	39	Bakter. Endokarditis	112	Mehrere/ Mehrere	Infizierter Thrombus	Keine
We	32	Gehirnblutung	95	Keiner/ Einer	Kleiner Thrombus am unteren Ringgelenk	Keine
Jed	31	Retroperitoneale Blutung	82	Keiner/ Einer	Eindeutig	Keine

Tabelle 7.2 gibt eine Zusammenstellung zur Implantation von sechs Kunstherzen mit Spindel-Druckplattenantrieb in Kälbern (Pennsylvania, vgl. Abb. 6/23). Die Überlebensdauer beträgt bis 90 Tage. In einem Falle wird ein technischer Fehler (Motordefekt) als Todesursache angegeben. Bei späteren Implantationszeitpunkten, also mit zunehmender Erfahrung, wurde eine größere Überlebensdauer erreicht.

Tabelle 7.2: Ergebnisse nach Implantation des in Abbildung 6/23 dargestellten Kunstherzens (Spindel-Druckplatten beim Kalb) [B 8.23]

Kalb-Nr.	Operationsdatum	Überlebenszeit	Todesursache
227 – Jeremy	27.05.86	3 Tage	Schlaganfall
272 – Milton	8.06.86	8 Tage	Versagen der Motorwicklung
354 – Fridge	23.09.86	13 Tage	nekrotischer Darm als Folge langer intraoperat. Hypotension
204 – Alpha	17.04.86	23 Tage	Pneumonie und schlechte Oxydation
319 – Casey	4.11.86	52 Tage	Verengung der unteren Hohlvene und Bandwurm
415 – Kelly	10.03.87	90 Tage und lebt weiter	–

7.4 Klinische Statistiken

Von 6121 Patienten, die sich von 1980 bis 1985 am Allegheny General Hospital in Pittsburgh einer Operation am offenen Herzen unterziehen mußten, erforderten 41 (0,67%) eine mechanische Herzunterstützung [Z 38]. Auch an anderen Kliniken liegt die Zahl der erforderlichen Unterstützung nach Herzoperation in dieser Größenordnung.
Tabelle 7.3 enthält die klinischen Anwendungszahlen pneumatisch getriebener Kunstventrikel für den Zeitraum von 1962 bis 1988. Der Totalherzersatz ist bis heute ohne Dauererfolg geblieben. Am häufigsten wurde ein Kunstventrikel zur Entlastung des Herzens zwecks Ventrikelerholung eingesetzt (62%). In 36% der Fälle wurden ein oder zwei Kunstventrikel zur Überbrückung der Zeit bis zur Verfügbarkeit eines Spenderherzens (»Bridging«) verwendet. Bei etwa 25% der Anwendung eines pneumatischen Kunstventrikels konnte – teils zusammen mit einem Spenderherzen – ein Dauererfolg erreicht werden.
Im Rahmen der Versuche mit VAD und TAH an Tieren wurden technische oder mechanische Fehler der Pumpsysteme, Brüche und Verkalkung von Klappenventilen und Pumpmembranen sowie schwerwiegende pathologische Veränderungen erkannt und durch Weiterentwicklung weitgehend vermieden. Daher sind heute im klinischen Einsatz Funktionsstörungen oder -ausfälle aufgrund eines technischen Versagens – Motorausfall, Klappenbruch etc. – höchst selten. Embolische Komplikationen bei TCA (Temporary Cardiac Assist-

Tabelle 7.3: Pneumatisch getriebene Unterstützungssysteme im klinischen Einsatz von 1962–1988. TAH: totales künstliches Herz, VAD: links-, recht- oder biventrikuläres Unterstützungssystem [B 8.1]

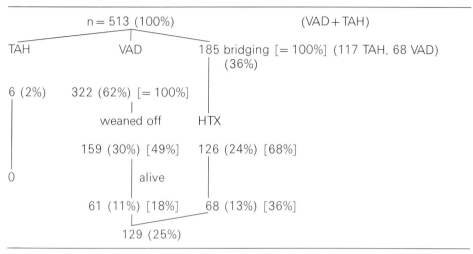

ance), die durch die Pumpe verursacht sind, treten nur in wenigen Fällen auf, auch wenn der Patient nicht antikoaguliert wird. Im Gegensatz dazu ist bei langzeitiger Unterstützung die Thrombenbildung eine bedeutende Gefahr und die Kalzifizierung begrenzt insbesondere die langfristige Anwendung. Die Hämolyse ist dagegen nach Schoen et al. kein vorangiges Problem mehr [B 8.5].

Den Bypass-Volumenbedarf des Herzens beim Einsatz einer Rollenschlauchpumpe für die Entlastung des linken Ventrikels zeigt Abbildung 7/7. Bei Patienten, die sich erholen konnten, zeigt sich deutlich eine Abnahme der Volumenleistung der Bypasspumpe schon kurz nach Beginn der mechani-

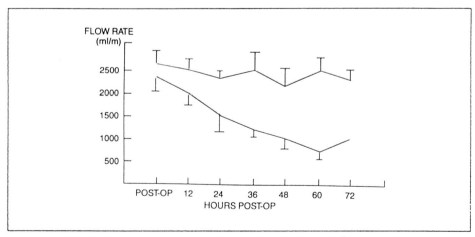

Abb. 7/7: Durchfluß im künstlichen Kreislauf nach der Operation bei Überlebenden (unten) und nicht überlebenden (oben) Patienten [B 8.11]

schen Entlastung. Diese ist in der Abbildung bis 72 Stunden nach Operation berücksichtigt. Insgesamt können mit der Rollenschlauchpumpe nach den Untersuchungen von Rose et al. gute Ergebnisse erreicht werden [B 8.11].
Golding et al. berichten von der mechanischen Herzunterstützung mit Kreiselpumpen (Medtronic- und Biomedicus-Pumpe) an 61 Patienten—oder 0,02%—nach herzchirurgischen Eingriffen im Zeitraum 1978 bis 1987 (Tab. 7.4) [B 8.9]. Das Patientenalter lag zwischen 22 und 73 Jahren, die Dauer der mechanischen Unterstützung zwischen 11 und 32 Stunden. Von den 51 Patienten, die hämodynamisch stabilisiert werden konnten, gelang bei 25 (49%) die Entwöhnung vom Unterstützungssystem, 11 Patienten konnten aus dem Krankenhaus entlassen werden. Die Todesursache war in den meisten Fällen mangelnde Ventrikelerholung.

Tabelle 7.4: Überlebensstatistik nach Behandlung mit den nicht pulsierenden mechanischen Unterstützungssystemen Medtronic und Biomedicus [B 8.9]

	LVA	RVA	BVA	Total
No. of cases*	37	10	4	51
Weaned	19 (51%)	4 (40%)	2 (50%)	25 (49%)
Survived	10 (27%)	1 (10%)	0	11 (22%)

* There were also 10 additional abortive attempts

Hashimoto et al. haben die »Biopump« während einer Operation eingesetzt, bei der die Aorta teilweise durch künstliche Grafts ersetzt wurde. Es gab keine Komplikationen während des Bypasses und postoperativ keine signifikante Änderung der Leber- und Nierenfunktion sowie der Plättchenzahl und der Prothrombinzeit [Z 15].
Im klinischen Einsatz haben sich auch Risiken beim Einsatz einer Zentrifugalpumpe gezeigt. Zu ihnen gehören [Z 21]:
— Luftembolie durch filterlosen direkten Bluttransport von LA/LV zur aszendierenden Aorta oder RA/RV; dieses Risiko besteht, wenn LAP oder RAP kleiner 5 mmHg sind
— Blutung durch Kanülendislokation
— Thromboembolie infolge zu niedrigen Durchflusses
— Infektion durch transkutan verlaufendes Schlauchsystem
Aus Japan berichten Atsumi et al. über Erfahrungen aus den Jahren 1980 bis 1987 mit verschiedenen Ventrikel-Pumpen (National Cardiovascular Center Pump, University of Tokyo Pump, Thomas Engineering Pump, University of Tohoku Pump, Pierce-Donachy Pump mit Antriebseinheit von Corat) für die mechanische Herzunterstützung [B 8.8]. Die Abbildungen 7/8 und 7/9 fassen die klinischen Ergebnisse zusammen. Die Gesamtzahl der Patienten betrug 86. Als wichtigste Todesursachen werden Nierenversagen, Blutungen und Funktionsstörung verschiedener Organe (Multiple Organ Failure, MOF) angegeben (Tab. 7.5).

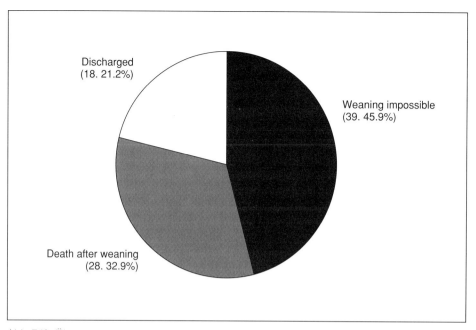

Abb. 7/8: Überlebensstatistik nach ventikulärer Unterstützung (VAD) [B 8.3]

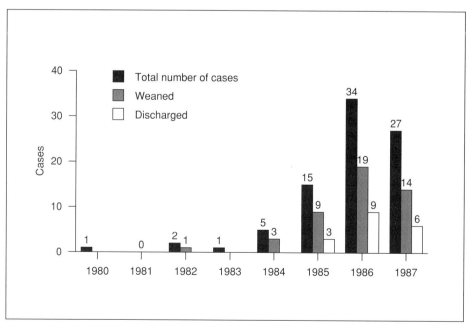

Abb. 7/9: Anzahl der entwöhnten Patienten und Langzeitüberlebenden nach ventrikulärer Unterstützung (VAD) [B 8.8]

Tabelle 7.5: Komplikationen und Todesursachen bei Patienten mit VAD [B 8.8]

Komplikation	Anzahl Patienten
Niereninsuffizienz	30
Blutung	26
MOF	26
Infektion und Sepsis	22
LOS	12
Thrombenbildung und Embolie	11
Atemschwäche	11
Rechtsherzversagen (LVAD)	8
Streuende intravaskuläre Koagulopathie	4

MOF = gleichzeitige Funktionsstörung verschiedener Organe;
LOS = stark verminderter Blutauswurf

Eine entsprechende Übersicht zeigen die Tabellen 7.6 und 7.7 für die temporäre Unterstützung mit Thoratec- und Zentrifugal-Pumpen bei 81 Patienten. Beide Pumpen sind einfach zu implantieren und erfordern kontinuierliche Heparinisierung. Postoperative Blutungen und Ventrikel-Schwäche werden als wichtigste Komplikationen angegeben. Daneben sind Nierenversagen und Infektionen häufig aufgetreten [Z42].

Das Thoratec-System (Pierce-Donachy Ventrikel) kann sowohl als Unterstützung bei akuter Herzschwäche (»Recovery«) als auch als Brücke zur Transplantation (»Bridge«) verwendet werden. Nach Lawson ist das Thoratec-System in der Lage, fast die normale Hämodynamik wiederherzustellen. Die Resultate sind beim Einsatz als Brücke besser als bei begrenzter Unterstützung, die auf eine Erholung des Herzens abzielt [Z25]. Bedeutende Unterschiede zwischen beiden Patientengruppen liegen im Alter – die »Bridge«-Patienten sind jünger – und in der Unterstützungszeit, die bei den »Bridge«-Patienten länger ist. Das Thoaratec-System kann die Funktion eines oder beider Ventrikel bis zu 2 Monaten ersetzen.

Wenn eine Herztransplantation erfolgreich durchgeführt worden ist, können sehr gute Spätergebnisse erzielt werden. Das erste Jahr nach der Herztransplantation überleben 79% der Patienten, denen ein Spenderherz implantiert wurde, fünf Jahre 76% [Z3]. Nach Unger beträgt diese Zahl nach vorausgegangenem »Bridging« 40% [B8.15]. Ein Vergleich der Patienten, die während der Unterstützung sterben, mit denjenigen, bei denen eine spätere Herztransplantation durchgeführt wurde, zeigt keine Unterschiede bezüglich Alter, Körperoberfläche und Unterstützungszeit. Bedeutend erscheint jedoch die deutlich höhere Extubationszeit nach Implantation des Unterstützungssystems bei den später verstorbenen Patienten. Insgesamt können gute Erfolge bei der Überbrückung bei jungen Patienten mit akuter oder chronischer Herzschwäche und älteren Patienten mit akuter Schwäche erzielt werden.

Über klinische Erfahrungen mit dem Pennsylvania State University Unterstützungssystem berichten Pae und Mitarbeiter. Es traten keine Infektionen oder bedeutende Hämolyse auf, die häufigsten Komplikationen waren Atmungsschwäche und postoperative Blutungen [B8.6].

Tabelle 7.6: Komplikationen bei der Behandlung mit der Thoratec-Pumpe und Zentrifugalpumpen [Z42]

Komplikation	Gerätetyp			
	Thoratec		Zentrifugalpumpe	
	$n = 44$	%	$n = 37$	%
Blutung	32	73	30	81
Versagen beider Ventrikel	30	68	28	76
Nierenversagen	16	36	12	32
Dialyse	12	27	4	11
infektiöse Mediastinitis	15	34	7	19
Neurolog. Defizit	7	16	5	14
Thrombenbildung	9	20	9	23
Embolie	4	9	4	11
Hämolyse	7	16	14	38
Atmungsversagen	6	14	2	6
Ischämie in Gliedmaßen	1	3	3	9
Kanülenprobleme	1	3	2	6
Mechanisches Versagen	3	7	1	3

Tabelle 7.7: Überlebensstatistik nach Behandlung mit der Thoratec-Pumpe und Zentrifugalpumpen [Z42]

	Thoratec	Zentrifugalpumpe
Anzahl Patienten	44	37
Anzahl Patienten, entwöhnt	16	5
davon überlebend	11	3
Zahl der Transplantationen	5	0
davon überlebend	5	—
Gesamtzahl Überlebende	16	3

Semb berichtet über den klinischen Einsatz des Jarvik-7 als Brücke zur Transplantation bei 69 Patienten bis Oktober 1987. Es überlebten nach erfolgreicher Transplantation 32 Patienten (46%), von denen 27 nach Hause entlassen werden konnten [B8.20]. Die Überlebensrate beträgt nach Transplantation und vorausgegangenem »Bridging« nach Unger durchschnittlich 26% aller Patienten [B8.15], sodaß mit dem Jarvik-7 ausgezeichnete Ergebnisse erzielt werden. Griffith stellt pumpenspezifische Kontraindikationen zum Gebrauch des Jarvik-7 als Brücke auf [B8.16].

Über die unterschiedlichen klinischen Erfahrungen mit dem Jarvik 7-100 an 18 Patienten und dem Jarvik 7-70 an 15 Patienten berichten Cabrol et al. [Z3]. Das Jarvik 7-100 ist beim »Bridging« erfolgreicher als das Jarvik 7-70; das bedeutet, daß bei einer größeren Anzahl an Patienten eine spätere Transplantation möglich wurde. Das Jarvik 7-100 ermöglicht ein höheres CO, SV und LAP.

Beim Symbion VAD, dessen Ventrikel mit dem vom Jarvik-7 identisch ist, wurde im klinischen Einsatz Thrombenbildung im Ventrikel an der Seite der Luftöffnung festgestellt. Des weiteren wurde eine Änderung der Position der Anschlußschläuche als notwendig erachtet [Z7].

Nach Unger ermöglicht das Ellipsoid-Herz eine physiologische und ausreichende Organdurchblutung bis zur Transplantation. Die Anpassung in den Brustkorb ist gut [B 8.17].

Über erste klinische Ergebnisse mit der »Hemopump« bei Patienten mit AMI (Acute Myocardial Infarction) berichten Rutan et al. [Z40]. Die Pumpe scheint prinzipiell in der Lage zu sein, ein befriedigendes Ergebnis zu erzielen. Jedoch sind weitere Untersuchungen erforderlich.

8 Erörterung

Die Zahl der klinischen Anwendungen von Blutpumpen ist in den letzten Jahren derart gestiegen, daß bereits von einem unkontrollierten Gebrauch kommerziell verfügbarer, nicht pulsierend fördernder Blutpumpen gesprochen wird. Nur wenige klinische Anwendungen gelangen an die Öffentlichkeit [B 8.1]. Dadurch steht wertvolles Datenmaterial zu statistischen Auswertungen nicht zur Verfügung, sodaß die vorhandenen klinischen Statistiken nicht die erreichbare Aussagekraft besitzen. Diese sind jedoch für die Bestimmung der Qualität von Blutpumpen von großer Bedeutung.

Die ständig steigende Anzahl der Herz-Kreislauf-Kranken wird auch die Anzahl der Patienten, die einer mechanischen Herzunterstützung bedürfen, erhöhen. Dies betrifft die Anwendung der Unterstützungssysteme als Brücke zur Herztransplantation, als Entlastung nach kardiogenem Schock und bei nicht möglicher Entwöhnung vom kardiopulmonalen Bypass (HLM). Die erfolgreiche, dauerhafte und vollständige Herzentlastung — möglichst durch ein implantierbares Kunstherz, das den Patienten mobil macht — bleibt dagegen fraglich. Gleichzeitig werden Verbesserungen der Unterstützungssysteme und im begleitenden Management deren Anwendungen auch bei sehr jungen Patienten (unter 15 Jahre) und im hohen Alter (über 70 Jahre) ermöglichen.

Im Falle der Blutförderung im Rahmen einer Blutbehandlung (künstliche Niere, Oxygenator etc.) und »Bridging« wird die Zahl der erforderlichen Blutpumpenanwendungen von der Verfügbarkeit der Spenderorgane abhängen. Des weiteren könnte in Zukunft die mechanische Herzunterstützung vermehrt auch durch medikamentöse Behandlung ersetzt werden. Insgesamt ist eine Erweiterung und Veränderung der Indikation zur mechanischen Herzunterstützung zu erwarten.

Die Weiterentwicklung der Chirurgie und der Techniken im Operationsumfeld haben den extra-, para- und intrakorporalen Anschluß eines ein oder beide Herzkammern überbrückenden Unterstützungssystems zur klinischen Routine gemacht. Für zeitlich begrenzte Unterstützung ist die parakorporale Position ausreichend, dagegen erfordert die permanente Unterstützung die Implantation in der Bauchhöhle [B 8.4].

Die unterschiedlichen Anschlußtechniken bestimmen den möglichen Grad der Herzentlastung, die Mobilität des Patienten als Teil der Lebensqualität. Sie bestimmen ferner die Operationsdauer und beeinflussen das Ausmaß postoperativer Komplikationen. Die Anzahl der Verbindungen zum Kreislaufsystem erhöht die Blutungsgefahr infolge undichter Nähte, ein transkutan verlaufendes Schlauchsystem die Infektionsgefahr. Die verschiedenen Anschlußtechniken sind unterschiedlich aufwendig und für den Patienten belastend. Ein geringer Aufwand beim Anschluß kann als Vorteil angesehen werden [B 8.5].

Die technischen Vorgaben zur Entwicklung von Blutpumpen sind nur vereinzelt quantifizierend. Bezüglich der Hämolyse sind bestimmte Mindestanforderungen für kardiovaskuläre Implantate bekannt, die auch von Blutpumpen erfüllt werden sollten. Zur besseren Anpassung an die individuellen Bedürfnisse des einzelnen Patienten bestehen einige Unterstützungssysteme aus mehreren Pumpkammern und Anschlußkanülen verschiedener Größe, die untereinander kombinierbar sind. Ungeklärt ist die Notwendigkeit starrer oder flexibler Anschlüsse. Flexible Anschlüsse simulieren die Nachgiebigkeit der Herzbasis an den Klappen. Wesentliche Vorgabe ist die Anschlußfähigkeit eines Unterstützungssystems an Patient, Antriebseinheit, Oxygenator, künstliche Niere und Stromnetz.

Die Implantationsfähigkeit eines Unterstützungssystems wird u. a. durch die Anatomie des Implantationsortes vorgegeben. Form und Bauvolumen des Kunstherzens müssen dieser Anatomie angepaßt werden. Aufgrund der großen anatomischen Unterschiede erscheint ein individuell geformtes künstliches Herz erforderlich, welches jedoch nicht realisierbar ist. Tatsächlich bereiten einige der heute verfügbaren Kunstherzen bezüglich ihrer Geometrie keine Schwierigkeiten bei der Implantation.

Die Notwendigkeit einer pulsierenden Durchströmung ist häufig und kontrovers diskutiert worden. Einige Vor- und Nachteile der pulsierend fördernden Pumpen sind in Kapitel 4 aufgeführt. Eine eindeutige Antwort kann bis heute nicht gegeben werden, jedoch scheint die Pulsation bei langfristiger Unterstützung wichtiger als bei kurzzeitiger. Pulsierend fördernde Unterstützungssysteme sollten getriggert vom natürlichen Herzen betrieben werden können.

Es fehlen in der Literatur quantifizierende Vorgaben zum Stellbereich und zur Stellart (stufenlose oder feste Einstellung mit definierter Schrittweite) wichtiger hämodynamischer Größen wie Schlagvolumen, Frequenz, Durchfluß und Förderdruck. Ebenso werden die erforderlichen Anschlüsse, die Art der Funktionskontrolle und die Werkstoffe sowie die Steuerung und Regelung hämodynamischer Größen und ergonomische Gesichtspunkte nicht durch gesonderte Richtlinien vorgegeben.

Die Realisierung der Betriebssicherheit und des Patientenschutzes durch passive Abschaltung, Not-Aus-Schalter und Frühwarnsysteme, die auf geeignete Sicherheitsparameter wie z. B. Förderdruck oder Temperatur ansprechen, Notstromversorgung oder manuelle Betätigung bei Stromausfall unterliegt den allgemeinen Normen und Richtlinien. Momentan ist ein hoher Stand bei Funktions- und Betriebssicherheit in der klinischen Anwendung vorhanden.

Eine marktabhängige und angesichts der finanziellen Situation im Gesundheitswesen bedeutende Vorgabe ist der Preis eines Unterstützungssystems, der von Ausstattung, verwendeten Werkstoffen, hämodynamischen Leistungsvermögen, Förderprinzip u. a. abhängt. Pulsierend fördernde Pumpen sind teurer als z. B. Zentrifugalpumpen. Bei Zentrifugalpumpen führt eine Beschaufelung des Laufrades, deren Notwendigkeit nicht geklärt ist, zu Mehrkosten. Im Rahmen einer Gesamtkostenplanung sind aber auch die Kosten für die Wiederbeschaffung einmal verwendbarer Bauteile, der erforderlichen Sterilisation wiederverwendbarer Teile und die unterschiedlich personalintensive Anlagenbetreuung zu beachten.

Die bestehenden Vorgaben ermöglichen bezüglich Energiequelle und -wandler, Strömungsprinzip und -richtung, Förderzustand und Betriebsweise unterschiedliche Realisierungen, die sich in den verfügbaren Blutpumpen wiederfinden (siehe Tab. 6.1). Kein Konzept hat sich bisher in der Praxis als das Beste erwiesen, sodaß auch in absehbarer Zukunft unterschiedliche Blutpumpen vorhanden sein werden.

Der historische Rückblick zeigt deutlich die Fortschritte in der Entwicklung und Anwendung von Blutpumpen, die auch in Zukunft verbessert werden. Die zukünftigen Untersuchungen werden sich auf die Beseitigung vorhandener Schwachstellen konzentrieren. Dazu werden sowohl die Verbesserung bestehender Blutpumpen als auch Neuentwicklungen ihren Beitrag leisten. Schwerpunkte bilden dabei die

— Individuellere Anpassung an den Patienten
— Herabsetzung der Thrombogenität
— Verringerung der Blutschädigung
— Erhöhung der Lebensdauer der Bauteile
— Vermeidung von Verkalkung
— Miniaturisierung
— Verringerung der Kosten

So berichtet z. B. Qian über systematische Untersuchungen zur Verbesserung von Zentrifugalpumpen bezüglich Hämolyse mit axialen, radialen und parabolischen Laufrädern mit je unterschiedlichen Flügelwinkeln [B8.13].

In den letzten zehn Jahren wurde die Auswahl der Werkstoffe für Blutpumpen kaum verändert, sodaß diese aus bereits bekannten Werkstoffen hergestellt und handelsübliche Kunstklappen eingesetzt werden [B8.1]. Die weitere Entwicklung auf dem Werkstoffsektor wird z. B. die Blutverträglichkeit erhöhen und die künstlichen Ventile verbessern und daher auch für Blutpumpen von Bedeutung sein.

Eine Beschleunigung der Entwicklung kann durch noch engere Zusammenarbeit von Medizinern, Kardiotechnikern, Werkstoffwissenschaftlern und Strömungstechnikern während der Entwicklungs-, Konstruktions- und Testphase erreicht werden. Ein quantifizierendes Anforderungsprofil ist dabei ebenso wichtig wie standardisierte Prüfverfahren und verbesserte einheitliche Dokumentation der gewonnenen Erfahrungen.

Heutige Blutpumpen sind sehr verschieden aufgebaut und werden unterschiedlich eingeteilt, sodaß eine einheitliche Übersicht und Dokumentation nicht möglich ist. Dies erschwert auch die Ursachenforschung für vorhandene Schwächen und auftretende Komplikationen.

Das Strömungsprinzip beeinflußt das Förderverhalten. So zeigen Rollenschlauchpumpen und teilweise auch die mit Ventilen ausgestatteten Membranpumpen, die nach dem Verdrängerprinzip arbeiten, ein steiferes Förderverhalten als Kreiselpumpen. Dies ist nachteilig, wenn sich das Minutenvolumen der Pumpe – wie bei der Links-Herz-Unterstützung – selbsttätig dem vorhofseitigen Blutdruck (Volumenangebot) anpassen soll. Durch hinreichende Nachgiebigkeit von Antrieb und/oder Energieumsetzer (z. B. Luftpolster) läßt sich dieser Nachteil eventuell ausgleichen.

Pulsierend arbeitende Pumpsysteme bedürfen Klappen. Für Unterstützungssysteme werden oft keine eigenen Ventile entwickelt, sondern es wird auf die handelsüblichen und mit großem Erfolg angewendeten künstlichen Herzklappen zurückgegriffen. Dabei ist insbesondere bei biventrikulärer Unterstützung, die bei pulsierenden Pumpen vier Kunstklappen erfordert, auf die unterschiedlich hohe Thrombosegefahr und die damit erforderliche Antikoagulation zu achten. Eine mögliche Abhilfe kann hier der intermittierende Betrieb einer ansonsten stationär fördernden Pumpe schaffen, der die möglichen Vorteile der pulsierenden Durchströmung mit dem klappenlosen Förderprinzip vereint.

Stationärer Förderzustand und zentrifugale Strömungsrichtung zeichnen die Zentrifugalpumpen aus, die daher konstruktiv bedingt nachstehende Vorteile aufweisen:
– Vermeidung blutbenetzter Berührungsflächen oder enge Zwickel
– Vermeidung von Ventilen
– Einfache Konstruktion mit nur einem beweglichen Teil
– Hohe Blutgeschwindigkeiten
– Relativ flache Förderkennlinie (Druck-Volumenstrom), dadurch:
– Autoregulationseffekt (ähnlich den natürlichen Herzen)
– Problemlos verfügbar [B 8.9]
– Geringer Preis

Bei Zentrifugalpumpen verschlechtert die starke Abhängigkeit des Volumenstromes vom Systemwiderstand (Nachlast) die Regelbarkeit. Der Einsatz solcher Pumpen als Brücke zur Transplantation ist u. a. durch die Haltbarkeit des Pumpkopfes begrenzt, aber bei sorgfältiger Handhabung möglich [B 8.9]. Durch ihre Anschlußtechnik machen Zentrifugalpumpen den Patienten unmobil [Z 42].

Das orthotope, univentrikuläre künstliche Herz (OUAH) hat konstruktiv bedingt gegenüber biventrikulären TAH folgende Vorteile [B 8.24]:
– Kleines Volumen und dadurch Vermeidung von Spannungen und Druck im Brustkorb sowie mögliche Verwendung nicht straff angezogener Nähte
– Zwei anstatt vier Kunstklappen
– Einfachere Überwachung und Steuerung
– Beseitigung des Rechts-Links-Ungleichgewichtes

— Weniger Antriebsenergie erforderlich
— Verkleinerte künstliche Blutkontaktfläche

Die Spindelpumpe hat gegenüber anderen Laufradpumpen den Vorteil der kontinuierlichen Umspülung des Einganges der Spindelachse, sodaß Zonen mit langen Verweilzeiten nicht entstehen. Dadurch ist zusätzlich eine bessere Wärmeabfuhr gewährleistet [B8.14]. Die Spindelpumpe ist wegen der einfachen Konstruktion besonders betriebssicher.

Zunehmende Bedeutung gewinnen künstliche Herzventrikel aus autogenem Muskelgewebe und biochemische Energiequellen [Z23]. Dadurch wird der Grad der Substitution reduziert und die Körper- und Blutverträglichkeit erhöht.

Zur Bewertung der Qualität einer Blutpumpe ist deren Verhalten in der Anwendung — im Modell — und Tierexperiment und besonders im klinischen Einsatz — zu erfassen. Jedoch ist der Therapieerfolg nicht allein vom Unterstützungssystem, sondern ferner von Geschick und Erfahrung des Anwenders abhängig. So wird z. B. die Dichtigkeit der Anschlüsse nicht nur vom verwendeten Kanülen- und Nahtmaterial, sondern auch von der Güte der chirurgischen Arbeit bestimmt.

Die Indikation zur mechanischen Unterstützung bestimmt die Gesundung des Patienten. Sie ist jedoch nicht anhand hämodynamischer Parameter (SBP, CI, LAP) festgelegt, sondern liegt eher im Ermessen des behandelnden Arztes. Die Bedeutung der Patientenauswahl abhängig vom Alter, Allgemeinzustand, hämodynamischem Status etc. sowie die Festlegung des Implantationszeitpunktes werden vielfach kritisch erörtert [Z3, B8.10].

Besonders zu berücksichtigen ist die Vorschädigung des Ventrikels. Sie wird u. a. durch die Auswurffraktion (EF, Normwert 55 bis 70%) sowie den linksventrikulären enddiastolischen Druck (LVEDP, Normwert unter 12 mmHg) erfaßt. Das Operationsrisiko ist erhöht, falls EF unter 30% absinkt und LVEDP über 20 mmHg steigt [Z21].

Thromboemboliegefahr und Verkalkung sind weniger vom Pumpentyp als von der Unterstützungszeit abhängig. Antikoagulation bringt stets zusätzliche Risiken mit sich, ist aber meist nicht zu vermeiden. Inwiefern Unterschiede der Pumpsysteme bezüglich Strömungsprinzip und -richtung, Betriebsweise und Förderzustand die postoperativen Komplikationen und unzureichenden Spätergebnisse bestimmen, ist in weiten Teilen noch nicht geklärt. Dabei ist zu beachten, daß die Wiederherstellung einer normalen Hämodynamik allein noch nicht ein erfolgreiches Spätergebnis garantiert [Z25].

Ein quantitativer Vergleich verschiedener Blutpumpen mit reproduzierbaren Methoden zur Bestimmung aussagekräftiger Parameter in Abhängigkeit der verschiedenen Variationsgrößen Frequenz, Schlagvolumen, Durchfluß und Förderdruck fehlt bisher. Daher ist es nicht verwunderlich, daß von verschiedenen OP-Teams verschiedene Blutpumpen favorisiert werden [Z11, Z45, Z48].

Seitens der amerikanischen Gesundheitsbehörde (Food and Drug Administration, FDA) gelten die in Tabelle 8.1 angegebenen Zulassungen vom Februar 1988.

Diese Tabelle wird anhand weiterer Entwicklungen und ergänzender Untersuchungen und Erfahrungen fortgeschrieben.

Tabelle 8.1: Anwendungsbereiche von Blutpumpen nach FDA vom Februar 1988 [Z16]

Pumpe	»Bridging«	Wiederherstellung
Abiomed	—	OK
Berlin Herz	—	—
Zentrifugal	—	—
Jarvik (total)	OK	—
Novacor	OK	—
Penn State Herz	OK	—
Symbion (LVAD)		—
Thermdics	OK	OK
Thoratec	OK	OK
Unger Herz	—	—
Utah Herz	—	—

9 Literatur

9.1 Buchbeiträge

B 1 New Developments in Cardiac Assist Devices Edited by Safuh Attar, Praeger (1985)
B 1.1 Murray, K. D., Olsen, D. B.: Design and functional characteristics of blood pumps
B 1.2 Golding, L.A.R., Loop, F.D., Nose, Y.: Clinical and experimental use of the centrifugal pump
B 1.3 Magovern, G.J., Park, S.B., Maher, T.D.: Use of centrifugal pump without anticoagulants for postoperative ventricular assist
B 2 Kolff, W.J.: Artificial Organs, John Wiley & Sons, New York (1976)
B 3 Advances in cardiovascular Physics, Cardiovascular Engineering Part IV: Protheses, Assist and Artificial Organs Series Editor: Ghista, D.N., Karger (1983)
B 3.1 Reul, H.: Blood Pumps – General Design Considerations
B 4 Brest, A.N.: Heart Substitutes, Mechanical and Transplant, Charles Thomas Publisher (1966)
B 5 Hrsg.: Hagl, S., Klövekorn, W.O., Mayr, N., Sebening, F.: Thirty years of Extracorporeal Circulation, Deutsches Herzzentrum, München (1984)
B 5.1 Rodewald, G.: History of extracorporeal circulation
B 5.2 Bartlett, R.H.: Hemodynamics and extracorporeal circulation
B 5.3 Lowenstein, E.: Pulmonary consequences of cardiopulmonary bypass
B 5.4 Leusink, J.A. et al.: Measurement of lung water after open heart surgery
B 5.5 Boldt, J. et al.: The influence of cardiopulmonary bypass operation on lung water content
B 5.6 Westaby, S. et al.: Evidence for generation of free radial species during cardiopulmonary bypass in man
B 5.7 Fragata, J. et al.: Polymorphonuclear leukocyte (PMN)) mediation of acute lung injury after extracorporeal circulation (ECC). An experimental study
B 5.8 Buckberg, G.: Heart function during and after extracorporeal circualtion

B 5.9 Hohenberger, E., Lunkenheimer, P.P., Wedekind, W., Achatzy, R., Dittrich, H.: Cardiodynamics during extracorporeal circulation
B 5.10 Moores, W.Y., Sansonetti, D., Greenburg, A.G., Mack, R.E., Willford, D., Schuessler, R.: Hemodilution on cardiopulmonary bypass: Efficacy of stroma free hemoglobin solution as a hemodilution prime during cardiopulmonary bypass
B 5.11 Hakin, M., Wheldon, D., Bethune, D., Milstein, B.B., Wallwork, J., English, T.A.H.: Management of patients with impaired renal function during cardiopulmonary bypass
B 5.12 Benedetti, M., Ortisi, F., Menconi, F., Palla, R.: Cardiopulmonary bypass and concurrent dialysis
B 5.13 Klepetko, W., Base, W., Coraim, F., Miholics, J., Moritz, A., Müller, M.: Causal factors for hyperbilirubinemia after cardiopulmonary bypass operation
B 5.14 Sorensen, R., Astrup, J.: Brain function during ECC
B 5.15 Vahdat, F., Martinez, J., Raynaud, H., Macdec, M., Le Toan, Redonnet, J.J.: Effect of acidosis and alcalosis on the EEG during deep hypothermia and circulatory arrest
B 5.16 Frater, R.M., Oka, Y.: Endocrine response to extracorporeal circulation
B 5.17 Mayer, E.D., Welsch, M., Saggau, W., Tanzeem, A., Schmitz, W.: Role of autotransfusion following cardiopulmonary bypass procedures
B 5.18 Leusink, J.A., de Nooij, E.H., van Zalk, A., Westenberg, H.G.M., Akkerman, J.W.N.: Release of platelet factors during and after open heart surgery
B 5.19 Belenger, J., Knight, Ch.H.: Matching between ECC requirements and new pump design
B 5.20 Welsch, M., Baca, I., Mayer, D., Saggau, W., Storch, H.H., Schmitz, W.: Protection of multiple organ function during extracorpreal circulation: superiority of pulsatile flow compared to continuous flow
B 6 Hrsg.: Unger, F.: Assisted Circulation, Springer Verlag (1978)
B 6.1 Unger, F.: Introduction Counterpulsation
B 6.2 Unger, F.: Introduction (LVAD)
B 6.3 Bernhard, W.F., LaFarge, C.G., Carr, J.G., Keiser, J.T.: A left ventricular aortic blood pump for circulatory support in postoperative patients with acute left ventricular failure
B 6.4 Norman, J.C., Fuqua, J.M., Trono, R., Hibbs, C.W., Edmonds, C.H., Igo, S.R., Brewer, M.A., Holub, D.A., Cooley, D.A.: An intracorporeal (abdominal) left ventricular assist device: initial clinical trials
B 6.5 Deutsch, M.: The ellipsoid left ventricular assist device: experimental and clinical results
B 6.6 Donachy, J.H., Landis, D.L., Roseenberg, G., Prophet, G.A., Ferrari, O., Pierce, W.S.: Design and evaluation of a left ventricular assist device: the angle port pump
B 6.7 Portner, P.M.: An efficient electromechanical left ventricular assist device
B 6.8 Whalen, R.L.: Toward a blood pump for long term left ventricular assist device
B 6.9 Clevert, H.D., Hennig, E.: Atrio-aortic Left Ventricular Assist Device
B 6.10 Takagi, H., Hotta, T.: Left ventricular assistance device with a double-chambered alternate pumping device
B 6.11 Bernstein, E.F.: A centrifugal pump for circulatory assistance
B 7 Artificial Organs: Proceedings of the International Symposium on Artificial Organs, Biomedical Engineering, and Transplantation in Honor of the 75th Birthday of Willem J. Kolff, VCH Publishers (1987)
B 7.1 Levinson, M.M., Smith, R., Cork, R., Gallo, J., Emery, R.W., Icenogle, T.B., Ott, R.A., Copeland, J.G.: Clinical problems associated with the total artificial heart as a bridge to transplantation

B 7.2   Kiraly, R. J.: Development of an implantable left ventricular assist system
B 8   Hrsg.: Unger, F., Assisted Circulation 3, Springer Verlag (1989)
B 8.1   Unger, F.: The present status of assisted circulation
B 8.2   Ghosh, P.K.: Precedents and perspectives
B 8.3   Unger, F.: Counterpulsation: Stagnation or Evolution in assisted Circulation?
B 8.4   Unger, F.: Ventricular Assist Devices: Possibilities and Limits
B 8.5   Schoen, F. J., Bernhard, W. F.: Pathological Considerations in Temporary Cardiac Assistance
B 8.6   Pae Jr., W. E., Rosenberg, G., Pierce, W. S.: Ventricular Assistance: The Pennsylvania State University Experience
B 8.8   Atsumi, K., Sezai, Y., Fujita, T., Nitta, S., Sato, N., Horiuchi, T.: Current Status of clinical application of ventricular assist devices in Japan
B 8.9   Golding, L. A. R., Stewart, R. W., Loop, F. D.: Centrifugal Pumps in Clinical Practice
B 8.10 Campbell, C. D., Tolitano, D. J., Weber, K. T., Hines Jr., H. H., Replogie, R. L.: Mechanical support for postcardiotomy heart failure
B 8.11 Rose, D. M., Connolly, M., Cunningham Jr., J. N., Spencer, F. C.: Technique and results with a roller pump for ventricular assistance
B 8.13 Qian, K.X.: Progress in Impeller Pumps in China
B 8.14 Hager, J., Brandstaetter, F., Dietze, O., Koller, I., Unger, F.: The spindle pump – a nonpulsatile blood pump for assisted circulation
B 8.15 Unger, F.: The use of artificial hearts for bridging to transplantation
B 8.16 Griffith, B. P.: Temporary use of the Jarvik-7 artificial heart – the pittsburgh experience
B 8.17 Unger, F.: First European Bridge to Heart Transplantation with the Ellipsoid Heart
B 8.18 Kolff, J., Wurzel, P., Riebman, J. B.: The Philadelphia Heart System – An Implantable Artificial Hear for a Transplant Center
B 8.19 De Paulis, R., Olsen, D. B.: Blood Pumps as a Bridge to Cardiac Transplantation
B 8.20 Semb, B. K. H.: The Use of the Total Artificial Heart
B 8.21 Vasku, J.: A Contribution to the Assessment of Pathophysiology in Long-Term Total Artificial Heart Recipients
B 8.22 Shumakov, V. I., Zimin, N. K.: Use of an Elliptical Artificial Heart
B 8.23 Rosenberg, G., Pierce, W. S., Snyder, A. J., Weiss, W., Landis, D. L., Pae Jr., W. E., Magovern, J. A.: In Vivo Testing of a Roller-Screw Type Electric Total Artificial Heart
B 8.24 Liotta, D., Mavia, J. A., Del Rio, P., Riebman, J. B., Frazier, O. H., Lima Quintana, O., Cabrol, C., Gandjbakhch, I.: The Orthotopic Univentricular Artificial Heart
B 8.25 Frazier, O. H., Cooley, D. A.: Use of Cardiac Assist as Bridges to Cardiac Transplantation: Review of Current Status and Report of the Texas Heart Institute's Experience
B 9   Hrsg. Akkutsu, T.: Artificial Heart 1, Springer Verlag (1986)
B 9.1   White, M. A.: Implantable energy source for artificial hearts
B 9.2   Takatani, S.: Toward a completely implantable total artificial heart system
B 9.3   Mitamura, Y., Okamoto, E., Mikami, T.: Motor-driven artificial pump
B 9.4   Yamada, H., Fukunaga, S.: Artificial heart actuator using linear pulse motor
B 9.5   Pennington, G., Swartz, M., McBride, L.: Clinical experience with temporary nonpulsatile ventricular assist system
B 9.6   Sezai, Y., Hasegawa, T., Miyamoto, A., Kitamura, S., Nakaoka, Y., Kawano, K., Shino, M: Advantages and disadvantages of left ventricular assist device with nonpulsatile flow: Comparison of pulsatile and nonpulsatile devices
B 9.7   Bernhard, W. F. et al.: Ventricular assist device: State of the art and clinical experience
B 9.10 Takano, H., Nakatami, T., Taenaka, Y., Umezu, M.: Development of the ventricular assist pump system: Experimental and clinical studies

B 9.11 Nitta, S. et al.: Clinical experience of left and right ventricular assist devices
B 9.12 Fukumasu, H.: Research on the total artificial heart
B 10 Hrsg. Akutsu, T.: Artificial Heart 2, Springer Verlag (1988)
B 10.1 Portner, P.: The Novacor heart assist system: Development, testing and initial clinical evaluation
B 10.2 Lederman, D.: Technical considerations in the development of clinical systems for temporary and permanent cardiac support
B 10.3 Nitta, S. et al.: Experimental and clinical evaluation of a sack-type ventricular assist device and drive system
B 10.4 Umezu, M. et al.: Ventricular assist device with built-in trileaflet polyurethane valves
B 10.5 Okada, M., Kubota, M., Imai, M., Koyama, Y., Nakamura, K.: Left ventricular assist device: Experimental and clinical study
B 10.6 Geselowitz, D.: Engineering studies of the Penn State artificial heart
B 10.7 Imachi, K. et al.: Design criteria of implantable blood pump in the goat's chest cavity
B 10.8 Fukumasu, H., Yuasa, S., Iwaya, F., Tatemich, K.: New valve-containing systems for the total artificial heart

9.2 Dissertationen

D 1 Handt, St.: Untersuchung der sich unter dem Anschluß einer pulsatilen Blutpumpe an den Körperkreislauf von Jersey-Kälbern entwickelnden Organveränderungen und Analyse der sie verursachenden Mängel im verwendeten Pumpkonzept, Dissertation RWTH, Aachen (1988)
D 2 Mückter, H.: Linksherzentlastung in Reihenschaltung mit extrakorporaler Blutpumpe und Schirmventilkanüle, Dissertation RWTH, Aachen (1986)
D 3 Cwik, F. G.: Erprobung einer servopneumatischen Membranpumpe als Alternative zur Rollerpumpe in der HLM, Dissertation RWTH, Aachen (1986)
D 4 Surmann, M.: In-vivo und in-vitro Erprobung einer servopneumatischen Membranpumpe zur Linksherzunterstützung. Dissertation RWTH, Aachen (1988)
D 5 Schultheis, R.: Beitrag zur Blutförderung durch Schlauchpumpen, Dissertation RWTH, Aachen (1977)

9.3 Zeitschriftenbeiträge

Z 1 Baker, T.: Assist device supplements heart's work, The Augusta Chronicle, Augusta Herald, June 9 (1985)
Z 2 Bolman, R. M. et al.: Heart Transplantation in Patients Requiring Preoperative Mechanical Support, Jour. of Heart Transplant. Vol. 6, No. 5, 273–280 (1987)
Z 3 Cabrol, C. et al.: Orthotopic transplantation after implantation of a Jarvik 7 total artificial heart, Jour. Thorac. Cardiovasc. Surgery Vol. 97, No. 3, 342–350 (1989)
Z 4 Coley, T. J. et al.: Left Ventricular Assist in a Community Hospital Setting, Cardiovasc. and Thorac. Associates Harrisburg, PA
Z 5 Colon, R., Frazier, O. H., Cooley, D., McAllister, H.: Hypothermic Regional Perfusion for Protection of the Spinal Cord During Periods of Ischemia, Ann. Thorac. Surg. 43, 639–643 (1987)

Z6 Davis, P.K. et al.: Clinical Experience With A New Portable Rapid Access Cardio-pulmonary Support (CPS) System, Hershey Pennsylvania
Z7 Diethrich, E.B., Bahadir, I., Mandile, G., Gordon, M.: A new ventricular assist device for acute cardiac failure: report of initial use for biventricular support, Perfusion 2, 245–261 (1987)
Z8 Dixon, C.M., Rosenberg, I.D., Magovern, G.J.: Clinical Protocol for Ventricular Assist, Allegheny General Hospital, Pittsburgh
Z9 Dixon, C.M., Magovern, G.J.: Evaluation of the Bio Pump for Long-Term Cardiac Support Without Heparinization, The Journal of Extra-Corporeal Technology Vol. 14, No. 2, 331–336 (1982)
Z10 Friend, T.: New pump can bypass a bypass, USA Today
Z11 Golding, L., Stewart, R., Cosgrove, D., Loop, F.: Biomedicus Pump for mechanical cardiac support in clinical practice, Jour. Cardiovasc. Surg. 29, 38 (1988)
Z12 Gray, L.A., Ganzel, B., Mavroudis, C., Slater, D.: The Pierce-Donachy Ventricular Assist Device as a Bridge to Cardiac Transplantation, Ann. Thorac. Surg. 48, 222–227 (1989)
Z13 Gupta, B.H. et al.: Centrifugal Blood Pump for Open Heart Surgery, Preliminary Report, GB Pant Hospital, New Delhi
Z14 Hartz, R.S. et al.: Early Experience With Cardiopulmonary Support System, BARD Cardiosurgery Division, Billerica, Massachusetts
Z15 Hashimoto, A., Tsuchida, K., Seino, R., Koyanagi, H.: Use of left heart bypass with a heparin-bonded polyvinyl (H-PSD) tube and the Bio-Pump in surgical treatment for descending thoracic and thoraco-abdominal aortic aneurysms without heparinization, Jour. Cardiovasc. Surg. 29, 38 (1988)
Z16 Hill, J.D.: Bridging to Cardiac Transplantation, Ann. Thorac. Surg. 47, 167–171 (1989)
Z17 Hissbach, M.: Prinzip der kardialen Physiologie und Technologie, angewandt auf die Entwicklung eines neuen pulsatilen Herzunterstützungssystems, ECC International, 2. Jahrgang, Heft 1, 47–51
Z18 Hollobon, J.: Pump takes patient from brink of death, The Globe and Mail, Monday, May 7 (1984)
Z19 Hubbard, L.C., Clausen, E.: Entwicklung und Konstruktion einer neuen Zentrifugalpumpe, Centrimed Corporation
Z20 Jakob, H., Maass, D., Brandt, L., Schuster, S., Meyer, J., Oelert, H.: Successful Post-Bypass Ventricular Assist with a Centrifugal Pump, Thorac. Cardiovasc. Surgeon. 35, 91–95 (1987)
Z21 Jakob, H., Plazer, B., Oelert, H.: Erste klinische Erfahrung mit Zentrifugalpumpe bei extrakorporaler Kreislaufassistenz, Kardiotechnik, 10. Jahrgang, Heft 1 (1987)
Z22 Knudson, M.: Man has lived a month after UM heart »assist«, The Sun, Thursday, July 4 (1985)
Z23 Krakowsky, A.A., Shatalov, K.V., Chkanov, V.S.: An Approach to a new Cardiac Ventricle created by means of Latissimus Dorsi Muscle. Evaluation of hemodnymic competence., 8th Cardiosurgical Symposium, Zürs, March 10–17 (1990)
Z24 Krebber, H.J. et al.: Erste Erfahrungen mit einem neuen parakorporalen Kreislaufunterstützungssystem, ECC International, 2. Jahrgang, Heft 1, 52–56
Z25 Lawson, J.H., Cederwall, G.: Clinical Experience with the Thoratec Ventricular Assist Device, Assisted Circulation 3, F. Unger (Ed.), Springer Verlag (1989)
Z26 Lemm, W.: Ein neuer Blutverträglichkeitstest für medizinische Schlauchmaterialien, ECC International, 2. Jahrgang, Heft 1, 23–29
Z27 Litwak, P., Ward, R., Robinson, J., Yilgor, I., Spatz, C.: Development of a small diameter, compliant vascular prosthesis, Tissue Engineering, A.R. Liss. Inc., 25–30 (1988)

Z 28 Lo, H. B., Surmann, M., Mückter, H., Böttger, P., Massmer, B. J.: Temporäre Linksherzentlastung: Problematik und Stand heute, Kardiotechnik, 9. Jahrgang, Heft 1 (1986)
Z 29 Lokshin, L., Osipov, V., Lurie, G., Marochnik, S.: Left ventricular bypass using a roller pump, Jour. Cardiovasc. Surg. 29, 38 (1988)
Z 30 Lynch, M. F., Peterson, D., Baker, V.: Centrifugal Blood Pumping for Open Heart Surgery, Minnesota Medicine Vol. 61, 536–537 (1978)
Z 31 Lynch, M. F. et al.: Kinetic Heart Pumping
Z 32 Mandl, J. P.: Comparison of Emboli Production Between a Constrained Force Vortex and a Roller Pump, AmSECT Proceedings (1977)
Z 33 McSteen, F., Hackett, J., Rhoades, W., Merritt, P.: Heparinless Bypass for Liver Transplantation, Proceedings of Am. Acad. Cardiovasc. Perfus. Vol. 5, 28–29 (1984)
Z 34 Nakatani, T., Radovancevic, B., Frazier, O. H.: Right Heart Assist for Acute Right Ventricular Failure After Orthotopic Heart Transplantation, Trans. Am. Soc. Artif. Intern. Organs Vol. 33, 695 (1987)
Z 35 Neal, S.: Portable units help patient survive, Augusta Chronicle, April 15 (1987)
Z 36 N. N.: Vergleich der Hämolyse bei Verwendung einer Zentrifugalpumpe (Centrimed System 1) und einer Rollerpumpe
Z 37 Olivier, H. F. et al.: The Use of the Biomedicus Centrifugal Pump in Traumatic Tears of the Thoracic Aorta, Allegheny General Hospital Pittsburgh, Pennsylvania 15212
Z 38 Park, S. B. et al.: Mechanical Support of the Failing Heart, Ann. Thorac. Surg. 42: 627–631 (1986)
Z 39 Rhoades, W. J.: The Use of The Rapid Infusion Pump and The Bio Medicus Pump For Clinical Transplantation of The Liver, Transplantation Today, 52–60
Z 40 Rutan, P. M., Rontree, D., Myers, K., Barker, L.: Initial Experience with the HEMOPUMP, Critical Care Nursing Clinics of North America Vol. 1, No. 3, 527–534 (1989)
Z 41 Schneider, A.: Plastic pumps give man's heart a life-saving breather, The Pittsburgh Press, Sunday, March 24 (1985)
Z 42 Swartz, M. T., Pennington, D. G., McBride, L. R., Miller, L. W., Reedy, J. E., Kanter, K. R., Taub, J.: Temporary Mechanical Circulatory Support: Clinical Experience with 148 Patients, Assisted Circulation 3, F. Unger (Ed.), Spinger Verlag (1989)
Z 43 Trafford, A. C. et al.: The Left Ventricular Assist Device, Journal Nursing, 64Bff, November (1988)
Z 44 Unger, F.: Current status and use of artificial hearts and circulatory assist devices, J. Perfusion 1, 155–163 (1986)
Z 45 Ühlig, P., Hering, J. F., Schröder, Th., Scholz, K. H.: Pathophysiologie des LV-Assistsystems HEMOPUMP unter Normalbedingungen und im kardiogenen Schock, 8th Cardiosurgical Symposium, Zürs, March 10–17 (1990)
Z 46 Van, J., Kotulak, R.: Heart attack felled mayer, followed by cardiac arrest
Z 47 Vogel, R. et al.: Breakthrough In Bypass To Invite Brakthrough In Angioplasty? PTCA, Vol. III, 1–7 (1988)
Z 48 Wampler, R. K., Moise, J., Frazier, H., Olsen, B.: In Vivo Evaluation of a Peripheral Vascular Access Axial Flow Bllod Pump, ASAIO Transact. Vol. 34, No. 3, 450–455 (1988)
Z 49 Young, J. N. et al.: Biventricular Support is Superior to Univentricular Support for Mechanical Circulatory Assistance in Patients After Cardiotomy, Journal of Heart Transplantation, 313–314
Z 50 Young, L.: Little heart-lung device big lifesafer, Star Bulletin Writer
Z 51 Young, L.: New portable heart-lung machine used for 1st time in non-surgical operation

Z52 Zumbro, G. L., Shearer, G., Kitchens, W., Galloway, R.: Mechanical Assistance for Biventricular Failure following Coronary Bypass Operation and Heart Transplantation, Journal of Heart Transplantation Vol. IV, No. 3, 348–352 (1985)

Z53 Pierce, W. S., Brighton, J. A., O'Bannon, W., Donachy, J. H., Philips, W. M., Landis, D. L., White, W. J., Waldhausen, J. A.: Complete Left Ventricular Bypass with a Paracorporeal Pump: Design and Evaluation, Ann. Surg. 180, 418 ff. (1974)

Z54 Kantrowitz, A., Tjonneland, S., Freed, P. S., Phillips, S. J., Butner, A. N., Sherman, J. L.: Initial clinical experience with Intraaortic Balloon Pumping in Cardiogenic Shock, JAMA 203, 135 (1968)

Z55 Köhler, J., Blumenfeld, M., Eckstein, H., Heuser, G.: Modelluntersuchungen zur Strömung in Pumpen und Ventilen zur Blutförderung, Biomedizinische Technik, 165–166 (1974)

Z56 Störmer, B., Köhler, B., Kivelitz, H., Köhler, J., Böckmann, R.-D., Kremer, K., Staib, W.: Fördercharakteristika einer Pulswellen erzeugenden Schlauchpumpe, Herz und Kreislauf 6, 212–219 (1974)

Z57 Köhler, J., Heuser, G.: Verbesserung der Kammerfüllung einer pulsierend fördernden Blutpumpe mit künstlichem Vorhof, Abhandlungen aus dem AIA, Heft 21, Aachen, 42–47 (1974)

Z58 Schulze, H., Köhler, J.: Anwendung von Kunststoffen in künstlichen Organen und Modellen, DFG-Mitteilungen 4, 29–33 (1972)

Z59 Stephan, H.: Einfluß der pulsatilen und nicht pulsatilen Perfusion auf Hirndurchblutung, Hirnstoffwechsel und die Inzidenz neurologischer Störungen nach EKZ, ECC International, 2. Jahrgang, Heft 1, 35–39 (1990)

Z60 Petry, A., Rahimi, A., Regensburger, D.: Pulsatiler Bypassflow: Gibt es Vorteile in Bezug auf Hämodynamik und Nierenfunktion? ECC International, 2. Jahrgang, Heft 1, 42–45 (1990)

Z61 Semik, M., Weyand, M., Bernhard, A.: Lösungen und Techniken der Organkonservierung bei der Transplantation intrathorakaler Organe, ECC International, 2. Jahrgang, Heft 1, 70–75 (1990)

Z62 Hager, J., Brandstaetter, F., Klima, G., Baum, M., Koller, J., Unger, F.: Funktioneller Ersatz mit der Schraubenspindelpumpe – Erste Ergebnisse, Biomedizinische Technik Band 35, 59–60 (1990)

Z63 Schmitz, K.-P., Nabel, H.-J., Martin, H., Behrend, D., Emmrich, K., Urbaszek, W., Klinkmann, H.: Mechanik pneumatischer Blutpumpen, deren Testung und Funktionsüberwachung. Bericht, Uni Rostock (1990)

9.4 Firmenprospekte

P1 ISMATEC, Katalog, 306–309, Bezugsquelle: Schwäb. Glasindustrie, 4630 Bochum 6;
SW: Rollen-Schlauchpumpen, 4, 6 o. 8 Rollen, mehrkanalig, Kassettenausführung, 0,01 bis 194 ml/min

P2 SYMBION INC., Cardiovascular Support Systems, Total Artificial Heart (TAH) Jarvik-7, Acute Ventricular Assist Device (AVAD), Utahdrive Console, Heimes Portable Driver, Circulatory Support System;
SW: Sack-Ventrikel-Pumpe, 2 Ventile, pneumat. Antrieb, max. Schlagvol. 70/100 ml, div. Stuer-/Kontrollmöglichk.

P3 SYMBION INC., Clinical Update, 01.09.1987, Patienten-Statistik

P 4   HEMOPUMP, Johnson & Johnson International Systems, Vertrieb: ETHICON GmbH & Co. KG, D-2000 Norderstedt, Temporäres linksventrikuläres Unterstützungssystem (LVAD);
SW: axiale Flügelradpumpe in Katheter, elektromagnet./magnet. Antrieb, bis 25 000 U/min, 3 bis 3,5 l/min
P 5   HEMOPUMP, J & J Int. Systems, Beschreibung Gerät und Handhabung, 76 Seiten mit Abbildungen und Skizzen, kontinuierlicher Fluß
P 6   CENTRIMED; System 1, Zentrifugalpumpe und Steuereinheit, Fotos
P 7   CENTRIMED; System 1, Operator's Manual Diagr.: Druck über Vol.strom mit Parameter Drehzahl, Abmessungen, Vol.strom: 0,0 bis 10 l/min, Druck: 0 bis 750 mmHg
P 8   CDL technology; SUPERPUMP, Modellpumpe, Axialkolbenpumpe, Spindelantrieb, Photos, techn. Beschreibung
P 9   SUPERPUMP; Modell Sp3891, Beschreibung, Foto, techn. Schnittzeichnung
P 10 GAMBRO; AK-10, BP-10, Schlauch-Rollen-Pumpe, elektron. Steuerung, 50–500 ml/min
P 11 RAZEL; Modell A-H Infusions-Pumpe, Spritzen-Pumpe, 1–3 ml/h, Spindelantrieb, Sicherung durch Kupplung
P 12 RAZEL; Modell A-99-H Infusions-Pumpe, Spritzen-Pumpe, 0–13 ml/h Spindelantrieb, Sicherung durch Kupplung
P 13 SWEDEN; Modell 11-1-900 Infusions-Pumpe, Spritzen-Pumpe, bis zu 3 Spritzen parallel, Gewindespindel, Zahnradgetriebe, handkurbel, 0,028–40 ml/h
P 14 BIO-MEDICUS; BIO-PUMP und BIO-CONSOLE, flügellose Zentrifugalpumpe, Fotos, Beschreibung, Diagramm Druck, Vol.strom, Drehzahl
P 15 THORATEC; Ventricular Assist Device System (VAD), Sack-Ventrikel, druckluftgesteuert von Konsole (dual drive), Schlagrate 20 bis 180/min, Teilung 20 bis 70% Systole, Druckleitung −100 bis +250 mmHg, Schlagvol. 65 ml, Austreiben: Druckluft, Füllen: Vakuum, 3 Betriebsweisen: asynchron (kontrolliert Rate und Auswurfzeit), Volumen (Auswurf beginnt bei gefülltem Ventr.), synchron (mit externem Signal)
P 16 THORATEC'S Heartbeat; Artikel zum 75igsten Überlebenden, Patientenstatistik
P 17 THORATEC; ein Überblick, Vergleich Statistiken (Thoratek, Symbion, Novacor, Abiomed, Thermdics)
P 18 THORATEC; Beschreibung des VAD mit Skizzen Schnittskizze, Abmessungen, Materialien, 2 BSm-Klappen aus DELRIN, schützendes Diaphragam (silikonölgeschmiert), Diagr.: zeitl. Verlauf von Schlagvol., Vol.strom, Druck
P 19 XEMEX, NIPPON ZEON CO. LTD; (Bi)VAD, Sack-Ventrikel, 2 BSm-Klappen, 60 ml; Konsole: Abmessungen, Gewicht, Kontrollgrößen; Fotos, Schnittskizzen, Strömungsfotos, Diagr.: Vol.strom-Schlagrate/Steuerdruck, Vol.strom-Systolenanteil/Steuerüber- bzw. -unterdruck, Vol.strom-arterieller Druck/Steuerüber- bzw. -unterdruck, Vol.strom-Schlagrate/Länge der Luftschläuche
P 20 XEMEX, NIPPON ZEON CO. LTD; Ergebnisse des Nippon Zeon VAD bei klinischen Experimenten in Japan, Ergebnisse, Beschreibungen, Diagramme, Statistiken, klinische Zusammenhänge
P 21 BIO-MEDICUS; BIO-Pump, Faltblatt mit Foto/Schnittskizze
P 22 BIO-MEDICUS; BIO-Console Serie 540, Service Manual
P 23 BIO-MEDICUS; BIO-Console Serie 540, Operator's Manual
P 24 SARNS; Delphin centrifugal system, Zentrifugalpumpen mit elektr./manuellem Antrieb und Steuereinheit, Abmessungen und Gewichte, 0 bis 9m9 l/min, 0 bis 700 mmHg, kontinuierlicher oder pulsatiler Fluß (60/min)
P 25 United States Patent; Clausen et al., Zentrifugalblutpumpe, Pat.Nr. 4 589 822, vom 20. Mai 1986, Konstruktions-Schnittzeichnungen, Explosionszeichnungen, auch magnet. Antrieb

P 26 CENTRIMED; Richtlinien zur Durchführung von Vergleichstests, Hämolyse von zwei oder mehreren Blutpumpen, Anforderungen an das Blut, Ausstattung, Verfahrensweise, Hämolyseindex
P 27 CENTRIMED; System 1 Perfusionssystem, Bedienungsanleitung, deutsch
P 28 CENTRIMED/HP-medica; Protokoll zur Ventrikelunterstützungspumpe
P 29 CENTRIMED/HP-medica; Rundschreiben und Händler-Memos, Vergleich Centrimed-Biomedicus-Pumpen
P 30 STÖCKERT-Rollenpumpe
P 31 ARIES; Centrifugal-Pumpe
P 32 BERLIN Heart; Druckluft-Pumpe

Mechanische Kreislaufunterstützung

H.-J. Krebber

Universitätskrankenhaus Hamburg Eppendorf
Martinistr. 52
2000 Hamburg 20

Seit mehr als 30 Jahren gibt es die Möglichkeit, den Kreislauf mechanisch zu unterstützen. Nahezu parallel mit der Entwicklung der Herz-Lungenmaschine wurden Pumpsysteme entwickelt, die die Funktion des versagenden Herzens übernehmen sollten. Die Tabelle 1 gibt eine Übersicht über die historische Entwicklung: Schon bald nach der Einführung der Herz-Lungenmaschine begann man nach Möglichkeiten zu suchen, den Kreislauf auch dann noch für längere Zeit aufrecht zu erhalten, wenn das eigene Herz dazu nicht mehr in der Lage war. Aufgrund der hohen Traumatisierung der zellulären Blutbestandteile waren diese frühen Versuche in der Regel ohne Erfolg. In den späten 60er Jahren kamen die ersten pulsatilen Kunstventrikel zur Anwendung. Die Einführung der intraaortalen Ballonpumpe durch Kantrowitz hat dann lange Zeit den Bedarf für solche Hilfsventrikel gesenkt, konnten doch viele Formen des kardiogenen Schocks postoperativ oder als Folge eines Myocardinfarkts mit Erfolg beherrscht werden. Bis heute ist dies sicher das am häufigsten eingesetzte Gerät zur mechanischen Kreislaufunterstützung. Aber auch die Grenzen der Möglichkeiten wurden sehr bald offenbar: Mit einem maximalen Zugewinn von etwa 25% des HZV's waren letztlich nur milde und passagere Störungen zu beherrschen. Schwerwiegendere Formen der Herzinsuffizienz und vor allem aber biventrikuläre und rechtsventrikuläre Formen sind von vornherein einer solchen Therapie nicht zugänglich. In den späten 60er Jahren wurden

Tabelle 1: Zeitraster der Entwicklung der mechanischen Kreislaufunterstützung

1934	Erste Rollerpumpe (De Bakey)
1953	Erste klinisch einsetzbare Herz-Lungenmaschine (Gibbon)
1961	Erster Linksherzbypass mit Rollerpumpe (Dennis)
1967	Erster pulsatiler implantierbarer Linksherzersatz (De Bakey)
1968	Intraaortale Ballonpumpe (Kantrowitz)
1968	Erste Überbrückung bis zur Transplantation mit dem Kunstherzen (Cooley)
1975	Vortex-Pumpe (Medtronic)
1982	Erstes Kunstherz im Langzeiteinsatz (De Vries)

auch die ersten Überbrückungsversuche zur Transplantation mit einem Kunstherzen unternommen. Diese Indikation hat mit der Zunahme der Transplantationsfrequenz erheblich an Bedeutung gewonnen. 1982 wurde erstmals ein Kunstherz von de Vries implantiert, um einen Langzeitersatz eines chronisch insuffizienten Herzens zu versuchen.

Neben der konsequenten Entwicklung von uni- und biventrikulären Hilfsventrikeln und dem komplett implantierbaren Kunstherzen wurde intensiv nach weniger invasiven, rasch zu etablierenden Systemen gesucht, die im Notfall im Katheterlabor oder auf der Intensivstation eingesetzt werden können.

Mit Kreisel- und Turbinenpumpen, vor allem in Kombination mit percutanen Kanülierungsverfahren sind hier große Fortschritte erzielt worden.

Indikationen und Kontraindikationen

Grundsätzlich gelten Patienten mit Herzinsuffizienz unabhängig von der Ursache der Schädigung des Myocards als Kandidaten für eine mechanische Kreislaufunterstützung, wenn die konventionelle Therapie versagt hat. Norman hat folgende Kriterien festgelegt, die heute noch weitgehend Gültigkeit haben. Besteht ein Kardiac-Index von unter 1,8 l/m, ein systolischer Blutdruck für längere Zeit von unter 80 mmHg und ein rechts- und linksventrikulärer Füllungsdruck von mehr als 15–18 mmHg so wie ein peripherer Widerstand von mehr als 2100 dyn × sec/cm^5 für mehrere Stunden trotz optimaler konventioneller Therapie, so ist die Überlebenschance kleiner als 10% und daher ein Versuch mit einem System zur mechanischen Kreislaufunterstützung gerechtfertigt.

Tabelle 2: Indikation für den Einsatz von LVAD. Diese Kriterien gelten letztlich auch für alle anderen Arten der mechanischen Kreislaufunterstützung und insbesondere für den Einsatz eines biventrikulären Assist Device

EF	< 20–25%
P.Ao	< 80 mmHg systolisch
CVP	> 15 mmHg
LAP	> 15–18 mmHg
$SO_2 v$	< 50%

Ausschlußkriterien sind schwere neurologische Schäden, die im Zusammenhang mit der Kreislaufdepression entstanden sind, generalisierte cerebrovasculäre Insuffizienz, Lungenerkrankungen mit pulmonalem Hypertonus, chronische Niereninsuffizienz und Sepsis. Weiterhin muß jede Kontraindikatin gegen eine Transplantation auch gleichzeitig als eine Kontraindikation gegen eine aggressive Kreislaufunterstützung über längere Zeiträume gesehen werden, wenn mit einer Erholung des Herzens nicht gerechnet werden kann. Hochgradig eingeschränkte Ventrikelfunktion praeoperativ, eine Ejektionsfraktion von weniger als 30% und ein generalisierter Gefäßbefall sprechen in der Regel gegen eine Erholung des Organs. Die Erfahrung der letzten Jahre hat gezeigt, daß die Erfolgsaussichten in der Gruppe der Patienten, die bis zu einer Transplantation überbrückt werden soll bei fast 80% liegt, während die Erfolge der mechanischen Kreislaufunterstützung, wenn eine Erholung des Organs angestrebt wird, in der Größenordnung von 25–30% angesiedelt werden müssen.

Auswahl der Geräte

Während die Indikation zur mechanischen Kreislaufunterstützung ausschließlich aufgrund der hämodynamischen Parameter gestellt wird, gehen neben medizinischen Gesichtspunkten auch die Verfügbarkeit und ökonomische Gesichtspunkte mit in die Auswahlkriterien für die Geräte ein.
Vor allem seit percutan einführbare Kanülen in ausreichender Größe zur Verfügung stehen, hat die arterio-venöse Perfusion über die Leistengefäße mit Roller- oder Zentrifugalpumpen eine Renaissance erfahren. Diese Pumpen sind

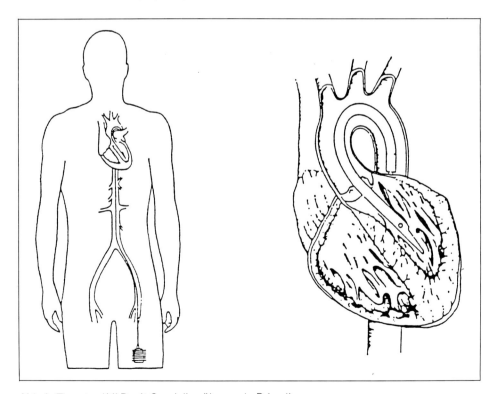

Abb. 1: Thoratec LVAD mit Spezialkanülen und »Drive line«.

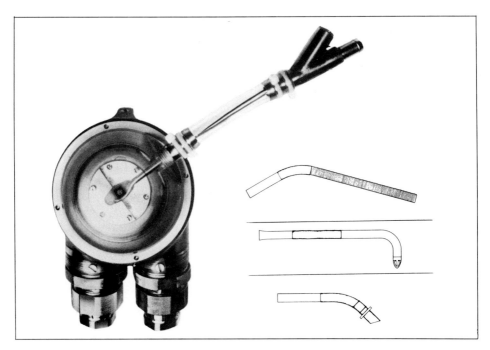

Abb. 2: Durch die Femoralarterie retrograd über die Aortenklappe in den linken Ventrikel eingeführte Hemopump. Diese arbeitet nach dem Rotationsprinzip.

preiswert und können im Notfall auf der Intensivstation oder im Katheterlabor angeschlossen werden. Die Kreislaufunterstützung ist mit diesen Geräten für einige Tage möglich. Soll zusätzlich noch eine Oxygenierung über einen Membranoxygenator erfolgen, erhöht sich der Überwachungsaufwand erheblich, da ständig ein Kardiotechniker anwesend sein muß. Für längerfristige Unterstützung über mehrere Tage bis Wochen, wie sie vor allem bei der Überbrückung zur Transplantation nicht ungewöhnlich ist, sollte ein uni- oder biventrikuläres Unterstützungssystem eingesetzt werden. Diese arbeiten pulsatil, häufig EKG gesteuert (Thoratec/Novacor, Abb. 1) oder festfrequent (Abiomed) im Selbstregelkreis. Die Geräte können paracorporal angebracht oder in die Pleurahöhle, oder in das Abdomen implantiert werden. Einem pulsatilen Ventrikelunterstützungssystem ist bei biventrikulärem Einsatz in aller Regel der Vorzug zu geben. Die intracorporalen Unterstützungssysteme erlauben eine wesentlich bessere Mobilisation des Patienten; er kann extubiert werden und an Krankengymnastik und Bewegungsübungen teilnehmen. Je länger die Schlauchverbindungen bei paracorporal angebrachten Systemen, desto schwieriger wird die Mobilisation. Muß mit sehr langen Überbrückungszeiträumen gerechnet werden, wie zum Beispiel bei Patienten mit preformierten Antikörpern oder sehr seltenen Blutgruppen, so ist auch an die Implantation eines Kunstherzens zu denken. Das heute am häufigsten verwandte Modell ist sicher noch das Jarwick-Herz, aber auch das Berliner-Herz von Bücherl sowie andere Kunstherzen sind bereits klinisch erprobt und haben sich bewährt.

Anschlußverfahren

Für den notfallmäßigen Anschluß an ein Unterstützungssystem auf der Intensivstation oder im Katheterlabor bieten sich die heute erhältlichen percutan zu implantierenden Kanülen in Verbindung mit einer Zentrifugal- oder Rollerpumpe an. Auch die retrograd über die Aorta in den linken Ventrikel einführbare Hemopump (Ethicon, Abb. 2) kann nach Freilegung der Leistengefäße relativ rasch außerhalb des Operationssaales implantiert werden, vorausgesetzt eine Durchleuchtungseinrichtung steht zur Verfügung. Da dieses System jedoch zur Zeit nicht percutan zu plazieren ist, erfordert es eine Freilegung der Leistengefäße und die Anastomosierung einer Dacronprothese an die Femoralarterie, welche als Schleuse für die Haemopump dient. Bei sehr kleinen Leistengefäßen ist es ratsam, retroperitoneal die A. iliaca communis als Zugangsgefäß zu wählen.

Die Implantation echter Kunstventrikel (VAD's) erfordert in aller Regel eine Thorakotomie und häufig auch den vorübergehenden Anschluß an die Herz-Lungenmaschine. Für linksventrikuläre Kunstventrikel ist die Einstromkanüle über die rechte obere Lungenvene oder über den linken Ventrikel zu legen. Das linke Herzohr hat sich wegen seiner Zerreißlichkeit und der damit hohen

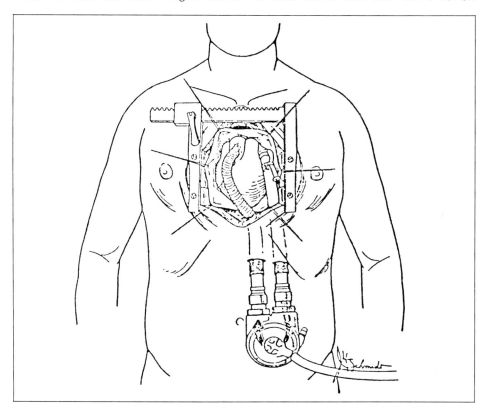

Abb. 3: Thoratec LVAD in situ bei noch geöffnetem Thorax. Man beachte die kurzen zu- und abführenden Kanülen.

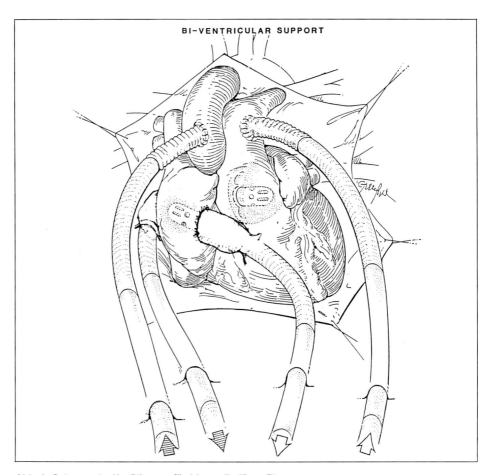

Abb. 4: Schema der Kanülierung für biventrikulären Einsatz.

Blutungskomplikationen nicht bewährt. Die Ausstromkanüle wird an die Aorta anastomosiert. Der Kunstventrikel wird entweder intracorporal in der linken Pleurahöhle, oder im oberen Abdomen implantiert. Paracorporal wird er über kurze Verbindungen auf den Bauchdecken, (Thoratec, Abb. 3) oder über lange Verbindungsschläuche bettseitig (Abiomed) plaziert. Rechtsseitige Kunstventrikel werden über den rechten Vorhof und die Pulmonalarterie an den Kreislauf angeschlossen. Die jeweiligen Vorhofkanülen können entweder direkt in den Vorhof eingeführt werden und mit doppelten Tabaksbeutelnähten unter Unterstützung von Filzstreifen gesichert werden, oder sie werden über schornsteinförmig angenähte Kunststoffprothesen in den Vorhof eingeführt und eingebunden (Abb. 4). Gewebte Prothesen sollten, sofern nicht vom Hersteller geschehen, mit Fibrinkleber abgedichtet werden. Der Thorax wird nach Diskonnektierung der Herz-Lungenmaschine und Blutstillung in aller Regel komplett verschlossen. Bei relativ kleinem Brustkorb und großem Herzen kann der Platz eng werden, vor allem wenn man auf eine Erholung des Herzens hofft. In diesen Fällen empfiehlt es sich, das Sternum offen zu lassen und den Wunddefekt mit einem Epigardpatch zu verschließen.

Antikoagulation

Bei all diesen Verfahren ist es erstrebenswert, den Patienten auf einem möglichst niedrigen Antikoagulationsniveau zu behandeln, um die Blutungskomplikation gering zu halten. Dennoch kommt man wegen der relativ großen Fremdoberflächen und der damit verbundenen Thrombogenität und der Gefahr der Thrombemolie nicht ganz ohne Antikoagulation aus. In aller Regel genügt es, die ACT durch Heparinisierung auf den anderthalb bis zweifachen Normalwert zu erhöhen. Hohe Rotationsfrequenzen, wie zum Beispiel bei der Haemopump, führen zu einer zusätzlichen Traumatisierung der Thrombozyten, und damit zu einer Erhöhung des Blutungsrisikos.

Komplikationen

Entsprechend dem hohen Grad der Aggressivität der Behandlungsmethode sind Komplikationen nicht selten. Weitaus am häufigsten sind Blutungskomplikationen aus den Kanülierungsstellen durch die Prothesen, über die die Kunstventrikel angeschlossen sind oder aufgrund von Gerinnungsstörungen. Thrombembolien sind vergleichsweise selten, doch sind schwere Luftembolien durch Luftaspiration beim Verrutschen der Vorhofkanülen beschrieben. Die meisten Systeme arbeiten bei guter Biokompatibilität sehr atraumatisch. Dabei ist die Haemolyse in aller Regel gut beherrschbar und ohne klinische Bedeutung. Organversagen, insbesondere Niereninsuffizienz und Schocklunge sind eher die Folge der praeoperativen Kreislaufdepression, als durch die mechanische Kreislaufunterstützung bedingt. Dennoch muß auch hier an eine Aktivierung des Komplementsystems gedacht werden. Die Reversibilität der schockbedingten Organschäden entscheidet in der Regel auch den Erfolg der mechanischen Kreislaufunterstützung. Je nach Indikationsstellung werden sich 25–30% der Patienten trotz mechanischer Kreislaufunterstützung nicht erholen. Es hat sich gezeigt, daß auch Infektionen mehr als doppelt so häufig in der Gruppe der Patienten auftreten, bei denen ein irreversibles Organversagen vorliegt, als bei denen, die eine rasche und gute Erholung zu verzeichnen haben. Dennoch können im Langzeitbetrieb Infektionen zu einem erheblichen Problem werden. Nach den Erfahrungen von de Vries sind diese auch häufig die Ursache für thrombembolische Komplikationen. Retrospektive Untersuchungen haben gezeigt, daß bei den thrombembolischen Komplikationen häufig Veränderungen im weißen Blutbild und leichte Fieberschübe oder subfibrile Phasen voran gehen. Je mehr Schlauchverbindungen durch die Brustwand nach außen geleitet werden, umso größer die Infektionsgefahr für das Mediastinum. Aber selbst komplett implantierte Kunstherzen mit lediglich einem dünnen Druckschlauch als Verbindung zur Außenwelt sind nicht frei von Komplikationen.

Zusammenfassung

Über die intraaortale Ballonpumpe bis hin zum implantierbaren Kunstherzen steht heute ein ganzes Arsenal von Geräten zur Verfügung, mit denen es möglich ist, den versagenden Kreislauf für Tage bis Monate aufrecht zu erhalten. Bei Vorliegen eines reversiblen Organschadens sind die Langzeitergebnisse durchaus befriedigend. Bei Patienten im Endstadium der Kardiomyopathie, die zur Transplantation anstehen, hat sich der Einsatz der Kunstventrikeln und des implantierbaren Kunstherzens zur vorübergehenden Überbrückung des Kreislaufes als segensreich erwiesen. Der Einsatz der Kunstventrikel zur Kreislaufunterstützung bis zur Erholung des geschädigten Organes ist sehr viel seltener vom Erfolg gekrönt.
Dennoch läßt sich durch die Kreislaufstabilisierung und die ausreichende Organperfusion durch die heute vorhandenen Kreislaufunterstützungssysteme Zeit gewinnen, die zu ausgiebiger weiterer Diagnostik und zu einer für den Patienten sinnreichen Entscheidungsfindung genutzt werden kann.

Industrielle Produkte: Herzunterstützungssysteme
(ohne Rollerpumpen-Systeme)

Für den temporären Einsatz oder die Unterstützung der Pumpfunktion des Herzens, partiell oder vollständig, kurz- oder längerfristig, bietet der Markt inzwischen eine größere Anzahl unterschiedlicher Systeme an.
Die Entscheidung für eines der verschiedenen mechanischen Verfahren ist primär indikationsbedingt. Das Setzen von Qualitätsstandards durch Produkte wird immer noch stark durch das Setzen von Verfahrensstandards überschattet.

Lieferant	Hersteller	Produkt
AD. Krauth	Symbion	impl. Kunstherz, Herzunterstützungspumpe
Baxter	Novacor	Linksherzunterstützungspumpe
Berlin Heart	Berlin Heart	Links-biventrikuläre Unterstützungspumpe
Datascope	Datascope	IABP
3M Medica	Sarns	Kreiselpumpe
3M Medica	Thoratec	Links-biventrikuläre Unterstützungspumpe
Ethicon	Johnson & Johnson	Schraubenpumpe
Gemetron	Abiomed	Biventrikuläre Unterstützungspumpe
HP-medica	Aries	IABP
Kontron	Kontron	IABP
Medtronic	Bio-Medicus	Kreiselpumpe

s. a. Artikel »Blutpumpen«, Seite 341 und »Das künstliche Herz«, Seite 433

Das »künstliche Herz« —
Erfahrungen im Deutschen Herzzentrum Berlin

E. Hennig* und M. Kopitz

* Univ. Klinikum Rudolf Virchow — Charlottenburg
Chir. Klinik und Poliklinik
Spandauer Damm 130
1000 Berlin 19

Deutsches Herzzentrum Berlin
Augustenburger Platz 1
1000 Berlin 65

1 Was ist ein »künstliches Herz«?

Dieser Begriff wird allgemein verwendet für technische Pumpsysteme, die die Funktion des Herzens unterstützen oder auch ersetzen können. Im wahren Sinne wäre das künstliche Herz jedoch ein Implantat, das anstelle des natürlichen Herzens dessen Funktionen idealerweise ersetzt, vielleicht ausgenommen seiner endokrinen Funktion.
Dieses Implantat müßte also aus zwei Pumpen bestehen, die die Funktion der Ventrikel ersetzen, zwei Antriebe wären erforderlich, die die Arbeit des Herzmuskels leisten. Diese Antriebe brauchen natürlich eine Energieversorgung, diese würde den Stoffwechsel im Myocard ersetzen, und nicht zuletzt wären komplizierte Steuer- und Regelungsschaltungen zum Ersatz der humoralen und nervalen Regelung der Herzfunktion erforderlich. Hinzu kämen Anschlußelemente, um die künstlichen Blutpumpen mit dem Gefäßsystem zu verbinden. Sensoren zur Überwachung der Funktion und Steuerung einer ausreichenden Herzleistung sowie implantierbare Energiespeicher für einen von externer Versorgung unabhängigen Betrieb wären zusätzliche Bauelemente.
An dieses komplexe technische System werden extrem hohe medizinische und sicherheitstechnische Anforderungen gestellt. Als lebenserhaltendes Implantat muß die Zuverlässigkeit nahezu hundertprozentig sein, die Dauerfestigkeit muß bestimmten Ansprüchen, die heute bei zumindest 5 Jahren ununterbrochenen Betriebes liegen, genügen. Natürlich muß das System bioverträglich sein, d. h., es muß blutschonend arbeiten, die Blutkontaktflächen müssen antithrombogen sein, sie dürfen also das Gerinnungssystem nicht beeinflussen. Die Materialien, aus denen dieses Kunstherz hergestellt

wird, müssen nicht nur mechanisch extrem hoch belastbar, sondern auch chemisch-biologisch absolut stabil sein.

Das Kunstherz muß auch für den Patienten akzeptabel sein, es darf also kein störendes Geräusch entwickeln, Vibrationen, die vom Patienten wahrgenommen werden, sollten nicht auftreten, und die Mobilität und allgemeine Lebensqualität des Kunstherzempfängers müßten weitgehend uneingeschränkt bleiben. Die Existenz des Kunstherzens sollte, ähnlich wie ein Herzschrittmacher, vom Patienten praktisch vergessen werden können.

2 Stand der Entwicklung

Dieses ideale Kunstherz gibt es heute leider noch nicht. Viele Punkte der Anforderungen können von der heutigen Technik noch nicht erfüllt werden. Das geforderte Material zur Herstellung der mechanisch hochbelasteten Blutkontaktteile wurde noch nicht entwickelt, die erforderliche Baugröße zur Implantation im Thorax anstelle des natürlichen Herzens konnte bei den vorgegebenen Leistungsanforderungen noch nicht erreicht werden, auch die Zuverlässigkeit der jetzt entwickelten »Kunstherzen« erlaubt noch keinen Langzeiteinsatz des implantierbaren Herzersatzes.

Die zur Zeit für den klinischen Einsatz zur Verfügung stehenden mechanischen Pumpsysteme erfüllen zwar nur einen Teil des anspruchsvollen Anforderungsspektrums, ihr Einsatz ist dennoch bei speziellen Indikationen für begrenzte Zeiträume durchaus zu vertreten.

Der Gedanke, ein künstliches Herz zu entwickeln, ist alt, sein Ursprung läßt sich mit Sicherheit nicht festlegen, erste ernsthafte Diskussionen zu diesem Thema wurden bereits im 19. Jahrhundert geführt. Aber erst 1957 wurde der erste erfolgreiche Tierversuch mit implantierbaren, pneumatisch angetriebenen Blutpumpen zum Ersatz des Herzens bei einem Hund durchgeführt. Die Pumpen waren von Prof. W. Kolff, einem Pionier auf dem Gebiet der künstlichen Niere, entwickelt worden und hielten den Kreislauf des Tieres für 90 Minuten aufrecht.

Es dauerte weitere 12 Jahre, ehe Prof. Cooley in Houston bei einem Patienten ähnliche Blutpumpen als lebenserhaltende Maßnahme bis zu einer möglichen nachfolgenden Transplantation implantieren konnte. 1969 lebte der Patient damit 65 Stunden, bis ein geeignetes Spenderherz die technischen Pumpen ersetzen konnte. Dieses Vorgehen in zwei Schritten bei einer Transplantation, zunächst Aufrechterhalten der Kreislauffunktion mit künstlichem Pumpsystem, und daran später anschließender Transplantation, wird seitdem »bridging« genannt, also Überbrückung der Wartezeit auf ein geeignetes Spenderherz.

Weitere 12 Jahre später, 1981, erfolgte der zweite Einsatz dieser Art, durchgeführt ebenfalls von Prof. Cooley in Houston. Angewandt wurde wiederum ein pneumatisches Kunstherzsystem, bei dem nur die Blutpumpen anstelle des Herzens im Brustkorb implantiert werden können, der Antrieb mit Steuerungs-

und Regelungseinheiten sowie der Energieversorgung mußte außerhalb des Körpers bleiben und war zu der damaligen Zeit fast nicht zu transportieren.

Ein Jahr später, 1982, wagte DeVries in Salt Lake City den ersten Einsatz eines Kunstherzens als chronisches Implantat. Auch dieses Pumpsystem wurde pneumatisch angetrieben, die meisten Systemkomponenten verblieben außerhalb des Körpers, der Patient war von einer externen Energieversorgung abhängig. Das Leben des Patienten konnte mit diesem System um etwas mehr als 100 Tage verlängert werden, diese Kunstherzanwendung ging als Sensationsmeldung durch die Weltpresse. Bei weiteren 5 Patienten wurden im Lauf der nächsten Jahre ähnliche Kunstherzsysteme mit dem Ziel des Herzersatzes auf Dauer implantiert, als längste Überlebenszeit wurden dabei 620 Tage erreicht.

Es traten jedoch eine Vielzahl von Komplikationen auf, insbesondere thrombembolische Ereignisse häuften sich, so daß bei wachsender Kritik die zuständigen Gesundheitsbehörden die Genehmigung für den chronischen Einsatz dieses pneumatischen Kunstherzsystemes zurückzogen.

War dieses System auch noch nicht reif für den chronischen Einsatz, so konnte es doch mit guten klinischen Erfolgen in gleicher, oder auch abgewandelter Form, für die temporäre überbrückende Lebenserhaltung bei Patienten im Endstadium der Herzinsuffizienz eingesetzt werden. Bis heute sind weltweit mehr als 600 Patienten dokumentiert, bei denen technische Pumpsysteme mit dem Ziel der Lebenserhaltung bis zur nachfolgenden Transplantation eingesetzt wurden. Die Häufigkeit der temporären Kunstherzeinsätze nimmt in der letzten Zeit stark zu, bei einigen Herzzentren gehört die Möglichkeit der mechanischen Überbrückung bis zur nachfolgenden Herztransplantation schon zur klinischen Routine [1, 2].

Eher vernachlässigt wurde bisher die Möglichkeit, ein vorübergehend insuffizientes Herz, z. B. nach langen, sehr invasiven kardiochirurgischen Eingriffen, für eine bestimmte Zeit mit mechanischen Pumpsystemen zu entlasten und ihm damit die Möglichkeit zur Erholung zu geben. Die ersten klinischen Ergebnisse waren hier nicht ermutigend, es fehlen heute noch Indikationen und Parameter für die Prognose im Hinblick auf die Erholungsfähigkeit des leistungsgeminderten Herzmuskels.

3 Forschungskonzepte und Indikationen

Für den zeitlich befristeten klinischen Einsatz zur Unterstützung eines oder beider Ventrikel stehen heute in der Funktionsweise sehr unterschiedliche Perfusionssysteme zur Verfügung, wie bereits an anderer Stelle des Buches dargestellt. Für Einsatzzeiten von mehreren Tagen bis zu einigen Wochen werden bevorzugt pneumatisch angetriebene pulsatile Herzunterstützungssysteme gewählt, wobei in der letzten Zeit zunehmend Systemen mit extrakorporalen Pumpen gegenüber implantierbaren Pumpen der Vorzug gegeben wird. Hier ersetzen eine oder zwei außerhalb des Körpers verbleibende Blutpumpen die Pumpfunktion des Herzens, sie sind mit perkutan in den Thorax geführten Kanülen am Gefäßsystem angeschlossen. Elektropneumatische Antriebe, über zwei bis drei Meter lange Antriebsschläuche mit den Blutpumpen verbunden, erzeugen die notwendigen Druckpulse zum Füllen und Entleeren der Pumpen. Derartige vollständig extrakorporale Systeme sind aus technischer Sicht natürlich am günstigsten, die Betriebssicherheit ist hier am größten, da regelmäßige Inspektionen aller Komponenten möglich sind und eventuell defekte Teile, bzw. mechanisch hochbelastete Teile mit begrenzter Lebensdauer, nach Plan rechtzeitig ausgetauscht werden können. Für den Patienten bedeuten diese Systeme jedoch eine gewisse Einschränkung seiner Lebensqualität, die Bewegungsfreiheit ist eingeschränkt und es besteht die Gefahr von Infektionen im Bereich der für den Anschluß des Systems an den Blutkreislauf notwendigen großen Durchtrittsstellen der Kanülen, vor allem bei längeren Einsatzzeiten.

Heutiges Ziel der Weiterentwicklung sind deshalb Systeme, bei denen die Kombination Antrieb — Blutpumpe im Körper implantiert werden kann und die Energieversorgung, Steuerung und Regelung über transkutane, d. h. die Haut nicht verletzende, elektroinduktive Koppelung erfolgt.

Vier unterschiedliche Antriebskonzepte werden hierzu untersucht:

1. Elektromechanische Energiewandlung:

    Die Rotationsbewegung eines Elektromotors wird durch geeignete Übersetzung in eine translatorische Bewegung umgewandelt. Der Motor kann hierbei schnell oder langsam laufend sein und seine Drehrichtung während der einzelnen Drehaktionen ändern oder beibehalten.

    Eine Druckplatte überträgt die translatorische Bewegung auf eine Blutpumpe mit starrem Gehäuse und frei beweglicher Membran [3].

2. Elektromagnetische Energiewandlung:

    Elektromagnete werden entsprechend der gewünschten Pumpfrequenz aktiviert und deaktiviert. Ihre Anzugskräfte werden auf ein Federsystem übertragen, das wiederum Druckplatten zur Füllung und Entleerung der Blutpumpe betätigt [4].

3. Elektrohydraulische Energiewandler:

    Hier werden Hoch- und Niederdrucksysteme untersucht.

    Bei den Hochdrucksystemen treibt ein schnellaufender Elektromotor eine Zahnradpumpe an, der erzeugte hydraulische Druck wird mittels ölgefüllter Hydraulikkomponenten in eine pulsatile Längsbewegung umgeformt. Bei den Niederdruckwandlern treiben schnellaufende Turbinen die Übertragungsflüssigkeit entweder pulsierend oder im Gleichstrom an. Bei pulsierendem Betrieb wird die Drehrichtung der Turbine entsprechend umgeschaltet, bei Gleichstrombetrieb wird ein zwischengeschaltetes Umsteuerventil für die systolische und diastolische Aktion der Pumpe benötigt [5].

4. Thermomechanische Energiewandler:

    Diese Art von Antrieben war ursprünglich gedacht für die Verwendung von radioaktivem Material (Pu 238) als implantierbare Energiequelle für Langzeitimplantate. Die erzeugte Wärme sollte mit Wärmekraftmaschinen in pneumatische Niederdruck- bzw. hydraulische Hochdruckenergie umgesetzt werden, die dann über die entsprechenden Kolbensysteme mit dem

Blutkreislauf verbundene Druckplattenpumpen aktiviert. Die heutige mangelnde Akzeptanz für nuklear-angetriebene Energiewandler führte dazu, daß die Forschung auf elektrisch geheizte Energiespeicher zurückgriff, die bei gleichem Funktionsprinzip die kleinen implantierbaren Stirling-Dampfmaschinen heizen [6].

Diese vier unterschiedlichen Konzepte der Energiewandlung sollen in Verbindung mit Herzunterstützungspumpen zunächst vergleichend untersucht werden. Auf der Basis der damit gewonnenen Erkenntnisse soll dann die Möglichkeit zur Erweiterung der Systeme zu einem vollständigen Herzersatz geprüft werden. Bei keinem dieser vollständig implantierbaren Unterstützungssysteme ist heute die Entwicklung soweit fortgeschritten, daß klinische Langzeituntersuchungen vertretbar wären.

Eine Ausnahme bildet jedoch das elektromagnetisch angetriebene Linksherzunterstützungssystem der Firma Novacor, das in einer ersten Version, bei der die Kombination von Blutpumpe und Antrieb im Bauchraum implantiert werden kann, bereits bei zahlreichen Patienten temporär mit Laufzeiten bis zu mehr als 300 Tagen eingesetzt wurde. Da bisher nicht alle Komponenten dieses Systems die klinische Reife erreicht haben, und auch eine störungsfreie Gesamtfunktion von mehr als 2 Jahren noch nicht abgesichert ist, erfolgt die Energieversorgung und Steuerung zunächst noch über perkutane Leitungen und Schläuche von externen stationären Komponenten.

Aus dem Entwicklungsstand dieser »Vorstudien« ist leicht abzuleiten, daß ein komplett auf Dauer implantierbares Kunstherz noch weit von der klinischen Realität entfernt ist.

Bei sehr vereinfachter Betrachtung lassen sich für den klinischen Einsatz von mechanischen Herzunterstützungs- und -ersatzsystemen vier Hauptgruppen von Patienten definieren:

1. Patienten mit temporärer, potentiell reversibler Einschränkung der Herzleistung (z. B. infolge Herzinfarkt, nach kardiochirurgischen Eingriffen oder Myokarditis), bei denen eine zeitlich begrenzte mechanische Unterstützung eines oder beider Ventrikel mit dem Ziel der Erholung der Herzfunktion und der Wiederherstellung anderer gestörter Organfunktionen angezeigt erscheint.
2. Patienten mit irreversiblem Herzversagen, also vorwiegend solche, die im Endstadium einer chronischen progredienten Herzinsuffizienz sich auf der Warteliste für eine Herztransplantation befinden und deren Zustand sich während der Wartezeit lebensbedrohlich verschlechtert. Hier wird der Zeitraum bis zu einer möglichen Transplantation mit Hilfe mechanischer Kreislaufunterstützung überbrückt. Die Notwendigkeit einer solchen Überbrückung ergibt sich entweder aus dem Herzversagen allein oder wegen kreislaufbedinger, durch die Minderperfusion hervorgerufene temporäre Organfunktionsstörungen, die eine primäre Herztransplantation kontraindizieren. Zu dieser Gruppe werden auch Patienten gezählt, bei denen nach Herztransplantation wegen einer nicht beherrschbaren Anbstoßungsreaktion eine Retransplantation erforderlich ist und ein geeignetes Spenderorgan zu diesem Zeitpunkt nicht zur Verfügung steht.
3. Patienten mit einer isolierten Linksherzinsuffizienz, die weder medikamentös noch chirurgisch beeinflußt werden kann. Hier sollen Linksherzunterstützungssysteme auf Dauer implantiert werden.

Tabelle 1

Ziel		Überbrückung zur Transplantation					Organerholung		
System und Konfiguration		Patienten	Dauer (Tage)	Tx[1]	Tx$_{30}^{2}$	Patienten	Dauer (Tage)	Entwöhnt (Pat.)	lebend (Pat.)
Symbion	TAH[3]	163	1–603	118	85	47		17	8
	LVAD[4]	19		9	8	1		0	0
	RVAD[5]	–	1–163	–	–	–		–	–
	BVAD[6]	31		15	12	22		9	9
Novacor	LVAD	69	1–330	40	36	–		–	–
Thoratec (–April '89)	LVAD	15		11	9	48		16	8
	RVAD	–		–	–	16		8	5
	BVAD	64	1– 81	47	38	34		10	3
VAD + Kreiselpumpe[7]		11		6	3	17		2	0
Thoratec (Mai '89–Juni '90)	k.A.[8]	23		16	k.A.	k.A.	k.A.		
Berlin- Heart (–Juni '90)	TAH	2		1	1				
	LVAD	28	1– 59	21	15	2	1–16	2	2
	BVAD					10			
Gesamt		425		284	207	197		64	35

1) transplantierte Patienten
2) Überlebende (> 30 Tage)
3) Total Artificial Heart – implantierbares Kunstherz
4) Left Ventricular Assist Device – extrakorporaler Hilfsventrikel für Linksherzunterstützung
5) Right Ventricular Assist Device – extrakorporaler Hilfsventrikel für Rechtsherzunterstützung
6) Biventricular Assist Device – extrakorporaler Hilfsventrikel für biventrikuläre Herzunterstützung
7) Kombination Hilfsventrikel und Kreiselpumpe
8) keine spezifizierten Angaben

4. Patienten mit terminaler Herzinsuffizienz, die auf Grund ihres Alters oder von Begleiterkrankungen nicht zur Herztransplantation akzeptiert werden. Dieser Gruppe kann mit einem auf Dauer implantierbaren künstlichen Herzen lebensverlängernd geholfen werden.

Weltweit wurden bisher mehr als 250 Patienten der Gruppe 1 (Erholung), 400 Patienten der Gruppe 2 (»bridging«) und 6 Patienten der Gruppe 4 (Herzersatz auf Dauer) mit entsprechenden Pumpensystemen versorgt. Die in der zentralen Dokumentation enthaltenen Angaben zum System und zur jeweiligen Konfiguration, zur Zahl der Patienten und zur Dauer der Herzunterstützung sind getrennt nach den beiden Indikationsgruppen Überbrückung zur Transplantation und Organerholung in Tab. 1 zusammengefaßt. Diese Zusammenstellung für die letzten 8 Jahre, auch wenn sie sicher unvollständig ist, macht deutlich, daß der klinische Einsatz der »künstlichen Herzen« sich noch in der Anfangsphase befindet. Der Tabelle nicht zu entnehmen ist, daß die Zahl der Anwendungen in den letzten 3 Jahren ständig gestiegen ist, wie auch die Zahl der Herzzentren, die über »Kunstherzsysteme« verfügen können.

4 Einsatz von Herzunterstützungssystemen am Deutschen Herzzentrum Berlin

Mit mehr als 2437 Operationen am offenen Herzen und mehr als 94 Herztransplantationen im Jahr ist das DHZB eine der größten kardiochirurgischen Einrichtungen in Deutschland. Es löst die Herzchirurgie im Klinikum Charlottenburg der Freien Universität Berlin ab, wo unter Leitung von Prof. Bücherl im Jahre 1987 nach langjährigen Forschungsarbeiten die erste klinische Kunstherzimplantation in Deutschland durchgeführt wurde. Prof. Hetzer, Direktor des DHZB, setzte sich dafür ein, daß die Forschungsarbeiten auf dem Gebiet der mechanischen Unterstützung des Herzens auch nach dem Ausscheiden von Prof. Bücherl fortgeführt werden konnten. In seinem derzeitigen Forschungsprogramm stehen Fragen der Indikation, der optimalen Wahl des Systems für den individuellen Fall und des Zeitpunktes der Implantation, der Explantation, bzw. der Transplantation im Vordergrund. Die Entwicklung eines vollständig implantierbaren künstlichen Herzens ist ebenfalls eines der Forschungsthemen.

4.1 Blutpumpen

Am Deutschen Herzzentrum Berlin stehen neben den allgemein gebräuchlichen Pumpsystemen mit Roller- oder Zentrifugalpumpen für die extrakorporale Zirkulation (EKZ), die extrakorporale Membranoxygenierung (ECMO), die extrakorporale CO_2-Eliminierung (ECCO2R) und die kurzzeitige Nachperfusion nach kardiochirurgischen Eingriffen auch speziell für die Herzunterstüt-

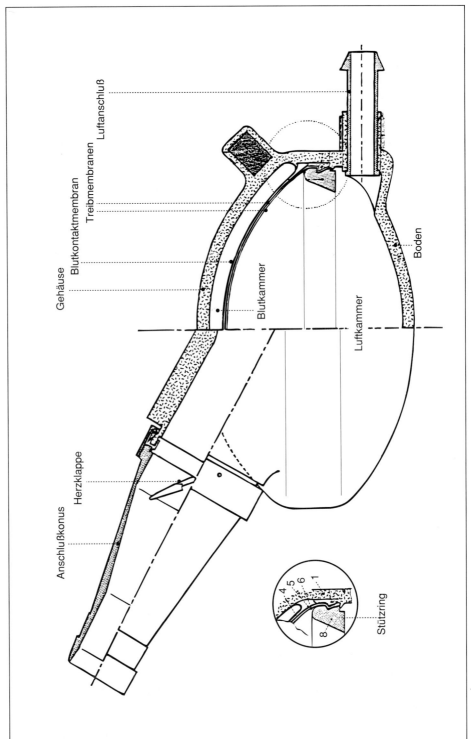

Abb. 1: Querschnitt durch die Mehrmembranblutpumpe zur Unterstützung eines Ventrikels, Typ »Berlin-Heart«

zung entwickelte Systeme zur Verfügung. Bei Patienten mit überwiegendem Linksherzversagen kann die in einem vorangegangen Kapitel beschriebene Hemopumpe eingesetzt werden.

Ist eine längerfristige links- bzw. biventrikuläre Unterstützung absehbar, wird das pulsatile elektropneumatische Herzunterstützungssystem »Berlin-Heart« eingesetzt. Die Blutpumpen dieses Systems sind in einem kombinierten Tiefzieh-Gießverfahren aus Polyurethan hergestellt. Der prinzipielle Aufbau der Blutpumpen zum intrathorakalen Ersatz des Herzens oder denen zur extrakorporalen Herzunterstützung ist gleich.

Bei diesen pneumatisch angetriebenen Blutpumpen trennt eine dünne, sehr flexible Verbundmembran eine Blutkammer von der Luftkammer (Abb. 1). Die Verbundmembran ist aus 3 voneinander getrennten, sehr dünnen Einzelmembranen mit einer Dicke von je ca. 0,15 mm aufgebaut. Zwischen den sich berührenden Flächen befindet sich Graphit als Schmiermittel. Diese Mehrmembrankonstruktion resultiert in hoher Flexibilität bei reduzierten Membrandicken und trotzdem erhöhter Biege-Wechsel-Festigkeit. Zusätzlich erhöht natürlich die Mehrfach-Anordnung der Membranen die Sicherheit, eine eventuelle Beschädigung der Membranen führt nicht gleich zum totalen Ausfall [7]. Die innere Blutkontaktmembran bildet mit der Blutkammer eine kontinuierliche Innenoberfläche, somit ist die Gefahr von Thrombenbildung entlang einer Fügestelle im Blutraum ausgeschlossen. Die darunter liegenden zwei Treibmembranen sind etwas kleiner als die Blutkontaktmembran, so daß die maximal auftretenden Spannungen in endsystolischer oder enddiastolischer Position die Blutkontaktmembran nicht belasten. Durch Einfügen eines Unterstützungsringes werden die an der Membran auftretenden Biegewinkel reduziert. Es bilden sich zwei separate Abrollkreise für die maximale systolische und maximale diastolische Auslenkung, die Biegewinkel der Blutkontaktmembran werden praktisch halbiert. 2 Kippscheiben-Herzklappenprothesen sorgen für einen gleichgerichteten Zu- und Abfluß des Blutes, sie werden in Ein- und Auslaßposition der Pumpe durch radiale Pressung im Kunststoffgehäuse fixiert. Die Anschlüsse für die Blut-Zu- und Abfuhr unterscheiden sich bei den Pumpen zum intrathorakalen Ersatz des Herzens und denen zur extrakorporalen Herzunterstützung. In der Schnittzeichnung dargestellt ist eine extrakorporale Pumpe, die Kanülen werden über einen Anschlußkonus aus Titan mit der Blutpumpe verbunden.

Die Blutpumpen zum Ersatz des Herzens werden in zwei unterschiedlichen Größenkombinationen hergestellt. Um in Grenzen eine Anpassung an die individuellen Raumverhältnisse im Thorax bei gleichzeitig maximaler Pumpleistung zu ermöglichen, wurden Pumppaarungen von links 80 ml/rechts 60 ml und links 60 ml/rechts 50 ml hergestellt. Bei diesen in Abb. 2 gezeigten Kombinationen sind die aus Silikonkautschuk hergestellten Gefäßanschlußadapter mit Schnellverbindung aufgesetzt, die linke Pumpe mit den Anschlüssen für den linken Vorhof und die Aorta liegt unter der rechten Pumpe mit dem Anschluß für den rechten Vorhof und die Pulmonalarterie.

Die Blutpumpen für die extrakorporale Herzunterstützung zeigt die Abb. 3. Hier kann aus 3 Baugrößen gewählt werden mit 50 ml, 60 ml oder 80 ml konstruktivem Schlagvolumen. Die tiefgezogenen Gehäuse aus Polyurethan sind transparent, so daß sowohl der Blut- als auch der Luftinnenraum visuell

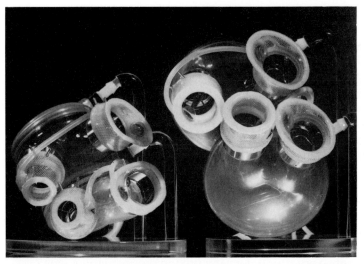

Abb. 2: Mehrmembranblutpumpen zum intrathorakalen Ersatz des Herzens; li. im Bild: Schlagvolumen 60/50 ml, re. Schlagvolumen 80/60 ml

kontrolliert werden können. Auf der Abb. 3 erkennt man deutlich die Anschlüsse für die Luftschläuche und die aufgesetzten Entlüftungsnippel aus Silikonkautschuk. Pfeile auf den polierten Titankonnektoren geben die Flußrichtung des Blutes an.

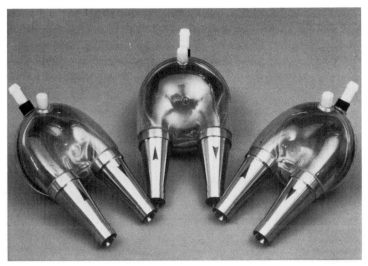

Abb. 3: Blutpumpen zur extrakorporalen Herzunterstützung, Typ »Berlin-Heart«, Schlagvolumen 50 ml, 60 ml, 80 ml

4.2 Antrieb

Als Antrieb im »Berlin-Heart-System« wird der elektropneumatische Energiekonverter Heimes HD 7 verwendet (Abb. 4).
Er besteht aus einem Grundgerät, das stationär bettseitig aufgestellt wird und einem darin eingesetzten Einschubkompressor [8]. Das Grundgerät dient innerhalb des Systems verschiedenen Zwecken, eine Hauptaufgabe ist die Netzversorgung und automatische Ladung der Betriebsbatterien des Einschubkompressors, eine andere ist die wichtige laufende Diagnose über den eingebauten Graphikrechner. Dieser führt auch die Langzeitregistrierung und Flußkurvenauswertung aus. Über zwei Diskettenlaufwerke wird zum einen das Programm eingegeben, zum anderen die ermittelten Betriebs- und Patientendaten auf einer Datendiskette abgespeichert. Über fünf Tasten der Eingabetastatur wird der Hauptteil des Programmes bedient. Auf dem Bildschirm werden zwei Graphikbereiche (Druckkurven, Fluß- bzw. Volumenkurven) und das Hauptbedienmenü dargestellt. Dieses bietet die folgenden Optionen: Verstelle Herzfrequenz, verstelle Prozent-Systole Links, schalte um auf Langzeitdisplay, schalte um auf Kurvendarstellung, zeige Flußkurven, Volumenkurven, verändere Alarm-Einstellungen, beende das Programm. In einem Anzeigemenü unterhalb der Graphikbereiche wird der Ladezustand des Akkus, die Pumpfrequenz, die prozentuale Systolendauer, das Pumpzeitvolumen, das Schlagvolumen links, der arterielle Druck, das Schlagvolumen rechts und der pulmonalarterielle Druck dargestellt. Die hämodynamischen Werte sind Rechenwerte aus den Betriebsparametern der Pumpe, ihre Genauigkeit hängt von vorher zu ermittelnden Rechenkonstanten und von der Analysierbarkeit der Druckkurven ab.

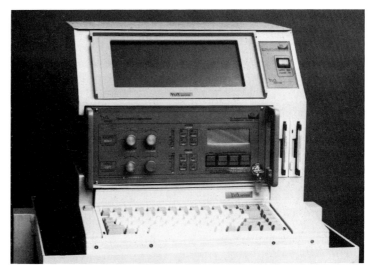

Abb. 4: Antriebssystem HD 7. Konsole mit Netzversorgungs- und Dokumentationseinheit sowie Einschubkompressor

In einem Ausschnitt des Grundgerätes ist der elektropneumatische Kompressor eingeschoben und mit dem Grundgerät über einen Vielfachstecker verbunden. Dieser Einschub enthält die Kolbenkompressoren, die bei jedem Schlag während der Systole die im Kompressionsraum vorhandene Luft verdichten. Durch die Schlauchleitung gelangt die Luft unter stetig anwachsendem Druck in die Blutpumpen und verdrängt das jenseits der Membrane in der vorhergehenden Diastole eingeflossene Blut. Der Kompressor verschiebt ein konstantes Luftvolumen, bei Erreichen eines einstellbaren Begrenzungsdruckes wird die überschüssige Luft in die Atmosphäre abgeblasen. In der Saugphase unterstützt der Kolben die Füllung der Pumpen mit einem ebenfalls von außen einstellbaren Druck (Vakuum links, Vakuum rechts). Am Ende der Diastole wird das unter Umständen am Ende der Systole abgeblasene und damit verlorene Luftvolumen nachgefüllt. Die elektronische Steuerung besteht aus der Bedienungselektronik, der bürstenlosen Kommutierung der Motoren, der Motorsteuerung, der Kreislaufmeßtechnik, der Überwachungsschaltung und einem Energiemanagement. Auf einem kleinen Display werden die Betriebsparameter angezeigt, durch Blättern durch die verschiedenen Menüs können auch andere Werte wie z. B. Alarmgrenzen und errechnete Kreislaufwerte abgefragt werden. Jede Darstellung enthält eine Bedienerführung.

Der Einschubkompressor kann unabhängig von dem Grundgerät, netzunabhängig betrieben werden, er wird dann über vier Tasten, die unter dem Display angeordnet sind, angesteuert (Abb. 5). Der Einschubkompressor ist redundant aufgebaut, er enthält eine zweite mechanische Einheit mit entsprechenden elektronischen Schaltungen, die im Falle des Ausfalles des primären Kompressors automatisch dessen Funktion übernimmt.

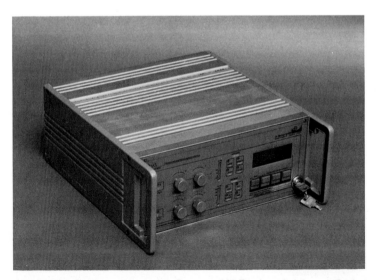

Abb. 5: Einschubkompressor des Systems HD 7 mit redundant aufgebauten Energiewandlern, Energiespeichern für ca. 10 Std. netzunabhängigen Betrieb und Bedienungsrechnern sowie Elektronik zum Einsatz unabhängig von der Konsole

Die Überwachungselektronik dient primär der Steuerung dieser Redundanz, sie verfügt über eigene Schaltkreise, die überprüfen, ob der Hauptkompressor ordnungsgemäß arbeitet. Auch diese Elektronik verfügt über einen eigenen Rechner und unabhängige analoge Überwachungsschaltungen. Damit gewährleistet wird, daß die Überwachungselektronik bereit und in Ordnung ist, kommunizieren beide Rechner während des normalen Betriebes ständig miteinander und überprüfen sich gegenseitig. Tritt während dieser laufenden Prüfungen ein Problem auf, so wird der Benutzer durch Aufleuchten einer Alarmanzeige mit einer erklärenden Textanzeige auf dieses hingewiesen. Erkennt die Überwachungselektronik den Ausfall des Hauptantriebes, so schaltet sie selbsttätig den Ersatzantrieb ein und über ein Steuerventil die Schlauchleitungen auf den Ersatzantrieb. Nach diesem Umschalten ertönt ein Daueralarm, der auch optisch angezeigt wird. Der sekundäre Kompressor ist nicht für den Dauerbetrieb gedacht, es sollte baldmöglichst der gesamte Kompressoreinschub ausgetauscht werden, auch im Hinblick auf die nach dem Umschalten auf den Sekundärantrieb »verbrauchte« Redundanz.

Die Energieversorgung beider Kompressoren, der Rechner, der Meßverstärker und der Hilfsschaltungen erfolgt alternativ aus einem eingebauten Bleigel-Akkumulator, eingebauten Lithium-Primärbatterien oder über die externe Netzversorgung mit gleichzeitiger Ladung der Akkumulatoren. Die Auswahl trifft das Energie-Management-System entsprechend der noch verfügbaren Energie der als Hauptversorgung dienenden Akkumulatoren. Wird der Einschubkompressor unabhängig vom Netz betrieben und erreicht die Energiereserve des Hauptakkus das Minimum, so schaltet das Energie-Management-System automatisch auf die Lithium-Notbatterien um. Das Textdisplay hat schon vorher diesen sich ankündigenden Notzustand gemeldet. Der Einschubkompressor kann je nach Betriebszustand netzunabhängig länger als 3 Stunden betrieben werden, gleiches gilt für das Grundgerät. Die Notbatterien im Einschubkompressor erlauben einen zusätzlichen Betrieb von mehr als 6 Stunden. Da der Kompressoreinschub inklusive aller Batterien nur 9 kg wiegt, kann der Patient unabhängig von äußerer Energieversorgung unproblematisch für mehrere Stunden mobil sein.

Da der Antrieb lebenserhaltende Funktionen hat, ist er mit einem umfangreichen Überwachungssystem mit entsprechenden Alarmmeldungen ausgestattet. Nach einem Selbsttest des technischen Systems beim Einschalten wird kontinuierlich sowohl das technische System, als auch das Gesamtsystem einschließlich des Patienten überwacht. Zur Betriebsüberwachung des technischen Systems gehört z. B. die Kontrolle der Integrität des Hauptrechners durch den Nebenrechner, die Überwachung der vom Hauptrechner geführten Pumpfrequenz durch den Nebenrechner sowie der Batteriespannung und der Notbatteriespannung. Die Betriebsüberwachung des Gesamtsystems einschließlich Patient schließt die Überwachung der Antriebsdrücke, der Schlagvolumina, des errechneten arteriellen Druckes, des Pumpzeitvolumens und ebenfalls der Batteriespannungen ein.

Dieses umfangreiche System von Fehleranalysen und Alarmmeldungen in Verbindung mit dem ständig einsatzbereiten Ersatzkompressor, der automatisch bei Ausfall des Hauptkompressors zugeschaltet wird, macht den Antrieb Heimes HD 7 extrem zuverlässig im Betrieb bei minimalem personellem Überwachungsaufwand.

4.3 Anschlußelemente

Die Kanülen des »Berlin-Heart-Systems« sind aus Silikonkautschuk mit hochglattbeschichteter Innenoberfläche hergestellt. Ein eingearbeiteter weicher Metalldraht erlaubt die Fixierung einer vorgegebenen Verformung zur Anpassung an die Anatomie. Die Kanülen zum Anschluß an den linken bzw. rechten Vorhof haben abgewinkelte Entnahmekörbchen mit integrierten mit Dacron-Velour belegten Nahtflanschen. Entsprechend den individuellen anatomischen Gegebenheiten kann zwischen Kanülen mit unterschiedlicher Winkelstellung und Körbchenlänge gewählt werden. Für die End-zu-Seit-Anastomose an Aorta- und Pulmonalarterie stehen Kanülen mit ebenfalls abgewinkeltem Anschlußsegment zur Verfügung. Hier kann zwischen unterschiedlichen Winkelstellungen gewählt werden. Da das sonst übliche Gefäßprothesenzwischenstück entfällt, ist die Verbindung in der Regel primär blutdicht. Eine Variation von Kanülen zeigt die Abb. 6.

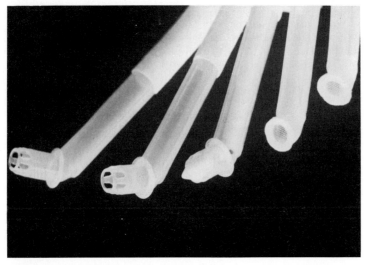

Abb. 6: Verschiedene Kanülen zum Anschluß der extrakorporalen Blutpumpen an den Vorhöfen bzw. den großen Gefäßen, Typ »Berlin-Heart«

Zur Erleichterung des Einführens der Vorhofkanülen und gleichzeitig dichtem Verschluß des Vorhofkörbchens unmittelbar nach dem Eindringen in den Vorhof werden spezielle Mandrins verwendet, die die relativ weiche Kanüle für das Einsetzen versteifen und mit dem Kanülenkopf eine Spitze bilden (Abb. 6 Mitte, Abb. 7).

Die Kanülen werden über einen Hauttunnel aus dem Thorax herausgeführt; in diesem Abschnitt sind sie außen mit Darkron-Velour beschichtet, das später nach Einsprossen von Gewebezellen eine dichte Hautdurchleitung ergibt. Ein Schema der biventrikulären Kanülierung zeigt Abb. 8: von links nach rechts dargestellt sind die Kanülen zur Entnahme aus dem linken Vorhof, zur Entnahme aus dem rechten Vorhof, zur Rückführung in die Aorta und zur

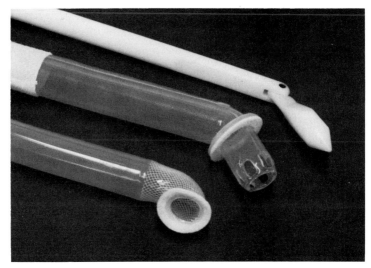

Abb. 7: Anschlußköpfe der Kanülen für die End-zu Seit-Anastomose an den großen Gefäßen und die Kanülierung der Vorhöfe mit dazugehörigem Mandrin, Typ »Berlin-Heart«

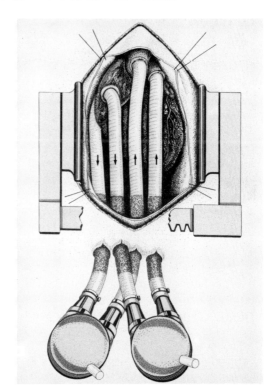

Abb. 8: Schematische Darstellung der biventrikulären Kanülierung für extrakorporale Blutpumpen

Rückführung in die Pulmonalarterie. Die anatomisch erforderliche Kreuzung der rechten Vorhofkanüle und der Aortenkanüle erfolgt zweckmäßigerweise außerhalb des Körpers um nicht in dem limitierten Thoraxraum noch weitere Einengungen zu schaffen.

Modifizierte Kanülen zum Anschluß an der Herzspitze zur direkten Druck- und Volumenentlastung der linken Kammer stehen ebenfalls zur Verfügung.

4.4 Aufgaben der Kardiotechnik

Zur prä-, intra- und postoperativen Betreuung der Herzunterstützungssysteme wurden Kardiotechniker von den Entwicklungsingenieuren ausgebildet, auch einzelne Mediziner und Pflegekräfte der Intensivstation wurden einbezogen. Eine kontinuierliche rein technische Überwachung kann somit entfallen. Ausnahmen bildet hier die unmittelbare postoperative Phase der ersten 2–3 Tage nach Implantation des Systems.

5 Präoperative Vorbereitungen

Die Antriebe sind ständig einsatzbereit, ebenso wie die für Forschungsaufgaben zusätzlich erforderlichen Meßsysteme. Die Einmalartikel wie Blutpumpen und Kanülen sowie Spezialwerkzeuge und sonstige Hilfsmittel werden von den Kardiotechnikern verwaltet. Für die speziell ausgebildeten Kardiotechniker wurde ein Bereitschaftsdienst organisiert, ähnlich der Rufbereitschaft für die Tx-Flugdienste. Kommt eine Einsatzmeldung, so werden nach einem Ablaufschema die notwendigen medizinischen und technischen Mitarbeiter informiert. Nach Festlegung des Zeitplanes beginnt der diensthabende Kardiotechniker mit der Vorbereitung des Unterstützungssystems.
Zunächst wird ein Funktionstest des Antriebes und der Meßsysteme durchgeführt, nach Rücksprache mit dem verantwortlichen Operateur werden dann die der Patientengröße entsprechenden Blutpumpen ausgewählt, ebenso die Kanülen.
Während der Vorbereitung des Patienten werden die sterilen Implantate vom ebenfalls sterilen Kardiotechniker ausgepackt. Nach Vorschrift des Herstellers werden dann Blutpumpen und Kanülen vorbereitet und überprüft. Bei den Blutpumpen müssen die Konnektormuttern nachgezogen werden, damit etwaige Schrumpfungen des Kunststoffmaterials im Ventilsitz ausgeglichen werden. Anschließend werden die Blutpumpen einem speziellen Dichtigkeitstest unterzogen. Sowohl Blut- als auch Luftkammer werden mit Hilfe eines Dichtigkeitsprüfsets mit 300 mmHg Druck ca. 2 min. lang abgedrückt. Gefordert wird Druckkonstanz, wobei die Konnektoren leicht bewegt werden. Bei eventuellem Druckabfall müssen die Konnektormuttern etwas nachgezogen werden mit anschließender erneuter Druckkonstanzprüfung.
Danach werden die Blutpumpen mit den notwendigen Entlüftungskanülen versehen. Hierzu werden bei Überdruck in der Blutkammer spezielle Kanülen mit eingeführter Braunüle durch die Entlüftungsnippel gestochen. Ligaturen werden um die Nippel gelegt, die später, nach dem Ziehen der Entlüftungskanüle den raschen Verschluß der Einstiegsöffnung sicherstellen.

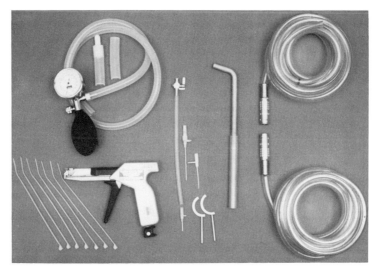

Abb. 9: Zubehör für das »Berlin-Heart«-System für die präoperative Vorbereitung. Druckprüfung, Spezialschlüssel zum Nachziehen der Konnektormuttern, Entlüftungssets

Abschließend werden die Pumpen mit Kochsalzlösung mehrfach gespült, und dann vollständig gefüllt in sterilen Behältern der Operationsschwester angereicht. Abb. 9 zeigt das sterile Zubehör für die Pumpenvorbereitung.
Die ausgewählten arteriellen und venösen Kanülen werden von dem Kardiotechniker ausgepackt, ebenso die sterilen Antriebsschläuche. Die Vorhofkanüle muß noch mit dem Mandrin versehen werden, nach Verschluß der Kanülenspitze mit dem Mandrinkopf wird die Kanüle von der kopffernen Seite her mit Kochsalzlösung aufgefüllt. Anschließend wird die Anschlagmutter der Mandrinstange angezogen.

6 Intraoperative Aufgaben des Kardiotechnikers

Die Implantation der Kanülen kann mit und ohne Einsatz der Herz-Lungen-Maschine (HLM) durchgeführt werden.
In der Regel ist jedoch der kardiale Zustand des Patienten so kritisch, daß allein aus Sicherheitsgründen der Einsatz der extrakorporalen Zirkulation angezeigt ist.
Es werden dann also zwei Kardiotechniker gebraucht, einer bedient die HLM, der andere ist für die Inbetriebnahme des Herzunterstützungssystemes und die Dokumentation zuständig. Sind die Anastomosen der Kanülen fertiggestellt, werden die Blutpumpen angeschlossen und entlüftet. Hierzu sind einzelne Pumpaktionen erforderlich, damit in den Kanülen und den Vorhöfen verbliebene Luft in die Pumpenkammer gesaugt wird, von wo sie über die Entlüf-

tungskanülen entfernt werden kann. Nach sorgfältiger Entlüftung wird zunächst die linke und bei biventrikulärer Herzunterstützung dann auch die rechte Pumpe in Betrieb genommen. Mit Erhöhung des Fördervolumens der Blutpumpen kann der Fluß durch die HLM reduziert werden, bis zum vollständigen Abschalten.

Der Kardiotechniker muß nun entsprechend den Zu- und Abflußbedingungen der Pumpen die Treibdrücke so einstellen, daß die Kammern bei jedem Schlag vollständig gefüllt und entleert werden, die Pumpfrequenz und damit das Pumpzeitvolumen wird entsprechend den peripheren Kreislaufverhältnissen so gewählt, daß sich ein für die Organperfusion ausreichender Druck einstellt. Da mittelbar nach Beginn der mechanischen Herzunterstützung die vorher üblicherweise notwendigen Katecholamine abgesetzt werden können, ergibt sich eine unruhige Phase schnell wechselnder Kreislaufparameter wie peripherer Widerstand, venösem Zufluß und arteriellem Gegendruck. Die Antriebsparameter müssen von dem Kardiotechniker überwacht und angepaßt werden.

Eine wesentliche Aufgabe ist auch die Beurteilung der Funktion der venösen und arteriellen Kanülierung sowohl bei offenem als dann auch bei geschlossenem Thorax. Aus den vom Antrieb angezeigten Flußkurven läßt sich auf eventuelle Stenosen schließen, was auf Hinweis durch die Kardiotechniker zu einer sofortigen Revision der entsprechenden Anastomose führen kann.

7   Postoperative Aufgaben des Kardiotechnikers

Während der Umlagerung des Patienten und beim nachfolgenden Transport auf die Wachstation ist eine Überwachung des Systems durch den Kardiotechniker wegen der sich schnell ändernden Kreislaufverhältnisse unter Einfluß der Beatmung und Lageänderung absolut erforderlich. Auch in der unmittelbaren postoperativen Phase auf der Wachstation sollte der Kardiotechniker die Verantwortung für das technische System weiter übernehmen, auch um das Pflegepersonal in der unruhigen ersten Phase der Intensivnachsorge zu entlasten.

Die wichtigste Aufgabe ist dabei zunächst die Überwachung des Perfusionsgleichgewichtes im großen und kleinen Kreislauf, wobei der linke Vorhofdruck und gegebenenfalls der Pulmonalarteriendruck die kennzeichnenden Parameter sind. Änderungen des Beatmungsdruckes haben in der Regel auch Änderungen des venösen Zuflusses zur Folge, so daß die Antriebsparameter entsprechend nachgeregelt werden müssen.

Während der relativ unruhigen unmittelbaren postoperativen Phase werden hohe Anforderungen an die Protokollierung spezieller Situationen durch den Kardiotechniker gestellt.

Nach der Extubation werden die Kreislaufverhältnisse in der Regel stabiler, so daß der Kardiotechniker nur ca. 3× täglich die Systemfunktionen kontrollieren muß. Der Antrieb wird bezüglich Arbeitstemperatur und eventueller Geräusche überprüft, die Blutpumpen werden visuell inspiziert, insbesondere im Hinblick auf thrombotische Ablagerungen in der Blutkammer und bei der Meßtechnik werden die üblichen Korrekturen der Nullage und der Empfindlickeit durchgeführt. Regelmäßig morgens wird durch den Kardiotechniker ein Tagesstatus aufgenommen, auf einem Protokollblatt müssen wesentliche hämodynamische und technische Parameter eingetragen werden, ergänzt durch allgemeine Angaben zum klinischen Zustand des Patienten. Diese Aufnahme des Tagesstatus soll nicht die automatische Dokumentation über die mit den Patientenmonitoren verbundene zentrale Rechenanlage ersetzen, sie ist für die Trendbeobachtung von großer Bedeutung und dient nebenbei der Kontrolle des Datenerfassungssystems.

Dokumentiert werden durch die Kardiotechniker auch die erfaßbaren hämodynamischen Parameter bei speziellen Untersuchungen, wie z.B. denen zur momentanen Analyse der Herzleistung.

Ein Beispiel zeigt Abb. 10, protokolliert sind der arterielle Druck PAo, der Pulmonalarteriendruck PAp und der rechte Vorhofdruck PRA, ergänzt durch das EKG. Deutlich wird, daß der arterielle Druck und auch der pulmonalarterielle Druck aus jeweils zwei überlagerten Pulskurven generiert wird, wobei die regelmäßigen Pulse mit den großen Amplituden die Aktionen der Blutpumpen wiedergeben. Das natürliche Herz trägt mit einer ungefähr doppelten Pulsfrequenz zur Pulskurvenkontur bei, wobei dieses im arteriellen Druck besonders deutlich ausgeprägt ist. Der natürliche linke Ventrikel ist zu dem Zeitpunkt der Dokumentation leistungsfähig genug, um systolische Druckwerte von fast 90 mmHg erzeugen zu können. Der gemessene Mitteldruck von 91 mmHg wird jedoch überwiegend von der Leistung der linken Blutpumpe bestimmt.

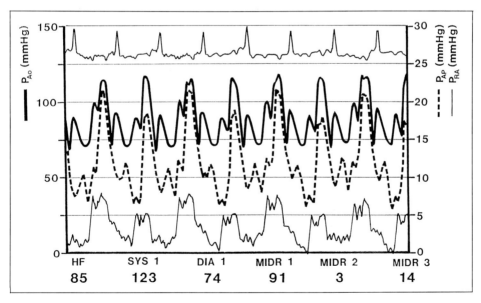

Abb. 10: Registrierung des arteriellen, des pulmonalarteriellen und des re. Vorhofdruckes bei biventrikulärer Herzunterstützung. Die Druckkurven setzen sich aus den Aktionen des natürlichen und des künstlichen Herzens zusammen

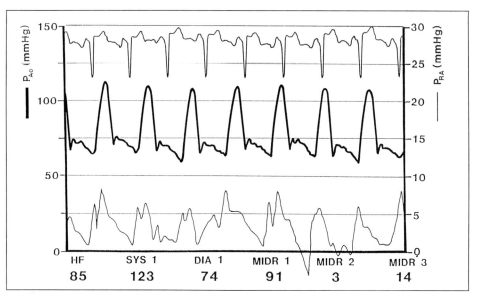

Abb. 11: Protokollierung des arteriellen Druckes bei biventrikulärer Herzunterstützung. Nur Pumpaktionen der li. Pumpe im arteriellen Druckverlauf zu erkennen, absolute Insuffizienz des li. Ventrikels

Aus der in Abb. 11 dargestellten arteriellen Druckkurve läßt sich herleiten, daß in diesem Fall der natürliche linke Ventrikel zur Pumpleistung nichts beiträgt, die Pulskurve wird ausschließlich von den Pumpaktionen bestimmt.
Derartige Abschätzungen der verbleibenden Leistungen des natürlichen Herzens sind für den Kardiotechniker wichtige Hinweise bei der Regelung der Perfusionsvolumina im großen und kleinen Kreislauf. Bei sehr guter Rechtsherzleistung und ausgeprägter Linksherzinsuffizienz kann es erforderlich sein, die Leistung der rechten Blutpumpe zu reduzieren, bzw. diese gänzlich abzuschalten, da die Kombination von rechtem Ventrikel und rechter Blutpumpe die Förderleistungsfähigkeit der linken Blutpumpe überschreiten kann. Als Folge würde der linke Vorhofdruck ansteigen, bei Überschreiten der kritischen pulmonalkapillären Drücke kann dann ein Lungenödem auftreten.
Auch die Überwachung und Beurteilung der gerinnungshemmenden medikamentösen Therapie ist mit Aufgabe des Kardiotechnikers. Neu und in der Regel ungewohnt für den Kardiotechniker ist in der stabilen Nachsorgephase die enge und intensive Zusammenarbeit mit Pflegepersonal und Patient.
Der Patient sollte baldmöglichst mobilisiert werden. Bei ersten Aufstehversuchen, bei der Krankengymnastik und späteren Spaziergängen auf dem Flur der Wachstation bzw. zur Röntgenabteilung ist die Assistenz des Kardiotechnikers erforderlich. Das Pumpzeitvolumen muß entsprechend den körperlichen Leistungsanforderungen erhöht werden. Hierbei wird häufig auf die Ermittlung der üblichen metabolischen Parameter verzichtet, die Regelung des Pumpzeitvolumens erfolgt in Rücksprache mit dem Patienten. Abb. 12 zeigt z. B. eine Patientin nach mehrwöchiger Kreislaufunterstützung auf dem Fahrradergometer, ihr Gesprächspartner bei diesem regelmäßigen körperlichen Training ist der Kardiotechniker.

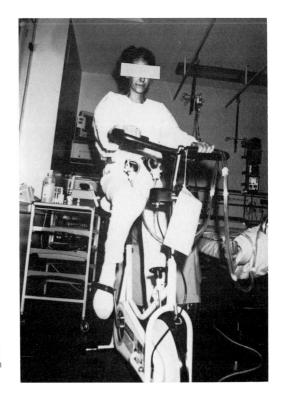

Abb. 12: Patientin mit biventrikulärem Herzunterstützungssystem beim Training auf dem Fahrradergometer ca. 5 Wochen nach Implantation des Systems

So entwickelt sich zwischen Patient, Pfleger, Kardiotechniker, Arzt und Ingenieur eine enge Zusammengehörigkeit, wie sie sonst ein Kardiotechniker während der Routinearbeit im Operationssaal nicht kennenlernen wird.
Die mannigfaltigen Aufgaben des Kardiotechnikers enden mit der Explantation der Kanülen zum Zeitpunkt der nachfolgenden Herztransplantation.
In Absprache mit seinen Kollegen an der HLM wird die Pumpleistung langsam bis zum Abschalten reduziert. Anschließend werden die Explantate in den vorgesehenen Konservierungslösungen gelagert, bei der späteren Inspektion der Blutpumpen ist der Kardiotechniker ebenfalls beteiligt.

8 Klinische Erfahrungen mit dem »Berlin-Heart-System« im Deutschen Herzzentrum Berlin

Am Deutschen Herzzentrum Berlin wurden unter der Leitung von Prof. Hetzer von Juni 1988 bis Juni 1990 extrakorporale pneumatische Herzunterstützungssysteme bei 40 Patienten eingesetzt [9, 10]. In 2 Fällen erfolgte 1987 der orthotope Ersatz des Herzens durch implantierbare pneumatische Blutpumpen.

In 30 Fällen wurde eine geplante temporäre Unterstützung mit dem Ziel der nachfolgenden Transplantation durchgeführt (Gruppe »Bridging«). Die Patienten litten unter folgenden Grunderkrankungen:
22 Fälle mit dilatativer Kardiomyopathie
 5 Fälle mit terminaler koronarer Herzerkrankung
 3 Fälle mit chronischem Herzversagen bei Zustand nach Aortenklappenersatz.
Indikation war in allen Fällen die Verschlechterung des Zustandes der für eine Herztransplantation vorgesehenen Patienten mit Ausbildung von minderperfusionsbedingten Organfunktionsstörungen. Hier wurde, einheitlich biventrikulär, die Pumpfunktion des Herzens vollständig ersetzt, hämodynamisch wirksame Eigenaktionen des natürlichen Herzens waren nur bei erheblicher Reduktion des Pumpzeitvolumens in einzelnen Fällen erkennbar. Ziel war, nach Besserung des Allgemeinzustandes des Patienten, Behebung der sekundären Organfunktionseinschränkungen und Ausheilung evtl. bestehender Infektionen bei Verfügbarkeit eines passenden Spenderorganes eine Herztransplantation durchzuführen [10, 11]. Bei weiteren 3 Patienten war der Einsatz nach kardiochirurgischen Eingriffen zur Entwöhnung vom kardiopulmonalen Bypass der Herzlungenmaschine notwendig (Gruppe »Postkardiotomie«). In 5 Fällen wurde das extrakorporale Unterstützungssystem bei Zustand nach Herztransplantation implantiert (Gruppe »Post-Tx«). Das Herzversagen war dabei bedingt durch primäres Transplantatversagen, bzw. akute oder chronische nicht beherrschbare Abstoßung.
In 4 Fällen wurde das biventrikuläre Unterstützungssystem bei Patienten im kardiogenen Schock implantiert, bei denen keine nachfolgende Transplantation geplant war. Dabei bestand in einem Fall eine Myokarditis, einmal ein frischer Myokardinfarkt und in zwei Fällen eine dekompensierte Kardiomyopathie – davon einmal ein Zustand nach frischer Lebertransplantation (Gruppe »Notfall«). Eine Zusammenstellung des gesamten Patientenkollektivs zeigt Tab. 2.

Tabelle 2: Mechanische Kreislaufunterstützung (Deutsches Herzzentrum Berlin Juli '87–Juli '90)

Indikation	Anzahl d. Patienten	m/w	Alter Jahre	Ass. Dauer Tage	Tx	Tx_{30}	Sonst.
Bridging	$28^{1)} + 2^{2)}$	25/5	12–56	1–59	22	16	—
Postkardiotomie	3	3/0	25–59	1–16	—	—	$1^{3)}$
Post-Tx	5	4/1	18–52	1–11	—	—	$1^{4)}$
Notfall[5]	4	3/1	23–43	1– 3	—	—	—

1) Extrakorporale Assistenz-Systeme
2) implantierbares Kunstherz
3) Entwöhnt nach 16 Tagen
4) Entwöhnt nach 11 Tagen
5) 1× Myokarditis, 1× akuter Infarkt, 2× dil. Kardiomyopathie

Die spezielle medikamentöse Behandlung unserer Patienten unter mechanischer Kreislaufunterstützung besteht anfänglich vorwiegend aus der Gabe von Noradrenalin niedrigerer Dosis zur Steuerung des peripheren Widerstandes und später einer Antikoagulantientherapie mit Heparin und geringen Dosen Acetylsalicylsäure zur Hemmung der Plättchenaggregation.

Die Patienten wurden am System – wenn möglich – extubiert und weitgehend mobilisiert.

Die Erholung von renalen, hepatischen, respiratorischen oder zerebralen Funktionsstörungen, die mit einer Ausnahme bei allen Patienten aufgetreten waren, war unter der verbesserten hämodynamischen Situation möglich. Vor Kreislaufassistenz nachgewiesene Pneumonien heilten häufig aus. Der in einigen Fällen zunächst erhöht gefundene pulmonal-vaskuläre Widerstand zeigte während der künstlichen Zirkulation eine Tendenz zur Normalisierung.

Von den insgesamt 30 Patienten der »Bridging«-Gruppe haben 22 unter künstlicher Zirkulation einen befriedigenden klinischen Zustand erreicht und wurden transplantiert, ein Patient befindet sich derzeit noch am mechanischen System.

Die bisher gemachten Erfahrungen zeigen, daß das Erreichen der Transplantationsfähigkeit nicht von der Anzahl der zu Beginn der Kreislaufunterstützung funktionsgestörten Organe abhängt; jedoch scheint eine rasche und kontinuierliche Erholung auf einen positiven Verlauf hinzuweisen. Die Grenzen zum nicht mehr reversiblen Organversagen sind bislang nicht bestimmbar.

Diese ersten an einem relativ kleinen Patientenkollektiv gewonnenen Erfahrungen scheinen zudem die Annahme zu bestätigen, daß das erste Auftreten von Organdysfunktionen und Infektionen während der mechanischen Zirkulation ein negativer prognostischer Parameter ist und regelmäßig zu einem ungünstigen Ausgang führte. Dagegen wirkten sich eine vollständige Organerholung und eine weitgehende Mobilisierung positiv auf das Ergebnis der nachfolgenden Transplantation aus.

Trotzdem sind bislang die Ergebnisse der Transplantation nach mechanischer Unterstützung nicht mit denen bei primärer Transplantation vergleichbar. In unserem Kollektiv wurde ein vermehrtes Auftreten von hämodynamisch wirksamen Abstoßungen beobachtet, ohne daß jedoch bislang statistisch eine dadurch bedingte Erhöhung der Mortalität nachgewiesen werden konnte [13].

Bei den insgesamt 12 Patienten der Gruppe »Postkardiotomie«, »Post-Tx« und »Notfall« konnte in zwei Fällen die Entwöhnung vom künstlichen System erfolgreich abgeschlossen werden. Bei den beiden Patienten handelte es sich um solche mit temporärem Herzversagen nach aortocoronarer Bypassoperation bzw. orthotoper Herztransplantation.

Hauptkomplikation unter der Kreislaufassistenz war das Auftreten von Nachblutungen, die bei ca. einem Viertel der Fälle eine Rethorakotomie erforderlich machten. Zweimal wurde klinisch eine Embolie manifest, davon eine mit vorübergehender Hemiparese. Bei den insgesamt vier Patienten mit am künstlichen System neu aufgetretenen Infektionen war jeweils zweimal eine bakterielle Pneumonie bzw. eine Mediastinitis nachzuweisen.

Während der akkumulierten Laufzeit von 1028 Tagen der 86 eingesetzten Blutpumpen kam es bei 3 Pumpen zu singulären Membranleckagen, die einen

Pumpentausch erforderlich machten. Weitere 3 Pumpen mußten wegen der Bildung von thrombotischen Ablagerungen ersetzt werden.
In keinem der Fälle kam es dabei zu ernsthaften Komplikationen, das Mehrmembranprinzip verhinderte das Auftreten von Luftembolien, der Austausch konnte wie geplant vorgenommen werden.
Bei den Antriebs- und Überwachungssystemen traten keine Störungen auf.

9 Zusammenfassung

Eine Reihe von verschiedenen Systemen, die die Pumpfunktion des Herzens unterstützen oder auch ersetzen können, wobei diese Wirkungsweise auf unterschiedlichen technischen Prinzipien beruht, werden heute bereits klinisch eingesetzt. Sie unterscheiden sich in Leistung, Anwendungsindikationen und maximal möglicher Einsatzzeit.
Bei »Kunstherzsystemen«, die entsprechend ihrer Konzeption länger als eine Woche angewandt werden können, muß gefordert werden, daß der Patient mit vertretbarem Aufwand mobilisiert werden kann. Ein Verlassen des Bettes muß technisch möglich sein, ebenso kleinere Rundgänge ohne Abhängigkeit von externer Energieversorgung.
Auf Dauer, d.h. für mindestens 2 Jahre implantierbare Herzunterstützungssysteme, mit denen der Patient die Klinik verlassen könnte, sind heute noch in Entwicklung. Viele überwiegend technische Probleme sind hier noch ungelöst, speziell Fragen der Biostabilität der Materialien sind noch offen [14].
Heute werden die zeitlich befristeten klinischen Anwendungen überwiegend mit pneumatisch aktivierten Blutpumpen durchgeführt, wobei diese intrathorakal oder auch extrakorporal lokalisiert sein können. Der Grad der Herzinsuffizienz der so therapierten Patienten erfordert meist die biventrikuläre Unterstützung. Das elektromagnetisch aktivierte Novacor-System ist die Ausnahme, als linksventrikuläres Unterstützungssystem im Bauchraum implantiert wird es befristet bis zu einer nachfolgenden Herztransplantation mit sehr gutem Erfolg eingesetzt.
Eine Vielzahl von neuen Aufgaben muß von Kardiotechnikern übernommen werden, die Anforderungen an sein Wissen auf den Gebieten der Kreislaufphysiologie, der Atmung, der Meßtechnik und Physik sind hoch und überschreiten in der Regel den üblichen Ausbildungsstand.
Ungewohnt für den Kardiotechniker ist sicher auch die sich entwickelnde enge Bindung an den Patienten, der ja, beginnend mit der Implantation des mechanischen Pumpsystems über viele Wochen der Therapie bis hin zur Explantation nach Wiederherstellung der Herzleistung oder dann möglicher Herztransplantation praktisch ununterbrochen von ihm betreut werden muß.
Bei den Patienten handelt es sich ausnahmslos um Schwerstkranke, der Einsatz der mechanischen Kreislaufunterstützung ist immer mit hohem Risiko verbunden. Komplikationen wie Infektionen bis hin zur Sepsis, Thrombembolien und Blutungen sind nicht auszuschließen. Wenn sich auch bei einer

Vielzahl von Patienten im Laufe der künstlichen Perfusion der Allgemeinzustand erheblich verbessert und eine vorher kontraindizierte Transplantation möglich wird, so sind auch Fälle bekannt, bei denen sich immunologische Probleme ergaben, die eine nachfolgende Transplantation ausschlossen. Damit wurde dann aus dem ursprünglich auf Zeit geplanten Einsatz des »künstlichen Herzens« zwangsläufig ein permanenter Zustand, mit dem Ziel, das Leben bei ausreichender Lebensqualität so lange wie möglich zu erhalten. Patienten in einer derartigen, nahezu aussichtslosen Situation zu betreuen ist natürlich schwer. Von dem belgeitenden Kardiotechniker, der wahrscheinlich besser als die anderen medizinischen Pflegekräfte die Betriebszeitgrenzen des mechanischen Systems erkennt, wird dann besondere Motivation und hohes Einfühlungsvermögen im Umgang mit dem Patienten verlangt.

Der längste bisher bekannte Einsatz dieser Art betrug 630 Tage, es handelte sich um eine Patientin mit implantierten pneumatischen Blutpumpen.

Wenn auch die heutigen temporär einsetzbaren Herzunterstützungssysteme durchaus in der Lage sind, das Leben von terminal herzkranken Patienten zu verlängern, so ergibt eine Analyse der heute vorliegenden weltweiten Erfahrungen, daß mit Hilfe des »Bridging«-Konzeptes die Zahl der möglichen Transplantationen nur begrenzt erhöht werden kann.

Limitierend ist in jedem Fall der Mangel an Spenderorganen. Eine Lösung der hier existierenden Diskrepanz zwischen Angebot und Nachfrage ließe sich nach heutigen Erkenntnissen nur mit einem technischen Implantat, einem wirklichen Kunstherzen, das die Funktion des Herzens auf Dauer ersetzen kann, finden.

Literatur

[1] Joyce, L.D., Johnson, K.E., Cabrol, C., Griffith, B.P., Copeland, J.G., DeVries, W.C., Keon, W.J., Wolner, E., Frazier, O.H., Bücher, E.S., Semb, B., Akalin, H., Aris, A., Carmichael, M.J., Cooley, D., Dembitsky, W., English, T., Halbrook, H., Hetzer, R., Herbert, Y., Loisance, D., Noon, G., Pennington, G., Peterson, A., Phillips S.J., Pierce, W.S., Unger, F., Pifarre, R., Tector, A.: Nine Year Experience with the Clinical Use of Total Artificial Hearts as Cardiac Support Devices. Trans. Am. Soc. Artif. Intern. Organs vol. 34 (1988) p. 703–707

[2] Farrar, D.J., Hill, J.D., Gray, L.A., Pennington, D.G., McBride, L.R., Pierce, W.S., Pae, W.E., Glenville, B., Ross, D., Galbraith, T.A., Zumbro, G.L.: Heterotopic Prosthetic Ventricles as a Bridge to Cardiac Transplantation. New England J. of. Medicine vol. 318 (1988) p. 333–340

[3] Rosenberg, G., Snycer, A.J., Landis, D.L. et al.: An Electric Motor-Driven Total Artificial Heart: Seven Months survival in the Calve. Trans. Am. Soc. Artif. Intern. Organs vol. 30 (1984) p. 69–74

[4] Portner, P.M., Oyer, P.E., Jassawalla, J.S. et al.: Device Readiness Testing of the Novacor Implantable Permanent Left Ventricular Systems. Devices and Technology Branch Contractors Meeting 1988, Program. Dec. 5–7, 1988, p. 71

[5] Mussivand, T., Fujimoto, L., Butler, K. et al.: In Vitro and In Vivo Performance Evaluation of A Totally Implantable Electrohydraulic Left Ventricular Assist System. Trans. Am. Soc. Artif. Intern. Organs vol. 35 (1989) p. 433–435
[6] White, A., Nose, Y., Whalen, R. L.: Development of a Thermal Ventricular Assist System (TVAS). Devices and Technology Branch Contractors Meeting 1988, Program. Dec. 5–7, 1988, p. 68
[7] Hennig, E., Bücherl, E. S.: The »Berlin artificial heart« system. In: Heart Surgery 1989. 3rd Int. Symp. Cardiac Surgery, Roma, May 29–June 2, 1989, p. 167–179
[8] Gebrauchsanweisung Herz-Unterstützungssystem HD 7, Dr. Heimes Medizintechnik GmbH, 5100 Aachen
[9] Hetzer, R., Warnecke, H., Schiessler, A., Henning, E.: Zur mechanischen Überbrückung des terminalen Herzversagens und seiner Begleitkomplikationen bis zu einer Transplantation. Proc. 106. Tagung d. Dt. Ges. f. Chir. April 1989
[10] Schüler, S., Schiessler, A., Schmucker, P., Warnecke, H., Bücherl, E. S., Henning, E., Zartnack, F., Ott, F., Hetzer, R.: Bridge to heart transplantation with the total artificial heart – first clinical experience. Z. Herz-, Thorax-, Gefäßchirurgie vol. 1 (1987) p. 194–198
[11] Hetzer, R., Warnecke, H., Schüler, S., Süthoff, U., Schoenfelder-Mahdjour, C., Müller, J.: Preoperative risk factors for heart transplantation and mechanical bridging. Thorac. Cardiovasc. Surgeon vol. 38 (1990)
[12] Schiessler, A., Warnecke, H., Friedel, N., Henning, E., Hetzer, R.: Clinical Use of the Berlin Biventricular Assist Device as a Bridge to Transplantation. (in Druck)
[13] Warnecke, H., Grauhan, O., Cohnert, T., Viazis, P., Hetzer, R.: Accelerated Course of Cardiac Allograft Rejection after Mechanical Bridging (Abstract). J. Heart Transplantation vol. 9 (1990) p. 58
[14] Hennig, E., John, A., Zartnack, F., Lemm, W., Bücherl E. S., Wick, G., Gerlach, K.: Biostability of Polyurethanes. Int. J. Artif. Organs vol. 11 (1988) p. 416–427

CPS-System zur PTCA-Notfallversorgung

H. Bock

Klinikum der Universität Göttingen
Abt. Thorax-, Herz- und Gefäßchirurgie
Robert-Koch-Str. 10
3400 Göttingen

Die von Grüntzig inaugurierte perkutane transluminale Coronarangioplastie (PTCA) hat in der Kardiologie eine enorme Verbreitung erfahren. In der Bundesrepublik Deutschland werden jährlich etwa 14000 PTCA durchgeführt. Etwa 5% davon mit Akutverschluß einer Koronararterie.
Die klassische Indikation ist die koronare Ein-Gefäß-Erkrankung. Mit zunehmender Erfahrung der Kardiologien und verbesserter technischer Ausrüstung wurde die Indikationsstellung zur Dilatation von koronaren Mehr-Gefäß-Erkrankungen erweitert.
Patienten mit hochgradiger Hauptstamm-, RCX-, RCA-Stenosen und frischem Infarkt bilden eine »high-risk« PTCA- oder Lysegruppe mit hohem hämodynamischn Risiko und somit bislang eine relative Kontraindikation für die PTCA.
Auf dem American College of Cardiology Meeting in Anaheim, Californien wurde im April 1989 über verschiedene Studien der extra-korporalen Zirkulation zur »supported angioplasty« bei dieser »high risk« Patientengruppe berichtet. Unter dem Schutz einer EKZ zur Stützung der Kreislaufverhältnisse ist der Kardiologe in der Lage, auch bei diesen »high risk« Patienten einen interventionellen Eingriff durchzuführen.

Es wurden zwei Methoden entwickelt:
— einmal nach Kanülierung einer Femoralvene und -arterie mit Anschluß an ein EKZ-System (cardiopulmonary-support-system, CPS) bei laufendem Bypass den elektiven Eingriff durchzuführen.
— zum anderen die EKZ als »stand by«, um bei Auftreten von Komplikationen eine rasche Kanülierung durchzuführen und den Bypass zur Kreislaufunterstützung zu starten.

Das bedeutet, daß ein CPS-System notfallmäßig zur Verfügung steht und schnell aufgebaut werden kann.
Langjährige gesammelte Erfahrungen beim Gebrauch der EKZ außerhalb des Operationssaales (z.B. Rechts- und Linksherzunterstützungsperfusionen oder ECMO) führten zur Entwicklung eines portablen »perkutanen« cardiopulmonalen by-pass System, das auch für Einsätze im kardiologisch interventionellen Bereich genügt. Wichtig ist, daß dieses System auf beengte Verhältnisse

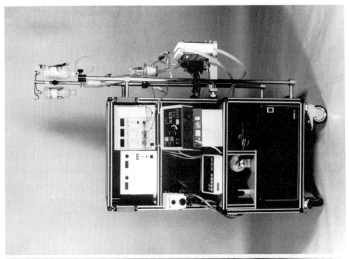
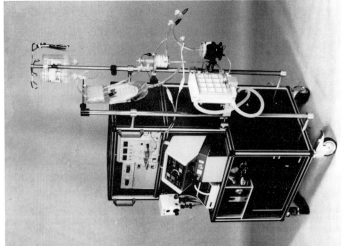
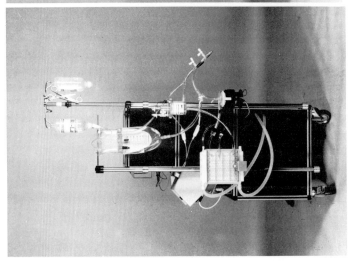

Abb. 1

am Einsatzort – Herzkatheterlabor, Intensivpflege – Rücksicht nimmt und die Gerätekonfiguration wenig Standfläche beansprucht. Das Göttinger Perfusions-System integriert in einem fahrbaren Gerätewagen mit einer Grundfläche von 60 × 80 cm in einer Höhe von 120 cm, auf drei Ebenen alle notwendigen Geräte.

Zentrifugalpumpe, Thermostat, Meßwerterfassung, Batterieeinnheit für Zentrifugalpumpe und Meßwerterfassung, Gasversorgung über zentrale Gasversorgung und eine 2 l O_2-Gasflasche für den Transport, Netzanschluß mit 8 Steckdosen 220 V.

Ein einfach zu installierendes und übersichtliches Schlauchsystem besteht aus einem Kapillaroxygenator mit integriertem Wärmeaustauscher, arteriellem 40 µ Filter, Kardiotomiereservoir und einem Zentrifugalpumpenkopf. Verbunden ist alles durch $3/8'' \times 3/32''$ PVC-Schläuche.

Das Schlauchsystem wird in den dafür vorgesehenen Halterungen befestigt. Mit 950 ml statischem Füllvolumen reichen 1200–1500 ml als Arbeitsvolumen zur Füllung des Systems aus. Über das Kardiotomiereservoir wird das System mit Ringer-Lactat-Lösung möglichst langsam gefüllt und die Luft über die Rezirkulationslinie ins Kardiotomiereservoir abgeleitet. Der Ringer-Lactat-Lösung werden 5000 IE Heparin zu 1000 ml zugesetzt.

Die perkutane Kanülierung geschieht auf der arteriellen Seite mit einer 16–21 French Kanüle, venös mit einer 18–24 French Kanüle nach einer modifizierten Seldingertechnik. Das Kanülenset wird komplett mit dem Einführungsbesteck von verschiedenen Herstellern angeboten. Vor der Kanülierung werden dem Patienten 300 IE Heparin pro kg Körpergewicht i. v. verabreicht.

Die zu- und abführenden Schläuche des CPS-Schlauchsystems werden mit der arteriellen und venösen Kanüle unter sorgfältiger Beachtung der Entlüftung verbunden. Die Schlauchenden sind durch Schlauchklemmen verschlossen.

Zum Starten des By-pass werden die Rezirkulationslinie und der Anschlußschlauch zum Kardiotomiereservoir abgeklemmt. Die Geschwindigkeit der Zentrifugalpumpe wird auf mindestens 1500 UPM eingestellt, sodann die Schlauchklemme vom venösen Schlauch entfernt und durch langsames Öffnen der arteriellen Schlauchklemme der Fluß freigegeben. Die Pumpgeschwindigkeit wird bis auf die notwendige Flußhöhe nachgeregelt. Das Gas durch den Oxygenator wird in gewohnter Weise über einen Gasblender nach den Werten der Blutgasanalyse geregelt.

Die Perfusion ist grundsätzlich verschieden zum praktizierten offenen Perfusionssystem in den meisten Operationssälen. Im offenen System wird das arterielle Pumpvolumen durch Schwerkraftdrainage des venösen Blutes ins Blutreservoir bestimmt. Das geschlossene CPS-System wird ohne venöses Reservoir gefahren. Der venöse Rückfluß liegt im aspirativen Bereich der Zentrifugalpumpe und ist abhängig vom negativen Druck der durch die Pumpe erzeugt wird.

Zur Überwachung der Perfusion empfiehlt es sich, den Perfusionsdruck in der arteriellen Linie zu messen.
1. Als Kontrolle der arteriellen Kanülenlage.
2. Als zusätzliche Kontrolle eines ausreichenden Blutflusses.

Anders als bei Rollerpumpen kann man bei Nutzung einer Zentrifugalpumpe nicht eindeutig ausmachen, ob und in welcher Richtung Blut transportiert wird.

Da der venöse Blutfluß vom Unterdruck der Zentrifugalpumpe abhängig ist, muß auch in der venösen Linie Druck gemessen werden. Bei gut plazierter venöser Kanüle und gutem Füllzustand des venösen Gefäßsystems des Patienten reicht ein Druck von -20 bis -40 mmHg für eine optimale Perfusion aus. Es kann zur Erzielung eines adäquaten Flusses notwendig sein, diese Drucke noch zu unterschreiten.

Dabei ist aber zu bedenken, daß
– es durch Festsaugen der venösen Kanüle an der Gefäßwand zu Verletzungen kommen kann,
– das Blut entgast wird und sich dadurch Schaum im Schlauchsystem bildet,
– bei nicht einwandfreier Schlauchverbindung Luft ins System gelangt.

Obwohl eine Hypothermie für den Patienten nicht erforderlich ist, kommt es durch das EKZ-System zum Temperaturabfall des Blutes, der aber durch den Wasserthermostaten kompensiert wird. Eine Überwachung der Bluttemperatur ist daher erforderlich.

Zur Steuerung der Perfusion ist die arterielle und venöse Druckkontrolle des Patienten unbedingt notwendig. Wünschenswert ist auch die Messung des Druckes in der Arteria pulmonalis mit einem Swan-Ganz-Katheter. Ein optimaler geschlossener Kreislauf für die Angioplastie ist eine maximale Reduzierung der aortalen Pulskurve bei Beibehaltung der MAP vor Perfusionsbeginn.

Die Heparinisierung des Patienten wird durch Messung des activated clotting time überwacht. Eine ACT von 400–600 sec sollte erreicht werden.

Während der Perfusion werden in regelmäßigen Abständen die Blutgase und Serumelektrolyte bestimmt und Abweichungen durch entsprechende Maßnahmen korrigiert.

Die Bedienung eines portablen perkutanen CPS-Systems bringt für den Kardiotechniker eine Erweiterung des perfusionstechnischen Wissens außerhalb der Routineeinsätze im Operationssaal bei herzchirurgischen Eingriffen. Aufgrund seiner jahrelangen Erfahrungen hat der Kardiotechniker auch für den kardiologisch interventionellen Bereich die optimalen Voraussetzungen zur Durchführung der notwendigen Perfusion bei »high risk« Patienten und erleichtert somit dem Kardiologien die Arbeit bei der PTCA.

Temporäre und permanente Herzstimulation

L. Jürgens, H. Aßmuth

Städtisches Klinikum Braunschweig
Herz-, Thorax- und Gefäßchirurgie
Salzdahlumer Straße 90
3300 Braunschweig

Historischer Überblick zur Entwicklung der Schrittmacher-Therapie

Erste Versuche, mit Hilfe von elektrischem Strom auf biologische Geschehen einzuwirken, wurden schon vor Jahrhunderten durchgeführt. Bereits vor mehr als 2000 Jahren beschrieb *Plato* die Wirkung des elektrischen Stroms eines Zitterrochens auf menschliches Gewebe und *Galvani* (1737–1798) untersuchte im 18. Jahrhundert sehr genau die Wirkung von Elektrizität am Froschmuskel und auch am Froschherzen. Die enge Beziehung zwischen langsamem Puls und Synkopen wurden erstmals von *Gerbezius* (1791), *Morgagni* (1761) und *Spans* (1793) gesehen. Sie gingen aber noch davon aus, daß der zerebrale Zustand dafür von Bedeutung war. *Burns* (1809) und *Aldeni* hatten als erste die Idee, elektrische Reizungen bei Patienten mit kardialen Synkopen therapeutisch anzuwenden. *Aldeni* (1804) brachte mittels elektrischen Reizes die Herzen enthaupteter Verbrecher wieder zum Schlagen. Ende des 19. Jahrhunderts wurden die ersten Fälle von *Duchenne* (1870) und *Ziemssen* (1882) beschrieben, bei denen der Pulsschlag von Patienten über externe Elektroden reguliert wurde. 1927 wurde der erste externe Schrittmacher von *Hyman* erprobt, der den Strom einem von einem Uhrwerk betriebenen Generator entnahm. Über 2 Plattenelektroden wurde 1952 von *Zoll* das Herz extern stimuliert. Diese Methode beinhaltete aber erhebliche Nachteile, wie Verbrennungen und schmerzhafte Mitreaktion der Skelettmuskulatur.
Die Entwicklung von implantierbaren Schrittmachern begann 1958. *Senning* und *Elmquest* implantierten (in Schweden) den ersten in Epoxidharz eingegossenen voll implantierbaren Schrittmacher. 1959 wurde die erste bipolare Elektrode an einem externen Schrittmacher ausprobiert. In Deutschland wurde 1961 die erste komplette Schrittmachereinheit implantiert. 1962 wurde sowohl der erste vorhofgetriggerte Schrittmacher erprobt, sowie die erste Sonde mittels eines transvenösen Zugangs mit subcutaner Plazierung des batterie-

getriebenen Impulsgebers implantiert. Die ersten ventrikelinhibierten Schrittmacher mit rechtsventrikulär plazierbaren Elektroden wurden 1965 eingesetzt. 1969 begann die Entwicklung der ersten AV-sequentiellen Schrittmacher. Es stand jedoch die kurze Funktionszeit der zu dieser Zeit verfügbaren Schrittmacher-Systeme diesen komplexen Stimulationsformen entgegen — teils bedingt durch die hohe Selbstentladung der Batterie, teils durch den doch hohen Energiebedarf vorhofgesteuerter Schrittmacher-Systeme. Daher setzte schon früh die Suche nach anderen Energiequellen als den damals gebräuchlichen Zink-Quecksilber-Batterien ein. 1970 wurden die ersten nuklearbetriebenen Schrittmacher beschrieben. Diese Entwicklung wurde aber durch die Einführung der Lithium-Batterie abgelöst. Diese langlebigen Batterien ermöglichten Ende der 70er Jahre, die schon in den frühen 60er Jahren beschriebenen Stimulationsformen unter Einbeziehung der Vorhofaktivität (sogenannte physiologische Systeme) in der Praxis zu realisieren. Gleichzeitig ermöglichte der Einsatz von Mikroprozessoren in der Schrittmacher-Technologie die Entwicklung komplexer Schrittmacher-Systeme, und das Prinzip der Programmierbarkeit — also die Möglichkeit verschiedene Schrittmacher-Parameter nach Implantation von außen zu verändern — erlangte klinische Bedeutung. Heute sind 70–100% der implantierten Schrittmacher bereits multiprogrammierbar. Die Entwicklung sogenannter physiologischer Systeme, frequenzaktiver Schrittmacher, implantierbarer Defibrillatoren und antitachykarder Geräte runden heute das Bild der Schrittmachertherapie ab.

Technische Grundlagen — Wie funktioniert ein Herzschrittmacher

Ein Herzschrittmacher besteht aus einer Energiequelle (Batterie), einem Kontrollschaltkreis sowie einer Ausgangsstufe, bestehend aus einem Transistor als Schalter, der den Impuls erzeugt (s. Abbildung 1). Durch diesen Impuls wird ein Ausgangskondensator geladen, der diese Ladung bei der Stimulation an das Herz abgibt. Der Herzschrittmacher ist also ein künstlicher Taktgeber, der in vorbestimmten Zeitabständen elektrische Impulse abgibt.
Während der Transistor geöffnet ist, fließt Strom von der Batterie zum Ausgangskondensator. In dieser Zeit wird der Kondensator auf die benötigte Batteriespannung aufgeladen. Wenn nun der Herzschrittmacher einen Impuls abgibt, schließt der Transistor und baut einen niederohmigen Strompfad auf, über den sich der Kondensator entladen kann. Der Ausgangskondensator lädt sich immer auf die volle Batteriespannung auf und versorgt damit jeden Ausgangsimpuls.
Zusammenfassend läßt sich also sagen, daß die Menge des von der Batterie gelieferten Stroms an den Schaltkreis die Lebensdauer des Herzschrittmachers mitbestimmt.

Der elektronische Schaltkreis

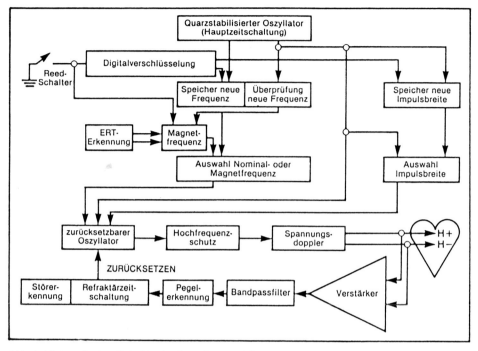

Abb. 1: Elektronischer Schaltkreis eines Demand-Schrittmachers

SM-Parameter und ihre Programmierbarkeit

Anfang der 70er Jahre erfolgten die ersten Implantationen von frequenz- und leistungsprogrammierbaren Schrittmachern. Im Laufe der Zeit wurden immer mehr Parameter programmierbar. Die einstellbaren Parameter bei multiprogrammierbaren Einkammerschrittmachern sind in der Regel:
— Frequenz
— Impulsamplitude
— Impulsdauer
— Empfindlichkeit
— Hysterese
— Stimulationsmodus
— Refraktärzeit

Heute werden vorwiegend sogenannte multi-programmierbare Schrittmacher eingesetzt. Weiterhin enthalten die meisten Schrittmacher mittlerweile Telemetrie (bidirektionale Schrittmacher). Hierbei werden Informationen aus dem Schrittmacher zu einem externen Programmer gesandt.

Die Telemetrie ermöglicht:
- Übertragung von Schrittmacherdaten sowie des Schrittmacher Programms
- Übertragung von Daten über den Funktionszustand der Elektrode; den Batterie-Innenwiderstand; Stromverbrauch des Schrittmachers
- Übertragung des intrakardialen EKG's
- Übertragung von EKG-Interpretationskanälen bei Zweikammerschrittmachern (Marker-Kanäle)
- Übertragung gespeicherter, gemessener Daten in Form von Histogrammen oder durch Angabe der stimulierten oder wahrgenommenen Herzaktionen

Zweikammerschrittmacher besitzen außerdem die Möglichkeit, das AV-Intervall umzuprogrammieren, sowie neben der Grundfrequenz die obere Grenzfrequenz zu verändern.

Frequenz

Die Frequenz gibt die Häufigkeit der Impulsabgabe pro Minute an. Sie ist der Parameter der am längsten programmierbar ist. In zahlreichen hämodynamischen Studien zeigte sich, daß sich für einen Großteil der Patienten eine mittlere Frequenz von 70 Impulsen/min. bewährt hat. Dabei handelt es sich zum Beispiel um ältere Patienten mit totalem AV-Block, oder um solche Patienten mit einer Bradyarrhythmia absoluta, bei denen der hämodynamische Beitrag des Vorhofes zum Herzminutenvolumen wegen Flimmerns wegfällt.

In seltenen Fällen kann eine therapeutische Erhöhung der Frequenz auf 90 Impulse/min. ventrikuläre Extrasystolen überspielen. Häufiger ist eine Verlangsamung der Stimulationsfrequenz indiziert. Bei Patienten mit intermittierender AV-Blockierung, zeitweiser Sinusbradykardie oder kurzfristigen Asystoliephasen – mit ansonsten ausreichendem Sinusrhythmus und hämodynamisch wirksamen Vorhof – würde ein reiner schrittmacherbedingter Kammerrhythmus den Beitrag der Vorhofaktion zum Herzminutenvolumen wegfallen lassen. Dadurch wird die Hämodynamik verschlechtert, was sich klinisch bei Patienten durch eine verminderte Belastbarkeit und Dyspnoe bemerkbar machen kann. Bei diesen Patienten sollte die Stimulationsfrequenz etwas unter der eigenen Spontanfrequenz liegen um den physiologisch günstigeren Sinusrhythmus zu erhalten.

Bei stimulationsbedürftigen Säuglingen oder Kleinkindern ist eine Frequenzerhöhung unbedingt erforderlich. Während des Wachstums sollte die Frequenz der Bedürftigkeit des Kindes stetig angepaßt werden, d. h. mit zunehmendem Alter muß die Frequenz stufenweise gesenkt werden.

Anders als bei den Kammerschrittmachern besitzen DDD-Systeme neben der programmierbaren Grundfrequenz noch eine variable maximale bzw. obere Grenzfrequenz. Die angestrebte Funktion des DDD-Schrittmachers ist, eine AV-Blockierung zu beseitigen und die physiologische Hämodynamik wieder herzustellen. Bei bradykarden Vorhofaktionen zum Beispiel wird durch Stimulation auf Vorhofebene die Vorhofkontraktion entsprechend der eingestellten Grundfrequenz wieder gewonnen. Bei einer spontanen Vorhoffrequenz mit fortbestehender AV-Blockierung wird die Kammerfunktion getriggert, das heißt synchron zur Vorhoffrequenz wird die Kammer stimuliert. Steigt die Vorhoffrequenz bis über die Grenzfrequenz an, wird die bis dahin bestehende 1:1 Überleitung durch eine Wenckebach-Periodik oder 2:1 Überleitung blockiert.

Impulsamplitude und Impulsdauer

Die Lebensdauer des Schrittmachers hängt in erster Linie von der benötigten Energie einer Stimulation ab. Das Ziel sollte somit sein, einen möglichst kleinen Impuls – bei ausreichender Stimulationsreserve – zu wählen.
Die Lebensdauer des Schrittmachers wird – in der Reihenfolge ihrer Bedeutung – beeinträchtigt durch:
— Impulsamplitude
— Impulsdauer
— Impulsfrequenz

Die Impulsamplitude zeigt die Höhe des zur Stimulation verwandten Impulses an (Ausgangsspannung). Sie kann als Spannungsamplitude in Volt (V) oder als Stromamplitude in Milliampere (mA) angegeben werden. Die Dauer eines Schrittmacherimpulses wird durch die Impulsdauer (Impulsbreite) in Millisekunden (ms) gemessen. Die Impulsamplitude ist abhängig von der Impulsdauer (s. Abbildung 2).

Wenn die Ausgangsspannung halbiert wird, kann die Energie auf ein Viertel gesenkt werden. Eine Halbierung der Impulsdauer dagegen bewirkt nur eine

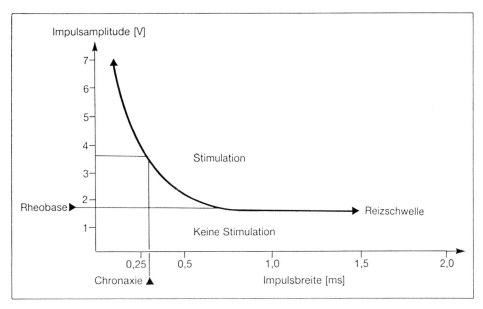

Abb. 2: Reizschwellenkurve

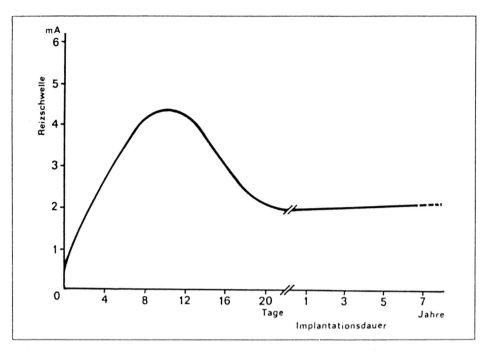

Abb. 3: Reizschwellenverlauf nach Schrittmacherimplantation

Senkung der Energie auf die Hälfte. Die wichtigste Größe hierfür ist die Reizschwelle. Sie ist ein Maß der elektrischen Größe, die gerade noch in der Lage ist, eine Depolarisation hervorzurufen.
Der zum Zeitpunkt der Elektrodenimplantation gemessene Reizschwellenwert verändert sich in den folgenden Wochen (s. Abbildung 3). In den ersten 4 bis 6 Wochen nach Implantation kann sie bis zum 5-fachen des Ausgangswertes ansteigen. In dieser Zeit erfolgt der Einheilungsvorgang der Elektrode ins Myokard mit Entwicklung einer traumatisch bedingten Entzündung und eines Ödems. Nach Abklingen der akuten Entzündung sinkt die Reizschwelle fast auf ihren Ausgangswert ab und steigt dann nur noch sehr langsam an. Nach etwa 8 Wochen ist die chronische Reizschwelle erreicht. Sie unterliegt dann nur noch geringen Schwankungen durch physiologische Einflüsse wie Essen, Schlafen, körperliche Belastung, Medikation oder aber Veränderungen der kardialen Verhältnisse.
Nach Erreichen der chronischen Reizschwelle kann häufig die Stimulationsenergie herabgesetzt werden, um die Funktionszeit des Schrittmachers zu verlängern. Dies erfolgt meistens über die Halbierung der Impulsamplitude und/oder Verringerung der Impulsdauer. Wichtig ist aber, daß eine 100%ige Stimulationsreserve gewährleistet wird, um die eben beschriebenen Schwankungen der Reizschwelle sicherzustellen. Eine regelmäßige Reizwellenmessung ist notwendig, da es im normalen Verlauf durch folgende Gründe zu einem Reizschwellenanstieg kommen kann:
— Infarkt
— Kardiomyopathie

– nach Defibrillation
– nach Anwendung von Thermokautern

Bestimmt man die Reizschwelle für mehrere Impulsbreiten, so läßt sich die Reizschwellenkurve erstellen und daraus der optimale Stimulationsimpuls ableiten (s. Abbildung 2).

Empfindlichkeit

Die Empfindlichkeit ist die Ansprechwelle – gemessen in Millivolt (mV) – des Demand-Mechanismus für ein Testsignal.

Der Schrittmacher wird üblicherweise durch eine spontane Herzaktion inhibiert, das heißt Herzaktionen werden erkannt und der Schrittmacher unterdrückt daraufhin einen Stimulationsimpuls (Demand-Mechanismus). Dies setzt voraus, daß kardiale Potentiale erkannt und von Störpotentialen unterschieden werden (Wahrnehmungsfunktion). Die Empfindlichkeit sollte so gewählt werden, daß der Schrittmacher möglichst unempfindlich eingestellt ist, um Störeinflüsse – wie Muskelpotentiale oder elektromoganetische Felder – zu verhindern, aber empfindlich genug, um Herzaktionen zu erkennen (s. Abbildung 4).

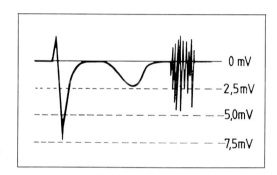

Abb. 4: Intrakardiales Signal mit anschließendem Störsignal

Extrakardiale oder (fälschliche) intrakardiale Signale sollten vom Schrittmacher nicht wahrgenommen werden. Darum enthält er einen QRS-Filter, damit nur Signale mit entsprechender Flankenanstiegssteilheit und Amplitude durchgelassen werden, die dem QRS-Komplex gleichen. Wird der Schrittmacher beispielsweise durch Muskelpotentiale gestört, kann es – bedingt durch Inhibierung – zu gefährlichen Pausen kommen (Oversensing). Der Schrittmacher muß dann unempfindlicher eingestellt werden (Erhöhung des Wertes von z. B. 2,5 mV auf 5,0 mV).

Es kann aber auch sein, daß die Empfindlichkeit des Schrittmachers zu niedrig eingestellt ist, was zur Folge hat, daß intrakardiale Potentiale nicht mehr erfaßt werden und der Schrittmacher starrfrequent durchläuft (Undersensing). Die Empfindlichkeit muß dann hochprogrammiert werden (Verringerung des Wertes von z. B. 7,5 mV auf 5,0 mV).

Hysterese

Bei der Hysterese ist das Stimulationsintervall (Zeitintervall nach einer spontanen Herzeigenaktion) gegenüber der Periodendauer (Intervall zwischen zwei aufeinanderfolgenden Schrittmacher-Stimuli) verschieden. Nicht alle Schrittmacher haben die Möglichkeit der Hysterese in ihrem Programm. Hysterese kommt aus dem Griechischen (hysterein) und heißt zurückbleiben, nachhinken. Durch sie sollen häufige Wechsel zwischen Schrittmacher- und Spontanaktionen verhindert werden, wenn diese in der gleichen Größenordnung liegen.

Wenn beispielsweise die Eigenfrequenz eines Patienten durchschnittlich um 65 Impulse/min. liegt, sollte die Frequenz des Schrittmachers auf 70 Impulse/min. eingestellt sein und die Hysterese auf 60 Impulse/min. Die Eigenfrequenz des Patienten müßte dann erst unter 60 Impulse/min. fallen, bevor der Schrittmacher mit einer Frequenz von 70 Impulsen/min. einsetzt. Die Hysteresefunktion kann somit vorteilhaft genutzt werden, um einem langsameren, hämodynamisch günstigeren Sinusrhythmus mehr Priorität einzuräumen, als es mit einer Frequenzsenkung alleine möglich ist.

Refraktärzeit

Man unterscheidet zwischen einer absoluten und einer relativen Refraktärzeit. Die absolute Refraktärzeit ist das Zeitintervall zu Beginn der Periodendauer eines Demand-Schrittmachers, während dessen der Detektorkreis des Schrittmachers nicht ansprechbar ist (Herzeigenaktionen werden nicht erkannt). Bei der relativen Refraktärzeit handelt es sich um das Zeitintervall, in dem ein Signal erkannt wird, der Impuls wird jedoch nicht unterdrückt, sondern die Refraktärzeit wird neu gestartet. Die relative Refraktärzeit beginnt direkt anschließend an die absolute Refraktärzeit, ist aber nur bei einigen Schrittmachertypen vorhanden.

Nach jeder QRS-Erkennung oder Stimulationsabgabe bleibt der QRS-Eingang eine bestimmte Zeit gesperrt. Die Refraktärzeit des Schrittmachers entspricht in der Regel der natürlichen Refraktärzeit des Herzens. Die natürliche Refraktärzeit verkürzt sich bei einer Frequenzzunahme. Bei Frequenzveränderungen kann die Refraktärzeit angepaßt werden, was besonders bei physiologischen Schrittmachern von Bedeutung ist. Hierbei kann durch entsprechende Programmierung eine Fehlsteuerung des Schrittmachers — bedingt durch retrograde Erregung — verhindert werden.

Stimulationsmodus

Durch die Einführung von programmierbaren Schrittmachern, sowie der Erweiterung unterschiedlicher Schrittmacherfunktionsweisen war es notwendig, die einzelnen Funktionstypen durch einen Schrittmachercode zu be-

Stimulationscode

1. Buchstabe z. B. V	2. Buchstabe z. B. V	3. Buchstabe z. B. I
stimulierende Kammer	wahrnehmende Kammer	Betriebsweise
A = Atrium V = Ventrikel D = Dual (Atrium und Kammer)		I = Inhibition T = Triggerung D = Dual 0 = keine Steuerung

Abb. 5: Schrittmacherstimulationscode

schreiben. Er erleichtert den sprachlichen Umgang mit den verschiedenen Schrittmacherfunktionsarten beträchtlich (s. Abbildung 5). Konventionsgemäß wird mit dem ersten Buchstaben die stimulierende Kammer, durch den zweiten Buchstaben die steuernde (wahrnehmende) Kammer und durch den dritten Buchstaben die Betriebsweise beschrieben. Mittlerweile ist der Schrittmachercode auf fünf Buchstaben erweitert worden, wobei der vierte Buchstabe die Programmierbarkeit und der fünfte Buchstabe die Art der Tachy-Arrhythmiefunktionen benennt.

Der am meisten verwendete Schrittmacher ist der sogenannte VVI-Schrittmacher. Es handelt sich dabei um einen Ventrikelstimulierenden, Ventrikelinhibierenden Schrittmacher. Ein starrfrequenter Schrittmacher, wie er in den ersten Jahren der Schrittmacher-Therapie verwendet wurde, würde mit dem Code VOO bezeichnet. Der AAI-Schrittmacher ist ein vorhofstimulierendes Demand-System. Die Stimulation sowie die Wahrnehmung findet im Vorhof statt. Die Betriebsweise ist Inhibition. Dieser Schrittmacherfunktionstyp kann nur bei einwandfreier AV-Überleitung verwendet werden. Ein anderes Beispiel ist der DVI-Schrittmacher. Er stimuliert in Vorhof und Kammer, nimmt aber nur Aktionen in der Kammer wahr. Der Zweikammer- bzw. bifocale Schrittmacher ist meistens ein DDD-Schrittmacher (s. Abbildung 6). Es handelt sich hierbei

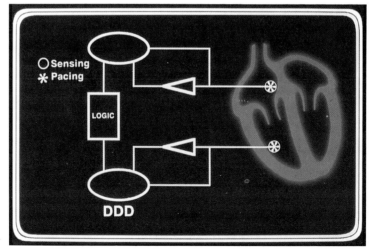

Abb. 6
DDD-Schrittmacher

um die Verknüpfung von zwei Demand-Schrittmachern, die sowohl im Vorhof wie auch im Ventrikel stimulieren und wahrnehmen. Die Stimulationen erfolgen in Abhängigkeit des AV-Intervalls. Zweikammer-Schrittmacher gestatten die Programmierung einer Vielzahl von Stimulationsfunktionen. Durch temporäre Umprogrammierung kann der Schrittmacher auf Vorhof- und Kammerebenen getrennt kontrolliert werden. Bei neu aufgetretenen Rhythmusstörungen im normalen Verlauf kann der DDD-Schrittmacher angepaßt werden. Vorhofflimmern z. B. macht die Vorhofbeteiligung eines Schrittmachers überflüssig, er kann dann auf normale Kammerfunktion (VVI) umprogrammiert werden.

AV-Intervall

Der zeitliche Abstand zwischen einer wahrgenommenen oder stimulierten Vorhofaktion und der darauffolgenden Ventrikelaktion wird bei vorhofgesteuerten Schrittmachern AV-Intervall oder AV-Überleitungszeit genannt.
Neben der Synchronisierung vom Vorhof- und Kammeraktionen hängt das Herzminutenvolumen von AV-Intervall ab. Physiologisch entspricht die PQ-Zeit dem AV-Intervall. Die natürliche PQ-Zeit ist mit der Frequenz variabel, d. h. mit ansteigender Herzfrequenz verkürzt sie sich. Bei fast allen Zweikammerschrittmachern ist dieser Wert jedoch nicht variierbar. Er muß bei der Programmierung fest vorgegeben werden.

Holterfunktionen

Hierbei ist die Möglichkeit gegeben, patienteneigene Informationen wie z. B. EKG's, Frequenzhistogramme, VE's, tachykarde Phasen zu speichern und abzufragen.
Die Software einiger multi-programmierbarer Schrittmacher macht heute bereits die Analyse nicht direkt mit dem Schrittmacher zusammenhängender Daten möglich. So kann z. B. aus der Zahl der Schrittmacheraktionen auf die Häufigkeit von bradykarden Phasen geschlossen werden. Bei einem Sinusknotensyndrom kann ein Frequenzhistogramm durch wahrgenommene Eigenaktionen Auskunft über tachykarde Phasen geben.
Die Holterfunktionen sind somit diagnostisch sehr wertvoll. Aufgrund ihrer Informationen kann der Patient optimal therapiert und eingestellt werden.

Schlußfolgerung

Die vorangegangene Beschreibung der einzelnen Schrittmacher-Parameter und ihrer Programmierbarkeit haben gezeigt, daß die meisten Schrittmacher postoperativ optimal den Bedürfnissen des Patienten angepaßt werden können.

In vielen Fällen kann eine entsprechende Umprogrammierung des Schrittmachers eine sonst erforderliche Reoperation verhindern oder hinauszögern. In den meisten Fällen kann durch eine Herabsetzung der Stimulationsenergie die Funktionszeit des Schrittmachers erheblich verlängert werden. In selteneren Fällen können durch Programmierung erfolgreich Rhythmusstörungen therapiert werden.
Die Telemetrie bietet eine zusätzliche Sicherheit bei der Überprüfung des Schrittmachers. Außer den einprogrammierten Daten kann noch der Batteriestatus sowie die Elektrodenimpedanz abgefragt werden. Die Übertragung von Histogrammen bietet enorme diagnostische Vorteile, da hierdurch z. B. intermittierende Tachykardien aufgedeckt werden·können.

Physiologische Systeme

Bei der physiologischen Stimulation wird die Herzfrequenz dem Bedarf der Peripherie angepaßt, um eine optimale hämodynamische, rhythmologische und krankheitsangepaßte Herzstimulation zu erzielen. Dabei bedient man sich zweier unterschiedlicher Systeme. Als erstes wurde der physiologische Zweikammerschrittmacher entwickelt, der auf Vorhofaktionen mit Kammeraktionen triggert. Er kann aber auch bei Sinusbradykardie Vorhof und Kammer mit einer Mindestfrequenz stimulieren. Dieses System ist aber nur bei einem intakten Sinusrhythmus sinnvoll.
Ansonsten bietet sich der frequenzadaptive Einkammerschrittmacher an, der sich der Belastung des Patienten anpaßt. In Ruhe stimuliert er das Herz mit der eingestellten Grundfrequenz, unter körperlicher Belastung wird das Herz schneller stimuliert, um das Herzminutenvolumen zu erhöhen. Als Steuerungsgrößen dienen
— Minutenvolumen
— Vibration bei Belastung
— QT-Intervall
— Respirationsfrequenz
— Bluttemperatur
— pH-Wert
— Sauerstoffsättigung (pO_2)
— ventrikulärer Depolarisationsgradient
— dP/dt (Druck)
— Schlagvolumen
— Präejektionsintervall (PEI)
— dV/dt (Kontraktilität)
Bei beiden Systemen muß eine optimale individuelle Einstellung des Schrittmachers auf den jeweiligen Patienten durchgeführt werden.
Die heutige Schrittmachertherapie hat nicht mehr nur noch die Steigerung der Lebenserwartung zum Ziel, sondern auch die Steigerung der Lebensqualität ist von großer Bedeutung geworden. Physiologische Schrittmachersysteme be-

einflussen die Lebensqualität des Patienten im positiven Sinne erheblich, da sie hämodynamisch wirkungsvoller arbeiten.

Störbeeinflussung von Herzschrittmachern

Neben Störungen im Schrittmachersystem kann es noch zu Störbeeinflussungen von außen kommen. Obwohl die heutigen Schrittmacher durch die metallische Umkapselung und einen Eingangsfilter geschützt sind, können elektromagnetische Interferenzen – erzeugt durch eine Vielzahl von elektrischen Geräten – zu Störungen der Schrittmacherfunktion führen. Unipolare Schrittmachersysteme sind wesentlich leichter zu beeinflussen, da das Spannungsfeld (von der Elektrodenspitze bis zum Schrittmacheraggregat) größer ist, als bei bipolaren Elektroden. Die Reaktion der Schrittmacherfunktion ist unterschiedlich. So können niederfrequente gepulste und stationäre Felder zu einer Inhibierung von Demand-Schrittmachern führen. In extrem starken Feldern schalten die modernen Geräte auf eine Sicherheitsstimulationsfrequenz um. Im günstigsten Fall kann die Störung vom Schrittmacher als solche erkannt und negiert werden. Bei programmierbaren Schrittmachern besteht die Möglichkeit der Programmänderung (Phantomprogrammierung). Eine ernsthafte Gefährdung des Patienten durch Störeinflüsse ist in der Regel unwahrscheinlich.

Man teilt die verschiedenen Störmöglichkeiten nach ihrem Einwirkmechanismus in 4 Kategorien ein:
– *galvanische Störung*
  Entstehung eines Strompfades am Körper aufgrund eines fließenden Wechselstroms (z.B. Sensortasten am Fernsehgerät).
– *induktiv eingekoppelte Störung*
  Unipolare Schrittmachersysteme bilden eine Schleife, in der nach dem Induktionsgesetz ein magnetisches Feld eine Spannung induzieren kann (z.B. Rasierapparat).
– *elektrisch eingekoppelte Störung*
  Direkt im Schaltkreis des Schrittmachers, also innerhalb des Bauelementes, wird eine Störspannung induziert. Diese Störungen spielten in der Vergangenheit bei den in Epoxidharz eingegossenen Schrittmachern ein Rolle. Seitdem die Schrittmacher jedoch mit einem Metallgehäuse gekapselt sind, das wie ein Faradayscher Käfig wirkt, ist die Gefahr solcher Störungen sehr gering.
– *magnetostatische Störung*
  Ein starkes magnetisches Feld wirkt auf den Magnetschalter des Schrittmachers.

Die Störquellen lassen sich nach ihrem bevorzugten Auftreten in Störquellen des alltäglichen Lebens und des Haushaltes (s. Abbildung 7), in Störquellen des Arbeitsplatzes (s. Abbildung 8) und in Störquellen durch medizinische Geräte (s. Abbildung 9) aufgliedern.

Beispiel	Störbeeinflussung	Schrittmacherverhalten
Sensortaste (Fernsehgerät)	++	Inhibition
Autozündung	++	Störfrequenz
Heizkissen	+	Störfrequenz
Elektrische Zahnbürste	(+)	Störfrequenz
Rasierapparat	+	Störfrequenz
Dimmer	+	Störfrequenz
Radiosender	(+)	Störfrequenz
Waffensuchgerät	−/(+)	Störfrequenz
Defektes Fernsehgerät	+	Störfrequenz
Diebstahlsicherung	−	Störfrequenz (evtl. Inhib.)
Kaffeemühle	−	−
Radar	−/(+)	−
Mikrowellenherd	−	−
Heizofen	−	−

Abb. 7: Schrittmacherbeeinflussung im Alltag

Beispiel	Störbeeinflussung	Schrittmacherverhalten
Elektroschweißen	++	Inhib. od. Störfr.
Elektroschlosser (Stahlofen)	++	Inhib. od. Störfr.
Bohrmaschine	+	Störfrequenz
Wechselstrommotor	−	−
Fernsehtechnik	+	Inhib. od. Störfr.
Hochspannungsschaltung	+	Störfrequenz
Interferenzströme	+	Störfrequenz
Gepulste Magnetfelder	++	Störfrequenz
Lichtbogenschweißgerät	+	Störfrequenz
Radiosender	(+)	Störfrequenz
Zündanlage	+	Störfrequenz
Spektralphotometer	+	Störfrequenz

++ wahrscheinlich   (+) theoretisch möglich
+ möglich   − keine

Abb. 8: Schrittmacherbeeinflussung am Arbeitsplatz

Elektrische Geräte, die im Alltag benutzt werden, verursachen selten Störungen. Ernsthafte Störeinflüsse sind eigentlich nur von defekten Mikrowellenherden oder Sensortasten zu erwarten. Die Gefährdung am Arbeitsplatz ist schon eher als im Haushalt möglich, wobei sich das nur auf wenige Berufsgruppen, wie z. B. Elektroschweißer, beschränkt. Die gravierendsten Störungen des Schrittmachers sind durch medizinische Geräte möglich. Ist eine diagnostische oder therapeutische Maßnahme notwendig, sollte man sich Klarheit darüber verschaffen, ob der Patient schrittmacherabhängig ist, oder

Elektromedizinisches Verhalten	Störbeeinflussung	Schrittmacherverhalten
Kardioversion/Elektroschock	+	Inhibition/Reizschwellenanstieg
Niederfrequenzstimulation	++	Inhibition/Störfrequenz
Elektroakupunktur	++	Inhibition/Störfrequenz
Schmerzstimulation	++	Inhibition/Störfrequenz
Elektrochirurgie	++	Inhib./Störfr./Kammerflimmern
Kurzwellentherapie	+	Inhibition/Störfrequenz
Dezimeterwellentherapie	++	Inhibition/Störfrequenz
Mikrowelle	++	Störfrequenz
Zahnvitalitätsprüfer	++	Inhibition
Dental Elektrochirurgie	++	Inhibition/Störfrequenz
Linearbeschleuniger	++	Inhibition/Störfrequenz
Hochvolttherapie	++	Löschung des CMOS-Chips
Nuclear Magnetic Resinance	++	Löschung des Chips und Inhibition

++ wahrscheinlich (+) theoretisch möglich
+ möglich − keine

Abb. 9: Schrittmacherbeeinflussung in der Medizin

ob er über genügenden Eigenrhythmus verfügt. Der schrittmacherabhängige Patient ohne ausreichenden Eigenrhythmus ist natürlich durch die Inhibierung eher gefährdet als ein Patient mit ausreichender Eigentätigkeit des Herzens. Patienten mit überwiegendem Eigenrhythmus sind dagegen mehr gefährdet, wenn eine Umschaltung auf starrfrequente Arbeitsweise erfolgt. Die eventuelle Impulsabgabe in der vulnerablen Phase kann zu komplexen Rhythmusstörungen führen. Die Defibrillation und die Benutzung eines Elektrokauters können in der klinischen Tätigkeit bis zur Zerstörung des Schrittmachers führen. Die Anwendung elektromedizinischer Geräte sollte also kritisch erfolgen, d.h. Nutzen und Risiko des jeweiligen Patienten sollten abgewogen werden.

Elektroden

Die Elektrode stellt die elektrische Verbindung zwischen Schrittmacher und Herz dar und dient der Übertragung des Schrittmacherimpulses auf das Herz. Außerdem ermöglicht sie die Wahrnehmung der intrakardialen elektrischen Potentiale. Die Elektrode besteht aus stromführenden Drähten, einer Isolierung, Stecker und dem Elektrodenkopf. Je nach Lage der elektrischen Pole im Schrittmachersystem unterscheidet man zwischen:
− unipolaren Elektroden
− bipolaren Elektroden

Bei der bipolaren Elektrode befindet sich sowohl die Kathode (Minuspol) als auch die Anode (Pluspol) direkt im Herzen. Die Kathode (Elektrodenkopf) der unipolaren Elektrode befindet sich im Herzen. Die Anode ist aber extrakardial gelegen und wird in der Regel durch die metallische Oberfläche des Schrittmacheraggregates gebildet. Die bipolare Elektrode ist gegenüber der unipolaren Elektrode – bedingt durch die beiden getrennten elektrischen Leiter – etwas dicker im Umfang. Durch diesen Umstand kann es bei der Elektrodenimplantation zu Schwierigkeiten kommen, vor allem dann, wenn 2 Elektroden durch eine Vene implantiert werden sollen. Da die bipolare Elektrode einen zweifachen Zuleitungsweg hat – zur Anode und zur Kathode – erfolgt ein erhöhter Spannungsabfall aufgrund des doppelten Widerstandes des Leiters. Das bedeutet, daß zur effektiven Stimulation am Elektrodenkopf eine geringere Spannung zur Verfügung steht. Eine energieökonomische Stimulation ist gegenüber der unipolaren Elektrode nicht möglich, da bipolare Schrittmachersysteme ca. 30% mehr Energie zur Stimulation benötigen. Unipolare Schrittmachersysteme sind dagegen leichter bei Störungen beeinflußbar als bipolare, da das Spannungsfeld (s. Abbildung 10) der Elektrodenspitze bis zum Schrittmacheraggregat reicht. Die EKG-Interpretation fällt bei unipolaren Schrittmachern leichter, weil die größere Ausdehnung des elektrischen Feldes des Schrittmacherimpulses im EKG besser zu erkennen ist. In der Bundesrepublik werden heutzutage überwiegend unipolare Elektroden verwendet, da sie mehr Vorteile gegenüber den bipolaren Sonden bieten.

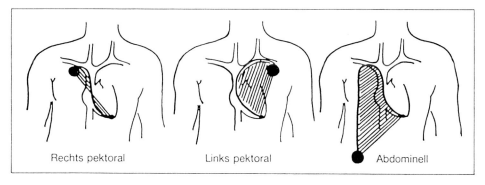

Abb. 10: Antennenfläche bei unipolarer Stimulation

Je nach operativem Verfahren unterscheidet man zwischen:
– epikardiale Elektroden
– myokardiale Elektroden
– endokardiale Elektroden
Bei der myo- oder epikardialen Stimulation werden die Elektroden nach Thorakotomie und Perikardiotomie direkt auf das Myokard aufgenäht. Hierbei handelt es sich um einschraubbare Elektroden (myokardiale) und um Drahtelektroden (epikardiale) die, mit einer Nadel versehen, durch die oberflächliche Schicht des Myokards gestochen werden. Die Nadel stellt die stimulierende Oberfläche dar. Für die Routinetherapie spielt die myo- oder epikardiale

Stimulation jedoch eine nachgeordnete Rolle, da sie nur in seltneen Fällen angewandt wird, z. B. wenn im Rahmen eines herzchirurgischen Eingriffes bei geöffnetem Thorax eine Dauerstimulation notwendig wird, und das bereits eröffnete Perikard es erlaubt, epikardiale Elektroden aufzunähen; Bei Patienten mit künstlicher Trikuspidalklappe und bei Patienten, bei denen die Zugangswege über die großen Venen – bedingt durch Thrombosen oder Infektionen – versperrt sind.

Die Reizschwellenergebnisse sind ebenso wie die Sensing-Potentiale bei myo- und epikardialen Elektroden gegenüber den transvenösen endokardialen Elektroden ungünstiger. In der Routinetherapie werden somit überwiegend transvenös einführbare endokardiale Elektroden verwendet.

Elektrodenleiter und Elektrodenisolation

Die ersten Elektroden bestanden aus einem einfachen isolierten Draht und wurden transthorakal implantiert. Mit Beginn der transvenösen Stimulation wurden statt des einfachen Drahtes ein Drahtwendel (meist 4-fach) als Leiter benutzt (s. Abbildung 11). Der Vorteil der mehrfach gewendelten Elektroden liegt darin, daß sie eine deutlich höhere Biegefestigkeit besitzen und dadurch bruchsicherer sind. Nachdem Anfang der 70er Jahre die Einführung der Lithium-Batterie die Schrittmacherfunktionsdauer beträchtlich verlängerte, wurde die Elektrode zum begrenzenden Faktor des gesamten Schrittmachersystems. Die damals zunächst einfach gewendelten Elektroden neigten wegen ihrer Steifigkeit häufig zu Sondenbrüchen.

Die Drahtwendel sind mit einer Isolation, bestehend aus Silikonkautschuk, Polyäthylen oder Polyurethan, umgeben.

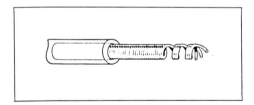

Abb. 11: Dreifach gewendelter Spiralleiter

Elektrodenstecker

Beim Elektrodenstecker gab es herstellerbedingt eine Vielzahl von Anschlußkonfigurationen zwischen Elektroden und Schrittmachern. Ende der 80er Jahre wurde ein Standard-Konnektor (IS 1-Stecker, s. Abbildung 12) entwickelt, um die Verwendung von Produkten verschiedener Hersteller zu vereinfachen und damit umständliche Adapter überflüssig zu machen. Der offizielle IS-1 Standard gibt die Möglichkeit, eine breite Auswahl von Elektroden und Schrittmachern verschiedener Hersteller wahlweise zu kombinieren.

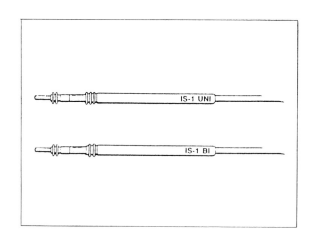

Abb. 12: IS-1 Stecker

Elektrodenkopf

Je nach Bauart unterscheidet man zwischen:
— passiv fixierende Elektrode
— aktiv fixierende Elektrode
Die passiv fixierenden Elektroden werden atraumatisch im Trabekelwerk des rechten Ventrikels befestigt. Fixationshilfen sind hierbei entweder direkt hinter dem Elektrodenkopf befindliche kleine Fortsätze (z. B. Ankerhaken), oder aber eine am Elektrodenkopf befestigte stumpfe Spirale (s. Abbildung 13 und Abbildung 14).

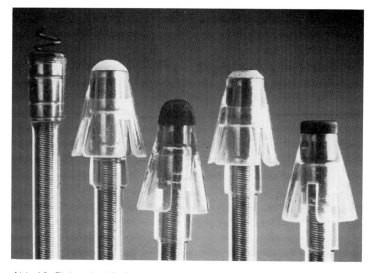

Abb. 13: Elektrodenköpfe von passiv zu fixierenden Elektroden

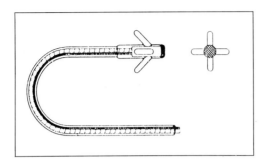

Abb. 14: Elektrodenkopf mit Ankerhaken

Unter Elektroden mit aktivem Fixationsmechanismus versteht man solche Elektroden die ihren Elektrodenkopf aktiv ins Myokard penetrieren lassen. Es handelt sich hier um Schrauben bzw. korkenzieherartige Ausbildungen der stimulierenden Elektrodenoberfläche (s. Abbildung 15). Auf diese Weise soll eine feste Verankerung erzielt werden. Es kommt dabei aber zu einer Verletzung des Myokards, was später – aufgrund des Traumas – zur Reizschwellenerhöhung führen kann.
Die Elektrodenspitze bestand anfangs aus rostfreiem Stahl, wurde aber dann durch edlere Metalle wie verschiedene Legierungen aus Nickel, Stahl, Kobalt und Chrom (dem sogenannten Elgiloy), Platin und Platiniridium sowie Kohlenstoff ersetzt.

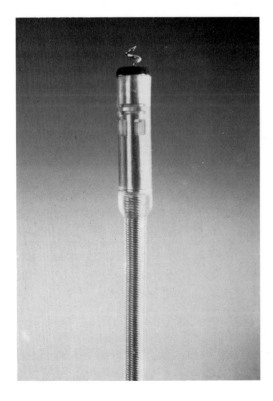

Abb. 15: Schraubelektrode

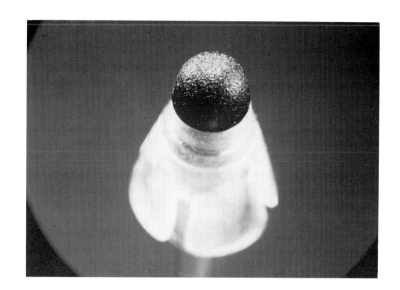

Abb. 16
Platingesinterter
Elektrodenkopf

An die Elektrodenoberfläche wird der Anspruch erhoben, geometrisch groß, aber elektrisch klein zu sein. D. h. für die optimale Wahrnehmung intrakardialer Potentiale (Sensing) benötigt man eine geometrisch große Elektrodenoberfläche mit einhergehender kleiner Wahrnehmungsimpedanz. Zur Verminderung der Stimulationsreizschwelle ist dagegen eine kleine Elektrodenoberfläche wünschenswert. Die stimulierende Oberfläche der ersten Schrittmacherelektroden war 90 mm^2 groß. Es zeigte sich aber im Laufe der Jahre, daß eine Oberfläche von 8–12 mm^2 am günstigsten ist. Um eine zuverlässige Stimulation mit wenig Stimulationsenergie zu ermöglichen und gleichzeitig intrakardiale Steuersignale mit hoher Amplitude zu erreichen, mußte eine Lösung gefunden werden. Durch die Behandlung der Stimulationsoberfläche mit Veränderung der Mikrostruktur (z. B. poröse Gestaltung durch gesinterte Mikrosphären oder Korbgitterüberzüge; s. Abbildung 16 und Abbildung 17)

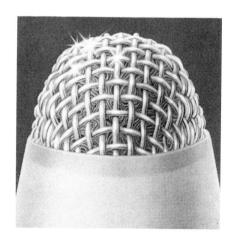

Abb. 17: Elektrodenkopf mit Korbgitterüberzug

sowie durch eine Oberflächenbeschichtung (z. B. durch aktivierten Kohlenstoff) kann ein starkes elektrisches Feld aufgebaut werden, womit eine sichere Stimulation des Herzens gewährleistet wird.

Aufgaben des Kardiotechnikers bei Schrittmacherimplantationen

Vor Operationsbeginn sollte mit dem zuständigen Arzt/Chirurg abgeklärt werden, welcher Schrittmacher geeignet ist. Beim Schrittmacherwechsel muß bei der Wahl des Schrittmachers – bedingt durch die verschiedenen Steckerformen (-größe) – die liegende Sonde berücksichtigt werden. Alle benötigten Materialien, wie Schrittmacher, Elektrode, Adapter, Werkzeug, sollten vor der Operation bereitliegen, um sicher zu gehen, daß alles vorhanden ist.

Nach Lagerung des Patienten werden ihm die Klebeelektroden für das Monitor-EKG angebracht. Für eventuelle Notfälle sollte immer ein externer Defibrillator griffbereit sein und vor jeder Operation auf seinen Funktionszustand hin überprüft werden. Der Kardiotechniker sollte so ausgebildet sein, daß er bei technischen Fragen von Seiten des Operateurs Hilfestellungen leisten kann.

Nachdem die Elektrode unter Röntgenkontrolle im Vorhof oder Ventrikel an der optisch als günstig erachteten Stelle plaziert wurde, muß die Reizschwelle ermittelt werden. Dazu muß eine sterile Verbindungsleitung vom OP-Feld zum Reizschwellenanalysator verlegt werden. Die Anode (indifferenter Pol) wird durch eine großflächige Edelstahlplatte gebildet, die in die Schrittmachertasche gelegt wird. Die Elektrode stellt die Kathode (differenter Pol) dar und wird durch eine Krokodilklemme am Elektrodenstecker mit dem Reizschwellenanalysator angeschlossen. Das Reizschwellenmeßgerät wird wie folgt eingestellt:
– Amplitude auf ca. 3 Volt
– Impulsdauer entsprechend dem zu implantierenden Schrittmacher (meist 0,5 ms)
– Frequenz ca. 20% höher als die Eigenfrequenz des Patienten

Mittels Monitor oder EKG-Gerät wird sich vergewissert, ob die Schrittmacherimpulse wirksam sind, bevor die Reizamplitude allmählich vermindert wird, bis eindeutige Stimulationsausfälle auftreten. Der letzte Punkt an dem noch eine Stimulation beantwortet wurde, entspricht der Reizschwelle. Bei im Ventrikel liegenden endokardialen Elektroden sollte der Wert unter 1 V (2 mA) liegen. Als nächstes wird der Zwerchfelltest durchgeführt. Die Amplitude des Reizschwellenanalysators wird auf ca. 10 Volt erhöht. Bei dieser Stimulation sollte kein Zwerchfellzucken auftreten.

Um ein einwandfreies Funktionieren des Demand-Mechanismus zu gewährleisten, muß das intrakardiale Potential bestimmt werden. Außerdem ist es auch ein wichtiger Parameter zur Beurteilung einer stabilen Sondenlage. Man

bedient sich geeigneter Reizschwellenanalysatoren, die bei der Messung, je nach Sondenlage nur das P- oder R-Signal sensen und die Amplitude digital anzeigen. Die Schrittmachersonde wird als Ableitungselektrode benutzt. Die P- oder R-Amplitude muß über der Sensingschwelle des Schrittmachers (1,5–3 mV) liegen. Folgende Werte sollten mindestens meßbar sein:
– Vorhof: P-Amplitude > 2 mV
– Ventrikel: R-Amplitude > 4 mV
Bei kleineren Werten sollte eine neue Position der Elektrode gesucht werden. Wichtig ist auch die Beurteilung der Potentialschwankung von Schlag zu Schlag. Bei stabiler Sondenlage sind die Potentialdifferenzen gering, während bei flottierender Sonde große Potentialsprünge gemessen werden können.
Wenn alle gemessenen Parameter eine günstige Sondenlage bestätigen, kann der zu implantierende Schrittmacher mit der Elektrode verschraubt und in die Schrittmachertasche eingelegt werden. Wenn der Schrittmacher einwandfrei funktioniert, wird die Wunde verschlossen.

Nachsorge der Schrittmacherpatienten

Der wesentliche Anteil am Erfolg einer Schrittmachertherapie ist eine optimale Überwachung des Patienten nach der Schrittmacherimplantation. Die Überwachung der Schrittmacherfunktion wird vom Schrittmacherzentrum, Hausarzt und vom Patienten selbst übernommen. Diese verschiedenen Überwachungsmaßnahmen sollten sich ergänzen. Die Patientenselbstüberwachung erfolgt im wesentlichen durch die tägliche Kontrolle des eigenen Pulses. Wird von Seiten des Patienten eine vermeintliche Störung des Schrittmachers festgestellt, so sollte er sich zunächst an den Hausarzt wenden. Die meisten Beschwerden, die der Patient seinem Schrittmacher anlastet, haben jedoch erfahrungsgemäß andere Ursachen. Bei tatsächlichen Störungen des Schrittmachersystems oder in unklaren Fällen sollte die Überweisung in das zuständige Schrittmacherzentrum erfolgen.

Routinekontrollen

Der Schrittmacherpatient bedarf einer lebenslänglichen Betreuung, da Herzschrittmacher technische Geräte sind, die der Überprüfung bedürfen. Eine Batterieerschöpfung oder aber auch unvorhergesehene und plötzliche Störungen sollten möglichst frühzeitig erkannt werden. Im Laufe der Zeit kann sich ein Krankheitsbild so verändern, daß das Programm des Schrittmachers darauf eingestellt werden muß. Allgemein wird eine zweimalige Kontrolle pro Jahr empfohlen.

Ablauf einer Schrittmacherkontrolle

Zu Beginn der Schrittmacherkontrolle werden dem Patienten Fragen über eventuelle Beschwerden wie Schwindel, Synkopen, Dyspnoe sowie nach seinem Allgemeinbefinden gestellt. Es folgt dann die klinische Untersuchung der Schrittmachertasche. Rötungen, Schwellung und/oder Schmerzen weisen auf eine Tascheninfektion hin, die immer behandlungsbedürftig ist. Anschließend findet die eigentliche Funktionskontrolle des Schrittmachers statt. Sie beginnt mit der Aufzeichnung des Extremitäten-EKG's. Um die Schrittmacherfunktion bei Patienten mit ausschließlichem Eigenrhythmus zu kontrollieren, bedarf es einer Magnetauflage, um den Schrittmacher in eine festfrequente Stimulation umzuschalten. Als nächstes wird der Schrittmacher mittels eines externen Programmiergerätes (s. Abbildung 18) nach seiner derzeitigen Programmierung abgefragt. Bietet der Schrittmacher und der Programmer die Möglichkeit der Reizschwellenmessung, sollte diese genutzt werden, um den Schrittmacher bei chronisch niedriger Reizschwelle auf entsprechende Werte (von z.B. 5,0 auf 2,5 Volt) umzuprogrammieren. Im normalen Krankheitsverlauf kann es aber auch zu einer Erhöhung der Reizschwelle kommen (z.B. Infarktnarben) und die Hochprogrammierung (von z.B. 5,0 auf 7,5 Volt) der Ausgangsspannung erforderlich machen, um einer ineffektiven Stimulation vorzubeugen.

Mit Hilfe entsprechender Zusatzgeräte, die parallel zum EKG-Aufzeichnungsgerät angeschlossen sein müssen, erfolgt die Funktionsanalyse, bei der die tatsächliche Impulsbreite sowie der Impulsintervall gemessen werden. Diese Parameter werden praktischerweise auf einem vorgefertigten Kontrollblatt erfaßt, dessen Durchschlag gleichzeitig als Bericht an den weiterbetreuenden Arzt mitgegeben werden kann. Immer häufiger erfolgt heute die Dokumentation über Computer mit entsprechenden Software-Programmen.

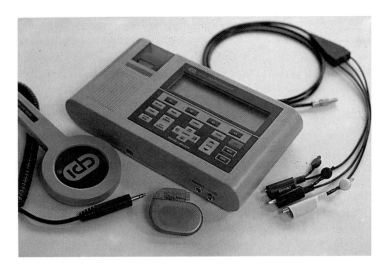

Abb. 18

Erläuterung der wichtigsten Begriffe der Kardiotechnik

A	Atrium, Vorhof
Adapter	Verbindungsstück zwischen SM und Elektrode
Akkumulator	wiederaufladbare Energiequelle beim SM
Anfangsflanke	erster Teil eines Impulses
Anstiegszeit	Dauer der Anfangsflanke
Antitachykarde-SM-Systeme	Dienen zur Beendigung von Re-entry Tachykardien. Dabei werden Einzelstimuli oder Salven in eine »Terminierungslücke« abgegeben.
asynchroner SM	Der SM gibt in fest vorgegebenen Abständen Impulse ab ohne Berücksichtigung von Herzeigenaktionen. Der SM stimuliert »festfrequent«.
atrial	den Vorhof betreffend
Ausgangskondensator	Auch Entladungskondensator genannt. Über diesen Teil gibt der SM seinen Strom an die Elektrode ab.
Austauschindikation	Der Zeitraum, der durch Änderungen von bestimmten Ausgangsgrößen (in der Regel Frequenzabfall) das Ende der Schrittmacherfunktionszeit anzeigt. Wird auch E.O.L. (end of life) genannt.
AV-Verzögerungszeit	AV-Überleitungszeit oder auch AV-Intervall ist der zeitliche Abstand zwischen einer wahrgenommen oder stimulierten Vorhofaktion und der darauffolgenden Ventrikelaktion bei vorhofgesteuerten SM.
basic pulse interval	Grundperiodendauer
basic rate	Grundfrequenz
Basisfrequenz	Die festgelegte Stimulationsfrequenz bei Fehlen von Herzeigenaktionen.
Batterie	Die Energiequelle des SM, veraltet auch für SM stehend
Batteriespannung	Spannung der Batterie in Abhängigkeit ihres Betriebszustandes (veraltet auch für SM-Spannung stehend)
Belastung	Widerstand (Ohm), auch als Last bezeichnet, in der der SM arbeiten muß
Betriebsspannung	Batteriespannung unter Last
bidirektionaler SM	SM mit Telemetrie
bifocale Stimulation	Stimulation des Herzens an zwei Orten, wie Vorhof und Ventrikel

bifocaler SM	Auch sequentieller SM genannt. Der bifocale SM ist die Verknüpfung von 2 Demand-SM, der sowohl im Vorhof wie auch im Ventrikel stimuliert. Die Stimulationen erfolgen in Abhängigkeit des AV-Intervalls.
biphasischer Impuls	Der Stimulationsstrom und Rückladestrom heben sich auf, um elektrolytische Veränderungen an SM und Elektrode zu vermeiden.
bipolare Elektrode	Sowohl die Kathode als auch die Anode der Elektrode befinden sich direkt im Herzen
blanking	kurzzeitiges Ausschalten der Wahrnehmungsfunktion des SM durch entsprechende interne Schaltungstechnik
B.O.L. (begin of life)	Funktionsbeginn des SM
Brustwandstimulation	Steuerung eines implantierten SM mit Hilfe eines externen Impulsgenerators über Brustwandelektroden. (Früher auch Stimulation des Herzens über Brustwandelektrode)
chest wall stimulation (CWS)	Brustwandstimulation
Chronaxiezeit	Impulsdauer, bei der die Reizschwelle den doppelten Wert der Rheobase annimmt
C-MOS (Complementär-Metall-Oxyd-Semikonduktor)	Schaltungsaufbau mit niedrigem Stromverbrauch
coil	Spirale
committed stimulation	Auf einen atrialen Impuls erfolgt zwangsweise ein ventrikulärer Impuls
delay	Verzögerungsintervall
Demand-Empfindlichkeit	siehe Empfindlichkeit
Demand-Funktion	Der SM gibt nur dann einen Impuls ab, wenn die Eigenaktion des Herzens unter eine programmierte Frequenz fällt.
depletion indicator	Zeichen für die Batterieerschöpfung
Detektorkreis	Eingangsteil der Steuerungselektronik
diskrete Schaltung	Eine aus Einzelbauelementen zusammengesetzte Schaltung
distal	Dem Ursprung entfernt liegend (vgl. proximal)
Eingangsempfindlichkeit	Ansprechwelle (mV) der vom Herzen noch gerade erkennbaren Spannung der Herzeigenaktion. Je kleiner die wahrgenommene Spannung ist, je höher ist die Empfindlichkeit.
Eingangswiderstand	Widerstand, den der SM dem intrakardialen Signal anbietet

Elektrode	Überträgt die Stimulation vom SM zum Myocard
Elektrodenimpedanz	kompletter Elektroden-Myocard-Widerstand
Elektroden-Myocard-Widerstand	Der Gesamtwiderstand durch den der Impulsstrom fließt (Elektrodenwiderstand, Polarisationswiderstand, Gewebewiderstand)
Elektroden-Widerstand	Ohm'scher Widerstand von Zuführung und Elektrodenkopf
electromagnetic interference rate	Störfrequenz
E.M.C (electromagnetic compatibility)	Schutz gegen elektro-magnetische Störfelder
Empfindlichkeit	Ansprechschwelle (mV) des Demand-Mechanismus für ein Testsignal
endogram	Aufzeichnung eines intrakardialen Potentials
endokardial	Der Herzinnenwand anliegend
Energiekompensation	Bei Abnahme der Impulsamplitude kommt es zur Zunahme der Impulsdauer
entrance block	Ausfall der Demand-Funktion
E.O.L. (end of life)	Definierte Austauschindikation
epikardial	Der Herzaußenwand anliegend
ERI (elective replacement indicator)	Erstes definiertes Merkmal einer Austauschindikation
ERI (elective replacement time)	definierter Austauschzeitpunkt eines SM
escape interval	Intervall (ms) zwischen einer spontanen Herzeigenaktion bis zum Einsetzen der SM-Stimulation
exit block	Ineffektivität der SM-Stimulation bedingt durch eine zu niedrige Impulsamplitude und/oder Impulsdauer bzw. einer zu hohen Reizschwelle. Es kann sich aber auch um einen Elektrodenbruch handeln.
Frequenz	Häufigkeit der Impulsabgabe pro Minute
frequenzadaptive Stimulation	Bedingt durch extrasinodale Signale ist der SM in der Lage seine Frequenz zu steuern.
Geflechtelektrode	SM-Elektrode besteht aus mehrfachen Flachbandlitzen. Sie wird mit einem Ödman-Katheter eingeführt.
getriggerter SM	Der SM gibt synchron zu jeder Herzaktion einen Impuls ab; darüber hinaus auch, wenn die Herzeigenaktion unter einem definierten Wert fällt.
Grundfrequenz	Programmierte Stimulationsfrequenz eines Demand-SM bei fehlender Herzeigenaktion

Grundperiode	Periodendauer (ms) der Grundfrequenz
hardware SM	ROM (read only memeories); Der Speicher des SM enthält eine eingeschriebene Information, die nicht mehr verändert werden kann.
haversine (sine²)	$\sin^2$-Halbwelle
Helium-Leck-Test	Prüfverfahren zur Feststellung der Dichtigkeit hermetisch gekapselter SM
Holterfunktion	Die Möglichkeit, patienteneigene Informationen wie z. B. EKG's, Frequenzhistogramme, VE's, tachykarde Phase zu speichern und abzufragen.
hybride Schaltung	Zusammenfassung von diskreten Halbleiterbauteilen (ggf. IC) und integrierten Einzelbauteilen auf einer gemeinsamen Substratplatte
Hysterese	Stimulationsintervall (Zeitintervall nach einer spontanen Herzeigenaktion) und Periodendauer (Intervall zwischen zwei aufeinander folgenden SM-Stimuli) sind verschieden.
Impulsamplitude	Höhe des zur Stimulation verwandten Impulses. Entweder als Spannungsamplitude in Volt (V) oder als Stromamplitude in Milliampere (mA) angegeben
Impulsbreite	Veraltet für Impulsdauer
Impulsdauer	Dauer eines SM-Impulses gemessen in ms
indifferente Elektrode	Der Gegenpol der Stimulationselektrode liegt außerhalb des Herzens (bei unipolaren SM ist es das SM-Gehäuse)
Ineffektivität	exit block
Induktion	Möglichkeit, durch elektromagnetische Felder in einer Empfangsspule oder Antenne einen Strom zu erzeugen und so z. B. Informationen, aber auch Störungen zu übertragen
Inhibition	Bedingt durch die Demand-Funktion wird bei einer spontanen Herzeigenaktion der SM-Impuls unterdrückt
integrated injection logic	Eine besondere Herstellungsform von IC. Dadurch geringer Leistungsbedarf. Auf einem Chip werden analoge und digitale Informationen verarbeitet.
integrated circuit (IC) integrierte Schaltung	integrierte Schaltung Mehrere Halbleiterbauelemente sind in einem Bauteil vereinigt.
Interferenz	Überlagerung verschiedener energetischer Wellen (Signale)

interrogate	abfragen
Intervall	Zeitlicher Abstand zwischen 2 Ereignissen in ms
Intrakardiales Potential	Ein elektrisches Potential, das aus dem Herzinneren abgeleitet wird.
IS 1	Bezeichnung des Standard-SM-Konnektors, der vom internationalen Komitee für kardiovaskuläre Implantate für die Chirurgie entwickelt wurde (3,2 mm Stecker)
Konnektor	Elektrodenstecker
large scale integration (LSI)	IC mit besonders vielen Halbleiterbauelementen
lead	Elektrodenzuleitung (Draht)
leakage test	Helium-Leck-Test
Leerlaufspannung	Ausgangsspannung (V) ohne Last
longevity reporting	Statistische Analyse der tatsächlichen SM-Funktionsdauer
Magnetfrequenz	Frequenz eines Demand-SM bei Auflage eines Testmagnetens. In der Regel asynchrone Stimulation.
magnet rate	Magnetfrequenz
Magnetschalter	Im Schrittmacher eingebauter Schalter, der durch Auflage eines Testmagnetens betätigt wird
Mandrin	Führungsdraht aus Stahl für Spiralelektroden
Markerimpuls	Ineffektiver Impuls synchron mit der R-Welle als Orientierungshilfe bei der elektronischen Auswertung von SM-EKG (nur bei wenigen SM-Typen)
monolithische Schaltung	Sämtliche Bauteile in integrierter Form
Muskelinhibition	Bedingt durch Muskelpotentiale wird der SM inhibiert.
Muskelstimulation	Über die indifferente Elektrode (meist SM-Gehäuse) kommt es zur Muskelreizung
myokardial	Dem Herzmuskel anliegend
Myokardiale Elektrode	Eine Elektrode, die an der äußeren Herzwand angebracht wird
N/A	nicht angegeben
Nahtöse	Ein am SM befindliches Befestigungsloch zur Fixation des SM am Körpergewebe
noise rate	Störfrequenz
noise sampling periode	Störmeßzeit
orthorhythmischer SM	SM, dessen escape interval abhängig ist von der zeitlichen Abfolge der vorausgegangenen Herzeigenaktionen

ösophagiale Stimulation	Stimulation des Herzens mittels einer Elektrode die durch den Ösophagus eingeführt wird (nur temporär zu verwenden).
overdrive	Vorhofflattern und supraventrikuläre Tachykardien werden durch temporäre, schnelle Stimulation (180–600 ppm) über eine Vorhofelektrode therapiert. Gelegentlich auch für Brustwandstimulation stehend.
oversensing	Wahrnehmung von Signalen, die eigentlich nicht wahrgenommen werden sollten.
pacing	bezieht sich auf die Stimulationsfunktion des SM
pacing rate	Grundfrequenz
pacemaker mediated tachycardia	Re-entry Tachykardien die durch den SM ausgelöst wurden.
Periodendauer (Grundperiodendauer)	Zeitintervall zweier aufeinanderfolgender SM-Stimuli bei Stimulation in der Grundfrequenz
physiologisch	Bei der SM-Therapie wird durch einen physiologischen SM die Vorhofkammersequenz der Herzaktion aufrechterhalten
Polarisationswiderstand	Spannung, die in einem Stromkreis an der Phasengrenze zwischen einem festen (hier Elektrodenkopf) und flüssigen Leiter (hier Herzgewebe) auftritt
Primärzelle	Galvanisches Element
progr.	programmierbar
programmer	Programmiergerät
Programmierbarkeit	Möglichkeit nach Implantation des SM nichtinvasiv SM-Funktionen zu verändern
Programmiergerät	Gerät zur Neueinstellung bzw. Umprogrammierung bestimmter SM-Parameter. Die Informationsübertragung erfolgt durch elektromagnetische Wellen (HF), gepulste Magnetfelder (Betätigung eines Reed-Schalters im SM) oder durch Ultraschall
proximal	Dem Ursprung nahe liegend
pulse duration	Impulsdauer
pulse interval	Periodendauer
rate adaptive stimulation	frequenzadaptive Stimulation
reeds-relais (reed-switch)	Durch Magnetfelder betätigter Schalter (Reed-Schalter)
Reizschwelle	Niedrigste Kombination aus Impulsamplitude und Impulsdauer, die noch ausreicht, um eine Herzaktion auszulösen.
refractory periode	Refraktärzeit

Refraktärzeit (absolute)	Zeitintervall zu Beginn der Periodendauer eines Demand-SM, während dessen der Detektorkreis des SM nicht ansprechbar ist. (Herzeigenaktionen werden nicht erkannt).
Refraktärzeit (relative)	Zeitintervall, in der ein Signal erkannt wird. Der Impuls wird jedoch nicht unterdrückt, sondern die Refraktärzeit wird neu gestartet. Die relative Refraktärzeit ist nur bei einigen SM-Typen vorhanden
Rheobase	geringste Strom- und Spannungsamplitude, bei der bei genügend langer Impulsdauer gerade noch eine Depolarisation ausgelöst wird.
Rheographie	Stromflußmessung
Rückladestrom	Strom, der nach Impulsabgabe rückwärts über die Elektrode fließt, um den Ausgangskondensator des SM wieder aufzuladen (vgl. biphasischer Impuls).
Schraubelektrode	Das distale Ende der Stimulationselektrode ist wendelförmig ausgebildet. Diese Elektrode kann in das Herzmuskelgewebe eingeschraubt (korkenzieherartig) oder im Trabekelwerk verankert (stumpfer Wendel) werden.
seal plug	Dichtungsstopfen
sensing	bezieht sich auf die Empfangs- oder Wahrnehmungsfunktion des SM
Sensivität (Sensitivity)	Eingangsempfindlichkeit der Demand-Funktion
service life (nominal)	Nominale Funktionsdauer eines SM
set screw	Versenkbare Schraube
Sicherheitsfrequenz	Störfrequenz
sleeve	Überzug zur Verdickung des Elektrodenkonnektors
SM	Schrittmacher
S/N	Seriennummer
software SM	RAM (readable, adressable memories). In die Programmschleife des SM-Speichers kann eingegriffen werden. Es können Informationsgehalte gelöscht und neue Informationen eingespeichert werden.
Spannungsdoppler	Schaltungsanordnung zur Spannungsvervielfachung (hier 2-fach). Wird bei SM verwendet, deren Batteriespannung niedriger ist, als die gewünschte SM-Ausgangsspannung. Die Ausgangsspannung wird über die Impulsamplitude verändert.

spike	Zacke im EKG, die durch einen SM-Impuls hervorgerufen wird.
Spiralelektrode	Die Zuleitung der SM-Elektrode besteht aus einfachem oder mehrfachem Drahtwendel. Die Elektrode wird mit einem Mandrin eingeführt.
stimulation threshold	Reizschwelle
Störfrequenz	Asynchrone Reizfrequenz gesteuerter SM, auf die der SM bei starken elektromagnetischen Störungen umschaltet.
Störmeßzeit	Zeitintervall während dessen Störsignale gemessen werden.
strength duration curve	Zwischen Reizschwelle und Impulsdauer besteht ein funktioneller Zusammenhang.
stylet	Mandrin
take-over-rate	Sonderfunktion eines SM mit Hysterese. Nach Überschreiten des escape intervalls, allmähliche Frequenzzunahme bis zur Grundfrequenz.
temporäre	Zeitlich begrenzte Funktion
temporäre Stimulation	Zeitlich begrenzte Stimulation mittels externem SM
Testmagnet	Permanentmagnet, mit dem der Steuer-Mechanismus eines SM außer Funktion gesetzt wird.
Testsignal	Definierter Impuls zur Bestimmung der Eingangsempfindlichkeit gesteuerter SM
threshold	Reizschwelle
Trabekelwerk	Muskelbälkchen im Herzen
tracking signal	Markierimpuls
T-wave-sensing	SM wird durch die T-Welle fälschlich gesteuert
Überwachungszeit	Teil der Periodendauer eines Demand-SM, in dem der Detektorkreis des SM aufnahmebereit ist.
underdrive	»Unterfahren«, Prinzip der Stimulation mit einer langsameren Frequenz zur Unterbrechung einer Tachykardie durch Impulsabgabe in der erregbaren Lücke
unipolare Elektrode	Die Kathode (Elektrodenkopf) befindet sich im Herzen. Die Anode bzw. indifferente Elektrode ist extrakardial gelegen (meist die metallische Oberfläche des SM-Aggregat).
use before date	Der späteste Zeitpunkt, zu dem ein SM implantiert werden muß.
V	Ventrikel
value	Wert

ventrikulär	die Herzkammer betreffend
Verzögerungszeit	Intervall zwischen einer Vorhofstimulation oder Wahrnehmung und der nachfolgenden Ventrikelstimulation in ms.
vier-Quadranten SM	bifocaler (sequentieller) SM mit kompletter Stimulations- und Inhibitionsverknüpfung.
vorhofgesteuerter SM	SM gibt synchron zum Vorhofpotential nach einer definierten AV-Verzögerungszeit einen stimulierenden Impuls im Ventrikel ab.
vorhofstimulierender SM	Sonderform des ventrikulären Demand-SM mit erhöhter Demand-Empfindlichkeit und verlängerter Refraktärzeit.
VS 1	Vorläufer des IS 1 Steckers, auch 3,2 mm
vulnerable Phase	Zeitbereich im mittleren Drittel der T-Welle, während dessen ein elektrischer Stimulus bei verminderter Flimmerschwelle ein Kammerflimmern lösen kann.

Literatur

1. B. Maisch, H. Steilner: Praktische Herzschrittmachertherapie. perimed Fachbuch-Verlagsgesellschaft, 1985
2. E. Alt: Schrittmachertherapie des Herzens. perimed Fachbuch-Verlagsgesellschaft, 1985
3. W. Seeger: Herzschrittmacher Funktionskontrolle. Sachsenwald-Druckerei, 1990
4. M. S. Lampadius: Herzschrittmacher-Typenkartei. Herzschrittmacher- Institut, 1987
5. G. Sabin, M. Bergbauer: Herzschrittmacher. Hoechst Aktiengesellschaft, 1985
6. B. Lüderitz: Herzschrittmacher. Springer-Verlag, 1986

Industrielle Produkte: Implantierbare Herzschrittmacher

Herzschrittmacher sind seit Jahren eine der interessantesten kardiologischen Therapieformen, wobei im deutschen Markt zwischen 25000 und 28000 Schrittmachern jährlich implantiert werden. Ca. 80% davon sind Erstimplantationen. Einen neuen Impuls gab es auf diesem Sektor durch die Entwicklung frequenzadaptierter Schrittmacher und durch sog. Cardioverter/Defibrillator zur Therapie von tachykarden Rhythmusstörungen. Das Gros der Patienten wird heute mit multiprogrammierbaren Ventrikelschrittmachern versorgt.
Neben den implantierbaren kommen externe Systeme für den temporären Einsatz zur Anwendung; die meisten Hersteller haben diese im Programm.

Lieferant	Hersteller	Einkammer multiprogrammierbar	Zweikammer	Frequenzvariable SM	Antitachykarde SM/ Cardioverter
Biomedix	Biotronik	x	x	x¹⁾	x
Cordis	Nucleus-Gruppe	x	x		
Lilly-Medizintechnik	CPI Cardiologische Geräte	x	x		x
ela medical	ela medical	x	x		
Intermedics	Sulzer-Gruppe	x	x	x¹⁾	x
Medtronic	Medtronic	x	x	x¹⁾	x
Siemens	Siemens-Pacesetter Systems	x	x	x¹⁾	x
Biotec	Medtronic-Gruppe	x	x	x	
Teletronics	Nucleus-Gruppe	x	x	x¹⁾	x
Sorin Biomedica	Sorin	x	x	x	
Vitatron Medical	Medtronic-Gruppe	x	x	x	

1) auch Zweikammer-Systeme

Interventionelle Kardiologie
»Klammer zwischen Herzdiagnostik und Chirurgie«

N. Bleese und P. Kremer

Kerckhoff-Klinik
Abteilung für Thorax-Kardiovaskularchirurgie
Benekestr. 4–6
6350 Bad Nauheim

Unter dem Begriff interventionelle Kardiologie verstehen wir Verfahrensweisen, die mit Hilfe von transvenös- bzw. trans-arteriell gelegten Kathetern Therapien innerhalb des Herzens bzw. der Koronararterien ermöglichen, die bislang der Herzchirurgie vorbehalten waren. Es handelt sich dabei prinzipiell um drei unterschiedliche Therapieformen:
1. Katheterverfahren zur Behandlung der koronaren Herzkrankheit
2. Katheterverfahren zur Behandlung von angeborenen bzw. erworbenen Klappenstenosen
3. Katheterverfahren zur Behandlung von Herzrhythmusstörungen

Die Anzahl interventioneller Katheterverfahren ist dabei stetig im Zunehmen begriffen. Insbesondere die Ballondilatation von Koronarstenosen – auf die in diesem Artikel speziell eingegangen wird – hat in den letzten Jahren eine überragende Bedeutung erlangt. Alleine in den USA werden 1990 voraussichtlich 300000 Ballondilatiationen (PTCA) durchgeführt gegenüber ca. 200000 Bypass-Operationen.

Die Gründe für den Erfolg der PTCA liegen auf der Hand; geringere Kosten, kürzerer Klinikaufenthalt sowie eine geringere physische und psychische Belastung für den Patienten im Vergleich zur Bypass-OP.

Die Indikation zur PTCA ist gegeben bei Patienten mit Ein- oder Mehrgefäßerkrankungen deren Koronarstenosen mit hohen Erfolgsaussichten und geringem Risiko dilatiert werden können. Die Erfolgsaussichten hängen dabei in erster Linie von spezifischen Charakteristika des Gefäßes und der Stenose selbst ab. Umschriebene, konzentrische, nicht-verkalkte Stenosen in geraden Gefäßabschnitten lassen sich in >85% erfolgreich dilatieren. Ist die Stenose längerstreckig oder exzentrisch, verkalkt, in einer Gefäßkurve liegend oder handelt es sich um eine Abgangsstenose sind die Erfolgsaussichten geringer (60–85%) und mit einem erhöhten Risiko verbunden (akuter Gefäßverschluß >4%, Mortalität >0,5%).

Die geringsten Erfolgsaussichten und das höchste Risiko weisen langstreckige (>2 cm) Stenosen in extremen Gefäßbiegungen auf sowie Bypass-Stenosen mit großen arteriosklerotischen Plaques, die bei der PTCA embolisieren können. Bei diesen Patienten kommt primär eine Bypass-OP in Betracht.

Bei den *klinischen* Parametern, die großen Einfluß auf das PTCA-Risiko haben ist in erster Linie die linksventrikuläre Funktion zu nennen. Eine schwere LV-Funktionseinschränkung bedeutet auch immer ein hohes PTCA-Risiko. Eine schlechte LV-Funktion stellt somit eine relative Kontraindikation zur PTCA dar.

Der akute Verschluß sowie die Restenosierungsrate sind die primär limitierenden Faktoren der PTCA. Dabei liegt die Restenosierungsrate erfolgreich dilatierter Stenosen innerhalb der ersten 6 Monate bei ca. 30%; in 3–5% führt die PTCA zum akuten Gefäßverschluß mit der Ausbildung eines Infarktes.

Ein Vergleich zwischen Koronarchirurgie und PTCA (Tabelle 1) zeigt, daß bei unkomplizierten Eingefäßerkrankungen das Risiko hinsichtlich Sterblichkeit bzw. Infarkthäufigkeit bei beiden Verfahren vergleichbar niedrig ist. Bei Mehrgefäßerkrankungen – und vor allem bei der proximalen LAD-Stenose – sieht es derzeit noch anders aus, da die Koronarchirurgie ein standardisiertes Therapieprinzip mit niedrigen perioperativem Risiko und bekannten Langzeitresultaten ist, während für die PTCA, nicht zuletzt durch die allerorten zu verzeichnende indikatorische und methodische Lernkurve, noch keine einheitlichen Angaben vorliegen können (38, 39, 46, 57).

Unabhängig von den für alle Beteiligten segensreichen Auswirkungen gelungener Koronardilatationen kann eine mißlungene PTCA unter Umständen deletäre Folgen haben. Bei Patienten, die nach mißlungenen Dilatationen unter Notfallbedingungen operiert werden müssen, beträgt die Hospitalmortalität immerhin 5–15% und die durchschnittliche perioperative Infarktrate nicht weniger als 50%! Es gilt daher in Anlehnung an allgemeingültige Erfahrungen bei Notoperationen einige Punkte zu bedenken, die insbesondere bei Dilatationszwischenfällen gelten, wenn nämlich koronarkranke Patienten elektiv auf den Kathetertisch und anschließend notfallmäßig auf den Operationstisch gelangen. Im Gegensatz zu den allermeisten kardiologischen Notfallsituationen, die uns definitionsgemäß unerwartet und unangekündigt überraschen, können PTCA-Zwischenfälle als »geplante Notfälle« verlaufen, sofern vorab entsprechende organisatorische Vorkehrungen getroffen werden: Es sollte bei elektiven PTCA-Prozeduren grundsätzlich gewährleistet sein, daß tatsächlich

Tabelle 1: Risiko interventioneller Verfahren

	Koronarchirurgie		PTCA	
	Mortalität (%)	Peri-operativer Infarkt (%)	Mortalität (%)	Peri-interventioneller Infarkt (%)
1-Gefäßerkrankung	<1	1–3	<1	3–4
Mehrgefäßerkrankung	ca. 1	1–3	?	?
PTCA-Notfälle*	ca. 5–15	ca. 50		

* in 1–3% der PTCA-Verfahren

ein professionell arbeitendes Anästhesieteam unmittelbar und sachgerecht Wiederbelebungsmaßnahmen bereits im Katheterlabor einleiten kann und daß die komplette OP-Mannschaft auch sofort arbeitsbereit ist, d.h.: OP-Tisch und Herz-Lungen-Maschine sollten aufgebaut bzw. vorbereitet sein. Zeitnot fördert Fehlentscheidungen, zwingt zur Improvisation und führt – was vor allem für die postoperative Intensivpflegephase von großer Tragweite ist – nahezu regelmäßig zum Durchbrechen des Hygieneprotokolls.

Häufig müssen nach PTCA-Zwischenfällen Wiederbelebungsmaßnahmen, Transport, Narkoseeinleitung und Operationsbeginn ohne ausreichendes Kreislaufmonitoring durchgeführt werden, wobei regelmäßig der Pulmonaliskatheter besonders schmerzlich vermißt wird.

Andere – u.U. schwerwiegende – perioperative Konsequenzen sind folgende:
– unvorbereiteter Magen-Darmkanal;
– mangelhafter körperlicher Hygienezustand;
– vorangegangene Herzoperationen, die infolge der Perikardverwachsungen ein notfallmäßiges Anschließen an die extrakorporale Zirkulation erschweren;
– das Fehlen gekreuzter Blutkonserven bzw. von Eigenblut;
– unzureichende Aufklärung der Patienten sowie deren Angehörige v.a. hinsichtlich des potentiellen Notfallrisikos;
– mangelhafte Kenntnisse der Vor- und Begleitkrankheiten der Notfall-Patienten bei den zur Notfallbehandlung herangezogenen Chirurgen und Anästhesisten.

Ein bedauerlicherweise häufig unterschätztes Problem besteht darin, daß zur präoperativen regionalen Ischämie (MI) intraoperativ noch zusätzlich globale Ischämietoleranz (Herzstillstand) beansprucht wird. Dies erklärt u.a. auch die hohe perioperative Infarktrate dieser Patienten. Bedauerlich ist auch, daß aus Zeitnot, aber auch im Zusammenhang mit bei derartigen Zwischenfällen verabreichten fibrinolytischen bzw. thrombozytenaggregationshemmenden Medikamenten regelhaft auf den Gebrauch der Mammaria interna verzichtet wird.

Die prä- und intraoperative Ischämie führt bei Notfällen zur verzögerten myokardialen Erholung und ist meist mit einer entsprechenden intraoperativen Erholungsphase und somit auch verlängerten extrakorporalen Zirkulationszeiten verknüpft. Der Fremdblutbedarf nimmt zu, Gerinnungsstörungen entstehen, die Infektionsgefahr steigt. Schließlich wird, u.U. mit mechanischer Kreislaufunterstützung, ein hochkomplizierter und schwerkranker Patient auf die postoperative Intensivstation verlegt.

Auf ein besonderes Problem muß in diesem Zusammenhang hingewiesen werden: auf den sogenannten Reperfusionsschaden des Myokards. Er betrifft diejenigen Myokardareale, die nach vorangegangener Ischämie wieder perfundiert werden und deren metabolischer, funktioneller und struktureller Schaden in Folge bzw. in Zusammenhang damit erst demaskiert wird (1, 2, 3, 55).

Sollten sich die Überlegungen der Buckberg-Gruppe bewahrheiten, wonach sich das ganze Ausmaß eines derartigen Reperfusionsschadens dadurch verringern ließe, indem man diese Herzen kardioplegisch stillstellt und mit normothermem und substratangereichertem Blut zunächst vor- bzw. reperfundiert, bevor man die Koronararterien wieder mit normalem Blut durchströmt, dann hätte dies für die Behandlung des akuten Myokardinfarktes außerordentlich weitreichende Konsequenzen: Dann hätte nämlich nur das unter den Bedingungen, bzw. mit Hilfe der extrakroporalen Zirkulation total entlastete und mit speziellen Perfusaten durchströmte und stillstehende Herz eine reelle Chance, sich zu erholen (22)! Dies würde den Stellenwert der Akut-Infarktchirurgie bzw. der sofortigen chirurgischen Interventionen nach PTCA-Zwischenfällen unterstreichen, während sich derjenige der interventionellen Kardiologie relativieren würde. Die vorliegenden Ergebnisse der operativen Revaskularisierungen nach akutem Infarkt bzw. nach mißlungener PTCA sprechen zumindest dafür. Wiederholte PTCA bzw. verschiedene andere nichtchirurgische Revaskularisierungen können zwar durchaus erfolgreich sein, versagen aber bedauerlicherweise in der Regel bei Intimadissektionen. Dies beinhaltet bei PTCA-Zwischenfällen die Gefahr, durch frustrane Kathetermanipulationen unwiederbringliche Zeit zu verlieren, bevor das Notfallteam alarmiert wird.

Man muß in diesem Zusammenhang daran denken, daß ischämisches Myokardgewebe, das unter normothermen Bedingungen Arbeit zu leisten gezwungen wird, eine Wiederbelebungszeit von nur etwa 20 Minuten besitzt. D. h., im Zentrum des Infarktes, wo es noch nicht einmal mehr zum Auswaschen der Stoffwechselendprodukte im Rahmen einer anoxischen Rest- bzw. Kollateralzirkulation kommt, wo also definitiv Ischämie herrscht, sistiert nicht nur die Funktion, sondern es kommt auch überraschend schnell zur Nekrose. Der klinische Beweis für diese Überlegungen wird immer wieder durch die dramatischen Abläufe bei Verschluß des linken Hauptstammes bzw. beim proximalen LAD-Verschluß demonstriert. Nur dort, wo durch eine Restperfusion zumindest der Basalstoffwechsel und damit der Strukturerhalt der Myokardzelle gewährleistet wird (Stichwort: »stunned myocardium« bzw. »hibernating«) kann mit einer Wiederaufnahme der Funktion gerechnet werden. Nicht zuletzt dadurch erklärt sich die verwirrende Vielzahl unterschiedlicher Angaben über die sogenannte erlaubte Ischämietoleranz des Myokards nach einem Infarkt.

Eine sinnreiche und damit nicht nur den forensischen Ansprüchen genüge leistende »Operationsbereitschaft« für die interventionelle Kardiologie ist also nur dann gegeben, wenn ein operationsbereites Team in unmittelbarer Nachbarschaft des interventionellen Kardiologen angesiedelt ist. Das heißt mit anderen Worten, daß selbst in Kliniken, in denen der Herzkathetermeßplatz und der Herzoperationssaal durch Gebäude, Flure und vor allem auch durch Fahrstühle getrennt sind, es im Einzelfall dazu führen kann, daß die operative Maßnahme zu spät erfolgt. In diesem Zusammenhang muß daran erinnert werden, daß das Problem des ischämischen oder minderperfundierten Herzmuskelgewebes noch nicht dadurch gelöst wird, daß der Patient den Operationssaal erreicht hat. Es vergeht vielmehr noch die sich daran anschließende Zeit der Narkoseeinleitung, der Hautdesinfektion, der sachgerechten Abdeckung und natürlich auch die Operationszeitdauer bis zum Anschluß an die extrakorporale Zirkulation. Erst nach der Realisierung der kompletten Revaskularisierung – das heißt also Anlegen der zentralen und peripheren Anastomosen – kann das betroffene Herzmuskelareal wieder durchblutet werden. Es

wird immer wieder als Gegenargument im Hinblick auf eine unmittelbare Nachbarschaft zwischen dem Herzkathetermeßplatz und dem Operationssaal darauf verwiesen, daß es in Einzelfällen gelingt, auch nach sehr viel längeren Überbrückungszeiten das Leben der Patienten zu erhalten oder sogar auch den drohenden Infarkt abzuwenden. Dies ist sogar für die Mehrzahl der Patienten richtig, da bei ihnen über bereits vorhandene Kollateralzirkulationswege es zu einer ausreichenden Restperfusion des betroffenen Myokardareals kommen kann und somit der strukturelle Erhalt des Gewebes während der Phase der Minderdurchblutung und eine komplette Erholung nach erfolgter Revaskularisation ermöglicht wird. Diese lebens- und myokarderhaltende Kollateralzirkulation ist jedoch nicht bei allen Patienten vorauszusetzen und beinhaltet das grundsätzliche Risiko, daß bei Koronardilatationen es zum tödlichen Infarkt kommen kann, sofern nicht die operative Revaskularisierung innerhalb von 20–30 Minuten erfolgt. Wir empfehlen daher bei der jeweils individuellen Unberechenbarkeit des Verlaufes nach einem PTCA-Zwischenfall folgendes Therapiekonzept – A: Kommt es im Zusammenhang mit einer interventionellen Prozedur zum Kreislaufzusammenbruch und entsteht die Notwendigkeit einer sofortigen kardiopulmonalen Reanimation sollte unmittelbar die extrakorporale Zirkulation etabliert werden. In derartigen Situationen hat sich nach unserer Erfahrung das Einlegen einer intraaortalen Ballonpumpe oder der Anschluß an eine andere Form der assistierten Zirkulation vor allem deshalb nicht bewährt, da damit wertvolle Zeit bis zur eigentlichen Herzoperation verstreicht. Die extrakorporale Zirkulation sollte zunächst in Normothermie durchgeführt werden, um einerseits den Herzrhythmus zu regularisieren und um andererseits eine mögliche Resynthese verlorengegangener myokardialer Energievorräte zu ermöglichen. Kommt es dann unter diesen Bedingungen zu einer kompletten EKG-Normalisierung, sollte nach einer entsprechenden »Präperfusion« in Normothermie für eine Zeitdauer von 30–60 Minuten die myokardiale Energie-Situation normalisiert werden und dann anschließend eine normale Koronaroperation mit Hilfe der Kardioplegie durchgeführt werden. Kommt es allerdings nicht zur Normalisierung des EKG's wird empfohlen, Verfahren zur Myokardprotektion einzusetzen, die die Ischämietoleranz des vorgeschädigten Herzens nicht mehr – oder nur minimal – beanspruchen.
Dafür kommen derzeit die Verfahren von Herrn Buckberg (initiale normotherme substratangereicherte Blutkardioplegie, gefolgt von intermittierender kalter Blutkardioplegie und abschließender warmer substratangereicherter Blutkardioplegie) oder auch neuerdings das Prinzip der Toronto-Gruppe in Betracht, nachdem es durch eine kontinuierliche Blutkardioplegie in Normothermie über ante- aber auch retrograde Koronarperfusion sogar zu einer Resynthese von energiereichen Phosphatverbindungen während des Stillstandes kommen kann. Es versteht sich, daß unter diesen Bedingungen die zentralen und peripheren Anastomosen während der Stillstandszeit des Herzens angelegt werden müssen, um bei der endgültigen »Reperfusion« mit normalem Blut das Myokard wieder normal durchbluten zu können. Kommt es bei einer Ballon-Dilatation zu einer Komplikation an dem betroffenen Kranzgefäß ohne unmittelbare Kreislaufreaktionen so unterscheiden wir zwei Protokolle: Bei normalem EKG würden wir aus grundsätzlichen Überlegungen heraus eine dringliche Operation innerhalb der nächsten 24–48 Stunden unter dem therapeutischen

Schutz von Aggregationshemmern bzw. Antikoagulantien und Nitraten empfehlen während wir andererseits bei Patienten mit einem pathologischen EKG (trotz Kreislaufstabilität) zu einem notfallmäßigen Operieren nach dem Vorgehen wie bei einer Reanimation (A) dringend raten würden.

PTCA-Zwischenfall

A) Reanimation

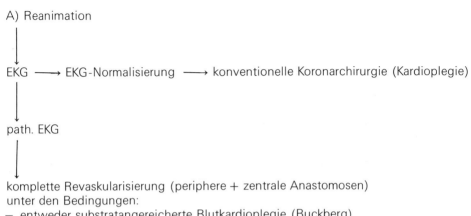

komplette Revaskularisierung (periphere + zentrale Anastomosen) unter den Bedingungen:
– entweder substratangereicherte Blutkardioplegie (Buckberg)
– oder kontinuierliche 37 °C-Blutkardioplegie (Toronto-Prinzip)

PTCA-Zischenfall

B) Koronargefäßkomplikation (Verschluß, Dissektion) ohne Kreislaufprobleme

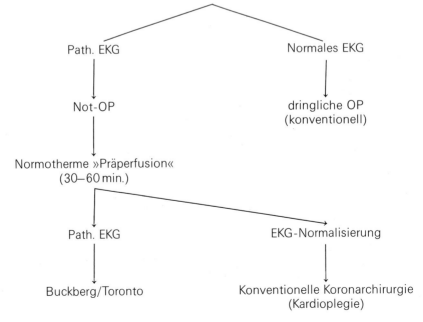

Literatur

1. Allen, B.S., Okamoto, F., Buckberg, G.D., Bugyi, H., Leaf, J. (1986): Reperfusion conditions: critical importance of total ventricular decompression during regional reperfusion. J. Thorac. Cardiovasc. Surg. 92: 605–612
2. Allen, B.S., Okamoto, F., Maloney, J.V. (1986): Immediate functional recovery after 6 hours of regional ischemia by careful control of conditions of reperfusion and composition of reperfusate. J. Thorac. Cardiovasc. Cur. 92: 621–635
3. Allen, B.S., Buckberg, G.D., Schwaiger, M., Yeatman, L., Tillisch, J., Kawata, N., Messenger, J., Lee, C. (1987): Early recovery of regional wall motion in patients following surgical revascularization after 8 hours of acute coronary occlusion. J. Thorac. Cardiovasc. Surg. 92: 636
4. Barner, H.B. et al. (1985): Twelve-year experience with internal mammary artery for coronary artery bypass. J. Thorac. Cardiovasc. Surg. 90: 668–675
5. Battezzati, M., Tagliaferro, A., Cattaneo, A.D. (1959): Clinical evaluation of bilateral internal mammary artery ligations as treatment f coronary heart disease. Am. J. Cardiol. 4: 180
6. Beck, C.S. (1937): Coronary sclerosis and angina pectoris. Treatment by grafting a new blood supply upon the myocardium. Surg. Gynecol. Obstet. 64: 270
7. Beck, C.S. (1935): The development of a new blood supply to the heart by operation. Ann. Surg. 102: 801
8. Beck, C.S., Brofman, B.L. (1956): The surgical management of coronary artery disease: background, rational, clincial experiences. Ann. Intern. Med. 45: 975
9. Blankenhorn, D.H., Nessim, S.A., Johnson, R.L., Sanmarco, M.F., Azen, S.P., Cashin-Hemphill, L. (1987): Beneficial effects of combined colestipol-niacin therapy on coronary atherosclerosis and coronary venous bypass grafts. JAMA 257: 3233–3240
10. Cameron, A.S., Kemp, H.G., Green, G.E. (1986): Bypass surgery with the internal mammary artery graft: 15 year follow-up. Cirbulation 74 (suppl. 3): 30–36
11. Campeua, L., Enjalbert, M., Bourassa, M.G., Lesperance, J. (1984): Improvement of angina and survival 1 to 12 years after aortocoronary bypass surgery: correlations with changes in grafts and in the native coronary circulation. Heart Transplant 3: 220–3
12. CASS (1983): Principal Investigators and their associates. Coronary Artery Surgery Study (CASS): a randomized trial of coronary artery bypass surgery. Survival data. Circulation 68: 939–50
13. CASS (1984): Principal Investigators and their Associates Myocardial infarction and mortality in the Coronary Artery Surgery Study (CASS) randomized trial. New Engl. J. Med. 310: 750–8
14. CASS (1983): Principal Investigators and their associates. Coronary Artery Surgery Study (CASS): a randomized trial of coronary artery bypass surgery. Quality of life in patients randomly assigned to treatment groups. Circulation 68: 951–60
15. Cobb, L.A., Thomas, G.I., Dillard, D.D. et al. (1959): An evaluation of internal mammary artery ligation by a double-blind technic. New Engl. J. Med. 260: 1115
16. Diamond, E.G., Kittle, C.F., Crockett, J.E. (1960): Comparison of internal mammary artery ligation and sham operation for angina pectoris. Am. J. Cardiol. 5: 483
17. Effler, D.B., Favoloro, R.G., Groves, L.K. (1970): Coronary artery surgery utilizing saphenous vein graft techniques. Clinical experience with 224 operations. J. Thorac. Cardiovasc. Surg. 59: 147–53

18. European Coronary Surgery Study Group (1982): Long-term results of prospective randomized study of coronary artery bypass surgery in stable angina pectoris. Lancet II: 1173–80
19. Favaloro, R.G. (1969): Saphenous vein graft in the surgical treatment of coronary artery disease. J. Thorac. Cardiovasc. Surg. 58: 178
20. Fieschi, D. (1942): Criteri anatomo-fisiologici per intervento chirurgico lieve in malati di infarto i cuore e di angina. Arch. Ital. Chir. 63: 305
21. Fitzgibbon, G.M., Leach, A.J., Keon, W.J., Burton, J.R., Kafka, H.P. (1986): Coronary bypass graft fate: angiographic study of 1,179 vein grafts early, one year, and 5 years after operation. J. Thorac. Cardiovasc. Surg. 91: 773–778
22. Flameng, W., Sergeant, P., Vanhaecke, J., Suy, R. (1987): Emergency coronary bypass grafting for evolving myocardial infarction: effects on infarct size and ventricular function. J. Thorac. Cardiovasc. Surg. 94: 124–131
23. Francois-Franck, C.A. (1899): Signification physiologique de la resection du sympathique dans la maladie de baseton, l'epilepsie, l'idistre, et al glaucome. Bull. Acad. Med. Paris 41: 594
24. Gibson, C.F., Loop, F.D (1986): Choice of internal mammary artery or saphenous vein graft for myocardial revascularization. Cardiology 73: 235–241
25. Green, G.E., Stertzer, S.H., Reppert, E.H. (1968): Coronary arterial bypass grafts. Ann. Thorac. Surg. 5: 443–50
26. Gruentzig, A.R., Senning, A., Siegenthaler, W.E. (1979): Non-operative dilatation of coronary artery stenosis: percutaneous transluminal coronary angioplasty. New Engl. J. Med. 301: 61–8
27. Harken, D.E., Black, H., Dickson, J.F., Wilson, H.E. (1955): Deepicardialization: a simple, effective surgical treatment for angina pectoris. Circulation 12: 955
28. Hartzler, G.O. (1986): Coronary angioplasty is the treatment of choice for multivessel coronary artery disease. Chest 90: 877–882
29. Johnson, W.D., Flemma, R.J., Lepley D. et al. (1969): Extended treatment of severe coronary artery disease: a total surgical approach. Ann. Surg. 170: 460
30. Jonnesco, T. (1920): Traitment chirurgical de l'angine de poitrine guerie par la resection du sympathique cervico-thoracique. Bull. Acad. Med. Paris 84: 93
31. Lefrak, E.A. (1987): The Internal Mammary Artery Bypass Graft: Praise versus Practice. Tex. Heart Inst. 14: 139–143
32. Lindgren, I. (1950): Angina Pectoris. A Clinical Study with Special Reference to Neurosurgical Treatment. Ivar Häggströms Boktryckeri, A.B., Stockholm
33. Loop, F.D., Effler, D.B. (1974): Coronary artery surgery. In: Surgical Diseases of the Chest, Ed. 3, edited by B. Blades, p. 538. CV Mosby Co., St. Louis
34. Loop, F.D., Lytle, B.W., Cosgrove, D.M., Golding, L.A.R., Taylor, P.C., Stewart, R.W. (1986): Free (aorta-coronary) internal mammary artery graft – late results. J. Thorac. Cardiovasc. Surg. 92: 827–831
35. Loop, F.D., Lytle, B.W., Cosgrove, D.M., Stewart, R.W., Goormjastic, M., Williams, G.W., Golding, L.A.R., Gill, C.C., Taylor, P.C., Sheldon, W.C., Proudfit, W.L. (1986): Influence of the internal-mammary-artery graft on 10-year survival and other cardiac events. New Engl. J. Med. 314: 1–6
36. Lytle, B.W., Kramer, J.R., Golding, L.R. et al. (1984): Young adults with coronary atherosclerosis: 10 years results of surgical myocardial revascularization. J. Am. Coll. Cardiol. 4: 445–453
37. Murray, G., Porcheron, R., Hilario, J., Roschlau, W. (1954): Anastomosis of a systemic artery to the coronary. Can. Med. Assoc. J. 71: 594
38. Page, U.S., Okies, J.E., Colburn, L.Q., Bigelow, J.C.V., Salomon, N.W., Krause, A.H. (1986): Percutaneous transluminal coronary angioplasty – a growing surgical problem. J. Thorac. Cardiovasc. Surg. 92: 847–852

39. Page, U.S., Okies, J.E., Colburn, L.Q., Bigelow, J.C., Salomon, N.W., Krause, A.H. (1986): Percutaneous transluminal coronary angioplasty – a growing surgical problem. J. Thorac. Cardiovasc. Surg. 92: 847–852
40. Rodewald, G. (1987): Leistungen der Deutschen Herzchirurgie 1987. Vortrag 17. Jahrestagung der Deutschen Gesellschaft für Thorax-, Herz- und Gefäßchirurgie, Bad Nauheim, 18–20. Febr. 1987
41. Russell, R.O. Jr., Abi-Mansour, P., Wenger, N.K. (1986): Return to work after coronary bypass surgery and percutaneous transluminal angioplasty: issues and potential solutions. Cardiology 73, 306–322
42. Sabiston, D.C. Jr., (1978): Surgical treatment of coronary artery disease-introduction. World J. Surg. 2: 673–4
43. Sones, F.M., Shirey, E.K. (1962): Cine coronary arteriography. Mod. Concepts Cardiovasc. Dis. 4: 391
44. Takaro, T., Peduzzi, P., Detre, K.M. et al. (1982): Survival in subgroups of patients with left main coronary disease. Veterans Administration Cooperative study of surgery for coronary arterial occlusive disease. Circulation 66: 14–22
45. Takaro, T., Hultgren, H.N., Lipton, M.J., Detre, K.M. (1976): The VA cooperative randomised study of surgery for coronary arterial occlusive disease: II. Subgroup with significant left main lesions. Circulation (suppl. III) 54: 107–17
46. Topol, E.J., Califf, R.M., George, B.S., Kereiakes, D.J., Abbottsmith, C.W., Candela, R.J., Lee, K.L., Pitt, B., Stack, R.S., O'Neill, W.W. (1987): Thrombolysis and Angioplasty in Myocardial Infarction Study Group: A randomized trial of immediate versus delayed elective angioplasty after intravenous tissue plasminogen activator in acute myocardial infarction. New Engl. J. Med. 317: 581–588
47. Varnauskas, E. (1986). Lessons learned from the three randomized coronary bypass surgery trials. Cardiology 73: 204–211
48. Varnauskas, E. (1986): Coronary bypass surgery. Acta Med. Scand. (suppl. 712): 51–64
49. Varnauskas, E. (1986): Clinical trials of coronary artery disease management (Chapter 34). In: Surgery of coronary artery disease. Ed. by D.J. Wheatley, publ. by C.V. Mosby Company, St. Louis, Toronto
50. Verstraete, M., Brown, B.G., Chesebro, J.H., Ekestrom, S., Harker, L.A., Henderson, A.H., Jewitt, D.E., Oliver, M.F., Sleight, P. (1986): Evaluation of antiplatelet agents in the prevention of aorto-coronary bypass occlusion. Eur. Heart J. 7: 4–13
51. Veterans Administration Coronary Artery Bypass Surgery Cooperative Study Group (1984): Eleven-year survival in the Veterans Administration randomized trial of coronary bypass surgery for stable angina. New Engl. J. Med. 311: 1333–9
52. Vineberg, A.M., Walker, J. (1957): Six months to six years experience with coronary artery insufficiency treated by internal mammary artery implantation. Am. Heart J. 54: 851
53. Vineberg, A.M. (1952): Treatment of coronary artery insufficiency by implantation of the internal mammary artery into the left ventricular myocardium. J. Thorac. Surg. 23: 42–54
54. Vineberg, A.M., Niloff, P.H. (1950): The value of surgical treatment of coronary artery occlusion by implantation of the internal mammary artery into the venntricular myocardium. Surg. Gynecol. Obstet. 91: 551
55. Vinten-Johansen, J., Edgerton, T.A., Hansen, K.J., Carroll, P., Mills, S.A., Cordell, A.R. (1986): Aurgical revascularization of acute (1 hour) coronary occlusion: blood versus crystalloid cardioplegia. Ann. Thorac. Surg. 42: 247–254
56. Wenckebach, K.F., Schermak, A.T., Danielopolu, D., Eppinger, H., Hofer, G. (eds.) (1924): In: Angina Pectoris, Moritz Perles, Wien, Leipzig

57. Ykirevich, V., Findler, M., Miller, H., Vidne, B. (1987): Surgical revascularization following faile percutaneous transluminal coronary angioplasty. Scand. J. Thorac. Cardiovasc. Surg. 21: 145–148
58. Lichtenstein, S.V., Salerno, T.A., Slutsky, A.S. (1990): Pro: Warm Continuous Cardioplegia Is Preferable to Intermittent Hypothermic Cardioplegia for Myocardial Protection During Cardiopulmonary Bypass. J. of Cardiothoracic Anesthesia, Vol. 4, 2: 279–281

Normungsaktivitäten bei DIN bezüglich Einmalartikel zur Verwendung mit Herz-Lungen-Maschinen

S. Kerschl, K. von Martius

TÜV PRODUCT SERVICE GMBH
Abteilung Chemie, Medicalprodukte
Ridlerstraße 31
8000 München 2

Herz-Lungen-Maschinen sind Geräte der Gruppe 1 Nr. 21 nach § 2 der Medizingeräte-Verordnung (MedGV). Dies bedeutet, daß diese Geräte nur nach einer Prüfung bei einer zugelassenen Prüfstelle und einer Bauart-Zulassung durch die zuständige Behörde in den Verkehr gebracht und betrieben werden dürfen. Diese Prüf- und Zulassungspflicht gilt dabei für das »verwendungsfertige« Gerät. Die für den Betrieb notwendigen Zubehörteile und Einmalartikel sind daher miteingeschlossen.
Für eine einheitliche Durchführung von Prüfungen ist ein schriftlich niedergelegter »Stand der Technik«, d.h. eine Norm mit sicherheitstechnischen Anforderungen und Prüfverfahren, notwendig.
Aufgrund dieser Notwendigkeit hat der zum Normenausschuß Medizin im DIN (NAMed) gehörige Arbeitsausschuß »Extrakorporale Kreisläufe« in einer Arbeitsgruppe diese Normungstätigkeit aufgenommen. Mitarbeiter dieser Arbeitsgruppe sind Vertreter der führenden Hersteller derartiger Einmalartikel, Kardiotechniker, die wiederum die Deutsche Gesellschaft für Thorax-, Herz- und Gefäßchirurgie informieren, und von seiten der Prüfstellen, die TÜV Product Service GmbH.
In dem nunmehr zweijährigen Bestehen dieser Arbeitsgruppe »Oxygenatoren, Reservoire, Filter, Blutschlauchsysteme und Kanülen zur Verwendung mit Herz-Lungen-Maschinen« wurden ein Manuskript für einen Norm-Entwurf über »Begriffe« (Teil 1) und ein Manuskript über »Anforderungen, Prüfung« (Teil 2) erarbeitet. Diese beiden Manuskripte werden z.Zt. von dem Arbeitsausschuß »Extrakorporale Kreisläufe« beraten und werden nach Verabschiedung als Norm-Entwürfe veröffentlicht. Das Ziel ist, diese Norm-Entwürfe als Grundlage einer Europäischen Normung bei CEN einzubringen.
Das Manuskript zu Teil 1 definiert 108 Begriffe, die im Zusammenhang mit Herz-Lungen-Maschinen und ihrer Anwendung stehen.
Das Manuskript zu Teil 2 enthält Festlegungen über
— die Anforderungen an die zur Herstellung der Einmalartikel verwendeten Werkstoffe;
— die sicherheitstechnischen Anforderungen an den fertigen medizinischen Einmalartikel;

— die Bestimmung der anzugebenden Leistungsdaten; und
— die Kennzeichnung und Beschriftung.

Für die Auswahl der Werkstoffe werden physikalische, chemische und biologische Kriterien vorgegeben.

Die Anforderungen an den fertigen Einmalartikel umfassen neben den Punkten Fertigung nach GMP und der Sicherstellung von Sterilität und Pyrogenfreiheit auch zulässige maximale Grenzwerte für die chemisch-toxikologischen Eigenschaften. Außerdem werden die zu verwendenden Anschlüsse spezifiziert sowie Prüfmethoden zur Bestimmung der Dauerfestigkeit des Pumpenschlauchs und zur Überprüfung der Dichtigkeit aller blut- bzw. wasserführenden Teile festgelegt.

In einem Punkt der Norm werden Herstellern und Anwendern Methoden und Bedingungen für die Bestimmung von Leistungsdaten von Oxygenatoren und Wärmetauschern vorgegeben. Diese Bestimmungsmethoden leiten sich aus ISO/DIS 7199 »Cardiovascular Implants and Artificial Organs — Blood-Gas Exchangers« und AAMI OXY-D »Blood-Gas Exchange Devices — Oxygenators« ab. Damit soll sichergestellt werden, daß die in der Begleitdokumentation dieser Artikel vom Hersteller anzugebenden Daten unter identischen Bedingungen bestimmt werden und damit für den Anwender unmittelbar vergleichbar sind. Diese Forderung stimmt auch mit den festgelegten Mindestangaben in der Kennzeichnung und Beschriftung aller in der Norm behandelten Einmalartikel überein, wobei auch den nationalen und internationalen Vorschriften Beachtung geschenkt wird.

Bei der Normungstätigkeit wurde immer darauf geachtet, daß durch die Festlegung von Anforderungen eine technische Weiterentwicklung nicht eingeschränkt wird.

Die gemeinschaftliche Arbeit von Herstellern, Prüfinstitution und Anwendern auf diesem Normungsgebiet hat dazu beizutragen, die wesentlichen sicherheitstechnischen Kriterien bei der Entwicklung, Prüfung und Verwendung dieser zum größten Teil hoch komplexen Einmalartikel zum Wohl des Patienten grundlegend festzulegen.

Anschriftenliste der Vertriebsfirmen für Produkte in Kardiochirurgie/Kardiotechnik

(ohne Anspruch auf Vollständigkeit)

Abbott GmbH
Max-Planck-Ring 2
6200 Wiesbaden 68
Telefon: (06122) 501-01
Fax: (06122) 501244

AD. Krauth GmbH & Co.
Wandsbeker Königstr. 27–29
2000 Hamburg 70
Telefon: (040) 6588-0
Fax: (040) 684424

AVL Gesellschaft für medizinische
Meßtechnik mbH
Benzstr. 6
6380 Bad Homburg v.d.H.
Telefon: (06172) 6067
Fax: (06172) 29395

Baxter Deutschland GmbH
Nymphenburger Str. 1
8000 München 2
Telefon: (089) 31701-0
Fax: (089) 31701-177

Berlin Heart Mediproduct GmbH
Usedomer Str. 7
1000 Berlin 65
Telefon: (030) 4635008
Fax: (030) 4634059

Biomedix GmbH & Co.
Medizintechnik
Wiesentalstr. 26
7850 Lörrach
Telefon: (07621) 4094-0
Fax: (07621) 4094-89

B. Braun Melsungen AG
Carl-Braun-Str. 1
3508 Melsungen
Telefon: (05661) 71-0
Fax: (05661) 714555

Ciba Corning Diagnostics GmbH
Industriestr. 11
6301 Fernwald 2
Telefon: (0641) 4003-0
Fax: (0641) 400311

Cobe Laboratories GmbH
Ammerthalstr. 19
8011 Heimstetten
Telefon: (089) 900000-0
Fax: (089) 900000-50

Cordis Medizinische Apparate GmbH
Max-Planck-Str. 20–22
4006 Erkrath 1
Telefon: (0211) 200040
Fax: (0211) 2000421

Datascope GmbH Medizintechnik
Am Wall 190
2800 Bremen 1
Telefon: (0421) 321818
Fax: (0421) 325007

Dideco Shiley
Pfizer Company
Maisacher Str. 118
8080 Fürstenfeldbruck
Telefon: (08141) 42091
Fax: (08141) 91298

Drägerwerk AG
Moislinger Allee 53/55
2400 Lübeck 1
Telefon: (0451) 882-0
Fax: (0451) 882-2080

ela medical GmbH
Stefan-George-Ring 23
8000 München 81
Telefon: (089) 9302021-4
Fax: (089) 9303423

Eppendorf Gerätebau
Netheler+Hinz GmbH
Barkhausenweg 1
2000 Hamburg 63
Telefon: (040) 53801-0
Fax: (040) 53801-556

Ethicon GmbH & Co. KG
Abt. Johnson & Johnson
Interventional Systems
Robert-Koch-Str. 1
2000 Norderstedt
Telefon: (040) 52901-1
Fax: (040) 52901379

Fresenius AG
Hohemarkstr. 152
6370 Oberursel 1
Telefon: (06171) 60-0
Fax: (06171) 60-5609

gambro medizintechnik GmbH
Lochhamer Str. 31
8033 Martinsried b. München
Telefon: (089) 857002-0
Fax: (089) 85700242

Gelman Sciences
(Deutschland) GmbH
Max-Planck-Str. 19
6072 Dreieich
Telefon: (06103) 35163
Fax: (06103) 31669

Gemetron GmbH & Co. KG
Deisterstr. 17
3013 Barsinghausen
Telefon: (05105) 63939
Fax: (05105) 63779

Haemonetics GmbH
Stäblistr. 6
8000 München 71
Telefon: (089) 7551097
Fax: (089) 7809779

HP-medica GmbH
Bahnhofstr. 30
8900 Augsburg
Telefon: (0821) 36232
Fax: (0821) 514360

Intermedics GmbH
Mühlenbach 20–24
5000 Köln 1
Telefon: (0221) 233065
Fax: (0221) 233060

Jostra Medizintechnik GmbH
& Co. KG
Hechinger Str. 38
7401 Hirrlingen
Telefon: (07478) 2071
Fax: (07478) 1823

Kontron Instruments GmbH
Unternehmensbereich Medizin
Oskar-von-Miller-Str. 1
8057 Eching b. München
Telefon: (08165) 6060
Fax: (08165) 606203

Lilly MedizinTechnik GmbH
CPI Cardiologische Geräte
Teichweg 3
6300 Gießen 1
Telefon: (0641) 505-01
Fax: (0641) 53366

Mallinckrodt Medical GmbH
MAP-Division
Josef-Dietzgen-Str. 1
5202 Henneff Sieg 1
Telefon: (02242) 887-0
Fax: (02242) 8872 30

MedGraphics GmbH
Systeme zur Kardiorespiratorischen
Diagnose
Gelderner Str. 12
4000 Düsseldorf
Telefon: (0211) 4541387
Fax: (0211) 4541482

3M Medica GmbH
Wilbecke 12–14
4280 Borken/Westf.
Telefon: (02861) 803-0
Fax: (02861) 63631

Medtronic GmbH
Am Seestern 24
4000 Düsseldorf 11
Telefon: (0211) 5293-0
Fax: (0211) 5293100

Nova Biomedical GmbH
Adam-Opel-Str. 19a
6074 Rödermark 1
Telefon: (06074) 50021
Fax: (06074) 6070

OMNIS Hospitalbedarf
Vertriebs GmbH
Gazellenkamp 70
2000 Hamburg 54
Telefon: (040) 5601049
Fax: (040) 5605026

Pacesetter Systems GmbH
Herzschrittmacher-Zentrum
von Siemens
Museumstr. 18
2000 Hamburg 50
Telefon: (040) 3982080
Fax: (040) 394539

Pall Biomedizin GmbH
Philipp-Reis-Str. 6
6072 Dreieich 1
Telefon: (06103) 307-0
Fax: (06103) 34037

PPG Hellige GmbH
Heinrich-von-Stephan-Str. 4
7800 Freiburg
Telefon: (0761) 4011-0
Fax: (0761) 401233

Radiometer Deutschland GmbH
Am Nordkanal 8
4156 Willich 3
Telefon: (02154) 818-0
Fax: (02154) 818-152

Sartorius GmbH
Weender Landstr. 94–108
3400 Göttingen
Telefon: (0551) 308-0
Fax: (0551) 308-289

Schleicher & Schuell GmbH
Grimsehlstr. 23
3352 Einbeck
Telefon: (05561) 791-0
Fax: (05561) 72743

Sherwood Medical GmbH
Hauptstraße 108
6231 Sulzbach/Ts.
Telefon: (06196) 6090-0
Fax: (06196) 609099

Siemens AG
Bereich Medizinische Technik
Henkestr. 127
8520 Erlangen
Telefon: (09131) 84-0
Fax: (09131) 84-3754

SIGMA Medizintechnik GmbH
& Co. KG
Marktplatz 3
3012 Langenhagen
Telefon: (0511) 733058
Fax: (0511) 733235

SORIN Biomedica Deutschland AG
Opitzstr. 10
4000 Düsseldorf 30
Telefon: (0211) 61803-0
Fax: (0211) 6180319

Stöckert Instrumente GmbH
Osterwaldstr. 10
8000 München 40
Telefon: (089) 360 00 30
Fax: (089) 36 12 110

S&W Elektromedizin GmbH
Würmtalstr. 20a
8000 München 70
Telefon: (089) 71000-0
Fax: (089) 71000-22

Telectronics-Cordis
Emil-Hoffmann-Str. 1
5000 Köln 50
Telefon: (02236) 61061
Fax: (02236) 67524

Terumo (Deutschland) GmbH
Lyoner Str. 11a
6000 Frankfurt 71
Telefon: (069) 666 67 27 oder 8
Fax: (069) 666 68 26

Vitatron GmbH
Habsburgerring 1
5000 Köln 1
Telefon: (0221) 23 31 01
Fax: (0221) 249400

BUCHTIPS · BUCHTIPS · BUCHTIPS

Schuster
Langzeit-Elektrokardiographie
Grundlagen und Praxis
1990. XIV, 249 S., 110 Abb., 47 Tab., geb. DM 128,–

Meinertz/Zehender/Hohnloser/Geibel
Atlas der klinischen Langzeit-Elektrokardiographie
1990. VIII, 314 S., 198 Beispiele in 264 Einzeldarst., geb. DM 148,–

Thys/Kaplan
Das EKG in der Anästhesie und Intensivmedizin
1991. Etwa 300 S., etwa 240 Abb., etwa 22 Tab., geb. DM 88,–

Wehr
Praktische Elektrokardiographie und Elektrophysiologie des Herzens
Ein diagnostischer und therapeutischer Leitfaden für Studenten und Ärzte
1988. X, 207 S., 166 Abb., 10 Tab., kt. DM 32,–

Delius/Sack/Stöckle
Kardiologie aktuell
Diagnostik und Therapie
1990. VIII, 94 S., 40 Abb., 14 Tab., kt. DM 34,–

Jacob
Evaluation of Cardiac Contractility
based on the International Erwin Riesch-Symposium, dedicated to Otto Frank, Tübingen, June 2, 1988
1990. XIII, 155 pp., 52 fig., 5 tab., soft cover DM 48,–

Jacob/Seipel/Zucker
Cardiac Dilatation
Pathogenesis, Morphology, Hemodynamic and Energetic Consequences
1990. VIII, 174 pp., 48 fig., 6 of them in colour, 9 tab., soft cover DM 68,–

van Zwieten/Lie
Drug Treatment of Cardiac Ischemia
Proceedings of a Symposium organized by the Dutch Pharmacological Society in Oss/NL, September 16, 1989
1990. VIII, 180 pp., 55 fig., 13 tab., soft cover DM 128,–
(Pref.-Price for subscribers of the series Progress in Pharmacology and Clinical Pharmacology DM 115,–)

Preisänderungen vorbehalten

GUSTAV FISCHER VERLAG · SEMPER BONIS ARTIBUS · Stuttgart New York

BUCHTIPS · BUCHTIPS · BUCHTIPS

Bauer/Breit/Pabst
Atlas der MR-Tomographie

Band 3 · Tomographie von Herz und Thorax/MR-Tomography of the Heart and the Thorax
1987. XIV, 256 S., 167 Abb., geb. DM 220,–

Brüschke
Handbuch der Inneren Erkrankungen
In 5 Bandteilen

Band 1/1 · Herz-, Kreislauf- und Gefäßerkrankungen
1985. 809 S., 413 Abb., 186 Tab., Ln. DM 168,– (Subs.-Preis f. Bezieher des Gesamtwerkes DM 134,–)

Band 1/2 · Herz-, Kreislauf- und Gefäßerkrankungen
1986. 611 S., 233 Abb., 151 Tab., Ln. DM 168,– (Subs.-Preis f. Bezieher des Gesamtwerkes DM 134,–)

Friedberg/Rüfer
Betarezeptorenblocker
5. Mannheimer Therapiegespräche
1989. X, 83 S., 31 Abb., 26 Tab., kt. DM 29,–

Farrer-Brown
Farbatlas der Herzkrankheiten
1980. 157 S., 408 farb. Abb., Ln. DM 138,–

Nemes/Niemer/Noack
Datenbuch Anästhesiologie und Intensivmedizin
In 2 Bänden

Band 1 ·
Datenbuch Anästhesiologie
Grundlagen · Empfehlungen · Techniken · Übersichten · Grenzgebiete · Bibliographie
3., vollst. rev. u. erw. Aufl. 1985. XIV, 579 S., 86 Abb., 199 Tab., geb. DM 188,– (Vorzugspreis Bd. 1 bei Abnahme beider Bände DM 170,–)

Band 2 ·
Datenbuch Intensivtherapie
3., völlig neubearb. u. erw. Aufl. 1991. Etwa 1100 S., etwa 220 Abb., geb. etwa DM 348,– (Vorzugspreis Bd. 2 bei Abnahme beider Bände etwa DM 314,–)

Murphy/Murphy
Radiologie in Anästhesiologie und Intensivmedizin
Ein Leitfaden für Radiologen und Anästhesisten
1990. XII, 273 S., 287 Abb. mit 440 Teildarst., 15 Tab., geb. DM 158,–

Preisänderungen vorbehalten

GUSTAV FISCHER VERLAG Stuttgart New York